Miguel A. Suarez-Bustamante

Especializarse en Atención Primaria y Medicina Familiar (Volumen I)

Contenidos docentes acordes con las reformas sanitarias latinoamericanas

Con el soporte invalorable del Instituto IDEFIPERU

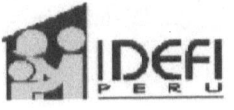

Especializarse en Atención Primaria y Medicina Familiar (Volumen I). Contenidos docentes acordes con las reformas sanitarias Latinoamericanas.

Editado por: Miguel A. Suárez-Bustamante

Con el soporte invalorable del Instituto IDEFIPERU (www.idefiperu.org)

Publicación y distribución (*Publishing*): KDP Amazon.

ISBN: 9781792963797
Independently published

Referencia Sugerida: Suarez-Bustamante M. Especializarse en Atención Primaria y Medicina Familiar (Vol. I). Contenidos docentes acordes con las reformas sanitarias latinoamericanas. Seattle: KDP Amazon; 2019.

267.pag.

1. Atención Primaria de Salud – Latinoamérica, 2. Medicina Familiar – Latinoamérica, 3. Medicina de Familia – Latinoamérica 4. Salud Pública – Latinoamérica, 5. Reformas Sanitarias – Latinoamérica, 6. Reformas de Salud – Latinoamérica, 7. Atención Integral de Salud – Latinoamérica.

Printed on Demand by KLP Amazon

Imagen de la tapa: "Sanación". Pintura con técnica mixta en óleo y pastel de la artista plástica argentina Alicia Yazyi, con inspiración en motivos murales de Diego Rivera, Alex Castro y David Alfaro Siqueiros. Copyright © Alicia Yazyi. Derechos cedidos para esta publicación.

Copyright © 2019 Miguel A. Suarez-Bustamante.

Prohibida la reproducción por cualquier método, del contenido de este libro, sin permiso expreso del titular del copyright.

D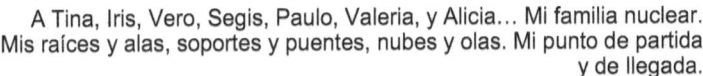

A Tina, Iris, Vero, Segis, Paulo, Valeria, y Alicia… Mi familia nuclear. Mis raíces y alas, soportes y puentes, nubes y olas. Mi punto de partida y de llegada.

A las personas con las que he trabajado. Pacientes, alumnos, investigadores, residentes, prestadores de salud, maestrandos, trabajadores de salud pública, científicos sociales, agentes comunitarios, colegas, agentes humanitarios, líderes de la comunidad, ministros, personal de salud de todo tipo. Gente de diversos países en 4 continentes, representando todos los colores, todas las ideas y extracciones sociales, quienes me enseñaron más de lo que yo pude y me ayudaron más de lo que yo a ellos.

In Memoriam
Que sus sueños perduren y sus temores se desvanezcan
Dr. Miguel A. Suarez Sandoval (1928 - 2018)

SOBRE EL AUTOR

El Dr. Suárez es médico, especialista en Atención Primaria - Medicina Preventiva (por la UNIFESP, Sao Paulo, Brasil) y Magister en Salud Pública (por la USP, Sao Paulo, Brasil) con focalización de sus estudios en Medicina Familiar (MF), Atención Primaria de Salud, Atención Integral, y Epidemiología. El recorrido profesional del Dr. Suárez puede ser trazado en tres etapas. En la primera de ellas se desempeñó como consultor de salud pública en Perú, su país de origen, para importantes instituciones como el Ministerio de Salud, Ministerio de Economía y Finanzas/Presidencia del Consejo de Ministros, OPS, UNFPA, UNICEF, USAID, Proyecto PARSALUD del Banco Mundial, entre otros, actuando además como Profesor y Coordinador técnico del Residentado de Medicina Familiar de la Facultad de Medicina de la Universidad Peruana, a tiempo parcial.

En la siguiente etapa que inicia el año 2006, el Dr. Suárez pasa a desempeñarse como profesor universitario a tiempo completo, combinando el trabajo en el programa de Residentado de MF antes mencionado con su función como Coordinador general de la Maestría de Medicina Familiar y Atención Primaria de Salud, y como profesor adscrito a la Facultad de Salud Pública, ofreciendo materias relacionadas a la Atención Primaria (AP). Durante sus 10 años como profesor de la especialidad, el Dr. Suárez tuvo el placer de formar diversas promociones de especialistas que en la actualidad se desempeñan como destacados docentes, funcionarios y en general impulsores del movimiento en pro de la AP en el Perú. Además, durante ese periodo asumió posiciones clave en diversas organizaciones siendo: Past-Presidente de la Sociedad Peruana de Medicina Familiar, Integral y Gestión en Salud, Ex –líder técnico para la formulación del Modelo de Atención Integral del Ministerio de Salud del Perú, Ex - Secretario del "Sub-comité de Modelos de Atención de Salud" del Colegio Médico del Perú, Ex-Miembro de la Asociación Latinoamericana de Profesores de Medicina Familiar, Ex-Miembro de la Academia Mexicana de Profesores de Medicina Familiar, entre otras menciones, además de Ex- Editor Principal de MPA-e-Journal de Medicina Familiar y Atención Primaria Internacional antes Revista de Atención Integral y Medicina Familiar para la Atención Primaria (RAMPA) : www.idefiperu.org/mpa.html.

En su más reciente etapa, que inicia el año 2012, el Dr. Suárez cambia su vida anterior por una carrera internacional como agente humanitario, trabajando en organizaciones como *Médecins sans Frontiers*-España, *Medecins du Monde* – Francia, y *Action Against Hunger* – Francia, donde continúa laborando hasta la actualidad. En esta última etapa se encuentra basado en Francia, Argentina y Perú, habiendo visitado más de 30 países, y trabajado en 12 países, de África, Asia, América Latina y el Oriente Medio en los últimos 6 años, combinando una acción amplia como formador de equipos de salud en diferentes partes del mundo, con el de reforzador de los servicios de AP, ahí donde desarrolla sus labores. Aunque su labor docente ya no se enfoca en la formación de especialistas en MF, mantiene su vínculo permanente con la AP, explorando permanentemente formas de mejorar su calidad y su cobertura de necesidades de salud, manteniendo una relación de mentoría a distancia con especialistas en formación.

Miguel A. Suarez-Bustamante

VOLUMEN I. CONTENIDOS GENERALES Y MARCOS DE REFERENCIA

Índice de Contenidos

Prólogo	viii
Prefacio	xi
Agradecimientos	xv
Glosario	xvii
Contenidos del Volumen II (En Edición)	xix
Lista de Recuadros	xxi

PARTE I. CONTENIDOS DOCENTES GENERALES Y MARCOS DE REFERENCIA

1. BASES CONCEPTUALES QUE RESPALDAN LA PRÁCTICA EN LA ATENCIÓN PRIMARIA	**1**
1.I Contenidos introductorios para entender el rol de la especialidad	2
1.I.1 Definiciones necesarias para el estudio de los Sistemas de Salud	2
1.I.2 Brechas y desafíos de los Sistemas de Salud prevalentes	5
1.I.3 El nuevo contexto para usuarios y prestadores de salud al promediar el siglo XXI.	10
1.I.4 Marco referencial para los Servicios de Salud integrados y Centrados en las personas de la OMS	12
1.II La Atención Primaria, en que consiste y cuál es su importancia	**18**
1.II.1 Definiciones de Atención Primaria	18
1.II.2 Bases Conceptuales para entender la Atención Primaria	20
1.II.3 Características de los Sistemas de Salud que sostienen una Atención Primaria fortalecida	26
1.III. La Medicina de Familia/Familiar y los recursos especializados en Atención Primaria	**32**
1.III.1 Atributos requeridos para los especialistas en Atención Primaria	32
1.III.2 Los orígenes de la Medicina de Familia/Familiar como especialidad para la Atención Primaria	34
1.III.3 El aporte de la Medicina de Familia/Familiar a las especialidades en Atención Primaria	36
1.III.4 Algunas palabras sobre las otras especialidades en Atención Primaria	42
1.IV. Las reformas sanitarias en Latinoamérica y su relación con la Atención Primaria	**43**
1.IV.1 Breve mirada a las reformas sanitarias en Latinoamérica	43
1.IV.2 Algunas palabras acerca de la Atención Integral	52
1.IV.3 Relevancia para las reformas sanitarias, del especialista en Atención Primaria	60
2. BASES CONCEPTUALES PARA LA ATENCIÓN A LA PERSONA	**65**
2.I Conceptos introductorios para entender la atención a las personas	66
2.I.1 Modelo Biomédico y Modelo Biopsicosocial	66
2.I.2 Relación entre la salud de la persona y de la familia	70
2.I.3 Proceso Salud-Enfermedad y Desordenes no Orgánicos	74
2.I.4 Enfoques de Referencia para la Atención a la Persona	77
2.I.5 Modelos de atención centrada en el paciente y la persona	80
2.II Desarrollos Innovadores en Atención a la Persona	**83**
2.II.1 El enfoque para la Atención Centrada en las Personas de la OMS	83
2.II.2 Cuidado Continuo, Holístico y Humanista (C2H2): Un tipo de prestación óptima para la AP	85
2.II.3 Del abordaje centrado en la patología al abordaje centrado en las necesidades de salud	93
2.III Auto-replicación Activa del conocimiento	**97**
2.III.1 Estrategias: Investigación, Auto-aprendizaje y Uso de evidencias	97

Índice de Contenidos

3. EXPERIENCIA DE UN SERVICIO DOCENTE-ASISTENCIAL DE ATENCIÓN PRIMARIA — **111**

3.I. Aspectos generales de la experiencia — **112**

3.I.1 Contexto de la implantación de la experiencia — 112

3.I.2 Población en la zona de la experiencia — 112

3.I.3 Contexto Sociodemográfico de la experiencia — 113

3.I.4 Recursos para la experiencia — 114

3.II. Desarrollo de la experiencia — **116**

3.II.1 Gestión de la experiencia — 116

3.II.2 Descripción general de la experiencia — 117

3.II.3 Evolución de la experiencia — 118

3III Intervención Principal: Plataforma Familiar de Atención — **119**

3.III.1 Fases de la Plataforma Familiar — 122

3.IV Otras Intervenciones de la experiencia — **127**

3.IV.1 Atención individual programada. — 127

3.IV.2 Atención individual a la demanda — 132

3.IV.3 Intervenciones familiares basadas en la dinámica familiar — 133

3.IV.4 Promoción de la salud por etapas del ciclo vital — 134

3.IV.5 Atención Primaria Orientada a la Comunidad — 134

3.IV.6 Gestión de Servicios y la Mejora Continua de la Calidad — 135

3.V Abordaje didáctico Docente-Asistencial de la experiencia — **140**

3.VI. Lecciones Aprendidas — **144**

4. FORMACIÓN Y RECONVERSIÓN DE ESPECIALISTAS EN ATENCIÓN PRIMARIA — **149**

4.I. Programas de Especialización en Atención Primaria y Medicina de Familia/Familiar — **150**

4.I.1 Dificultades para formar personal con adecuado desempeño en Atención Primaria en el Pre-grado — 150

4.I.2 Una posibilidad para la Especialización alternativa en Atención Primaria, incluyendo el Pre-grado — 152

4.I.3 Formación y Certificación de Especialistas en Atención Primaria y Medicina de Familia/Familiar — 154

4.I.4 Evolución de los Programas de Especialización y Escenarios docentes — 157

4.II. Especialización en Atención Primaria y Medicina de Familia/Familiar basada en competencias — **162**

4.II.1 Estableciendo los documentos para la direccionalidad del Programa — 163

4.II.2 Plan de entrenamiento y su Programación e Implementación basada en competencias — 167

4.II.3 Evaluando por competencias a los participantes de la especialización — 170

4.III Elementos clave para la Especialización vía residentado en Atención Primaria y Medicina de Familia/Familiar. — **172**

4.III.1 Características generales de los Programas de Residentado en Atención Primaria y Medicina de Familia/Familiar — 172

4.III.2 Ámbitos de actuación y campos clínicos para formar a los Especialistas en Atención Primaria y Medicina de Familia/ — 177

4.III.3 Aproximaciones Metodológicas para formar a los Especialistas en Atención Primaria y Medicina de Familia/Familiar — 180

4.III.4 Uso de técnicas didácticas y herramientas clínicas en diversos escenarios docentes — 189

4.III.5 Evaluando el nivel de avance de los programas de residentado en Atención Primaria y Medicina de Familia/Familiar — 193

4.IV Especialización vía Reconversión en Atención Primaria — **196**

4.IV.1 Generalidades sobre la Especialización vía Reconversión en Atención Primaria — 196

4.IV.2 Propuesta Curricular Basada en Competencias para la Especialización vía Reconversión. — 201

4.IV.3 Programación e Implementación Basada en Competencias para la Especialización vía Reconversión — 203

4.IV.4 Evaluación de un Programa de Especialización en Atención Primaria vía Reconversión — 207

5. ACCIONES COMUNITARIAS PARA LA SALUD — 211

5.I. El especialista en Atención Primaria y las Acciones Comunitarias para la Salud — 212

5.I.1 Definiciones necesarias para este capítulo — 212

5.I.2 El rol del especialista en Atención Primaria en las Acciones Comunitarias para la Salud — 214

5.II. La Acciones Comunitarias para la Salud, en contexto — 218

5.II.1 Las Acciones Comunitarias para la Salud y la Atención — 218

5.II.2 La Atención Primaria Orientada a la Comunidad — 227

5.II.3 Limitaciones de las acciones comunitarias para la salud — 235

5.III. Atención Primaria para minorías étnicas y Servicios de Salud en un Contexto Intercultural — 237

5.III.1 Dimensiones del problema en países en vías de desarrollo y desarrollados — 237

5.III.2 Minorías étnicas e Inequidades en el acceso a la atención de calidad — 239

5.III.3 Las barreras para el acceso a la atención de calidad para las minorías étnicas. — 240

5.III.4 Mejorando el acceso a la atención de calidad para las minorías étnicas en Atención primaria — 241

Epílogo — 243

PROLOGO

..."La salud y la medicina se encuentran inmersas en la política, además de los enormes intereses económicos para que se mantenga la enfermedad

El autor de esta vasta investigación que integró un documento tan completo y lo relacionó con su experiencia en América Latina, dirige esta obra en prioridad a los docentes de la Atención Primaria (AP), situación que me llamó poderosamente la atención al momento de estudiarlo. Desde mi particular punto de vista, esta producción va más allá y tiene el potencial para constituirse en material de consulta para múltiples grupos: desde los estudiantes de medicina y sus profesores, los administradores sanitarios, los especialistas en medicina que se forman para la AP, para la Medicina Familiar o de Familia, o como quiera que esta se llame, y no está por demás recomendarlo a los equipos de salud que participan en la misma. Estos personajes necesitan conocer la historia y la evolución de los sistemas de salud; así como sus tendencias mundiales en la organización de estos. Esta propuesta, aparentemente ambiciosa responde a la aseveración de "que ningún cerebro piensa, lo que no conoce" y me atrevo a decir que la perpetuación de los problemas en los sistemas de salud, son en parte, producto del desconocimiento de su historia, aunado a la falta de capacitación para integrarse a ellos, planearlos y dirigirlos.

Para ubicarnos en la realidad de cómo se otorgan los servicios sanitarios, es necesario que la sociedad esté consciente de lo que necesita para preservar su salud y atender sus enfermedades y cuando me refiero a la sociedad incluyo al Estado, a los Ministerios de Salud, a la Universidades y a los demás sectores que ven reflejadas sus funciones en el bienestar de una población.

Para hablar de AP, se requiere conocer la historia de cómo la sociedad se ha organizado a través del tiempo para atender sus necesidades de salud. Podría mencionar su evolución desde la antigua Grecia, pero baste con recordar cómo se atendían las enfermedades, los accidentes, los embarazos y a los moribundos en los últimos siglos, sin la "ciencia médica". En los siglos XVII y XVIII, no había una capacitación formal y los enfermos eran atendidos por una gran variedad de curanderos y solo una pequeña proporción de los agentes de salud eran médicos, quienes constituían un grupo selecto de hombres instruidos, formados en las pocas Universidades existentes, que atendían a la gente rica, no prescribían fármacos ni realizaban cirugías. Por entonces la persona que padecía alguna infección mortal fallecía o se recuperaba, y algunos miembros de la población se dedicaban a asistir y a acompañar a los enfermos en el seno mismo de los hogares, en tanto que aquellas con un trastorno crónico, entraban en una lucha prolongada por adaptarse a ella. Se carecía de fármacos, auxiliares de diagnóstico, cirugía y desde luego hospitales. La morbimortalidad era muy alta y la esperanza de vida muy limitada, como se puede apreciar en los siguientes datos: En el año 1400 se vivía hasta los 30 años, en 1800 la media respectiva era de 34 y a principios del siglo XX la esperanza de vida alcazaba los 48 años en Europa y 35 en México, por mencionar dos ejemplos.

En cuanto a los avances de la medicina, recordemos que Edward Jenner invento la vacuna contra la viruela en 1796, la primera cirugía con anestesia se hizo en 1846, Fleming descubrió la penicilina en 1928 y así podemos seguir con otros avances de la

Miguel A. Suarez-Bustamante

ciencia médica. El concepto de hospital, por su lado, era igual a camas para uso público, data de finales del siglo XIX. Un hospital equivalía a un centro de "hospedaje" que proporcionaba alojamiento. Lo utilizaban no sólo enfermos, sino también pobres y menesterosos y estaban ligados a las grandes concentraciones de población. Más adelante apareció el segundo concepto de hospital que era igual a tecnología, avances quirúrgicos, nuevas técnicas y materiales, asepsia - antisepsia y se incorporó la enfermera como profesional sanitario.

Para Europa y América del Norte, el siglo XIX fue la era del médico general; sin embargo, a finales de esa centuria empezaron a surgir las grandes especialidades. La educación médica estaba distanciada de los avances científicos y su calidad era muy deficiente. En 1910 Abraham Flexner elaboró un informe sobre las deficiencias de la educación en las escuelas de medicina y la poca capacidad resolutiva de los médicos, que no estaban preparados para la revolución técnica que ya se incorporaba. Por ello, se exigieron estándares de admisión y graduación más elevados; así como la inclusión de la investigación, nacía de ese modo la industria médica que conocemos ahora. La fundación de la John *Hopkins Medicine School* en 1889 marcó el desarrollo de la medicina norteamericana cuyo objetivo era proporcionar una base científica a la educación médica, basada exclusivamente en profesores especialistas y las reformas de Flexner entre 1910 – 1930, cimentaron el camino de la siguiente era de la medicina "la especialización".

Por su parte, la Asociación Medico Americana, incrementó sus ataques hacia las escuelas médicas y a los métodos de curación alternativos, incluso Rockefeller que tenía preferencia por la homeopatía, vislumbró que la medicina alopática era simplemente una forma de ganar más dinero a través de la industria farmacéutica y mencionó: "Lograr que las personas permanezcan enfermas es un gran negocio". Así, las prescripciones de medicamentos introdujeron el monopolio virtual entre los médicos y la industria farmacéutica. El prestigio de los especialistas fue en aumento y las habilidades técnicas y de investigación se valoraron por encima de la atención personal. Esto impactó en el prestigio y popularidad del médico general y todas las formas de AP, por lo que la cantidad de médicos que brindaban atención ambulatoria disminuyó progresivamente a partir de esa época y la proporción de médicos generales, en relación con los especialistas y sub-especialistas se invirtió dramáticamente.

Desde luego que el modelo reciente fue adoptado como el idóneo para los Sistemas de Salud en todo el mundo: Atención enfocada a la curación de enfermedades desarrollada en hospitales y fragmentada por la participación de los diversos especialistas y sub-especialistas, quienes apoyaban su diagnóstico y tratamiento en tecnología cara y exclusiva para cada especialidad. Esto repercutió igualmente en la despersonalización de la atención.

Independientemente de sus consecuencias, la medicina otorgada por especialidades verticales fue un avance en el desarrollo de la medicina y también un derecho de aquellos que la necesitaban y de ninguna manera hubiera sido loable que desapareciera. Lo preocupante fue la hipertrofia que se hizo de ella, como el modelo hegemónico por el cual se abandonó el desarrollo de la medicina de primer contacto y todas sus consecuencias en cuanto a costo – beneficio. No era, ni es conveniente para ninguna sociedad que se hagan diagnósticos y tratamientos caros en hospitales, para patologías de baja complejidad y alta frecuencia.

Cuando se reflexiona sobre la situación vigente en mayor o menor magnitud, en las distintas sociedades, surgen algunos cuestionamientos de lo que sucedió después de la adopción de este modelo médico:

> *¿Qué ha pasado en el mundo con la sobrepoblación, el alargamiento de la esperanza de vida, la desigualdad entre pobres y ricos, los sistemas de salud, el costo beneficio, la educación médica, la proporción de médicos generalistas VS especialistas?; ¿Qué postura han tomado las organizaciones internacionales como la OPS/OMS, y los gobiernos respectivos?; ¿Qué papel juega la seguridad social?; ¿En que se benefician la industria farmacéutica y los productores de tecnología?. ¿Cómo se forman los profesionales de la salud para la AP?*

Estas y muchas preguntas más, son contestadas en el presente volumen y el Vol. 2 de este libro y en ese sentido quisiera rescatar algunos elementos para incentivar su lectura y estudio.

Desde 1978 la OMS pidió a los gobiernos que retomaran la AP como un elemento fundamental de los Sistemas Nacionales de Salud, para que fuera posible la equidad y la justicia social en beneficio de la población. El último esfuerzo realizado en este sentido, fue la reunión de Astaná el 25 y 26 de octubre de 2018, en la que se volvió a hacer otra declaración después de 40 años de iniciada la estrategia de APS en Alma – Ata.

Una de las características básicas de la AP es la de funcionar como el primer contacto de la persona con el sistema de salud y constituir su puerta de entrada. Por tanto, solo a través de ella se debería acceder a los servicios hospitalarios y a las especialidades. Requiere de un adecuado nivel de calidad, ser resolutiva y costo - efectiva para que resuelva el mayor porcentaje de los problemas de salud, con continuidad (atención a través del tiempo) e integralidad para atender tanto a la enfermedad como el cuidado de la salud. Ha de centrarse en el individuo, la familia y la comunidad. Los servicios de AP deben adaptarse también a la diversidad étnica, los movimientos migratorios y los grupos minoritarios para que los acepten y utilicen.

La AP tiene muchas ventajas si tomamos en consideración que por lo general el ser humano no presenta enfermedades complejas, que requieran hospitalización, cirugía y alta tecnología para su diagnóstico y tratamiento. Más del 90% de las necesidades de salud pueden atenderse fácilmente en la AP, ya sea porque muchos de los padecimientos se auto-limitan o se curan fácilmente y en el caso de los padecimientos crónicos por envejecimiento y malos estilos de vida, son susceptibles de ser controlados mediante manejo ambulatorio.

Otro elemento distintivo, es el cuidado de la salud a través del ciclo vital del ser humano, como el crecimiento y desarrollo de los niños, (desde el recién nacido hasta la adolescencia) y posteriormente el mantenimiento de una vida saludable mediante la detección y control del embarazo y el envejecimiento reproductivo de la mujer y el hombre. Esto, requiere exclusivamente de tecnología blanda o sea de la clínica, así como del trabajo en equipo de los diversos profesionales que se dedican a esta tarea, por lo que es necesario trabajar en sinergia y no individualmente. Craso error, es fomentar islas de trabajo sin aprovechar el conocimiento de otros colegas, aun trabajando juntos.

En algunos países desarrollados se han medido los resultados en salud y costos de la AP y los mejores indicadores los han obtenido: Reino Unido, Finlandia y Países Bajos, seguidos de Canadá, Suecia y España. Fue notable identificar que, contrariamente a lo que se puede suponer, Alemania y Estados Unidos (EEUU) tuvieron un nivel por debajo de los otros países, con un altísimo gasto.

Hasta el momento no se han hecho muchos de estos estudios de investigación en los países de América Latina, pero sabemos de los avances y experiencias en la organización de los Sistemas de Salud, basados en la AP o primeros niveles de atención, como también se les conoce. Cada país, tiene una herencia al respecto, siempre luchando para que el modelo biomédico le permita hacer avances. Los gobiernos y la Seguridad Social han adoptado la AP por sus múltiples bondades, pero aún queda un largo camino por recorrer. Gran parte de la región ha desarrollado la especialidad en Medicina Familiar y aunque no se le ha relacionado con los impactos en salud, es evidente su contribución en algunos indicadores, sobre todo en los países en donde se implantó desde el siglo XX como Chile, México, Cuba, Colombia o Perú.

Por último, es preciso expresar que a pesar de los obstáculos presentados, los médicos de Primer Contacto de la AP, desde los años 90, nos integramos en una Confederación Iberoamericana de Medicina Familiar y esto ha permitido conocer los diferentes modelos y transpolar las mejores prácticas a nuestras Sociedades Nacionales.

Dra. Georgina Farfán Salazar
Presidenta de la Asociación Mexicana de Medicina General y Familiar AC (AMMGF)
Directora del Diplomado en Línea de Atención Integral de la AMMGF.
Miembro diplomado del Consejo mexicano de certificación en Medicina Familiar
Past-Presidenta y miembro fundador de la Confederación iberoamericana de medicina familiar, CIMF –WONCA.

PREFACIO

La presente publicación se origina como un conjunto de reflexiones y notas compiladas por más de 12 años, durante mi carrera como formador de especialistas y magísteres en Atención Primaria y Medicina de Familia/Familiar (AP y MF/F), y como profesor en maestrías de Salud Pública, impartiendo clases sobre materias relacionadas a estos temas. Un conjunto importante de estos contenidos fue publicado como artículos en las revistas *RAMPA* y *MPA e-Journal de Medicina Familiar y Atención Primaria*, donde decenas de autores de diferentes países de Latinoamérica y España pudieron hacer notar sus investigaciones y conceptualizaciones sobre estos temas, entre los años 2006 y 2012.

Por otro lado, como pionero de la especialidad en mi país, mi aporte docente a las primeras promociones de los programas que coordinaba, incluyó no sólo transmitir conocimientos especializados en clases teóricas y tutoría en actividades prácticas, sino también contribuir a la preparación y revisión de sus currículos formativos. Ello me llevo a tomar contacto con una gran variedad de temas que, a mi juicio y el de otros colegas docentes, eran necesarios para que los futuros egresados alcancen los estándares de competencias deseados. Sin embargo, en el entorno espacio-temporal en el que me desenvolvía –el Perú urbano de mediados de la década inicial de este siglo– estos tópicos definitivamente no podían encontrarse en un solo texto, por lo que compilarlos era un desafío particularmente importante. Esta situación, que podría fácilmente extrapolarse a realidades Latinoamericanas semejantes, se originaba en la carencia de versiones disponibles en español de los libros de texto habitualmente usados en la especialidad, y su limitada adecuación a los contenidos esperados en una realidad como la Latinoamericana. Por tal motivo, como parte de nuestras actividades docentes, fue necesario acceder a diversas fuentes para desplegar la búsqueda, adaptación y compilación de contenidos considerados esenciales para formar a nuestros especialistas. Ellos provenían no solo de los compendios convencionales de las especialidades en MF/F y de material escrito relacionado a la AP, sino también de artículos y otras publicaciones ligadas a la Medicina Interna y especialidades afines según grupo poblacional – Pediatría, Gíneco-Obstetricia, etc. –, así como de la Salud Pública, de la Terapia Familiar, del Trabajo Social, entre otras ramas del conocimiento.

Si bien mi carrera ha dado un giro importante en los últimos años y ya no me dedico más a la docencia en MF/F –aunque en diversos sentidos continúo ligado al trabajo en AP, esta vez a un nivel internacional– no he querido que ese enorme contingente de conocimientos restase únicamente en la memoria de quienes alguna vez fueron mis alumnos, haciéndolos accesibles a través de este libro, para un público mayor. Contrariamente a nuestros deseos, que eran ofrecer dichos textos en un solo libro, la proyección de un número elevado de páginas nos lleva a dividir esta publicación en dos volúmenes. Esperamos que ello hará estos contenidos más fáciles de manipular, y ayudará a los lectores a seleccionar mejor las materias que los motiven, según el volumen donde se encuentran.

El nombre del libro: *"Especializarse..."*, particularmente empleado en dicho tiempo verbal presenta una idea de continuidad, indicando una materia en permanente construcción para quienes verdaderamente se

Miguel A. Suarez-Bustamante

involucran en ella. Es una invitación a implicarse consistentemente en la AP y MF/F, haciendo de ellas su morada intelectual, y fuente de curiosidad en relación a todo lo que guarda alguna relación cercana o distante con su núcleo. Pero en otra connotación complementaria, implica la invitación y motivación a las nuevas generaciones de profesionales afines a estas áreas a interesarse por todo aquello que se conecta con los diferentes campos del conocimiento que constituyen la AP y MF/F. Al mismo tiempo enfatiza que ser especialista implica dominar un conjunto de áreas del conocimiento que van mucho más allá del sólo estar técnicamente capacitado para poder realizar una consulta prestacional de buena calidad u ofrecer cuidados sanitarios aceptables a quienes se aproximan a los servicios de salud del primer contacto. Entonces, realmente especializarse en las ramas de la ciencia y del tejido social que constituyen la AP y MF/F, significa familiarizarse con un conjunto de contenidos que consideramos difíciles de eludir para quienes realmente desean convertirse en verdaderos "maestros" en el área del cuidado de salud que les moviliza.

Por ese motivo, diferente de los compendios clásicos de la especialidad, esta publicación tiene un carácter más extensivo que exhaustivo, buscando poner en vitrina la amplia gama de contenidos potencialmente útiles para la formación de estos especialistas en el contexto latinoamericano –empresa en la que siempre nos quedaremos cortos–, en vez de orientar nuestro foco a solo algunos aspectos de la especialidad de AP y MF/F. Con ello buscamos familiarizar a los lectores, y en particular a los docentes, con una diversidad de tópicos técnicos y abordajes conceptuales que pudieran serle parcial o totalmente ajenos, los cuales aun sin ser tratados en gran profundidad, ni con tono enciclopédico, puedan ser de amplio valor para su desempeño.

Aspiramos en tal sentido a que, al poner en contacto a nuestros lectores con dicho material, y considerando que en Latinoamérica nos encontramos en una realidad profesional ampliamente interconectada, les será más fácil encontrar su senda para el desarrollo individualizado de su experticia. Aunque estos textos están especialmente dirigidos a profesores de la especialidad, coincidimos que podrían ser de mucha utilidad para los colegas con interés en profundizar en su especialización en los temas aquí vertidos en relación a la AP y MF/F, e incluso a miembros de otras ramas profesionales y con relación tangencial con la especialidad pero asentados en el trabajo en la AP. Creemos que al mostrar a los docentes y futuros docentes una gama amplia de aspectos técnicos, ellos emplearán su priorización personal, en función a una afinidad individual, para construir sus propias estructuras teóricas profesional-docentes, valiosas para seleccionar objetos de investigación o edificar áreas de interés sobre las cuales preparar clases u otras actividades para la enseñanza. Imaginamos que los lectores podrán identificar aquellas temáticas que les resulten menos atractivas, saltándolas rápidamente, para detenerse más en aquellas con las que tienen mayor cercanía, empleando estas líneas como una guía para su exploración posterior. Y así, en estos tiempos cuando Internet nos posibilita acceder a enormes repositorios de información científica y técnica sobre diversas ramas del cuidado en salud, no solo la limitada lista de lecturas recomendadas al final de cada capítulo, sino particularmente lo encontrado en el ciberespacio, permitirá a cada lector interesado lograr el nivel de avance deseado sobre los campos que lo movilicen.

Probablemente respaldados por esta complementariedad en el estilo, tanto formativo como motivador, hemos puesto un énfasis mucho mayor en mantener el ritmo narrativo de nuestra redacción, interconectando contenidos antes que ahondando en los antecedentes de cada concepto. Tal vez también por ese mismo motivo, nuestras listas de lecturas sugeridas al final de cada capítulo no incluyen todos los documentos y fuentes revisados para preparar estas líneas, sino que solo incorporan los textos más clásicos y alguna referencia bibliográfica contemporánea considerada fundamental. Ello también se alinea con la rápida obsolescencia de la literatura científica, y el ritmo tan acelerado, con el que se trascienden algunos conceptos, debido a nuevos estudios y tecnologías.

Otra característica del estilo de escritura aquí desplegado, es el entrecruzamiento de nuestras propias aportaciones teóricas, opiniones, modelos y construcciones conceptuales, adquiridas como docentes y trabajadores de AP, con aquellas materias provenientes de otros autores –convenientemente citados, siempre que la fuente estaba disponible–. Ello se corresponde bien con el estilo impregnado a estos párrafos, derivado del espíritu expansivo empleado por muchos docentes al preparar sus clases, entrelazando tópicos libremente, según la sinergia que ellos presenten, e intercalando los frutos de su propia experiencia con la proveniente de estudiosos con publicaciones en dichas materias.

Adicionalmente queremos explicar, como un descargo adelantado, que la relativa escasez de ejemplos en estas páginas se debe a que este primer volumen enfatiza la presentación de diversos marcos de referencia, cuyas expresiones prácticas concretas a nivel individual, familiar y de trabajo en la comunidad, serán detalladas en el segundo volumen. Dada la estrecha relación entre los contenidos de ambos volúmenes, hemos preferido reservar para la siguiente entrega, la inserción de ejemplos concretos que servirán, en gran medida, también para apuntalar los contenidos presentados en este primer volumen.

Entonces, siguiendo con flexibilidad el estilo de escritura previamente delineado, hemos enfocado este primer volumen del libro en los contenidos más generales y las bases conceptuales de nuestro accionar, necesarias para encuadrar la acción docente en la especialidad, así como algunos elementos didácticos para tener éxito en la formación de nuestros recursos humanos, de acuerdo a los estándares que se esperan de ellos. Dejamos entonces para la segunda entrega, actualmente en edición, los aspectos más específicos de la atención que prodigamos, y otros contenidos complementarios no siempre abordados en textos de la especialidad. Así, reservamos para dicho volumen la presentación de algunos fundamentos técnicos ligados a la Atención a la persona y a la familia, ciertas herramientas metodológicas instrumentos operacionales para viabilizarla, y diversas tecnologías valiosas para su implementación, tocando además diversos aspectos de la organización de las interacciones prestacionales para su mejor desempeño, entre otros puntos. De este modo pretendemos que entre los dos volúmenes de esta publicación se aborden los aspectos teórico-prácticos más relevantes de la especialidad en AP y MF/F.

En un recuento apretado, diremos que el capítulo 1 de este primer volumen comienza presentando los grandes desafíos existentes en el contexto sanitario actual, seguidos por un conjunto de definiciones y esclarecimientos conceptuales sobre los principios de la especialidad en AP y MF/F, así como algunos de sus aspectos filosóficos y de intencionalidad, remarcando las bases sobre las cuales ellos se construyen. Adicionalmente se introducen sucintamente a las reformas de los sistemas de salud en Latinoamérica, explicitando su importante relación con la AP y la MF/F.

El segundo capítulo ayuda a entender mejor la Atención Centrada en las Personas, así como otros elementos conceptuales representativos de la especialidad, explicitando algunas bases teóricas que respaldan el tipo de atención que desplegamos en nuestra práctica, y que constituyen la esencia de los modelos prestacionales que preconizamos, algunos de los cuales han sido asumidos por diversas reformas sanitarias que priorizan a la AP. Incluimos en dicha revisión diversos conceptos como el modelo biopsicosocial, la relación entre los salud de una persona y su familia, el proceso de salud-enfermedad, el cuidado continuo, holístico y humanista (C2H2), y otros. Ellos sirven de base para entender los modelos de atención centrada en el paciente y en la persona, hasta finalmente llegar a la formulación preconizada por la OMS a este respecto. Se cierra dicho capítulo abordándose algunas estrategias para la auto-replicación activa del conocimiento, tales como la Medicina Basada en Evidencias, el auto-aprendizaje y otras de utilidad para alcanzar los objetivos de nuestra especialidad de ofrecer salud a quienes se acercan a nuestros servicios y en general a las poblaciones a nuestro cargo.

A continuación, en el tercer capítulo, se comparte con el lector, la trayectoria y resultados de una experiencia universitaria de implementación de un servicio docente-asistencial de AP, en un área urbano-marginal de Lima, Perú. El relato detalla como se implementaron en dicho establecimiento, diversos componentes del modelo prestacional preconizado por las reformas sanitarias basadas en la AP, permitiendo ofrecer una atención individual y familiar de calidad a su población adscrita. Se describe con especial detalle la implementación de los procesos de las plataformas de atención centradas en la persona y la familia, así como de una intervención orientada a la comunidad, y de diversos tipos de servicios de atención médica individual.

El capítulo 4 compila un conjunto de reflexiones y recomendaciones metodológicas para la formación de recursos humanos especializados en AP y MF/F. Estas abordan de manera separada tanto al entrenamiento de especialistas por programas convencionales del residentado, como a la vía de la reconversión de profesionales generalistas en especialistas en AP y MF/F, usualmente empleada cuando se requiere formar una gran cantidad de estos recursos humanos en un tiempo corto. Estos planteamientos enfatizan la importancia de la formación por competencias para realizar dicha capacitación, la cual es uno de los pocos métodos reconocidos para asegurar efectivamente, una adecuada adquisición de los conocimientos habilidades y destrezas necesarias para desempeñarse según los estándares esperados.

Finalmente, Los diversos elementos metodológicos mostrados en los capítulos precedentes son complementados en el capítulo 5, donde se abordan las acciones comunitarias para la salud. Este se inicia con un conjunto de definiciones precisas y reflexiones informadas sobre lo que debe ser considerado y lo que no dentro de este campo y su importancia sobre un trabajo como el que pretendemos realizar, para luego concentrarse en las intervenciones más comunes desarrolladas en este ámbito dentro de la AP, con énfasis particular para la Atención Primaria Orientada a la Comunidad (APOC), y en recomendaciones concretas para mejorar la calidad de la atención que se ofrece a las minorías étnicas en AP, en las regiones de Latinoamérica donde ellas están presentes.

Concluimos esta rápida revisión de los contenidos del primer volumen de esta publicación, dando atención a los recuadros intercalados en el texto de los mencionados capítulos, cuyo índice se encuentra al final de esta parte introductoria. Ellos ofrecen material que, aun cuando no son parte del flujo principal de la redacción del libro en general, forman un todo armónico con este, siendo valiosos para comprender mejor los contenidos mostrados en el texto central, o colocarlos en contexto, al tiempo que ofrecen material complementario para despertar la atención del lector sobre tópicos de relevancia fundamental. Estos recuadros, como los demás componentes del núcleo de esta publicación, han sido cuidadosamente seleccionados para ofrecer al lector, los elementos que pudieran requerir para apuntalar la autoconstrucción de su estructura teórica profesional-docente. Esperamos que les sean de gran utilidad.

El Autor

AGRADECIMIENTOS

Esta publicación, y su Vol. 2, de próxima salida, han sido escritos en tres etapas. La primera etapa estuvo enclavada al interior de mi función docente-universitaria que se desarrolló entre los años 2002 y 2012, inicialmente como profesor/coordinador técnico del Residentado de Medicina Familiar, y luego como Coordinador General de la Maestría de Medicina Familiar y Atención Primaria y adicionalmente como profesor de materias relacionadas a la AP en la Maestría de Salud Pública, todos ellos, programas de la Universidad Peruana Cayetano Heredia (UPCH), en Lima, Perú. Un agradecimiento a las autoridades de aquella institución educativa que, como cierta vez dije, me dio más a mí de lo que yo le di a ella, pues me ayudó a lograr mis sueños. Agradezco particularmente a mis compañeros de ruta en aquella casa de estudios, a mis profesores y maestros que luego se convirtieron en mis colegas, representados por el Dr. Mario Chuy, profesor de Salud Pública de la UPCH, así como a mis alumnos que luego devinieron también mis colegas, representados por la Dra. Sofía Cuba, Profesora de la UPCH y past-presidenta de la Sociedad Peruana de Medicina Familiar y Comunitaria. Dadas las largas conversaciones mantenidas y la profusa bibliografía que compartimos durante el periodo en el que trabaje con ellos, no es sorpresa que algunas de sus ideas se me hayan impregnado y se encuentren aquí confundidas con las mías y las de tantos y tantos autores que recopilo, así como espero mis ideas hayan sido impregnadas en ellos.

La segunda etapa de esta producción se compuso a partir de la conversión de muchas de dichas notas, y búsquedas bibliográficas complementarias, en textos estructurados que aparecieron en dos revistas científicas que fueron lanzadas en secuencia por nuestro grupo de trabajo: la Revista de Atención Integral y Medicina Familiar para la Atención Primaria (RAMPA), y MPA-e-Journal de Medicina Familiar y Atención Primaria Internacional. Reflexionando en perspectiva podemos decir que, si estas publicaciones periódicas no hubieran existido, habría sido casi imposible que este libro salga a la luz, ya que ahí aparecieron como artículos sueltos, un gran porcentaje de los contenidos que ahora constituyen este libro. Ambas publicaciones periódicas fueron levantadas en su momento como una construcción colectiva por un grupo de colegas especialistas en Atención Primaria y Medicina familiar de más de 10 países de Latinoamérica y la Península Ibérica, quienes constituyeron en algún momento el Consejo Editorial, a quienes expresamos nuestro infinito agradecimiento, representados por los Drs. Arnulfo Irigoyen Coria y la Dra. Laura Baillet Esquivel, Profesor y ex –Profesora de la Univ. Nac. de México. Mi más profundo agradecimiento a todos esos entrañables amigos que con su trabajo a veces puntual y otras consistentemente regular, permitieron que dicha producción apareciera de manera cuatrimestral durante 6 años, del 2006 al 2012.

La tercera etapa de este trabajo inicio hace tres años, cuando con dos antiguos editores de las revistas antes mencionadas, los Dres. Arturo Jurado y Rafael Domínguez, médicos familiares de Lima, Perú, nos propusimos compilar los contenidos más relevantes aparecidos en dichas publicaciones y convertirlas en un libro. Producto de dicha revisión se obtuvo una estructura de libro que en gran medida es la que hemos aplicado para esta publicación. Aunque este esfuerzo no cristalizó como esperábamos y los mencionados Dres. debieron declinar su participación en este proceso (con lo que solo pudieron considerarse las temáticas producidas en artículos del autor), dicho esfuerzo se mantuvo en un bajo nivel continuando con la compilación de material en relación a la estructura previamente definida. La chispa nuevamente se encendió, provocando el impulso que condujo al presente libro, cuando hace un año nos fue propuesta la presente modalidad publicación por una casa editorial. En esta etapa queremos agradecer en primer lugar a los Dres. Jurado y Domínguez, antes mencionados, al igual que a Inés Brozia y otros editores circunstanciales que nos motivaron a llegar a este nivel de avance. Igualmente queremos agradecer a la artista plástica argentina Alicia Yazyi el habernos satisfecho el anhelo de tener una portada hecha a la medida con una bella imagen representativa de la relación ambivalente entre los prestadores de salud y la población, habiéndonos cedido sus derechos de *copyright*. También deseo agradecer al Dr. Alberto Montoya, médico familiar de Estados Unidos (EEUU), quien con su vena innata de editor ha leído diversos textos que he producido en los recientes años, incluyendo algunos relacionados a este libro, y a la Dra. Georgina Farfán, destacada médica familiar de México con casi 30 años impulsando la especialidad en su país, Presidenta de la Asociación Mexicana de Medicina General y Familiar AC y Past-Presidenta y miembro fundador de la Confederación Iberoamericana de Medicina Familiar, CIMF – WONCA, quien tuvo la gentileza de hacer un tiempo en su apretada agenda para preparar un bello prologo para este libro.

A continuación, deseo extender mi agradecimiento a quienes me acogieron en mis travesías no solo en el terreno literario sino también físico, albergándome en diferentes lugares del mundo mientras organizaba estos materiales. Agradezco así a *Action Against Hunger-France*, y sus alojamientos alrededor del mundo, que me dieron la tranquilidad necesaria para escribir mientras ofrecía mi aporte a la humanidad, a la familia Cabanes en Francia, a la familia Baillet en México, a la familia Yazyi en Argentina, a la familia Hishikawa en Brasil, a mis hijos Paulo y Valeria Suárez en California, EEUU, quienes me dieron refugio por días o semanas, permitiéndome escribir este libro en los lugares más inesperados de al menos 15 países recorridos durante los últimos tres años (Perú, España, Indonesia, Madagascar, Sudan del Sur, Francia, Emiratos Árabes-Dubái, Afganistán, Rep. Centroafricana, etc.) mientras compartía la tarea de escritor con mi actividad de viajero y agente humanitario.

Finalmente, remarcar que los agradecimientos en relación a las contribuciones técnicas, han sido incluidas al final de los capítulos que lo ameritaban, y sinceramente espero no haber realizado omisiones importantes, disculpándome por anticipado si alguien crucial no fue citado. A ellos y todas las personas cercanas y lejanas que contribuyeron directa o indirectamente en este trabajo, mi agradecimiento eterno y mi esperanza de que los contenidos aquí incluidos les sean de tanto valor el leerlos, como para mí me fue el producirlos.

GLOSARIO

ABP	Aprendizaje Basado en el Problema	**EEUU**	Estados Unidos de América
ACS	Agente Comunitario de Salud	**ENT**	Enfermedad No Transmisible
AIS	Atención Integral de Salud	**GAPS**	*Guidelines for Adolescent Preventive Services* (término en inglés para Guías para los Servicios Preventivos en Adolescentes)
AMEAP	Ambulatorio Enfocado para la práctica de la AP		
AP	Atención Primaria	**HCCAP**	Herramientas Clínicas Centradas en la AP
APOC	Atención Primaria Orientada a la Comunidad	**HCOP**	Historia Clínica Orientada al Problema
APS	Atención Primaria de Salud (Versión de la OMS)	**HEEADSS**	*Home* (Hogar), *Education* (Educación), *Employement* (Empleo), *Activities* (Actividades), *Drugs* (Drogas), *Sexuality* (Sexualidad), *Depression/ Suicide* (Depresión/ Suicidio)
BATHE	*Background, Affect, Trouble, Handling* y *Empathy* (siglas en inglés para: Substrato, afecto, problema, enfoque y empatía)		
C2H2	Cuidado Continuo, Holístico y Humano	**INTERNET**	Gran red informática mundial de acceso público desde computadores y dispositivos de telecomunicación.
CIMF	Confederación Iberoamericana de Medicina Familiar (*WONCA* - sección Latinoamérica)	**MBE**	Medicina Basada en Evidencias
CEAP	Centro Especializado de Medicina Familiar	**MEDICARE**	Seguridad social para población vulnerable en EEUU
CPMF	Centro Piloto de Medicina Familiar	**MINSA**	Ministerios de Salud (Nacionales)
DSM	*Diseases Statistic Manual on Mental Diseases* (término en inglés para Manual para las Estadísticas de Enfermedades Mentales - Actualmente en su versión V).	**M-Health**	Soluciones digitales en salud empleando dispositivos portátiles (término en inglés)
		OIT	Organización Internacional del Trabajo
ECOE	Examen de Competencias Objetivo y Estructurado	**OMS**	Organización Mundial de la Salud

OPS /OMS	Organización Panamericana de la Salud. Sección para la región de la OMS	**SSMI**	Síntomas Somáticos Medicamente Inexplicados
PCA-Tool	*Primary Care Assessment – tool* (término en inglés para Herramientas para la evaluación en AP)	**UPCH**	Universidad Peruana Cayetano Heredia
POEM	*Patient Oriented Evidence Medicine* (término en inglés para Evidencia médica orientada al paciente)	**TOPIC**	*Task Oriented Process in Care* (término en inglés para Procesos orientados a las tareas en el cuidado de salud)
PUBMED	Nombre de una gran base de publicaciones en ciencias de la salud promovida por la National Library of Medicine de los EEUU	**UNICEF**	Fondo de las Naciones Unidas para la Infancia
		VIH	Virus de la inmunodeficiencia humana
SCIELO	*Scientific Electronic Library Online* (término en inglés para una base de publicaciones en ciencias de la salud que prioriza publicaciones en español y portugués, además del inglés y otras lenguas)	**WONCA**	Colegio Mundial de Médicos de Familia

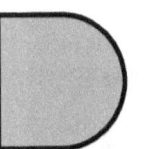

CONTENIDOS DEL VOLUMEN II (En Edición)

Atención a la Persona

Abordajes y Enfoques en Atención a la persona en AP
- Interacción Clínica
- Relación Prestador de Salud- Paciente / Usuario
- Las Dimensiones del vínculo Prestador de Salud-Paciente /Usuario
- Pautas comunicacionales para el cuidado de salud
- Empatía Clínica y Cuidado de Salud Compasivo en AP

Herramientas clínicas en Pacientes Ambulatorios Standard
- Herramientas para facilitar el diagnóstico de Pacientes Ambulatorios
- Herramientas para facilitar el seguimiento de Pacientes Ambulatorios
- Técnicas para recoger información, utilizadas en la Entrevista Motivacional
- Historia clínica orientada al problema (HCOP)
- El Modelo de los Procesos orientados a las tareas en el cuidado de salud (TOPIC) en AP

Interacción prestacional en AP
- Diferencias prestacionales entre la AP y la Especializada hospitalaria
- Focos de la Interacción prestacional: Decidiendo donde concentrar esfuerzos
- Estructurando la Interacción prestacional clínica en la AP
- La entrevista motivacional
- La atención de soporte emocional

Intervenciones clínicas en Atención a la persona en AP
- El manejo por problemas y el recojo de información durante la Interacción prestacional para Casos regulares en Atención Primaria.
- Pacientes que acuden por la primera vez
- Pacientes continuadores
- El manejo de Algunos Casos Especiales frecuentemente vistos en Atención Primaria empleando las Herramientas metodológicas
  - Desafíos diagnósticos,
  - Pacientes con enfermedades crónicas no transmisibles,
  - Síntomas somáticos médicamente inexplicados.
- Interconsulta versus Referencia
- Visita Domiciliaria como soporte al trabajo clínico.
- Gestión Clínica
- Gestión del Trabajo en equipo: roles

Mantenimiento de la Salud.
- ¿Cómo cambian sus estilos de vida las personas?
- Promoviendo el Mantenimiento de la Salud en cada interacción prestacional
- Controles y chequeos médicos estructurados y no estructurados
- Autocuidado de la salud y cuidado por pares

Plataformas de atención: Metodología clave para cubrir las necesidades de salud
- Bases conceptuales para entender las Plataformas de Atención
- Elementos de las Plataformas de Atención
- Procesos de la Plataforma Familiar de Atención
- Procesos de la Plataforma Individual de Atención

Atención a la Familia

Conceptos introductorios para entender la atención a la familia en AP
• La familia como sistema – Conceptos Básicos
• Características utilizadas para describir las diferentes presentaciones de familias
• Conceptos clave para comprender como funciona la familia como sistema
• Como enferma una familia
• ¿Cómo se comporta una familia sana en su dinámica cotidiana?
• La familia con una estructura que no asegura adecuadas interacciones.
• Ciclo de desarrollo familiar desbalance-crisis-nuevo equilibrio.

Enfoques en la Atención a familias en AP
• Niveles de Intervención familiar
• Intervenciones Familiares Básicas usadas en AP
• Orientación Familiar en AP
• Cómo abordar a una familia con problemas en su dinámica: El SOAP familiar

Instrumentos para la Atención a familias en AP
• Instrumentos básicos en atención a la familia: El Familiograma, el APGAR familiar, el Círculo Familiar, el Ecomapa y otros instrumentos.
• El círculo familiar, el Ecomapa y otros instrumentos de Atención a la Familia

LISTA DE RECUADROS

Capítulo 1. Bases conceptuales que respaldan la práctica en la Atención Primaria

1.A. Reorientación de los modelos de atención. Contenidos básicos para entender su importancia para la AP.
1.B. Revalorando la Atención Primaria: Estudios de la Dra. Starfield y equipo.
1.C. La Atención Primaria Renovada de la OPS/OMS.
1.D. Las Reformas Sanitarias de tercera generación en Latinoamérica.
1.E: Proceso de Conversión del Conocimiento de Nonaka y Takeuchi.

Capítulo 2. Bases conceptuales para la atención a la persona

2.A: Consejería familiar para Pacientes con Enfermedades Crónicas.
2.B: Telemedicina y Tele-salud: Potencial para la Atención Primaria.
2.C: Protocolos de Investigación en Atención Primaria: Como enseñarlos.
2.D: Medicina Basada en Evidencias: Como enseñarla.

Capítulo 3. Experiencia de un servicio docente-asistencial de Atención Primaria

3.A: Sectorización, elementos conceptuales y prácticos.
3.B: El TOPIC Consulta de Chequeo para las Consultas de prevención no estructuradas.
3.C: Una herramienta tecnológica para mejorar el seguimiento de los pacientes: Mobile Health o MHealth.
3.D: Proceso de mejoramiento continuo de la calidad en Atención Primaria.
3.E: Uso de Portafolios para complementar la Historia Clínica Orientada al Problema (HCOP) en la Atención Primaria.
3.F: Cartera de Servicios empleada en la Experiencia del CPMF.

Capítulo 4. Formación y reconversión de especialistas en Atención Primaria

4.A: Elementos de direccionalidad esperados para un programa de formación de Especialistas en Atención Primaria y Medicina de Familia/Familiar.
4.B: Competencias para Especialistas en Atención Primaria y Medicina de Familia/Familiar.
4.C: E-learning: Ventajas, Desventajas y Experiencia en un Residentado Médico.
4.D: Formulación de la Propuesta Curricular.

Capítulo 5. Acciones comunitarias para la salud
5.A: Determinantes de la Salud y Acciones Comunitarias
5.B: Visita domiciliaria: Una metodología de abordaje para la Atención Primaria
5.C: Diagnóstico Participativo
5.D: Planificación Comunitaria Participativa

Capítulo 1

BASES CONCEPTUALES QUE RESPALDAN LA PRÁCTICA EN LA ATENCIÓN PRIMARIA

Introducción

Este no es un libro teórico, o al menos no pretende serlo. Lo que significa que no está hecho para discurrir acerca de la importancia capital de la Atención Primaria (AP), o reflexionar sobre el valor de la Medicina de Familia/Familiar (MF/F). Su principal objetivo es ayudar a sus actores activos — especialistas y candidatos a especialistas, profesionales generalistas, alumnos interesados y en suma a todos los componentes técnicos de los Equipos de AP— a acumular las competencias que le permitan cumplir correctamente con su trabajo, siempre alineados con lo que los postulados, valores y principios de la especialidad preconizan. Introduciendo a todos los otros capítulos que se concentran en ofrecer contenidos relacionados a aspectos cotidianos del trabajo en la AP. También hemos querido colocar aquí elementos centrales sobre el pensamiento entusiasta y dedicado que los pioneros de la especialidad, y los que los sucedieron. Buscamos representar a todo ese conjunto amplio de profesores, autores, planificadores, investigadores y todo tipo de personal de la esfera académica y política, que durante décadas acariciaron el sueño de que una AP de calidad y con todos los atributos delineados por nuestros pensadores, podría ser la locomotora que pudiese llevar a los Sistema de Salud a un escenario más horizontal, centrado en el paciente más que en la enfermedad y con mayor resolutividad.

Ellos como nosotros, soñamos con Equipos de AP capaces de desempeñarse con eficacia y eficiencia en la oferta de una atención tanto preventiva-promocional, como recuperativa y de rehabilitación,

Contenidos

1.I Conceptos introductorios para entender el rol de la especialidad
1.I.1 Definiciones necesarias para el estudio de los Sistemas de Salud
1.I.2 Brechas y desafíos de los Sistemas de Salud prevalentes
1.I.3 El nuevo contexto para usuarios y prestadores de salud al promediar el siglo XXI.
1.I.4 Marco referencial para los Servicios integrados y Centrados en las personas de la OMS
1.II La Atención Primaria, en que consiste y cuál es su importancia
1.II.1 Definiciones de Atención Primaria
1.II.2 Bases Conceptuales para Entender la Atención Primaria
1.II.3 Características de los Subsistemas de Atención Primaria fortalecida
1.III. La Medicina de Familia/Familiar y los recursos especializados en Atención Primaria
1.III.1 Atributos requeridos para los especialistas en Atención Primaria
1.III.2 La evolución de la Medicina de Familia/Familiar como especialidad para la Atención Primaria
1.III.3 El aporte de la Medicina de Familia/Familiar a las especialidades en Atención Primaria
1.III.4 Algunas palabras sobre las otras especialidades en Atención Primaria
1.IV. Las reformas sanitarias en Latinoamérica y su relación con la Atención Primaria
1.IV.1 Breve mirada a las reformas sanitarias en Latinoamérica
1.IV.2 Algunas palabras acerca de la Atención Integral
1.IV.3 Relevancia para las reformas sanitarias del especialista en Atención Primaria

abarcando tanto a la persona, como a la familia en la que ella se inserta, y considerando el entorno social y de la comunidad donde se desarrollan. Ellos como nosotros, soñamos con ofrecer un tipo de cuidados que tuviese impacto en la calidad de vida de la población, contribuyendo a incrementar su salud global y sensación de satisfacción con el sistema. Ellos como nosotros, soñamos con resultados costo-efectivos, que no solo se lograsen con menos recursos, sino que hiciesen posible reducir los gastos de los Sistemas de Salud a futuro, previniendo lo que luego costara más curar. Ellos como nosotros, soñamos que esa tierra prometida podría alcanzarse en nuestro tiempo, pero la realidad nos fue esquiva —a pesar de que no pocos miembros del movimiento estuvieron cerca de las esferas del poder—. Ahora lo que toca es "pasar la antorcha", de modo que siempre haya alguien que la levante y alumbre el camino, para que los que vienen detrás continúen soñando e insistiendo, hasta que finalmente el anhelo se logre.

Pero, por otro lado, esto no debe ser solo un listado afectuoso de los contenidos teóricos que sirvieron de base para la formulación de partida de la MF/F, divorciados de las competencias que los Especialistas en AP y MF/F requieren. Todo lo contrario, en una especialidad tan joven como la nuestra es importante que sus miembros sean capaces de transmitir a colegas y otros profesionales, así como a potenciales candidatos a seguir engrosando sus filas, cuál es el núcleo duro de sus aspiraciones y contenidos, así como su importancia para el sistema. Así, los participantes en nuestros programas deben estar en condiciones de responder a preguntas como:

- ¿Qué es la Atención Primaria?
- ¿Cuál es la diferencia entre Atención Primaria y 1er Nivel de Atención?
- ¿Cuál ha sido la evolución del concepto de Atención Primaria?
- ¿Por qué es importante la Atención Primaria?
- ¿Cuál es la diferencia entre Atención Primaria y Especializada?
- ¿Cuáles son los Atributos de la Atención Primaria?
- ¿Cuál es la relación entre la Atención Primaria y la Medicina Familiar?
- ¿Qué características tiene un Profesional de Atención Primaria?
- ¿Qué características tiene un Profesional Especialista en Atención Primaria?
- ¿Qué es la Medicina Familiar?
- ¿Porque la Medicina Familiar es una Especialidad altamente adecuada para Atención Primaria?
- ¿Por qué es cada vez más necesaria la Medicina Familiar?
- ¿Qué es la disciplina de la Medicina Familiar?
- ¿Qué es la práctica/ejercicio de la Medicina Familiar?
- ¿Qué características tiene un Médico Familiar/de Familia?
- ¿Cuál es la diferencia entre un Profesional Generalista y un Especialista en Familiar/de Familia?

Todas estas preguntas deberían ser respondidas con fluidez por todo participante de los programas de especialización en AP y MF/F, dado que no puede haber mayor defensor y embajador que sus propios miembros. Este capítulo busca ayudarles para poder responderlas.

En estas secciones se pasa revista en primer lugar a algunas definiciones y contenidos necesarias para entender el capítulo, presentándose luego algunos elementos introductorios necesarios para comprender el contexto actual, explicando algunos cambios ocurridos en décadas recientes en los sistemas de salud del mundo y, en particular de Latinoamérica. Como un modo de fundamentar el valor de la AP en estos tiempos se presenta el Marco referencial para los Servicios de Salud Integrados y Centrados en las personas de la OMS, el cual recoge en una propuesta a escala mundial, antiguas banderas impulsadas por los movimientos ligados a la AP, presentes desde hace décadas. En secuencia, se revisan algunos elementos definitorios de la AP como subsistema organizador de la oferta de servicios, explorándose sus interacciones y su sinergia, con el resto del Sistema de Salud. A continuación, se describen las bases conceptuales ligadas a la MF/F como la especialidad por excelencia para la AP, definiendo su orientación, sus aspiraciones y marcos metodológicos de trabajo, deteniéndonos en la presentación inicial de algunos conceptos nucleares, los cuales serán ampliamente explorados en este libro, y que se han convertido y se siguen convirtiendo en piezas clave para la evolución de los recursos humanos en sus países. Paralelamente a ofrecer algunas palabras sobre las otras especialidades para la AP, se esclarece la relación simbiótica entre la AP y la MF/F con la finalidad de alcanzar sistemas de salud más justos, eficientes y solidarios. Finalmente se muestran los esfuerzos por implementar reformas sanitarias exitosas en muchas regiones del continente, y como ellas fueron evolucionando, con sus avances y retrocesos, hasta asumir el marco mismo de la AP como bandera central para su acción prestacional.

1.I Contenidos introductorios para entender el rol de la especialidad

1.I.1 Definiciones necesarias para el estudio de los Sistemas de Salud

Como se mencionó en la introducción, iniciaremos este libro con un estudio en detalle de diversos componentes ligados a los sistemas de salud, particularmente en su relación con la AP. Por tal motivo, a lo largo de este primer capítulo deberemos abordar con relativa profundidad, algunos elementos conceptuales que, aunque de uso bastante común entre el personal que se dedica a la salud pública, pueden ser relativamente desconocidos para mucho de los colegas, especialmente los más afines a los servicios prestacionales de salud y menos a la rama de la gestión. Por tal motivo, hemos considerado pertinente iniciar esta sección proveyendo algunas definiciones que pudieran ser de valor para encuadrar la lectura de las siguientes secciones. Esperamos entonces que estas definiciones, en general centradas en los sistemas sanitarios y algunos de sus aspectos ligados a la AP, aunque breves, sean de utilidad para los lectores que lo requieran.

• **Sistema de Salud:** El modo como se organizan todos los actores sociales ligados al sector (públicos, privados, sociedad civil, organizaciones, etc.) para ofrecer servicios específicos y de ese modo cubrir las necesidades de salud de la población. El Sistema de Salud se organiza en función a los modelos vigentes para lograr los resultados que le son esperados y trasciende la mera oferta de servicios, abarcando todos los escenarios y circunstancias en la que una acción relacionada a la salud es desarrollada.

• **Objetivos y Funciones de un Sistema de Salud:** De acuerdo a la OMS, todo Sistema de Salud debe al menos cumplir con los siguientes objetivos: lograr una adecuada salud para las personas a su cargo, cubrir adecuadamente las expectativas de su población. Para lograr estos objetivos, la OMS propone estas cuatro funciones básicas: provisión de servicios de salud, generación de recursos, financiamiento de sus necesidades y gobernanza o administración.

• **Modelo:** Un Modelo es un instrumento metodológico de representación de la realidad, es decir, una interpretación de la misma, y de la forma como las personas actúan en ella. Por ello, un modelo supone una "mirada" sobre la realidad a la vez que una forma de abordar las prácticas sociales.

• **Modelo de Atención:** Para algunos autores, un Modelo de Atención es la construcción social que sustenta una práctica social en salud, entendida como la respuesta individual o colectiva a las necesidades de salud de su población. El Modelo de Atención representa la "imagen-objetivo" de la atención de salud deseable o satisfactoria en un determinado tiempo y lugar, encarnando el marco conceptual de referencia y dando coherencia a las diversas prácticas que contribuyen a los resultados sanitarios

esperados. Este define el conjunto de políticas, componentes, sistemas, procesos e instrumentos que, operando coherentemente, garantizan la atención a la persona, la familia y la comunidad, para satisfacer sus necesidades de salud.

• **Políticas:** Una Política es un conjunto de principios, criterios, declaraciones o lineamientos a través de los cuales la gestión de un Gobierno (nacional, regional o local) o una institución equivalente, guía sus decisiones, en función de sus prioridades y con la finalidad de alcanzar determinados objetivos. Generalmente las políticas traducen los modelos que respaldan las prácticas sociales en salud avaladas por cada gestión, y se explicitan mediante decretos, leyes, ordenanzas, etc. y se aplican a través de sus instituciones relacionadas.

Todo problema o situación de carácter prioritario para la nación debería tener una política o conjunto de políticas formuladas. En este sentido, incluso su ausencia frente a un determinado tema de la realidad nacional, es una forma implícita de expresar una política.

• **Políticas Sociales y de Salud:** Las Políticas Sociales se enfocan en el logro del Desarrollo Social como un objetivo nacional. Estas definen la participación de los distintos sectores denominados sociales: salud, educación, mujer, y otros circunstanciales, en el logro de la reducción de la pobreza y el incremento del capital humano. Ellas constituyen grandes lineamientos alrededor de los cuales los sectores organizan sus acciones específicas.

• **Estrategias:** Estos son los principios fundamentales que orientarán a la institución para alcanzar los objetivos a los que se desea llegar. Se puede aplicar también a la identificación de las operaciones fundamentales que ayudan a redirigir el aparato institucional, constituyendo una ruta a seguir para concretar las grandes líneas de acción contenidas en las políticas y así alcanzar los propósitos, objetivos y metas planteados en el corto, mediano y largo plazos.

• **Programas de Salud:** Este es el conjunto de prácticas que a partir de un modelo referencial organizan un conjunto de actividades individuales y colectivas (integradas, armónicas y sinérgicas) relacionadas a una necesidad de salud (riesgo o daño particular), con el objetivo de tener efecto/impacto sobre un problema de salud pública, resolviéndolo o manteniéndolo bajo control. Son características principales de los programas:

• La normalización y control en la realiza-

ción de las actividades de los prestadores.
- La verificación de los efectos del programa sobre la población
- La permanente revisión de los cursos de acción en función a sus resultados

Las intervenciones programáticas se prolongan por tiempo indefinido, salvo que se produzca un cambio en las condiciones de fondo.

- **Proyecto de Salud:** Es muy semejante a los programas, sin embargo, ellas no permanecen inmutables, sino que se adecuan a los cambios en la problemática que les dio origen y la realidad circundante. Proyecto es un conjunto de actividades interrelacionadas y coordinadas para alcanzar objetivos específicos, dentro de los límites de un presupuesto y período de tiempo dados. Abarca desde la intención de ejecutar algo hasta la operación y término.

- **Sostenibilidad:** El termino fue importado del campo de la biología en el que se espera lograr que un ecosistema perdure en el tiempo, y para ello debe generar los recursos necesarios para que su actividad se replique constantemente, adaptándose a los cambios que se esperan en el futuro, en relación a sus actores.

- **Desigualdad e Inequidad en Salud:** La Desigualdad en Salud se refiere a las disparidades en las personas que son consecuencia de aspectos que son considerados no remediables, o que van más allá de la influencia humana. Por el contrario, hablamos de una inequidad cuando las causas de estas disparidades se asientan en una situación que es intrínsecamente controlable con algún tipo de intervención. Por ejemplo, es natural que las personas de mayor edad mueran más que los jóvenes, y esto es considerado una desigualdad razonable. Sin embargo, cuando la diferencia en alguno de los factores de resultado habituales para los Sistemas de Salud, tales como la enfermedad, discapacidad, muerte prematura o acceso a los servicios de salud es debido a la raza, etnicidad, orientación sexual o estatus socioeconómico, entonces hablamos de que existe un nivel de inequidad para con estos grupos.

Para efectos prácticos existe equidad en salud cuando se cumplen dos principios. En el primero, grupos o individuos con iguales características reciben igual tratamiento, y en el segundo, grupos o individuos con características diferentes, deben ser tratados de modo diferencial, de acuerdo a sus necesidades de salud.

- **Cartera de Servicios:** El término Cartera de Servicios se refiere al listado detallado de todas las prestaciones mínimas que están cubiertas por los Sistemas de Salud, quedando implícito que los servicios pueden eventualmente ofrecer mayores actividades que las ahí descritas, pero no menos que aquello. En servicios que trabajan bajo el sistema de recuperación de costos, usualmente bajo Sistemas sin capacidad para asegurar el mínimo de prestaciones a sus población, esta Cartera de Servicios suele ser muy reducida y prácticamente estar concentrada únicamente en intervenciones críticas (life-saving) y aquellos con cobertura por parte de los programas, tales como los controles pre-natales y en ocasiones también el parto, las atenciones para niños con algunas patologías seleccionadas, las inmunizaciones, y otros servicios de salud pública. En países con servicios cubiertos bajo algún tipo de Sistema de Aseguramiento, esta cartera de servicios suele ser más extensa y en esencia cubrir los problemas de salud más prevalentes en la población, soliendo separar las prestaciones ligadas a la AP, de la Atención especializada, la Atención de Urgencia y a las Prestaciones de Salud Pública, así como a los elementos —medicamentos, laboratorio, etc.— que se requieren para prestarlas. —Ver Cuadro 1

- **Esquemas de Pago de los sistemas de salud:** Existen por lo menos tres mecanismos que son considerados en diferentes realidades para cubrir los gastos de atención en los diferentes Sistemas de Salud:

Salarios y cobertura de gastos corrientes: En este tipo de Sistemas, el financiador —usualmente el Estado— paga los salarios de los prestadores y todos los insumos y otros rubros que se requieran para el funcionamiento de un Servicio de Salud. Sin embargo, se ha encontrado que este esquema de pago desfavorece una adecuada cobertura de las necesidades de salud de

Cuadro 1. Ejemplos de elementos contemplados en una Cartera de Servicios.

Consulta Externa Preventiva
Control de Crecimiento y Desarrollo en niños
Atención para Inmunizaciones
Consejería
Administración de Suplementos
Consulta preventiva odontológica
Consulta Externa Recuperativa
Consulta de Control para ENT
Examen de Laboratorio
Examen por imágenes
Actividad Preventiva
Visitas domiciliarias

la población dado que el staff recibe el mismo pago por una carga alta o baja de trabajo.

Pago por prestación (*Fee-for-service* en inglés): Arreglo en el cual el financiador — usualmente el usuario a través de pago de bolsillo o algún asegurador o el Estado— fija el monto que los prestadores deberán cobrar por cada acto médico específico. Es bastante más frecuente para el pago de los especialistas, aunque es muy usado también para la AP, particularmente cuando no hay un modelo de prestación centralizada por el Estado.

Pago per-cápita: Es el tipo de pago más adecuado para el trabajo en AP, en el cual los prestadores reciben un monto fijo por cada persona en su lista de población a cargo, usualmente con ajustes de acuerdo a la edad y el género, y con algunos bonos especiales por servicios específicos. Aunque en algunas realidades se han mostrado distorsiones, originando una menor tasa de servicio o mayores referencias para casos que podrían haber sido tratados al nivel primario. Sin embargo, elementos complementarios como la elección libre del prestador, en caso que no esté satisfecho con el que le fue asignado, y el principio de "el dinero sigue al usuario" se han mostrado efectivos para corregir estas distorsiones.

- **Sistema de Aseguramiento y la Cobertura Universal en Salud:** Los sistemas de aseguramiento garantizan que las personas y familias no deban pagar por la mayor parte de los servicios de salud recibidos, al momento de recibirlos, evitando lo que es denominado un costo catastrófico para la familia. En la mayoría de casos se trata de un sistema pre-pago, que cubre los gastos de las atenciones en el punto de la oferta, y luego ellos son reembolsados, de acuerdo a una determinada tarifa, o fueron pagados por anticipado a través de un mecanismo per cápita. Aunque lo habitual en países desarrollados con Sistemas de Salud mayoritariamente de inspiración privada, es que este tipo de seguro sea cubierto de modo individual, en muchos países Latinoamericanos se han desarrollado Sistema de Aseguramiento Público, financiados vía impuestos, que garantizan que las familias más vulnerables cubran sus atenciones en los servicios públicos de salud.

La Cobertura Universal en Salud no necesariamente significa que todas las familias y personas tengan acceso a un Sistema de Aseguramiento Público, aunque en algunos países esta es la figura que implementa el concepto. En muchos otros países que operativizan la idea, está pendiente definir: quien será cubierto, que servicios serán cubierto para esta población, y cuanto será cubierto bajo qué mecanismos. Paralelo a este esfuerzo los estados deben garantizar que todos los ciudadanos que pueden tener un seguro de salud inviertan en este, y quienes no pueden sean cubiertos por el Estado, garantizando que todos los mecanismos de aseguramiento cubran una lista mínima de atenciones, e idealmente garantizando unos estándares mínimos para ellos.

- **Especialistas lineales y transversales**: Estos son términos que se usarán reiterativamente en las siguientes secciones y por ese motivo serán adelantados aquí. De acuerdo a algunos autores, los "especialistas lineales", son los especialistas convencionales — cardiólogo, nefrólogo, etc. — los cuales se concentran en profundidad en un reducido número de problemas, que en teoría acometen a una fracción menor de la población. Por el contrario, los especialistas en AP y MF/F son "especialistas transversales". Estos "especialistas transversales" tienen un conocimiento limitado de cada rama de la medicina, pero útil para atender a la mayor parte de los problemas de la población, y mantenerla saludable. Ellos entienden que la salud excede al marco de la lucha contra la enfermedad en el hospital, y se esfuerzan por entender a la persona como un todo y a su familia, y responder con acciones dirigidas a ella. Además, reconocen que su lugar de trabajo para proveer salud son unidades descentralizadas, menores, pero con el potencial para ser altamente eficientes. Los "especialistas lineales" por el contrario, se concentran en su ámbito de experticia y en el órgano o sistema que aborda su disciplina.

1.1.2 Brechas y desafíos de los Sistemas de Salud prevalentes

Antes de ahondar en la discusión sobre los elementos centrales que motivan esta publicación vamos a dedicar unos párrafos a entender el contexto en el cual se desarrollan nuestros esfuerzos por mejorar la salud de la población, y el especial momento actual en el que nos encontramos a este respecto. Este conocimiento, aunque tangencial a los contenidos docentes que constituyen el núcleo de lo que se transmite en esta publicación, abonarán el terreno para la comprensión de la importancia de los elementos presentados a lo largo del libro, para nuestro tiempo.

Así, iniciamos esta sub-sección pasando revista a los notables progresos que estos sistemas nos han dejado al promediar el fin de la segunda década del siglo XXI, así como a sus problemas actuales más acuciantes. Naturalmente, al revisar este legado, trataremos—al igual que hacemos a lo largo del libro— de delinear una especie de gran promedio para toda Latinoamérica. Así, estos avances son revisados desde una perspectiva general y como si presentáramos una medida homogénea para los variados rincones del subcontinente. Sabemos no obstante que existen notables diferencias entre los diversos países de la región, por lo que se insta a los participantes interesados en el tópico a ahondar en sus connotaciones para cada país por separado.

Empezaremos entonces revisando en las siguientes líneas los progresos obtenidos como producto de los avances tecnológicos, profusión de descubrimientos científicos, desarrollos organizacionales e inventos de diversa índole. Como consecuencia de todos ellos podemos rescatar algunos logros de innegable valor, alcanzados durante el periodo precedente, tales como:
- El aumento de la esperanza de vida.
- La disminución de la mortalidad y los periodos de postración secundarios a enfermedades transmisibles.
- La disminución de la mortalidad y los periodos de postración secundarios a cirugías.
- La notoria reducción en las amenazas secundarias a diversas enfermedades inmuno- prevenibles.
- La masificación de los servicios preventivos y curativos simplificados para una diversidad de enfermedades que en el pasado ocasionaron una gran mortalidad infantil.
- La masificación de los servicios para algunos problemas relacionados al periodo reproductivo en la mujer.

No obstante, paralelo a las fuerzas que originaron los resultados sorprendentes descritos en el párrafo anterior, actuaron otras que se resumen de modo muy sintético en el Cuadro 2, las cuales moldearon negativamente el efecto de los sistemas de salud. La mayor parte de ellas se encontraron enraizadas en los notables cambios que sufrió la humanidad durante el periodo pasado, y como consecuencia deben ser consideradas variaciones de lo acontecido en todas las esferas de la sociedad.

Sin embargo, existen algunos cambios particulares que se concentraron en el sector sanitario, los cuales merecen ser considerados en detalle particular. Algunas de estas características de los sistemas de salud que determinaron el nivel de desempeño de los sistemas y como consecuencia afectaron negativamente la vida de los usuarios son resumidas en el Cuadro 3, y serán descritas a continuación.

Ellos se caracterizan por presentar una:

A. Desproporción entre los servicios disponibles y el tamaño de la población.

La última centuria nos dejó la impresión de que el acelerado crecimiento del número de habitantes a nivel mundial nos lleva en ca-

Cuadro 2. Fuerzas que modelaron los Sistemas de Salud en el siglo XX y décadas iniciales del siglo XXI

Pobreza y desigualdad
Crisis financiera
Globalización
Urbanización
Transición demográfica: Envejecimiento gradual de la población
Doble carga epidemiológica: Aumento de las ENT al lado del resurgimiento de las transmisibles (TBC, Malaria, etc.)
Cambios en los estilos de vida
Cambios climáticos

(*)ENT: Enfermedades no transmisibles

Cuadro 3. Características negativas de los Sistemas de Salud al finalizar la segunda década del siglo XXI

- Desproporción entre los servicios disponibles y el tamaño de la población.
- Inequidad y exclusión de los sectores más vulnerables
- Despersonalización de la Atención
- Escalada de costos incontrolable.
- Ocasionalmente implican un costo catastrófico para familias
- Inaceptable nivel de errores médicos e inseguridad en los tratamientos

mino a niveles insostenibles de sobrepoblación. Así, en un desarrollo sin precedentes en la historia de la humanidad, la población que se había duplicado de 1 a 2 billones entre 1804 y 1927, esto es en un lapso de 123 años, se triplicó en los siguientes 72 años, pasando de 2 billones en 1927 a 6 billones en el año 1999, llegando ya a los 7.6 billones en diciembre del 2017. Pero este fenómeno demográfico no fue el único de su especie que se produjo en el periodo pasado, sino que se acompañó de otros tres procesos relacionados que igualmente determinaron la escena social en los tiempos actuales: Los grandes movimientos migratorios de familias mudándose de países emergentes a otros más favorecidos, la urbanización, que rotula un fenómeno muy extendido por el cual una fracción importante de familias que habitaban en el ámbito rural se muda a las ciudades, modificando así, el balance existente entre los moradores de estrato urbano y del otro menos densamente poblado, y finalmente el envejecimiento de la población que determina que ahora sean otros los requerimientos de soporte que este estrato requiere de la sociedad.

Como consecuencia, y dado que el ratio entre habitantes y el número de prestadores de salud y de servicios disponibles para atenderlos se mantiene estable —no se han generado aun grandes revoluciones que, en esencia, modifiquen la necesidad de servicios físicos y recursos humanos para recuperar y mantener la salud de la población— en el periodo anterior no solo se ha instalado una presión sin precedentes por incrementar el número de servicios de salud disponibles, sino que se requiere que ellos tengan características particulares para atender a los estratos diferenciados en crecimiento. Huelga mencionar que el ritmo demandado no ha podido ser cubierto y al momento actual, prácticamente en todos los sistemas de salud actuales, existe un déficit entre la oferta instalada para la atención de salud requerida y la que se encuentra efectivamente funcional.

Entre los motivos más importantes para explicar esta brecha, que para algunos países cada año se hace más importante en vez de reducirse, está la complejidad de los mencionados servicios. Antes de la era moderna de la medicina, la mayoría de atenciones era provista por prestadores individuales, con limitadas necesidades complementarias de elementos diagnósticos o de soporte terapéutico. En los tiempos actuales, para ser juzgados como de una calidad mínimamente aceptable, ellos deben multiplicar varias veces el número de staff auxiliar, consultorios y otro espacio complementario, equipamiento necesario y otros elementos requeridos para ofrecer atención de salud de acuerdo a los estándares convencionales. Además, estos servicios deben adecuar su demanda, habitualmente adaptada para las poblaciones materno-infantiles —que siguen siendo el grueso de la demanda—, a otros grupos con necesidades igualmente importantes en la sociedad, tales como los migrantes, adolescentes, adultos mayores, etc.

B. Inequidad y exclusión de los sectores más vulnerables

En el marco de las economías de libre mercado —el sistema imperante desde la segunda mitad del siglo pasado debido a la globalización— las atenciones de salud son en la mayoría de los países un servicio como cualquier otro, el cual se compra y se vende de acuerdo a valores mercantiles. En este tipo de arreglos sociales, quien tiene recursos suficientes para costear las cantidades de dinero requeridas —como ahorro independiente o en algún tipo de aseguramiento pre-pago— pueden acceder a las prestaciones que les permitan mantener su salud o prevenir mayores daños. Por el contrario, para el grueso de la población con recursos limitados, incluso los medios más básicos para recuperarse de dolencias potencialmente letales pueden serle esquivos.

Como se verá en la subsección siguiente, esta situación lleva a una situación de profunda inequidad, en la cual precisamente las poblaciones que tienen mayores necesidades son las que tienen menor acceso a servicios de salud que les ayuden a resolverlas. Y esto es lo que Tudor Hart, uno de los padres del perfeccionamiento técnicamente serio de la AP, denominaba "La ley del cuidado inverso". En este tipo de sistemas, justamente las familias más favorecidas, y que por esas circunstancias tienen menores riesgos generales de contraer problemas serios de salud, son las que tienen un acceso con pocas restricciones a los servicios respectivos, a pesar de que su necesidad de ellos es menor. Por el contrario, el no contar con los recursos suficientes predispone a los estratos más desfavorecidos de la población a un conjunto de amenazas más diverso y agresivo. Sin embargo, son exactamente estos grupos los que tienen serias dificultades para acceder a los servicios de salud, y como consecuencia, la probabilidad de que vean agravarse sus problemas de salud o contraigan afecciones de mayor severidad es considerablemente mayor.

C. Escalada de costos incontrolable.

Las últimas décadas han sido testigo de una espiral incesante en el crecimiento de los costos ligados a los cuidados médicos o, dicho de otro modo, en los montos que la sociedad en su conjunto paga por mantener o recuperar su salud. En diversos países estos niveles de gasto se incrementan a un costo tan acelerado que han hecho zozobrar a múltiples servicios de salud privados y tiene en jaque permanente a los sistemas públicos, los cuales han expresado su preocupación dado que de seguir esa tendencia se pondría en peligro su equilibrio presupuestal. Es por ello que en muchas realidades los aparatos legislativos y ejecutivos están abocados a la implementación urgente de mecanismos para su regulación.

Entre los elementos más claramente relacionados a este amenazante fenómeno se encuentran sin duda los costos de las nuevas tecnologías y medicamentos de "última generación", no siempre cuantitativamente mejores, pero generalmente a un precio exponencialmente más alto. Aunque la mayor parte de estos desarrollos se concentran en la atención recuperativa, y particularmente en el desarrollo de herramientas diagnósticas, en años recientes empieza a apreciarse un repunte en los costos ligados también a algunas tecnologías para la prevención y el control de riesgos. Estos se caracterizan por mostrar un incesante ritmo de innovaciones, con una obsolescencia rápida de modo que las tecnologías diagnósticas novedosas de hoy son las tecnologías desfasadas de mañana. Adicionalmente, ellas tienden a tener una mayor acuciosidad, pero con un mayor poder específico, lo que a la larga obliga a comprar 3 o 4 máquinas de última generación, cada una con un grado de precisión solo ligeramente mejor, para obtener lo mismo que un único modelo anterior podía cubrir con razonable sensibilidad. Dado que con el control de los prescriptores asegurados por la idea extendida de que para ofrecer una atención de calidad es necesario que esta ofrezca siempre los medios tecnológicos considerados de punta, incluyendo los medios diagnósticos más sofisticados y los medicamentos más novedosos, los productores de tecnología siempre tienen un mercado asegurado para sus nuevos productos, a pesar de que sus precios son cada vez más exorbitantes.

No obstante, hay un elemento adicional que se encuentra en el origen del incremento incontrolable de costos, y el cual rara vez se hace transparente al nivel de los anteriores factores y es el accionar desmesurado y sin visión de contexto de los especialistas lineales —Ver definiciones en la subsección anterior—. Está comprobado que aquellos sistemas de salud que tienen un mayor número de especialistas lineales, especialmente cuando ellos trabajan ocupando espacios que le corresponderían a las prestaciones de AP, muestran gastos más altos. En este contexto, incluso sabiendo que los especialistas lineales convencionales (internistas, pediatras, ginecólogos, etc.) y los sub-especialistas (endocrinólogos, nefrólogos, etc.) tienen una resolutividad superior a aquella mostrada por los profesionales recién egresados de las facultades y sin especialización, a algunos sistemas se les hace difícil costearlos.

Esto es comprensible pues son estos especialistas lineales quienes usan con mayor frecuencia medicamentos de "última generación", y emplean tecnologías diagnósticas novedosas y de obsolescencia rápida, cada una con mayor poder específico que la anterior, pero a un costo exponencialmente alto. En ese sentido, la limitada eficiencia y tendencia a generar inequidad del actual empleo de las innovaciones tecnológicas, debido a su alto coste y su uso irracional, ha afectado negativamente a los sistemas sanitarios, generando una notoria preocupación para sus gestores, y ha levantado consideraciones políticas y económicas acerca de su uso.

Por otro lado, cuando hay una alta concentración de médicos especialistas lineales estos con frecuencia hacen pequeñas fortunas a través del pago por prestación, en vez de emplear un pago per cápita, el cual es mucho más racional. Además, estos especialistas lineales no solo obedecen a tarifas más caras, sino que con frecuencia desarrollan mayores niveles de auto-derivación o referencia de pacientes hacia otros especialistas lineales, para manejo de aspectos específicos, cada uno de los cuales hace empleo de su propia tecnología diagnóstica y sus medicamentos favoritos, no siempre con total justificación.

D. Nuevos retos epidemiológicos para los que los sistemas no están preparados

Es conocido que en años recientes se están originando nuevos desafíos epidemiológicos para los profesionales de salud, que obligan a adaptar la respuesta sanitaria de acuerdo a los tiempos. Durante décadas el sistema estuvo enfocado en su mayor parte en responder a los problemas de los niños y las madres/mujeres jóvenes, particularmente en un grupo reducido de condiciones que amenazan su vida. Esto se basaba en la alta mortalidad y la pesada morbilidad que recaía sobre estos grupos vulnerables. Sin embargo, en muchas partes de Latinoamérica esta panorámica está cambiando. No solo los problemas de salud prevalentes, previamente enfocados con exclusividad, están siendo más fácilmente controlados y reduciendo su letalidad, sino que la proporción de niños en general se está reduciendo, por lo que la mortalidad de este grupo está cayendo globalmente. Algo semejante ocurre con las mujeres, cuyos problemas habituales de salud se vienen resolviendo aceptablemente en muchos casos: los controles prenatales y los partos asistidos por profesionales se aproximan al 100% en muchas realidades urbanas, y en consecuencia la mortalidad materna se reduce considerablemente.

Además, la esperanza de vida está aumentando debido a que las medidas de prevención y el arsenal medico están contribuyendo a reducir la mortalidad prematura, de modo que la población de más de 55 años, que hasta tiempo atrás era un grupo poco relevante poblacionalmente, va camino a convertirse en el mayor receptor de atención de salud en muchos países Latinoamericanos, como lo es ya desde hace unos años en los países desarrollados. Tal vez ligado a este hecho, las enfermedades infecciosas que durante mucho tiempo fueron la amenaza número 1 de la humanidad, ahora para diversas realidades, tanto en los países desarrollados como los que están en vías de desarrollo, comparte su primacía con múltiples dolencias crónicas/degenerativas, otras derivadas de la violencia, los accidentes de tránsito, etc denominadas en bloque Enfermedades no transmisibles (ENT). Y esto desafortunadamente va de la mano con un contexto en el que en muchos puntos del orbe las enfermedades infecto-contagiosas, no solo mantienen su caudal problemático sino que han visto la aparición de nuevos agentes infecciosos cada vez más letales —p.ej. Tuberculosis, enfermedad VIH, malaria, nuevas virosis tropicales como el Zika y el Chikungunya —, aunque ello claramente no se compara con el impacto de las ENT constituyen largamente el problema de salud más serio que provoca mayor cantidad de muertes e incapacidad física.

Por otro lado, desde los trabajos pioneros de los médicos de cabecera del siglo XIX, e incluso desde antes, se conoce que un porcentaje importante de los pacientes que vienen a la consulta portan problemas psicosociales. Esta situación no ha cambiado, por el contrario, dado que ahora particularmente en el medio urbano se vive en la sociedad de la productividad desmesurada, de la competición frustrante e inacabable, del aislamiento y las interacciones superficiales, de la comunicación vacía de contenido a través de las rede informatizadas, pasa a ser cada vez más reconocido la influencia gradualmente omnipresente de los factores psicosociales en los problemas de salud de la población. En sociedades con los complejos y rápidos cambios en los estilos de vida como los mencionados, no es infrecuente que se multipliquen los diferentes tipos de desórdenes de la salud mental de base psicosocial. Debido a este fenómeno, empieza a ganar preeminencia otro tipo de problemas diferentes a los meramente orgánicos, y que son aquellos con un fuerte componente psíquico y social, al lado de su componente somático, tales como la ansiedad y el estrés, en sus múltiples presentaciones, la depresión y otros problemas típicamente psicosomáticos, los llamados Síntomas Somáticos Medicamente Inexplicados (SSMI) —Ver Subsección 2.I.3— además de aquellos derivados de la violencia, los cuales comienzan a predominar al lado de las tradicionales enfermedades previamente descritas, o si ellas estuvieron siempre ahí, es ahora que se empieza a reconocer la importancia de su rol —Ver Cuadro 4.

Estos diferentes tipos de paciente usualmente no son bien atendidos ni por los especialistas lineales, que no están formados para atender pacientes con problemas no orgánicos, ni por los psiquiatras que consideran a los cuadros declaradamente psiquiátricos como su real terreno de trabajo, y no estos pacientes que tienen un mix psicosocial. En dicho contexto, puede preverse que se requerirán cada vez más prestadores de salud que puedan responder al desafío que los rápidos cambios en los estilos de vida encarnan, en el cual es

Cuadro 4. Amenazas a la salud al finalizar la segunda década del siglo XXI

Cáncer (particularmente el pulmonar y ginecológico)
Diabetes Mellitus
Enfermedad coronaria
Enfermedad por VIH
Fiebres hemorrágicas (Del tipo del virus Ébola)
Hipertensión arterial
Malaria
Obesidad mórbida
Tuberculosis
Virosis respiratorias potencialmente letales como el SARS o la gripe H1N1
Virosis tropicales emergentes como el Zika y el Chikungunya

absolutamente necesario explorar, y de ser posible intervenir, sus diferentes determinantes biopsicosociales.

En este punto es preciso reflexionar sobre el hecho de que fue el contexto epidemiológico de hace medio siglo atrás, el que moldeó el sistema vigente, como respuesta a las necesidades de ese momento. De hecho, el trabajo estratificado con prioridad materno-infantil y los programas verticales que serán revisados en la subsección 1.IV.1 y 2 se enfocaron largamente sobre estos problemas de salud. Ahora la situación empieza a modificarse y se espera que en el mediano plazo cambie aún más. No es admisible planificar sistemas a 20 y 30 años con la misma orientación que la que se tuvo hace décadas atrás. En consecuencia, es necesario mover el foco de nuestro trabajo, para empezar a cubrir a la población y los problemas que dentro de poco se constituirán en el núcleo de nuestras actividades, desarrollando actividades regulares para ellos como las que se contaba para las enfermedades de mayor mortalidad en el pasado.

Otro ejemplo básico de modificación necesaria relacionada es el del uso de especialistas lineales para atender los principales problemas de la población. En el contexto anterior podría atenderse una gran población con uno o dos especialistas para cubrir los problemas concentrados a los que se abocaba el sistema. En el nuevo contexto, los servicios de salud serian difíciles de manejar por esta reducida cantidad de especialistas y se requiera la presencia de por lo menos el triple de ellos, para que cada uno pueda enfocarse en su respectiva área. Esto podría hacer colapsar a los sistemas, a menos que se puedan incrementar el desarrollo de especialistas transversales como los preconizados en esta publicación.

1.I.3 El nuevo contexto para usuarios y prestadores de salud al promediar el siglo XXI

Es claro que los requerimientos de la sociedad están cambiando en materia de salud, no solo como consecuencia de las reformas sanitarias —que serán vistas en la sección 1.III — sino por aspectos como la globalización, la evolución de las tecnologías médicas, la explosión de información paralela transmitida por las redes sociales y las tendencias sobre su uso masivo entre la población. Algunos desafíos al respecto son los siguientes:

• En Latinoamérica y el mundo entero como producto del incremento en el nivel general de la educación de la población, y el acceso al conocimiento médico a través de los medios de comunicación masiva, el INTERNET y las redes sociales: los usuarios son cada vez más conscientes de su rol en el cuidado de su propia salud, y usan los medios disponibles para obtener información sobre el desarrollo científico tecnológico relacionado a sus problemas de salud, estando a veces más actualizados que sus prestadores de salud. En consecuencia, es común que este usuario ya no esté conforme con quienes lo consideren apenas un receptor pasivo e impersonal de indicaciones a seguir. Es común en estos tiempos la exigencia cada vez mayor por ser adecuadamente informados sobre los tópicos relacionados a su salud, y tomar parte en el proceso de toma de decisión, sobre los puntos que los atañen. Ellos desean que los vean como un socio para su salud, que es apreciado en su individualidad como persona, y como miembro de una familia y comunidad específicas, esperando que sus cuidadores le ofrezcan un enfoque más horizontal y colaborativo. En este escenario, el antiguo modelo paternalista de una relación prestador-paciente completamente asimétrica —El prestador lo sabe todo y el paciente nada— no tiene mucho asidero.

• Existe una cultura distorsionada de utilización de los servicios, con sobresaturación de los hospitales y de sus servicios de urgencia y basada en una confianza excesiva en la capacidad de la tecnología para resolver las necesidades y demandas de salud de mayor relevancia. Es necesario generar un conocimiento y organización capaz de reconducirlo y de utilizarlo realmente para garantizar una atención de salud más acorde con las necesidades reales de la población y a un precio razonable para los consumidores individuales, corporativos y gubernamentales.

• Desafortunadamente, la actual es también la sociedad de la despersonalización, en la que las interacciones que otrora se desarrollaban con otros seres humanos, cada vez más se establecen con máquinas. Y, sorprendentemente, siguiendo la tendencia, cada vez más las interacciones humanas ligadas a los servicios y comercio adquieren esa misma despersonalización. En bancos, puntos informáticos, sedes públicas y otras dependencias, los contactos adquieren el mismo cariz, con frases cortas, sin sonrisas y una economía de interacción que intimida a los usuarios, como si nos comunicáramos con máquinas y no con seres humanos. Y lamentablemente, de modo más o menos gradual, los prestadores de salud han venido haciendo eco de la misma tendencia a la despersonalización de la sociedad vigente, adoptando el mismo estilo, cada vez más prevalente, de limitaciones en los vínculos humanos con los usuarios.

Encontramos dos explicaciones a este tipo de fenómeno. En primer lugar, los prestadores confían cada vez más en su tecnología de respaldo, particularmente aquella relacionada con el ámbito diagnóstico, permitiendo que sea ella la que interactúe con los usuarios y dejando cada vez más que las decisiones se basen en sus resultados, confiando cada vez menos en el juicio clínico basado en la experiencia y el conocimiento continuado del paciente, y el poder curativo de la interacción de este y su prestador de salud. La segunda explicación deviene del hecho de que, en estos tiempos de masiva difusión de todo tipo de conocimiento por los medios de comunicación y redes sociales, es cada vez más raro que un usuario o paciente no hay adquirido algún tipo de información sobre el problema de salud que porta. Con ese marco, no infrecuentemente ellos muestran un nivel de información que ansía ser completado con lo que los prestadores puedan hacerle saber. Sin embargo, este estilo interactivo no es algo en lo que muchos prestadores hayan sido formados, y como consecuencia es natural que prefieran preservar su autoridad refugiándose detrás de una muralla construida con una actitud distante, un lenguaje parcialmente críptico y una confianza pesada en la tecnología como medio de respuesta a las preguntas de los pacientes, en vez de que sean los propios proveedores quienes las ofrezcan.

• Tanto en el entorno público, como en el privado e incluso en los seguros públicos gubernamentales se está propulsando la posibilidad de una libertad de elección del prestador, de modo que se espera que los entornos de provisión de servicios de salud se tornarán cada vez más competitivos. Esto se da de la mano con un contexto en el que se están multiplicando los servicios de salud que tendrán acceso a contratar con el Estado, de modo que la población menos favorecida ya no tendrá porque soportar incondicionalmente los malos tratos que con frecuencia recibían en los servicios monopólicos del sector público. En este contexto los prestadores de salud deberán proveer un servicio de mejor calidad a los usuarios, no sólo por sus connotaciones éticas o humanísticas sino fundamentalmente por la necesidad de fidelizar a un grupo de usuarios cada vez más exigente en un mercado potencialmente volátil.

• Finalmente, en las últimas décadas se ha venido generando una producción explosiva de información científica, poniendo gran parte del conocimiento previamente aceptado, bajo sospecha, si no desmitificado, superado y olvidado, debido a nueva evidencia que no la respalda. En este contexto, el 50-60% de los conocimientos que un médico general recibió en la facultad pueden quedar completamente desactualizados en 10 años. De este modo, la formación convencional enciclopédica ofrecida por las universidades que no desarrolla la vocación por el auto-aprendizaje puede quedar rápidamente desfasada, al no inculcarse a los especialistas bajo entrenamiento, los valores necesarios para la auto-replicación de los conocimientos adquiridos durante su formación —Ver subsección 2.III.1.

Estos puntos, y los planteados en la sección anterior, son algunos de los desafíos que enfrentan los sistemas de salud en el momento actual, particularmente cuando nos referimos al caso Latinoamericano. Esta configuración, modificada en relación a la que era existente décadas atrás moldea la necesidad de una respuesta en salud que los actuales servicios no están en condiciones de afrontar. Los servicios de salud, incluso los más periféricos siguen replicando modelos cuya validez es ideal para los hospitales, pero no para servicios de AP. La educación médica insiste, a pesar de todos los movimientos críticos levantados en los últimos años, en formar al futuro personal de los servicios con una mirada positivista, reduccionista, basada en la tecnología, en el que cada especialista hace "su parte" de una manera fragmentada, y no existe trabajo en equipo entre las diversas ramas de la salud. Además, esta continúa basada en el ya sobrepasado modelo biomédico, que ve a la persona como un mecanismo de relojería, en vez de adherir al modelo alternativo biopsicosocial. Este último es más apropiado a nuestros tiempos pues toma en cuenta elementos como el substrato socioeconómico donde el usuario vive, sus interacciones con la familia y comunidad, sus creencias y puntos de vista, respetando el hecho de que los síntomas físicos pueden, en un porcentaje importante, ser la manifestación de desarreglos en el mundo psíquico.

Veremos en lo restante de este capítulo y algunos de los siguientes, como las condiciones cambiantes requieren ahora más que antes servicios de salud que sean no solo accesibles, sino que sepan leer las necesidades de salud de la población y adaptarse a ellas, para cubrirlas plenamente respetando la diversidad cultural y los estilos de vida de sus usuarios. En este sentido es necesario refundar el Sistema de Salud poniendo a la población y sus necesidades de salud en el centro de sus iniciativas, como diversos países han realizado ya, dándole al trabajo bien realizado en AP el lugar que se merece,
como medio para ayudarnos a concretas nuestros objetivos y anhelos.

1.I.4 Marco referencial para los Servicios de Salud Integrados y Centrados en las personas de la OMS

Para poder entender las connotaciones del nuevo marco propuesto por la OMS será necesario volver al inicio del milenio, cuando luego de dos décadas o más de organizar sus sistemas de salud bajo el influjo de la denominada Atención Primaria de Salud Selectiva, los países Latinoamericanos se encontraban en una encrucijada crucial. Como se expresará en las subsecciones 1.IV.1 y 1.IV.2, durante largo tiempo los "Programas verticales" —la más reconocida expresión del enfoque mencionado— imperaron sin ningún tipo de resistencia o competición en la mayoría de países Latinoamericanos, ampliamente respaldados por la OMS, los organismos multilaterales, y los donantes internacionales que en el siglo pasado aún tenían la relevancia en esta región, que ahora solo conservan en África y otras zonas de menor desarrollo. Aunque es innegable que, durante el periodo de esplendor de los programas verticales, ciertos indicadores se estabilizaron y otros incluso mejoraron, luego de un tiempo de instalados, quedo claro que ellos estaban llevando gradualmente a un deterioro generalizado del ejercicio de las funciones de salud pública por el Estado. En su esfuerzo por ser cada vez más efectivos —a pesar de que la realidad demostraba que estaban llegando a su techo— ellos moldearon un tipo de estructura sanitaria completamente adaptada a sus intervenciones, sin tomar en gran consideración los efectos colaterales que su invasión de funciones ejercía sobre las numerosas partes del Sistema de salud que no estaban enfocadas en las prioridades sanitarias.

Como consecuencia, el inicio de siglo develó en muchos países que la modalidad de trabajo imperante había provocado, directa o indirectamente, algunos de los resultados deletéreos que se resumen a continuación:

• El sistema contaba con una capacidad aceptable únicamente para ofrecer una atención enfocada en las prioridades

1 - Bases conceptuales que respaldan la práctica en la Atención Primaria

sanitarias —que no constituye ni el 20% de los problemas que originalmente llevaba a la población de todas edades a la consulta de los establecimientos de Salud— y aun así era fragmentada y compartimentada, ineficiente y con insuficiente calidad, con menor ejercicio de los derechos ciudadanos, y escasa participación de la población en el cuidado de la salud. La gran masa de usuarios que no era parte de la población objetivo central —mayor de 5 años, varones, adultos mayores, etc.— o que portaba una molestia por otros problemas que no se encontraba dentro de la docena de patologías prioritarias, encontraba que los servicios públicos que debían atenderlos presentaban abundantes restricciones al acceso y solo infrecuentemente tenían los medios para calmar sus dolencias, por lo que rara vez podían ayudarlos a mejorar. Ante este abandono tácito de la población, cuando ellos no encontraban respuesta aquí o tenían recursos para pagar por servicios médicos —incluso familias pobres que hacían tremendos sacrificios para costear estos cuidados— deberían acercarse a los establecimientos privados. De este modo, además de las dificultades mencionadas, el modelo previo ayudó indirectamente a alimentar el sistema privado hospitalo-centrico, en desmedro del sistema público.

• Los presupuestos del sector salud, que eran bastante bajos comparados con otras regiones del planeta, se hicieron aún más exiguos para atender la renovación del parque estructural de los servicios de salud, experimentándose décadas de retraso en cuanto a equipamientos e infraestructura básica, las cuales tendían a ser obsoletas y poco apropiadas para atender a la población.

• Había una marcada desmotivación del personal de salud, en parte determinadas por las insuficientes remuneraciones del personal, pero en gran parte por el ambiente estresante y con poco sentido de misión que se describió previamente.

• El nivel de competencias para la gestión del sistema era bastante bajo. Los gestores y prestadores se habían acostumbrado a seguir las recetas e instrucciones de los comandos centralizados, perdiendo o reduciendo la habilidad para identificar desafíos, e innovar al implementar respuestas locales a ellos. El carácter policiaco de la labor gestora de las jerarquías se hipertrofio.

• Existía un muy bajo nivel de competencias para la prestación de servicios de calidad a la población en todo lo que no fuesen parte de los objetivos de los programas vertica-

les. Dada la falta de capacitación en otros problemas que no eran los priorizados por los programas, la capacidad de responder a las necesidades de salud que las personas diariamente traían a los establecimientos de salud se redujo.

• El personal mostraba una pérdida del foco de su misión. Las principales funciones del staff eran llenar formularios, entregar reportes, y realizar las actividades impuestas por los programas. La real vocación de responder prontamente al sufrimiento de la población, ofreciendo alivio para sus males, cualesquiera que ellos sean, paso a segundo plano.

• Si bien es cierto que en general durante este periodo aún era incipiente el desarrollo de una conciencia de los derechos y deberes de las personas como sujetos, pero al mismo tiempo protagonistas en el cuidado de su salud, el estilo de trabajo lo reducía aún más. En un contexto de trabajo programático en el que las normas ocupaban un férreo lugar en la relación entre proveedores y usuarios, y el lenguaje común era ligado al "control de enfermedades", más que al alivio de dolencias en la población, la participación de las personas en su auto-cuidado y comportamientos para el control de su propia salud, eran mínimos.

• Existía una inequidad escandalosa en la distribución de fondos dentro del sistema público. Especialmente en un entorno de bajos recursos era difícil de aceptar que el personal de un programa tuviese acceso a recursos materiales, vehículos y financiamiento para actividades de limitado impacto, mientras el grueso del sistema no podía acceder a los recursos más elementales.

• A excepción de unos cuantos programas con presencia tanto en la periferia como en los hospitales, en la mayoría de los casos se vivía la más completa desarticulación entre los niveles de atención.

• Los estilos de gestión anteriormente descritos, sumados a los egos incrementados de quienes ostentabas los niveles jerárquicos — algo común en cualquier institución, pero aún más vigente cuando la cultura organizacional se impregna del espíritu militar de los antiguos programas verticales— llevaron a una fuerte cultura burocrática, vertical y centralista. Todo ello condujo a una escasa coordinación ínter e intrasectorial, lo cual llevaba a una notable reproducción del conjunto amplio de factores negativos previamente enumerados.

Si le sumamos a estas características, aquellas retratadas en las dos secciones anteriores, y al hecho de que gradualmente el nivel técnico de los cuadros que dirigían los Ministerios de Salud de la región se iba incrementando, haciéndolos menos proclives a simplemente aceptar recetas provenientes de elementos exteriores, podremos tener idea del clima de efervescencia que se vivía iniciando el siglo. Como si hubieran despertado de un largo sueño, más y más gerentes de todos los niveles se hacían conscientes de las tremendas deficiencias al nivel económico, social, humano y de recursos humanos que el anterior modelo implicaba y todos sus efectos colaterales. Fue entonces cuando se hizo vox populi, primero en unos países y luego en otros, que los servicios de salud, como estaban modelados, no tenían el nivel de adecuación a las demandas sociales, y no tenía forma de responder a lo que esperaban de ellos ni la gente, ni los prestadores de salud, ni los gestores públicos. Entonces cuajo la idea de que, aunque representaba un tremendo reto el que se presentaba ante los gobiernos, era imperativa la necesidad de remodelar un sistema con tantas limitaciones como el antes retratado, y refundar los estilos de ofrecer cuidados de salud a la población.

Si igualmente revisamos los múltiples esfuerzos desplegados para cambiar este tipo de sistemas en Latinoamérica, veremos que ellos se desarrollaron en la parte inicial de la primera década de este siglo. Curiosamente, en este periodo, los organismos multilaterales con la OMS a la cabeza, no solo no contribuyeron a estas modificaciones, sino que en muchas circunstancias se opusieron abiertamente a todo cambio en el modelo operado anteriormente y ampliamente respaldado por ellos. Fue necesario que pasase un tiempo largo para que estas organizaciones rectoras de la salud internacional entendieran que la tendencia era irreversible, y los países de la región no estaban más dispuestos a seguir con la anterior prescripción de las agencias multilaterales. Entonces aparecieron tímidamente las primeras propuestas de la OMS orientadas a cambiar el modelo previo.

A nivel regional la iniciativa más consolidada en este sentido fue la de las "Redes Integradas de Servicios de Salud", lanzada por la OPS/OMS a través del documento "Redes Integradas de Servicios de Salud. Conceptos, opciones de política y hoja de ruta para su implementación en las Américas", lanzado el año 2010, construida parcialmente sobre una propuesta lanzada por la OMS a nivel europeo titulada simplemente "Servicios de Salud Integrados". El documento en mención levantaba interesantes cuestiones acerca de las limitaciones del modelo previo y proponía, por primera vez en el seno de la OMS, el concepto de servicios para una atención holística, integral y continua desde su definición:

> "Es una red de organizaciones que provee, o hace arreglos para proveer servicios de salud equitativos, integrales, integrados y continuos a una población definida".

Y al mismo tiempo definía una propuesta de avanzada incorporando atributos para el cambio en el modelo de atención, los cuales claramente habían sido incluidos en los documentos marcos de diversas reformas sanitarias florecidas en el periodo previo —Ver Recuadro 1.D—, tales como el trabajo en

Figura 1a. Modelo conceptual del Documento Marco de la Reforma Sanitaria Peruana "La Salud Integral: Compromiso de todos . El Modelo de Atención Integral de Salud" de Junio del 2003

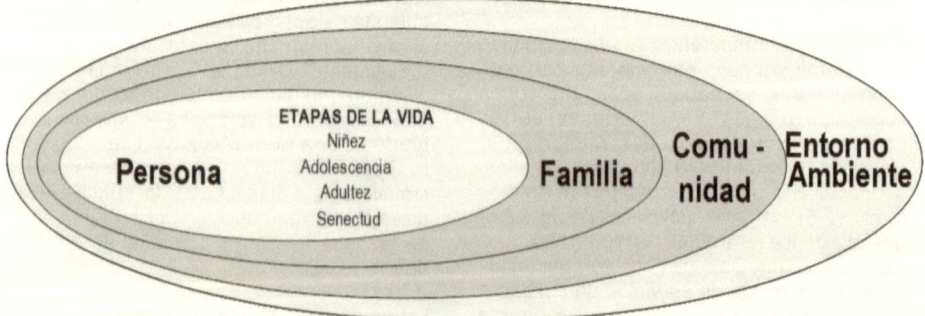

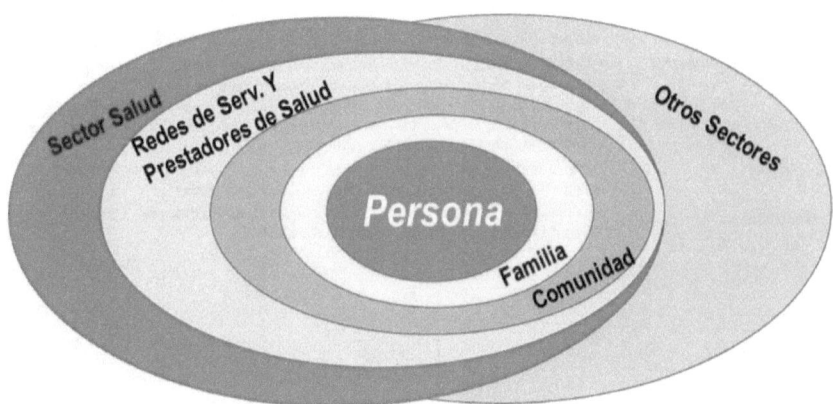

Figura 1b. Modelo conceptual del Marco Referencial "Servicios integrados y Centrados en las personas " de la OMS, 2013

un territorio definido y basado en necesidades previamente identificadas, proveer un amplio abanico de servicios para cubrir estas necesidades, basar su esfuerzo en el reforzamiento de la Atención Primaria, incorporar a la trilogía persona-familia-comunidad como centro de la atención, entre otras interesantes propuestas –Ver Figura 1a.

Desafortunadamente, en la mayoría de los países, y como suele ocurrir cuando se presentan propuestas de avanzada, pero sin enfocarse en desarrollar las herramientas metodológicas y ayudas instrumentales necesarias para su implementación —Algo que parece ser especialidad de diversos organismos multilaterales— finalmente la propuesta fue tergiversada. Se concentró en la búsqueda de mecanismos para "hacer conversar" los diferentes elementos de los sistemas fragmentados existentes en la mayoría de países Latinoamericanos y se olvidó que el objetivo central era el cambio en el modelo de atención. Como consecuencia, los pocos ejemplos de progreso en esta propuesta dentro de la región que se pueden mostrar se asientan en la coordinación entre servicios, pero no en el cambio del modelo que, para nosotros, debía ser la preocupación principal.

Afortunadamente, en paralelo a esta propuesta, surgieron otros elementos conceptuales de peso, como el "Enfoque de la Atención Centrada en las Personas" descrito en la subsección 2.II.1, sumado al intenso trabajo de abogacía e incidencia política

desplegado por las organizaciones ligadas a la MF/F durante más de 20 años —Ver subsección 1.III.2—, todo lo cual debe haber contribuido a concretar el cambio al interior de la OMS. Así pudo obtenerse un nuevo marco lanzado por la organización que presenta la ambiciosa visión de un futuro en el cual todas las poblaciones tengan igual acceso a servicios de salud de calidad, los cuales cubren sus necesidades de salud respetando sus preferencias, y son coordinados a través del continuum de cuidados, cumpliendo condiciones óptimas para su desarrollo. En esta propuesta la persona es el centro del modelo, y alrededor de ella se despliegan en primer lugar sus contextos inmediatos y luego la respuesta social en orden de amplitud de abordaje –Ver Figura 1b.

Este marco fue el inicio para una serie de desarrollos institucionales y finalmente, en el año 2013, curiosamente bajo el liderazgo del mismo equipo que desarrolló la propuesta Latinoamericana descrita párrafos arriba, el departamento de Oferta de Servicios y Seguridad de la OMS inició un trabajo de amplia colaboración con diversos organismos internacionales, expertos consultores y organizaciones miembro para proponer una Estrategia Global para la implementación de Servicios de Salud Integrados y Centrados en las personas en los países miembro. Luego de sucesivas consultas y de su conversión de Estrategia Global en Marco referencial, este fue aprobado y se lanzó con un documento del mismo nombre.

Aunque la propuesta reconoce que no se

1 - Bases conceptuales que respaldan la práctica en la Atención Primaria

Cuadro 5. Estrategias y ejemplos de Intervenciones del Marco Referencial de Servicios de Salud Integrados y Centrados en las personas

Estrategia del Marco	Actividades Sugeridas
Empoderando e involucrado a la gente en el cuidado de su salud	Educación sanitaria, auto-cuidado, involucrarlos en las decisiones sobre su salud
Reforzamiento de la gobernanza y rendición de cuentas	Descentralización y devolución, reporte de resultados a pacientes, contratos basado en performance, elección de proveedores
Reorientando el modelo de atención	Reforzar la atención primaria a través de modelos de practica familiar y comunitaria, planes de beneficios integrales, evaluación de tecnologías, servicios itinerantes para comunidades distantes
Coordinando servicios	Integración vertical, servicios orientados a la AP, sistemas de información, colaboración inter-profesional, alianzas intersectoriales
Creando un ambiente capacitante	Liderazgo y desarrollo compartidos, recursos dedicados, cambio en la cultura organizacional, reorientar al personal de salud

puede plantear una recomendación única, que abarque todos los potenciales tipos de sistema, OMS recomienda cinco estrategias interrelacionadas, las cuales deben ser implementadas con el fin de concretar la visión anteriormente planteada. Estas son:
• Involucrar y empoderar a la población y las comunidades.
• Reforzar la gobernanza y rendición de cuentas
• Reorientar el modelo de atención
• Coordinar servicios, dentro del servicio y entre ellos
• Crear un ambiente favorecedor de los cambios

De todas estas opciones, es la tercera estrategia relacionada a la reorientación del modelo de atención la que tiene mayor relación con nuestro trabajo como especialistas en AP. Una ayuda para entender mejor este tipo de trabajo puede encontrarse en el Recuadro 1.A. En cierto sentido, desde que hace casi veinte años, las primeras propuestas de reforma de tercera generación incorporaron a nuestro ámbito de acción como clave para concretar los anhelos de la sociedad, pensadores, autores, profesores, profesionales y trabajadores de a pie ligados a la AP han aportado continua y decididamente a este campo —Ver Recuadro 1.D, más abajo—. En lo que resta del capítulo y en los siguientes capítulos veremos cuáles son las propuestas desarrolladas en el seno de la AP que se orientan justamente a apuntalar este proceso.

Recuadro 1.A. Reorientación de los modelos de atención. Contenidos básicos para entender su importancia para la AP

Un modelo es un instrumento metodológico para aprehender una realidad compleja y poco estructurada, y hacerla factible de ser estudiada y, en cierto sentido, "simulada". Para su desarrollo, quienes interpretan la realidad y la expresan como la visión del modelo –a quienes llamaremos los formuladores– asignan a los hechos ciertos significados, usualmente basados parcialmente en una supuesta objetividad y parcialmente en valores y significados propios.

Entonces un Modelo de Atención de Salud —que es un tipo específico de modelo— incorpora, para un contexto determinado, la interpretación de la realidad por parte de sus formuladores y responde a dicha formulación proponiendo un conjunto de prácticas sociales en la atención de salud, las cuales son fundamentales para dar respuesta a las necesidades de salud de las poblaciones involucradas. Expresado como una ecuación diríamos que:

$Realidad_1 + Percepción_1 = Modelo_1$

Como ya se mencionó, no existiría sentido para una formulación de este tipo si no fuera por el objetivo final que es re-organizar el sistema —en este caso el Sistema de Salud— para atender mejor a la población que vive, o sufre, bajo una situación determinada. Esto incorporaría una secuencia de tres pasos:
• Se "ve" una realidad, para una población específica y en un momento determinado.
• Se promueve un modelo que incorpora un

Cuadro 6. Conceptos de Salud y Modelos de Atención en la Historia de la Salud Pública

Concepto	Practica	Sistema
Causalidad mágica, con la salud y enfermedad ligada a la brujería o a la religión.	Ritos y rituales. Chamanismo. Curación empírica basada en observación de la naturaleza.	Sistema de la Medicina Tradicional
Gérmenes causantes de enfermedades. Erradicación era posible eliminando el agente. Inspiración en trabajo de Pasteur	"Guerra a bacterias". Cuarentenas, Control de fronteras, Aislamiento de casos. Vacunación compulsiva.	Policía Sanitaria
Enfermedades y desnutrición son por falta de conocimientos (modelo de desarrollo).	Lanzamiento de la educación sanitaria como un modo de disminuir los problemas de salud de la población	Movilización comunitaria educativa.
Prioridades sanitarias demasiado grandes y complejas. acciones locales no podrían vulnerar problemas muy graves y extendidos.	Centralización del comando: Se organiza la producción de servicios de modo que ella responde a programas independientes para cada prioridad.	Programas Verticales
Descomposición del campo de la salud en 4 componentes: Biología humana, medio ambiente, estilo de vida y organización de la atención. Teoría de los determinantes de la Salud.	Énfasis en promoción de la salud para lograr personas, familias y comunidad saludables Pasan de concentrarse en los recursos y atenciones a enfocar el campo social.	Trabajo sobre los determinantes de la Salud.

tipo de prácticas sociales para resolver o superar condiciones negativas en la realidad observada.

• Se organiza el sistema para poder realizar las prácticas sociales propuestas.

Dado que la "Realidad" es un Proceso dinámico de fluctuación permanente —y como se verá más abajo, también el concepto de salud y de sus elementos relacionados a ellas cambia constantemente— con relativa frecuencia se proponen nuevos modos de percibir la realidad y con ellos nuevos conjuntos de prácticas sociales.

En el cuadro 6 se puede ver esta lógica, al apreciar como durante un periodo el concepto detrás de la salud condicionó un determinado modo de organizar la respuesta sanitaria, aunque cuando los conceptos detrás de ellos quedaron obsoletos, el modelo fue reemplazado por otro más adecuado a la información que se disponía en dicho momento.

En el mismo cuadro 6 puede notarse que no todas las formulaciones de Modelos de Atención de Salud descritas llegaron a concretarse en un todo coherente y socialmente reconocido, lo mismo que sus prácticas preconizadas. En muchos casos los supuestos modelos no tradujeron convenientemente las aspiraciones sociales, y ellos rápidamente fueron olvidados, junto con las prácticas que proponían. En otros casos respondieron bien por un tiempo, pero luego sus conceptos de base se tornaron desactualizados y debieron ser cambiados por un nuevo modelo.

En otros casos, estas prácticas sociales se mantienen y con el tiempo adquieren coherencia, y se convierten en el patrón de atención predominante, y entonces se reconocen socialmente logrando su institucionalización. De este modo, se requiere un conjunto de condiciones para que un modelo se concrete y las prácticas sociales que propone se institucionalicen. Ellas son:

• Legitimidad Social: Son prácticas consentidas, reconocidas e incorporadas en la cultura de un grupo social.

• Formalización burocrática: Las prácticas sociales en salud adquieren una estructura orgánica, definen productos, procesos y resultados.

• Permanencia en el tiempo: Se desarrollan en la historia, trascienden coyunturas gubernamentales y se establecen como prácticas permanentes.

Sin embargo, no en todos los casos estas prácticas sociales alcanzan este nivel de desarrollo. Así, para que las prácticas propuestas tengan una oportunidad de realmente institucionalizarse, será necesario que ellas pasen por el proceso mostrado en la figura 2, convirtiéndose sucesivamente en políticas, estrategias e intervenciones

Solo cuando estas prácticas hayan ganado el nivel de normatividad requerido para una intervención a nivel de terreno —programas o proyectos sectoriales— podrán aspirar a completar las tres condiciones previamente descritas para poder alcanzar su institucionalización.

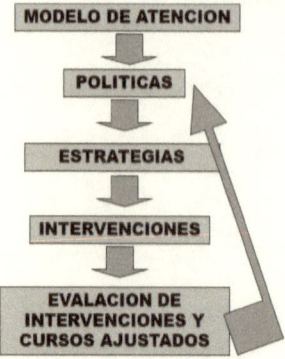

Figura 2. Procesos para la institucionalización de un Modelo de Atención.

1.II La Atención Primaria, en que consiste y cuál es su importancia

1.II.1 Definiciones de Atención Primaria

Existen diversos modos de conceptuar a la AP. El concepto original más consolidado fue aquel de la Atención Primaria de Salud promovido en la conferencia de Alma Ata en 1978, que es la que a la actualidad ha alcanzado mayor difusión:

> *"Una atención a la salud esencial, basada en métodos y tecnologías prácticas, científicamente comprobadas y socialmente aceptadas, garantizando la participación de todos los estratos sociales, a un costo que el país y las comunidades puedan soportar, en todas las etapas de su desarrollo, y con espíritu de autorresponsabilidad y determinación".*

La Atención Primaria de Salud (APS) es, de acuerdo con la definición de la conferencia de Alma-Ata y en una línea que persiste hasta la reciente Conferencia de Astana, la responsable de prestar la asistencia sanitaria esencial a los individuos y la comunidad y comprende actividades tan diversas como nutrición esencial, educación para la salud, suministro de medicamentos esenciales, inmunizaciones, atención materno-infantil, tratamiento de enfermedades comunes, potabilización del agua, salud ambiental y control de enfermedades transmisibles. Puede apreciarse que en muchos casos, este conjunto de responsabilidades no solo excede largamente lo que suele ser responsabilidad de los servicios de salud y sus oficinas de dirección relacionadas, sino que abarca responsabilidades de otros sectores, cuya relación con el sanitario es indirecta. Esto es claramente intencional, dado que en su concepción original la APS, incluía las acciones de todos los actores sociales y otros sectores capaces de influir sobre la salud de la población.

No obstante, la Organización Mundial de la Salud —el propio organismo propulsor de esta iniciativa— ha reconocido que dicha definición fue demasiado ambiciosa y algo vaga. Ciertamente esta se queda al nivel de política global de salud, la cual, aunque podría considerarse interesante en términos declarativos, suena apenas como un llamado a la movilización detrás de sueño distante, el cual es tan difícil de implementar en términos operacionales que los aspectos reales de su puesta en práctica no eran abordados. Como veremos más adelante, esta es una definición valiosa en términos de imagen y discurso, pero incompleta y con tantas zonas grises cuando lo que necesitamos es pensar en el siguiente paso a ser dado, trae la dificultad de dar espacio a una amplia gama de interpretaciones acerca de cuál podría ser su real traducción en la práctica. De este modo se dejó en manos de otros actores no técnicos, pero con innegable poder, desarrollar la verdadera definición operacional del concepto de la APS.

Como en materia de la concreción de políticas de salud todo vacío debe llenarse, la definición anterior fue tomada por múltiples actores internacionales ligados a la movilización de fondos para el desarrollo de las naciones del hemisferio sur, bi y multilaterales, como la estrategia que estaban requiriendo para organizar modos de intervención que aseguren un impacto concreto a los ingentes recursos transferidos. Esta fue la denominada Atención Primaria de Salud Selectiva. Esta estrategia, cuyo desarrollo más emblemático han sido los programas verticales ha sido duramente criticada por ser descontextualizada —reduccionista y no orientada a enfocar los determinantes de la salud—, discriminatoria —se concentra en el grupo madre-niño y no aborda otra población vulnerable—, de poca sostenibilidad —como lo atestiguan los programas que al caer de prioridad y dejar de recibir ingentes recursos, desaparecen— y desintegrada —como si cada persona presentase un solo problema a la vez, el del programa vertical, y no el conjunto amplio de necesidades que todos conocemos —Ver subsección anterior—.

Esas circunstancias y el hecho de haber asociado la propuesta al slogan fallido de "Salud para todos en el año 2000" hicieron que durante unos años el concepto entrase en una suerte de hibernación. Esta pasó a ocupar apenas un lugar secundario, muchas veces relegada al ámbito académico, o del discurso político, más que de una real acción. De este modo, durante un tiempo fue considerada como un nivel de complejidad de servicios, haciéndola equivalente a un primer nivel de atención, como un paquete de servicios, el que se usa en este nivel, o incluso como una estrategia para lograr un conjunto de resultados sanitarios. No fue sino, hasta los años finales de la última década del siglo anterior en los cuales, particularmente para un grupo de países de Europa Central y algunas localidades los Estados Unidos, la AP fue nuevamente puesta en primer plano al ser considerada como uno de los ejes de los sistemas de servicios de salud a ser reforzados durante sus reformas sanitarias.

En este momento es importante aclarar un salto en la amplitud de abordajes, aunque puede fácilmente ser intuido. En la formulación original de la conferencia de Alma-Ata, el ambicioso objetivo era desarrollar un movimiento social que involucrase a todos los actores sociales que pudieran influir en mejorar la salud de las poblaciones vulnerables. Luego vinieron la Atención Primaria de Salud Selectiva y las otras formulaciones ligadas a las reformas sanitarias europeas, las cuales claramente recortaron su objeto de acción, concentrándolo en el accionar de los servicios de salud, y dejando de lado todas las otras funciones, las cuales se asumía retornaban a los otros actores sociales, sectores complementarios y organismos especializados. Para remarcar ese salto es que nosotros, aunándonos a una extensa red de autores en la materia, la denominamos en su forma abreviada, simplemente como Atención Primaria, enfatizando que es un concepto ligeramente diferente del que originalmente se propuso en la conferencia de Alma-Ata.

Aun con la importancia renovada, a nivel de definiciones se avanzó limitadamente, aunque consiguieron sumarse dos nuevas perspectivas, la primera define a la AP como el "conjunto de elementos relacionados al espacio donde se operativiza la puerta de entrada al sistema de salud (denominado primer nivel de atención) y sus atributos relacionados, tales como el primer contacto, la longitudinalidad o continuidad, la integralidad e integridad, la coordinación entre niveles y otras características relacionadas". La segunda definición, preconizada por el *Institute of Medicine* (IOM) norteamericano, definió a la AP como "La provisión de servicios de salud integrados y accesibles, por profesionales eficientes en la cobertura de la mayoría de las necesidades de salud de las personas, que desarrollan una relación continuada con sus pacientes, y que realizan su práctica dentro del contexto de la familia y la comunidad".

Como puede verse, las anteriores definiciones tampoco son completamente claras y precisas, aunque nos ponen en la senda de una formulación multidimensional, que sería el único modo de realmente captar su complejidad. Esto queda mayormente sincerado en la definición propuesta por un estudio canadiense orientado a refundar la AP en su país, planteando que

"Para nosotros, la Atención Primaria es el conjunto de productos o servicios diseñados para abordar las condiciones de salud episódicas/agudas de la población y manejar sus condiciones crónicas. Es también donde se despliegan los esfuerzos por ofrecer promoción de la salud y educación sanitaria, donde los pacientes reciben cuidados de primer contacto, y donde aquellos que requieren servicios más especializados son conectados con las partes respectivas del sistema de salud. Además la Atención Primaria puede ser descrita en términos del grado en la cual esta es capaz de responder a las necesidades de pacientes y poblaciones, y lo hace respetando los rasgos conceptuales únicos e inconfundibles que la separan de otros tipos de atención".

Esta definición es completada con el listado de rasgos conceptuales a los que alude, y puede verse que estos son muy semejantes a los que se aprecian en las definiciones anteriores, y los atributos de la AP descritos en la subsección siguiente.

En este sentido, puede definirse la AP, no a través de su descripción de concepto y actividades —que es lo que hace— sino de sus características —que elementos debe reunir esta para ser considerada en la definición—, lo que es crucial para ver a la AP desde dos perspectivas complementarias, las cuales se describen a continuación —Ver Figura 3:

Primera perspectiva: como un subsistema que es parte del gran sistema de salud y sirve de punto de partida para desarrollar un tipo de prestaciones de manera regular. Aquí la definición se basa en la confluencia de dos dimensiones: Donde se desarrolla la AP y que activida-

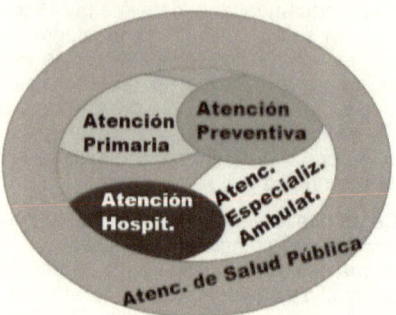

Figura 3. Perspectiva de Subsistemas incluyendo la Atención Primaria

des desarrolla. Entonces, puede precisarse que el subsistema de AP existe siempre que haya un espacio separado para ofrecer las prestaciones menos complejas, y este espacio ofrezca mínimamente las actividades prestacionales y educativas consideradas previamente, esto es, el subsistema está presente si ambos requisitos se cumplen.

De este modo, siempre que nos referimos a un conjunto de elementos y un espacio asociado —P. ej. cuando decimos "esto es raro en AP ..." o "los servicios de AP comúnmente..." o "Usualmente la AP presenta algunos desafíos..."— nos estamos refiriendo a esta primera perspectiva.

Segunda perspectiva: En esta vemos a la AP como un nivel de desarrollo con múltiples dimensiones a conquistar hasta llegar a un nivel ideal. En esta perspectiva la definición no está hecha para esclarecer si el subsistema existe o no existe, sino para ver a la AP como algo que se va construyendo paulatinamente y que puede mostrar niveles de avance —pasible de medir si está en un nivel superior o inferior de desarrollo— según como incorpora dos dimensiones más a las previamente expuestas: los resultados que obtiene con estas actividades, y finalmente el modo como estos productos son obtenidos. En cierto sentido, para esta definición no solo se trata de que exista el espacio donde se desarrollan las actividades de AP, sino que ellas sean desempeñadas de acuerdo a ciertos criterios. Cada vez que hablamos de "países con una AP fortalecida..." o de "esto es característico de un sistema orientado a la AP...", nos estamos refiriendo a este tipo de perspectiva

Estas dos perspectivas para la definición de la AP, son a veces empleadas en la literatura de manera separada, esto es refiriéndose a la primera perspectiva o a la segunda independientemente, y a veces se presentan de modo conjunto. Aunque por su connotación, usualmente se entiende a que perspectiva se refiere cada acotación, si el texto no lo precisa y no tenemos en cuenta a que perspectiva nos estamos refiriendo, en algunas circunstancias su interpretación puede ser confusa.

1.II.2 Bases conceptuales para entender la Atención Primaria

Como se mencionó en la sección anterior, la AP debe ser definida, no solo por lo que hace, sino también por el modo como lo realiza, los cuales constituyen en si misma sus logros, en el sentido de que debe ser evaluada en función a indicadores ligados a estos conceptos. Entonces, este set de características esperadas para los subsistemas de AP tiene la doble ventaja de ayudarnos a definir mejor si este subsistema existe, pero al mismo tiempo nos habilita para medir su nivel de desarrollo alcanzado, y si este se encuentra en la senda correcta de su construcción social, conceptualmente de acuerdo a los ideales esperados para la AP.

Aunque han existido diversas tentativas de contar con indicadores para medir hasta qué punto la AP presentaba un adecuado desarrollo en un país o región, no se encontró una respuesta real a este requerimiento, hasta que, un estudio comparativo de modelos enfocados hacia la AP concretó este anhelo. Entonces fue que, a partir de consideraciones sobre la definición operacional de la AP previamente presentadas, así como otros elementos metodológicos, la Dra. Barbara Starfield, y su equipo, pudo desarrollar un repertorio teórico organizado en cuyo marco era posible, medir hasta qué punto los países tenían una AP fortalecida o no —Ver Figura 4, como un ejemplo de los muchos estudios realizados en esta línea.

Para alcanzar este logro, los autores empezaron por definir las características básicas de la AP, conceptuar la presencia de cuatro atributos esenciales de la AP y tres atributos derivados —Ver cuadro 7—. Los atributos esenciales descritos fueron: acceso a un primer contacto del individuo con el sistema de salud, longitudinalidad, integralidad y coordinación de la atención. Por su

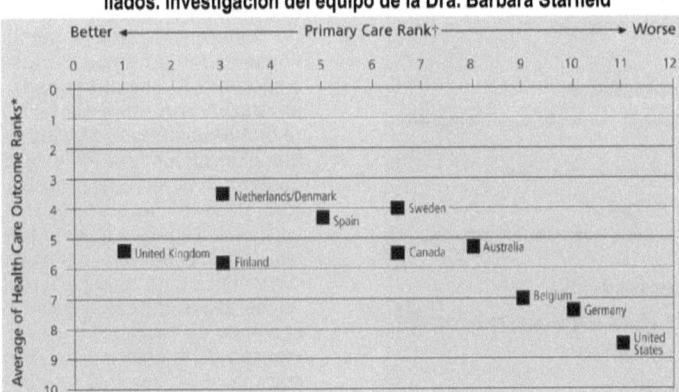

Figura 4. Resultados Sanitarios vs. Índice de Atención primaria en países desarrollados. Investigación del equipo de la Dra. Barbara Starfield

Tomado de: Starfield B. Policy relevant determinants of health: an international perspective. Health Policy 2002;60:201-21.

lado, las tres características consideradas atributos derivados de la AP incluyen: atención a la salud centrada en la familia (orientación familiar), orientación comunitaria y competencia cultural.

Desde su planteamiento, la idea de sus propulsores ha sido lograr que estos atributos constituyan un marco referencial básico y pasible de ser rigurosamente monitoreado, que guie las estrategias de implantación de la AP en un determinado ámbito geográfico, y estructure los esfuerzos para la evaluación de servicios o sistemas de salud, alrededor del progreso en el desarrollo de estos atributos. En tal sentido, ellos pueden ser medidos a través de marcadores secundarios como: la accesibilidad a los servicios, la variedad de servicios disponibles, la definición de la población y el modo como se relaciona con ella, la continuidad en su atención, la identificación de problemas de salud en su grupo objetivo, etc.

Resumimos a continuación las características centrales de los mencionados atributos:
• **Acceso como primer contacto.** La AP debe ser el nivel de atención con el que las personas establezcan el primer contacto para temas referentes a su salud, exceptuando las situaciones de emergencia.
Ello expresa la idea de que sólo pueda llegarse a los especialistas lineales, mediante referencias realizadas por los equipos de AP —encabezados por el prestador general o el especialista—, existiendo una función de puerta de entrada al sistema o *gatekeeper*. Ello requiere la accesibilidad y utilización de los servicios por los pacientes, para cada problema nuevo o para cada nuevo episodio de un mismo problema, con ausencia de barreras a la atención de la salud ya sean de tipo geográfico, económico y socio cultural de organización o género. Para este fin, un sistema de salud basado en la AP debe racionalizar la ubicación, el funcionamiento y el financiamiento de todos los servicios en cada uno de sus niveles de atención.

Está implícito que para lograr este objetivo es necesario sostener un nivel de calidad mínimo, muy relacionado a la resolutividad y costo-efectividad del *gatekeeper*, controlando a un costo accesible el mayor porcentaje de problemas de salud, previniendo que el público pueda utilizar libremente los servicios más especializados y costosos sino es a través de él. Por otro lado, es igualmente crucial conservar una adecuada accesibilidad de toda la población de los servicios básicos, haciendo valer el derecho a la salud como uno de los fundamentales de las personas, el cual debe ser fundamentado en la solidaridad y la búsqueda equitativa de una cobertura universal impulsada por el Estado.

• **Coordinación (también denominada continuidad vertical):** La AP debe estar coordinada con el resto de niveles asistenciales. Ello implica la articulación entre niveles de atención, conformando una red muy bien establecida de referencia y contra-referencia, de modo que tanto los pacientes como la información sobre ellos y la atención recibida para sus necesidades de salud, fluya en un sentido y otro, entre los diferentes puntos del sistema. Ello posibilitará abordar los diferentes problemas de la persona o familia, en el nivel donde su solución sea posible, exigiendo la existencia de algún tipo de continuidad, sea por me-

1 - Bases conceptuales que respaldan la práctica en la Atención Primaria

Cuadro 7. Atributos esenciales y derivados de la Atención Primaria

Atributos Esenciales
Acceso de primer contacto al Sistema de Salud
Longitudinalidad /Continuidad,
Extensión o Integralidad de la Atención
Coordinación de la Atención dentro del Sistema
Atributos derivados
Atención a la Salud Centrada en la Familia
Orientación Comunitaria
Aptitud Cultural.

dio de los profesionales de salud, las historias clínicas o ambos. Igualmente puede incluirse la identificación de problemas abordados en otro servicio y la integración de esta respuesta en el cuidado global del paciente.

• **Longitudinalidad, o continuidad en el tiempo,** por la cual el/los profesional/es de la AP debe/n tener la posibilidad de ejercer una continuidad en los cuidados, esto es, de realizar una atención longitudinal en el tiempo.

Este atributo asegura una interacción prestador-paciente-familia prolongada, con un tipo de relación entre los prestadores y las familias, que establece un vínculo de corresponsabilidad entre ambos a lo largo de la vida de las personas, en los diferentes ámbitos asistenciales y en cualquier circunstancia. Ello establece una conexión entre la población y su fuente de atención, lo que se reflejará en conexiones interpersonales consistentes, que expresan la identificación mutua entre los pacientes y su prestador. La continuidad puede estar relacionada al mismo profesional de salud o al mismo servicio y su grupo de profesionales, y predispone a la existencia de una fuente continuada de atención, así como su utilización a lo largo del tiempo. Con esto favorece el abordaje de cada dolencia hasta controlarla, de cada riesgo hasta retirarlo o compensarlo, y de cada problema crónico hasta controlar su efecto nocivo a través de un seguimiento regular.

• **Extensión o Integralidad de la atención,** ofreciendo una atención global, extensa, no centrada sólo en la resolución de los problemas de salud que se demandan sino, por ejemplo, realizar intervenciones preventivas, en respuesta a las necesidades de salud más prevalentes.

Ello implica que el sistema debe identificar de manera adecuada la gama completa de necesidades de salud de los pacientes y disponer los recursos para manejarlas, organizándose en forma tal que el paciente que requiera los servicios de salud de la atención secundaria o la terciaria, pueda contar con la referencia al otro nivel.

Esta debe darse a través de un abordaje pormenorizado y con enfoque biopsicosocial, ofreciendo una cartera de servicios disponibles suficiente para responder a las necesidades de salud de la población incluyendo la promoción de la salud, prevención de la enfermedad diagnostico precoz, atención curativa rehabilitadora y paliativa y apoyo para el autocuidado y la reinserción social, con abordajes individual, familiar y comunitario, y considerando la atención de salud desde una perspectiva biopsicosocial. Se requiere un abordaje activo, que no se limita a jugar un mero papel receptor de las demandas de atención individuales circunstancialmente presentes en un contacto determinado, sino que se preocupe de otras necesidades de salud no expresadas o manifestadas, como los riesgos o prácticas no saludables.

Para los individuos la Extensión o Integralidad de la atención implica un enfoque que abarca todo el ciclo de vida con sistemas de referencias y contra-referencias a través de todos los niveles del sistema de salud y en ocasiones a otros servicios sociales. A nivel de sistema la atención integrada requiere el desarrollo de redes de servicios y de proveedores, sistemas de información y gestión apropiados, incentivos, políticas y procedimientos así como la capacitación de los proveedores de salud personal de apoyo y de los administradores.

• **Enfoque familiar:** Dada la relevancia del presente punto, ha sido dedicado dos capítulos completos en el Vol.II a su abordaje —Ver subsección 2.I.2—. Este desarrollo implica en primer lugar reconocer que la familia es un sistema social abierto, en constante intercambio con el medio natural, cultural y social. En consecuencia, como ocurre con cualquier órgano o tejido celular que son también sistemas biológicos y sociales, problemas individuales en sus componentes pueden tornarla saludable o enfermarse, desarrollarse o deteriorarse —lo que se expresa en el desempeño de sus funciones. En sentido inverso, una condición familiar puede tener una notable repercusión sobre sus miembros individuales, independientemente de lo que ocurra en el interior de ellos.

Entonces tener un enfoque de esta naturaleza implica en primer lugar estar abierto a reconocer que algunos de los problemas vigentes en las personas podrían tener su origen en el contexto de la familia. En este sentido, debe valorarse e incentivarse el rol protector que ella puede cumplir entre sus miembros cuando ellos se encuentran enfermos, pero al mismo tiempo desarrollarse un conocimiento práctico de los factores familiares relacionados al origen y al cuidado de las enfermedades en las personas; que nos permita identificar cuando ella se ha tornado enferma y está afectando la salud de los individuos en su seno. En este sentido, aunque ello es un aspecto menos desarrollado en la mayoría de sistemas, debe estar preparado para implementar intervenciones que ayuden a aquellas familias en crisis o crónicamente afectadas por una situación emocionalmente contraproducente y agotadora, a restablecer su equilibrio y alcanzar un nuevo nivel de funcionalidad.

• **Orientación comunitaria:** Se refiere al conocimiento del proveedor acerca de las necesidades de la comunidad, la cual es idealmente recogida de manera continua por mecanismos de consulta permanentes que trabajan en un enlace comunidad-servicios de salud. Este medio, combinado con el contacto directo con la comunidad; los datos epidemiológicos-estadísticos y otros de orden semejante puede construirse una situación ideal en la cual, la opinión do los miembros del entorno social del establecimiento es permanentemente recibida y tomada en consideración cuando se planifican sus actividades, e incluso este proceso puede hacerse armónicamente, a modo de un planeamiento y evaluación conjunta de los servicios de salud, adaptándolos de la mejor manera posible a las características particulares de su población objetivo en la comunidad.

Un ejemplo de una metodología adaptada a este tipo de enfoque es la Atención Primaria Orientada a la Comunidad (APOC), la cual se orienta a la resolución de los problemas más importantes, en el área de la salud, empleando una dinámica fuertemente basada en la participación de la comunidad. Esta metodología es explicada en detalle en el Vol.II y ha sido validada en múltiples realidades, mostrando una gran capacidad para ayudar a un trabajo sostenible y coordinado entre los miembros de las comunidades y el servicio de salud que trabaja en su área de influencia.

• **Aptitud cultural:** En un mundo cambiante, en el cual existe cada vez mayor diversidad étnica, incluso en poblaciones que años atrás se consideraban completamente cerradas a su población original, este es un tema que cada día gana una mayor relevancia. Así, la presión migratoria se ha incrementado considerablemente, generando movilizaciones importantes de personas de un país a otro y de una cultura a otra, también en el subcontinente Latinoamericano. Por otro lado, los grupos ligados a las minorías étnicas locales, cada día se van haciendo más relevantes y adquiriendo una notoriedad que no tenían hace 2 o 3 décadas atrás. Por todo ello, los profesionales de salud y sus unidades han de adaptarse y establecer servicios que faciliten la atención a los problemas de salud con las personas de diferentes grupos sociales y con características culturales especiales, en el ámbito que tiene asignado – Ver Vol. II.

Este elemento es clave para lograr que los cuidados que ofrecemos sean aceptables para toda la población y ello implica tener en cuenta sus preferencias en materia de cultura y valores a nivel local, por consiguiente, exige el enfoque intercultural y de género en nuestras prestaciones. Por otra parte, la aceptabilidad determina el uso real de nuestra oferta e influye en la percepción sobre el sistema de salud, incluyendo la satisfacción de las personas con la atención recibida, su nivel de confianza con los proveedores y el grado real de comprensión y seguimiento de las indicaciones médicas recibidas. Al respecto de esta temática, en la subsección 5.III.4 se muestra una conceptualización práctica de lo que constituiría una prestación con competencia cultural adecuada, la cual puede utilizarse de marco para esta finalidad.

La conceptualización de estos atributos refuerza considerablemente la definición de la AP y nos permite completar un aspecto de su discusión que quedo a medio desarrollar en la subsección anterior. Recordemos que la primera de ellas se enfocaba en la simple existencia de una red de servicios de atención básica dirigidos a la población, la cual fuese considerada proveedora de cuidados de prevención, promoción y recuperación de salud, pero para la segunda, se debían incorporar algunos elementos conceptuales que sirviesen como marcadores de resultados específicamente perseguidos para la definición de una AP en un contexto ideal. Los atributos aquí mostrados son precisamente esos elementos conceptuales que completan la formulación, a través de su capacidad de indicar hasta qué punto un subsistema está cumpliendo con la secuencia de funciones, prácticas y desarrollos esperados para la AP.

Ello nos permite llegar a la reflexión de que la definición presentada tiene un marcado aspecto instrumental, lo que quiere decir que se basa no solo en la necesidad de precisar a qué nos referimos cuando hablamos de AP, sino en la capacidad de describir hasta qué punto existe un subsistema que cumple con los mencionados atributos en la zona bajo estudio. Al asumir esta definición con las dos perspectivas previamente mostradas, aceptamos que, al aplicarla al estudio de una determinada nación o región, no podemos solamente concluir que en esta existe un subsistema AP, sino que como parte de dicha evaluación se espera que digamos el nivel de desarrollo de este subsistema, basados en el conjunto de resultados esperados ligados a los atributos anteriormente descritos.

La situación se asemeja a aquella que ocurre cuando pretendemos caracterizar a una persona, para lo cual es necesario mostrar no solo su nombre, sino también su apellido. En este caso para caracterizar al país o región donde trabajamos, describiendo su capacidad de desenvolverse en las áreas que nos enfocamos en este libro, deberemos también dar sus dos referencias: Si la AP existe o no, y cuál es su nivel de desarrollo, si es posible explicitando el atributo usado para basar dicho juicio, como por ejemplo: "existe la AP pero está en un bajo nivel de desarrollo, particularmente para la accesibilidad al sistema y la prestación de servicios" —remarcando que estos son los atributos que han presentado mayores dificultades— o "la AP se encuentra en un nivel satisfactorio para todos sus atributos básicos, aunque aún es necesario reforzar el sistema en los atributos derivados". De este modo, la definición previamente descrita y ahora reforzada con el conocimiento de los atributos estudiados en esta sección, contribuye enormemente a lograr una mayor precisión en la evaluación de los diferentes sub-sistemas en relación a este tópico.

Sin embargo, el equipo de la Dra. Starfield fue más allá de simplemente idear un conjunto de indicadores para evaluar diversos aspectos de los sistemas de salud ligados a la AP. Ellos desarrollaron un modo objetivo de diferenciar cuando esta podía considerarse fortalecida, es decir que ella reunía los atributos que se esperaban estuviesen presentes en un subsistema de AP, y cuando no lo era, llamando al resultado de este set de indicadores: Fuerza de la AP. Con los medios para medir ese resultado global de un sistema, y una red extensa de estudiosos en diferentes partes del mundo, fue posible obtener valiosos hallazgos concernientes al valor de la AP para los Sistemas de Salud, los cuales pueden verse en el Recuadro 1.B.

Figura 5. Gastos totales en los Sistemas de Salud vs. Índice de Atención primaria en países desarrollados. Investigación del equipo de la Dra. Barbara Starfield

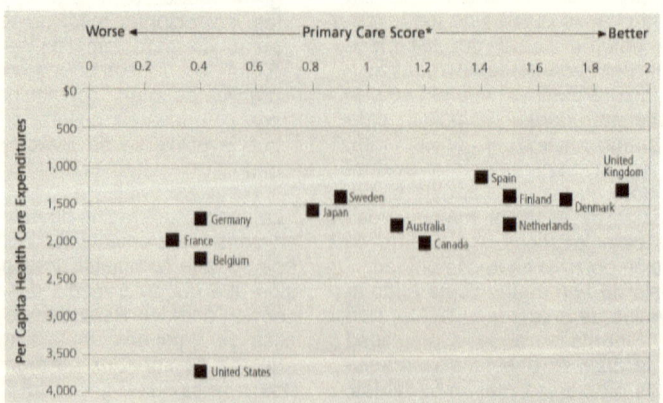

Tomado de: Starfield B. Policy relevant determinants of health: an international perspective. Health Policy 2002;60:201-21.

Recuadro 1.B. Revalorando la Atención Primaria: Estudios de la Dra. Starfield y equipo

El gran salto promovido por el trabajo de la Dra. Barbara Starfield, y su equipo fue la formulación de herramientas metodológicas para para evaluar dichos atributos y sus características relacionadas, y de este modo medir los avances en la transformación progresivos de los sistemas de salud con vías a permitir florecer subsistema de AP fortalecidos. A nuestro juicio, el desarrollo de dichos instrumentos ha sido una de las mayores contribuciones hechas con vías a consolidar la valoración positiva de la AP en el mundo. Estas escalas (*scores*) o cuestionarios, disponibles en la bibliografía especializada, han permitido resaltar, para todo el mundo, pero especialmente para los planificadores y decisores de las esferas gubernamentales, las ventajas de tener un subsistema de AP con las características mencionadas.

La herramienta principal creada por la Dra. Barbara Starfield, y su equipo el año 2001 se denominó PCATool (*Primary Care Assessment Tool*), siendo validada primero en los Estados Unidos, luego en otros países europeos de habla inglesa, luego en países asiáticos como Corea del Sur, y finalmente se hizo el esfuerzo por validarlo en España, así como en Brasil –donde es llamada PCA-Tool-Brasil– para luego empezar a utilizarse en otros países de la región Latinoamericana a escala reducida. Naturalmente, el PCATool no es el único instrumento propuesto en el mundo, y a partir de estos esfuerzos iniciales, diversos grupos de estudio trabajaron sus propios instrumentos. Todos ellos se enfocaron en medir la orientación hacia la AP de los sistemas de salud de diversos países, evaluando la asociación entre diversos beneficios de los servicios para la población, y características o atributos de la AP. La gran mayoría de ellos han sido exitosos al cuantificar la presencia de esos rasgos que marcan la diferencia entre la AP y la atención sanitaria convencional.

Algunos de los resultados encontrados por el equipo de la Dra. Starfield, al cual se sumaron otros investigadores en el mundo entero, en tres décadas de investigación fueron los siguientes:

Evidencia de Efectividad
Países y regiones con adecuado acceso a la AP tienen:
• Una reducción en la tasa de mortalidad por enfermedades pulmonares y cardiovasculares y mortalidad por todas las causas,
• Menor uso de las salas de emergencia de los hospitales, y hospitales en general.
• Mejor cuidado preventivo
• Mejor detección de cáncer de mama, y una reducción en la incidencia y mortalidad causada por el cáncer de colon y cérvix.

Evidencia de Eficiencia
Países y regiones con adecuado acceso a la AP tienen:
• Menor uso de pruebas de laboratorio
• Mayor satisfacción de los pacientes con el cuidado recibido
• Menor uso de medicamentos
• Disminución en los costos totales asociados al cuidado de la salud.

Evidencia de Equidad
Países y regiones con adecuado acceso a la AP, especialmente en áreas con mayor deprivación de recursos, tienen:
• Reducción en las inequidades en cuanto al acceso a los servicios de salud.
• Aumento en el reporte de que ven adecuadamente
• Aumento en las coberturas de vacunación
• Mejor control en la presión arterial
• Mejor cuidado odontológico
• Reducción en las inequidades en su estado de salud en general

El paso final de dicho esfuerzo consistió en utilizar toda esa información disponible para desarrollar una escala que, incluyendo un conjunto de indicadores variados, pueda evaluar, no solo si un área geográfica tenía una AP fortalecida o no, sino igualmente ver su nivel de avance en relación al objetivo general de su implementación. Así, empleando estudios nacionales, se pudo evaluar el desempeño de todo un país como Sistema de Salud, en cuanto al nivel en el cual sus diferentes componentes y subsistemas estaban orientados hacia la AP. Pudo encontrarse que países como el Reino Unido, Finlandia o Países Bajos, con propuestas antiguas y altamente consolidadas en el área de la AP, tenían los mejores desempeños en cuanto a su Fuerza de la Atención Primaria (*FuerzaAP*), seguidos de Canadá, Suecia y España en un nivel intermedio en ambas escalas, por encima de por ejemplo Alemania y Estados Unidos (EEUU), cuya indicador equivalente es incipiente. No se ha medido aún la *FuerzaAP* para todos los países de Latinoamérica, pero algunos reportes aislados a nivel de región permiten avizorar resultados no tan prometedores, en concordancia con lo que el sentido común de quienes trabajan en el sistema pueden verificar sin necesidad de investigaciones especiales.

Posteriormente, esta *FuerzaAP* fue cruzada, al nivel de marcador macro con indicadores que medían el alcance de sus metas por cada sistema a nivel nacional, permitiendo estudiar por primera vez, la asociación entre el desempeño de la AP en diversos países y los resultados del sistema sanitario a nivel global. Los resultados fueron contundentes. Por ejemplo, en la figura 4, previamente mostrada en la pág.. 21, se encontró una correlación inversa entre el desempeño en AP como sistema y resultados finales en cuanto a mortalidad, morbilidad y otros relacionados. De este modo, los países que tenían mayor *FuerzaAP* tenían mejores resultados como sistema, tal vez con una ligera distorsión –que merecería ser estudiada mejor– para el Reino Unido y Finlandia, mientras que países como Alemania y EEUU, con menores niveles de desempeño para la AP tenían igualmente peores resultados sanitarios como sistema. Adicionalmente, un análisis específico para verificar la asociación entre los costos que representan para el país sus sistemas de salud, y la orientación de este hacia la AP, mostrado en la figura 5, pag. 24, pudo verificar que los sistemas orientados hacia la AP tienen un menor costo global –aunque la tendencia no es tan marcada como en el análisis anterior– y viceversa, con un remarque especial para los EEUU, cuyo costo anual en materia de salud se aproxima a los 1.8 trillones de dólares por año, sin que los resultados obtenidos por su población en cuanto a cobertura de las necesidades de salud, satisfacción global, continuidad y longitudinalidad de la atención, entre otros indicadores, se correspondan con lo invertido.

A partir de toda esta información, muchos países y entidades multilaterales comprendieron la importancia de expandir los sistemas orientados hacia la AP como un modo de obtener mejores resultados sanitarios en sus regiones y naciones.

Sin embargo, como ya se mencionó, aún no se ha generalizado la evaluación de los sistemas de salud en Latinoamérica, con vistas a precisar hasta qué punto ellos están orientados hacia la AP. Se espera que gradualmente diversos aspectos de los servicios de salud de AP así como la propia medición de la *FuerzaAP* sean incorporados como mediciones de rutina, con vistas a mejorar su desarrollo.

1.II.3 Características de los Sistemas de Salud que sostienen a una Atención Primaria fortalecida

Los estudios del equipo de la Dra Starfield y de otros pensadores de la AP siguieron dando frutos notables, pues permitieron delinear cuales eran los elementos que identificaban hasta qué punto un sistema está preparado para asumir /reforzar los desarrollos revisados en este capítulo y que son el objeto central de la presente publicación. Ello implicaba que, o el sistema estaba preparado para virar en dirección a tener una AP fortalecida —en el caso de países con un desempeño poco adecuado para dicho set de indicadores— o explicar los logros obtenidos y mantener el rumbo en áreas geográficas que ya la tenían — para países o regiones con un desempeño relacionado aceptable, pero aun con espacio para mejorar—. Esta información ha tenido importancia crucial pues delineaba la "escenografía" en la cual una AP fortalecida era posible, empleando esta información para hacer conscientes a los sistemas sensibilizados a reforzar su subsistema de AP , de los pre-requisitos que requerirían para llevar este anhelo a la práctica. En este capítulo pasamos revista a este conjunto de elementos —Ver un resumen en el Cuadro 8—, esclareciendo en la mayoría de los casos, cual es el mecanismo que los vincula al resultado que buscamos, que es una AP fortalecida.

Es importante clarificar que no estamos profundizando aquí en aspectos directamente relacionados al funcionamiento de la AP como tal —muchos de ellos abordados en diferentes puntos de este libro—, sino a elementos relacionados, usualmente presentes en los Sistemas de Salud más desarrollados, y que son clave para alcanzar la visión formulada por la Dra. Starfield y otros pensadores, de una AP fortalecida.

Pasemos entonces a describir en detalle las

Cuadro 8. Principales características de los sistemas con una Atención Primaria fuerte

Constitución del sistema con niveles bien organizados
Tipo de profesional de AP específicamente especializado y competente en sus actividades
Incentivos adecuados para la retención de los especialistas en AP
Acceso financiero garantizado a la AP para la población vulnerable
Mejor y más eficiente uso del personal no médico.
Énfasis sobre los contenidos de las prestaciones, más que sobre la productividad de los prestadores
Adecuación de las prácticas profesionales y estilos de trabajo a lo que es más adecuado para la AP
Alto compromiso con la sociedad
Regulación del Estado sobre la calidad del sistema
Regulación sobre el sistema de parte de la AP
Población definida a cargo en esquema de listas de adscripción

principales características de estos sistemas, aportadas por diversos pensadores en relación a condiciones de los sistemas de salud que favorecen una AP fortalecida tales como:

- **Constitución del sistema con niveles bien organizados:** El sistema tiene los niveles bien definidos y adecuadamente coordinados, con una puerta de entrada bien delimitada y un circuito definido de los pacientes /usuarios entre esta y los elementos especializados del sistema.

En este sentido, no basta con reforzar los servicios de AP dotándolos de más estructuras o personal. Es necesaria una estrategia completa que reorganice todo el sistema de salud bajo los conceptos de niveles de atención, escalones de complejidad y de articulación de las diferentes unidades entre sí. La reorganización debe asegurar, no solo que la AP cumple un rol de puerta de entrada al sistema, sino que debe conducir la visión integradora y coordinadora de todos los niveles de atención para cubrir a toda la población a la que supuestamente sirve el sistema.

Es importante clarificar donde empieza y donde acaba cada subsistema, definiendo lineamientos claros, particularmente donde haya una fuerte interacción entre subsistemas —atención de emergencias, referencia/contra-referencia, demanda de interconsultas, etc.— y delimitando incumbencias y responsabilidades de cada uno de ellos.

- **Tipo de profesional de Atención Primaria específicamente especializado y competente en sus actividades:** Este requerimiento solo se satisface cuando se cuenta con un suficiente número de Especialistas en AP y MF/F que traduzcan correctamente los rumbos que la disciplina ha marcado para ellos, en una práctica consistente con los contenidos de la especialidad descritos en este capítulo y los siguientes. Lograr un óptimo desempeño de este tipo de profesionales ciertamente no depende solo de la formación que hayan recibido, requiriendo además adecuado equipamiento, trabajar en una estructura acorde, bajo un sistema organizado para aprovechar al máximo sus capacidades, etc. Sin embargo, ninguno de estos esfuerzos tendrá sentido si su programa formativo o de entrenamiento no es exitoso en transmitirle las competencias que aseguren su concretización operacional adecuada para la esencia de cada profesional de AP en la posición que le toca asumir, garantizando que su desempeño se adecue a estándares previamente fijados.

Como será enfatizado en los capítulos siguientes, es necesario tomar gran cuidado para lograr que todas las piezas del rompecabezas formativo encaje y la imagen final sea la que esperamos y no otra. Ello es especialmente valido cuando se busca incorporar masivamente a profesionales generalistas y reconvertirlos en especialistas en AP y MF/F. En el capítulo 5 se revisa extensamente como poner en práctica métodos de formación por competencias para formar profesionales que respondan a los atributos que se esperan para este tipo de especialista en AP y MF/F, con el fin de no desviarse de las definiciones y cumplir los requerimientos de los recursos humanos que las reformas sanitarias necesitan.

- **Incentivos adecuados para la retención de los especialistas en Atención Primaria:**

Es importante movilizar todos los elementos usualmente en juego en las oficinas de Recursos Humanos modernas —adecuado reclutamiento, salarios justos, línea de carrera, incentivos económicos, capacitación remunerada y otros medios de motivación— para lograr que los especialistas en AP y MF/F se distribuyan de acuerdo a las necesidades nacionales, se mantengan en su puesto, etc. En diversas experiencias se ha encontrado que donde los especialistas en AP y MF/F, tienen salarios equivalentes a los de los otros especialistas lineales los logros son superiores. Algo semejante ocurre en cuanto a la formación masiva de este tipo de especialistas transversales. En sistemas en los que se puede encontrar que la relación entre los especialistas lineales y los especialistas en AP y MF/F es alrededor de 50%/50%, y con un gremio de especialistas transversales fuerte, las posibilidades de influencia sobre el sistema son más importantes y los medios para adecuar sus condiciones de trabajo a sus expectativas son mayores.

Naturalmente los incentivos deben estar ligados al nivel de exigencias y debe ser un requisito ineludible que estos especialistas sean evaluados periódicamente por competencias, asegurando que desarrollan su trabajo profesional cotidiano, con características tales que ellas puedan considerarse la traducción de los principios y valores de la especialidad.

• **Acceso financiero garantizado a la Atención Primaria para la población vulnerable:** Las características que se espera imprimir a la AP con el fin de darle fuerza suficiente para cumplir su rol, son prácticamente imposibles de lograr sin contar con un sistema de cobertura de aseguramiento de modo que las familias no deban depender del gasto de bolsillo cuando tienen alguna afección de salud. De este modo, el compromiso ineludible de que el Estado preste auxilio a las personas con los costos de su atención en salud está ampliamente justificado por un sinnúmero de razones. Ellas van desde las puramente humanitarias y de razones morales hasta aquellas económicas relacionadas al aumento de la pobreza —muchas familias se pauperizan cuando tienen que enfrentar los costos abrumadores de recuperar su salud— y al capital humano como material crucial para el desarrollo socio-económico, hasta incluso los compromisos nacionales con ciertos indicadores que pintan el grado de evolución de un país.

El mejor modo de lograr esto es mediante un financiamiento con esquema de Seguro Universal, cuyo propósito sea garantizar —por medio de un seguro de salud— que toda la población tenga acceso a un conjunto de prestaciones de salud de carácter preventivo, promocional, recuperativo y de rehabilitación. La idea central es que este funcione como una Póliza de Seguros, que es uno de los instrumentos del aseguramiento universal, haciendo explícita la responsabilidad de los servicios por brindarles a las personas una atención de calidad que cubra sus diferentes necesidades de salud. En este sentido, el aseguramiento universal, otorga una cuota de factibilidad financiera a las diversas prestaciones de salud propuestas en este libro. Por ello, su implementación es en la mayoría de las realidades, fundamental para que la Atención centrada en las personas que se comentará a continuación, pueda convertirse en una realidad.

• **Mejor y más eficiente uso del personal no médico.** En un contexto ideal, habría una adecuada producción anual de médicos en las facultades y escuelas, una conveniente distribución entre los diferentes puntos de servicios en cada país, priorizando los que tienen más carencias para este recurso, y también convenientes estímulos para la retención de estos valiosos profesionales en los diferentes puntos de oferta de servicios. En este escenario ideal, el gremio médico podría exigir que se respete su preeminencia dentro de la escala de habilidad prestacional —sin duda no hay muchos profesionales más experimentados y bien entrenados que un médico para llevar a cabo la labor clínica— y los servicios se basen enteramente sobre ellos. Ese panorama óptimo, es inexistente para la mayoría de realidades Latinoamericanas.

Sin embargo, en la mayoría de situaciones se trabaja como si fuera inminente la llegada de médicos para cubrir todas las necesidades de cada población dentro de cada nación, cuando es bien sabido que, por diversas razones, estamos muy lejos de alcanzar dicha cobertura al 100%. En dicho escenario, lo que sería ideal es transparentar la falta de médicos para abarcar todas las poblaciones de los diferentes países Latinoamericanos, y clarificar como se va a trabajar bajo esta realidad de modo que se pueda obtener el máximo beneficio para usuarios y prestadores. En diversas realidades lo que ha funcionado mejor es conformar equipos que están a cargo de sectores poblacionales, y asignar médicos para un determinado número de equipos, p.ej. uno para cada tres equipos. De este modo el personal disponible según cada sector, sean Agentes Comunitarios o enfermeras u otro staff técnico, saben que cuentan con un "médico de respaldo", pero para la mayor parte de funciones relacionadas a la cobertura de necesidades de salud de su población a cargo se encuentran básicamente autónomos, con la posibilidad de consultar en caso de necesidad, y en general "compartir" al médico que tienen disponible con los otros equipos.

- **Énfasis sobre los contenidos de las prestaciones, más que sobre la productividad de los prestadores:** Al incorporar la AP con todos sus valores y principios al bloque de la oferta prestacional, los gestores deben estar conscientes de que al inicio esto no va a reducir el consumo de recursos o aumentar el número de atenciones por periodo. Todo lo contrario, no solo las atenciones son más largas y en consecuencia cada prestador verá menos pacientes por hora, sino que, motivados por la buena propaganda, en muchos casos usuarios que nunca se habían acercado a los establecimientos empezarán a abarrotar el sistema. Sin embargo, es inevitable para los profesionales de AP adecuados enfocarse más en la promoción de la equidad y la efectividad y eficiencia de los servicios de salud, restándole importancia al tema de la productividad, que con tanta facilidad ha venido impregnando el discurso del sistema de salud desde fines del siglo pasado, olvidando rápidamente cuales eran sus referentes básicos a preservar y potenciar.

- **Adecuación de las prácticas profesionales y estilos de trabajo a lo que es más adecuado para la Atención Primaria:** Cada Sistema nacional de salud es diferente, influenciando enormemente las funciones que desarrollan en ellos los profesionales de AP, por lo que estas presentan una gran variabilidad. Por esta, entre otras razones, no es aconsejable establecer "recetas" con pretensiones de validez universal sobre las características que debe tener la AP en un determinado país. Sin embargo, mientras más se adecuen los estilos de trabajo a los elementos conceptuales de la especialidad y se adapten estrechamente a las necesidades de cada país o comunidad, respetando la cultura, la situación económica, la ideología política dominante, entre otros factores, mejores resultados se podrán obtener.

Por ejemplo, está demostrado que los mayores beneficios de la AP se obtienen cuando esta funciona como filtro por el que deben pasar todas las demandas de salud, y su personal se desempeña como regulador de la puerta de entrada al sistema sanitario (*gatekeeping*). Este tipo de arreglo es de beneficio para los pacientes y usuarios, que reciben más rápidamente una atención resolutiva y humana, pero también para el sistema y sus costos, particularmente cuando esta función se acompaña de la decisión sobre el uso de los recursos —p.ej. las exploraciones diagnósticas y las indicaciones terapéuticas o de acceso a la atención especializada de los pacientes— con preeminencia sobre otros niveles de atención.

Algo semejante ocurre con sistemas que posibilitan la responsabilidad de la atención de un territorio (*sectorización*) y población definida a cargo, por un equipo de AP particular, que será visto en un acápite posterior.

Y en general ocurre lo mismo para las otras características centrales y atributos de la AP, tales como los medios para lograr la longitudinalidad, la oferta de servicios extensos/integrales, el acceso restringido de los pacientes a los especialistas, y la incorporación de la familia o comunidad en las atenciones.

- **Alto compromiso con la sociedad:** Por su impregnación con los resultados en salud para la población, en múltiples países, una característica particular de la AP es que aparece estrechamente ligada a los procesos de reforma de los sistemas de salud —Ver sección 1.IV.2. En ese marco existen muchos elementos que se formulan, se desarrollan y se prueban en la AP.

- **Cobertura Universal de Salud:** Es conocido que incluso en situaciones donde existe un seguro de salud popular o social, que cubre los gastos financieros de ofrecer atención de salud a las familias más vulnerables, es casi inevitable que las poblaciones más distantes, las más aisladas geográficamente, aquellas con mayores diferencias culturales con la atención medica convencional y en general todos quienes presentan barreras para acceder a los servicios de salud, tienen una menor cobertura de sus necesidades de salud. Particularmente en sistemas como los que empiezan a multiplicarse, en los cuales la atención a la población vulnerable es reembolsada por algunos mecanismos de aseguramiento, se reduce el estímulo para que los equipos vayan detrás de estas poblaciones más difíciles de acceder hasta llegar a ellos. Estas son las llamadas "distorsiones del mercado" que hacen que las poblaciones que más requieren de nuestro auxilio se queden sin este soporte debido a las brechas abiertas en el sistema por nuestros modos de gestionarlo.

En este contexto, es fundamental que los sistemas de salud introduzcan mecanismos para frenar este déficit en la estructura de los servicios, por ejemplo, ofreciendo pago per-cápita para los profesionales de AP, pero al mismo tiempo la verificación de que las personas incluso en las zonas más distantes recibieron la atención que requerían. Igualmente se pueden establecer incentivos adicionales de acuerdo a coberturas en las zonas más distantes, evaluaciones de la calidad del servicio recibido por las familias más aisladas, etc.

• **Regulación del Estado sobre la calidad del sistema:** Una parte importante de este trabajo será garantizar que las decisiones médicas estén basadas en guías clínicas basadas en evidencia puestas regularmente al día —Ver subsección 2.III.1— y que los conocimientos especializados que se emplean para la toma de decisiones se basen en la aplicación de la evidencia científica más sólida y actualizada disponible. Sin embargo, debemos tener presente que no sólo lo basado en la evidencia es válido. En muchas situaciones, la demostración de empatía y el cuidado compasivo es tan importante como el diagnóstico brillante, particularmente si éste varía poco el pronóstico de la persona —Ver Vol. 2 —. Por ese motivo, las evaluaciones de calidad del sistema deben asegurar que exista un adecuado manejo comunicacional por parte de los prestadores de atención, desplegando Empatía, Información, Asertividad, Intención Positiva, Explicitación de las consecuencias, etc. Igualmente debe insistirse en el logro de una relación prestador-paciente-familia humanizada y con la mayor continuidad posible y un adecuado abanico de respuestas de alcance intercultural. Considerar que nos basamos en la Atención Centrada en las Personas, en cuyo marco no debe haber imposiciones para con el paciente, sino un proceso de negociación, ofreciendo los elementos y soporte para que la elección de la persona sea la más adecuada para ella, para su familia y la sociedad. La persona es dueña de su cuerpo.

Es necesario recordar que el trabajo de los gestores del sistema debe incluir mantener un grado de supervisión, verificación de que la atención es provista de acuerdo a adecuados estándares de calidad, etc.

• **Regulación sobre el sistema de parte de la Atención Primaria:** Cuando la AP desempeña la importante función de coordinación de la continuidad de la atención, del gasto de recursos y del flujo de información a lo largo de todo el sistema de salud, entre otros puntos, colabora enormemente con la integración de todos los actores necesarios para responder de manera adecuada a las necesidades de salud más complejas de la población.

• **Población definida a cargo en esquema de listas de adscripción:** Este tipo de arreglo implica definir que las actividades pasan a estar relacionadas no solo con la asistencia clínica de primer contacto individual y familiar, bien sea preventiva, curativa o rehabilitadora, sino que abarcaron otras perspectivas como la sectorización y las actividades comunitaria enfocadas a encuadrar los problemas de salud individuales y familiares en el contexto poblacional y organizar una modalidad de trabajo que permita cubrir a toda la población, ofreciendo a toda ella los servicios recomendados, sin importar si acudían regular y espontáneamente al servicio o no. No olvidemos que la AP es la estrategia ideal para trabajar en distintos contextos (sistema público, privado) y ámbitos (rural, urbano). Dado que este punto será ampliamente descrito en la subsección 3.II y Recuadro 3.A, no lo desarrollaremos con mayor extensión en este acápite.

En ese sentido, un contingente importante de ideas para esta subsección provino del Informe sobre la salud en el Mundo del año 2008 cuyo título es "La Atención Primaria de Salud. Más necesaria que nunca", y los documentos de la OPS/OMS sobre la Atención Primaria Renovada. Algunas ideas resumidas sobre los conceptos vertidos en dichos documentos pueden encontrarse en el cuadro 9, y con un poco más de detalle en el Recuadro 1.C.

Cuadro 9. Principales propuestas para lograr la renovación de la Atención Primaria Renovada lanzada por la OPS/OMS en el año 2007

Abogar y diseminar el concepto de los Sistemas de Salud basados en la AP
Explorar las estrategias y políticas necesarias para fortalecer el Sistema de Salud con base en la AP
Realizar un análisis situacional con vistas a implementar Sistemas de Salud basados en la AP
Renovar el compromiso para asegurar el desarrollo de los recursos requeridos para implementar la AP
Dirigir esfuerzos para reducir las inequidades en salud

Recuadro 1.C. La Atención Primaria Renovada de la OPS/OMS

Durante cerca de una década se había apreciado una tensión entre la OPS/OMS, organismo regional de la OMS para Latinoamérica, que insistía tercamente en seguir apoyando la vigencia de los Programas Verticales –que habían sido sus protegidos incondicionales por más de dos décadas– contra los esfuerzos de los movimientos académicos y políticos por impulsar un nuevo modelo que refundase las estructuras prestacionales sobre una marco más acorde con los tiempos que se vivían y se fundase sobre la preeminencia de la AP y la integración e integralidad de los servicios, trascendiendo el viejo modelo.

Las aparentes contradicciones quedaron aparentemente zanjadas el año 2003 cuando en el 44° Consejo Directivo se emite la Resolución CD44. R6 - APS en la cual de un modo general se propone:

1. Solicitar a los Gobiernos Miembros que hagan esfuerzos por desarrollar la APS en sus países, renovando su compromiso de fortalecerla a mediano y largo plazo.
2. Solicitar a la Directora de la OPS/OMS que ponga énfasis renovado en el apoyo para aplicar modelos de APS localmente determinados que sean flexibles y adaptables.

A nivel más específico se solicita a la Directora de la OPS/OMS que:
• Se tomen en cuenta los principios de la APS en todos los programas y actividades de cooperación técnica
• Se evalúen diferentes sistemas basados en la APS y se identifiquen y disemine información sobre las buenas prácticas
• Se apoye a los países a mejorar la formación de los trabajadores de la salud
• Se apoyen los modelos de APS desarrollados a nivel local (flexible, adaptable)
• Se organice una consulta regional para definir las orientaciones estratégicas y programáticas en la APS.

Como consecuencia, en Mayo del 2004 se forma al interior de la OPS/OMS el Grupo de Trabajo en APS el cual define como su Misión la de realizar una serie de recomendaciones para que los países puedan fortalecer sus sistemas de salud con base en la APS. Como fruto de este esfuerzo, se obtienen los siguientes logros en los años sucesivos:

• Documento de Posición para la Renovación de la APS en Las Américas
• Consulta Regional sobre la APS
• Declaración Regional de la APS

Este espaldarazo a la APS se acentuó aún más con la llegada, a la OMS como directora general de la Dra Margaret Chan en el año 2006, quien dio su impulso decidido al movimiento. Como fruto de este soporte el Informe sobre la salud en el Mundo del año 2008, llevó como título "La Atención Primaria de Salud. Más necesaria que nunca", y se centró sobre este tema. En dicho documento el máximo organismo mundial para la salud se posiciona fuertemente sobre la idea de una APS amplia, empleada como un enfoque integrador para ofrecer una atención equitativa en salud, con continuidad, longitudinalidad, integralidad, calidad humana y técnica, y adecuada a cada realidad, personal, familiar y cultural.

En Julio del 2007, cuando se publica el documento central de la Renovación de la Atención Primaria en Latinoamérica, la OPS/OMS parecía convencida de haber encontrado la ruta hacia la real implantación de la APS en el continente, confiada además de tener suficientes luces acerca de cuáles eran los factores identificados como barreras para la implementación efectiva de la APS, y cuales favorecerían su desarrollo.

Puede verse que a nivel conceptual el documento planteado no difiere grandemente de la declaración de Alma-Ata, aunque esta vez se centra en el sistema de salud en su conjunto; incluyendo a los sectores público, privado y sin fines de lucro, y se propone que sea aplicable a todos los países, subrayando la equidad y la solidaridad e incorporando principios nuevos como la sostenibilidad y la orientación hacia la calidad.

Basado en dichos objetivos, la OPS/OMS define un Plan de Acción de la OPS/OMS para el impulso de la AP, el cual considera:
• Abogar y diseminar el concepto de los Sistemas de Salud basados en la AP para lo cual deberá promover que los Estados miembros:
• Realizar un análisis situacional con vistas a implementar Sistemas de Salud basados en la AP
• Explorar las estrategias y las políticas necesarias para fortalecer el Sistema de Salud con base en la AP
• Renovar el compromiso para asegurar el desarrollo de los recursos requeridos para

implementar la AP
• Dirigir esfuerzos para reducir las inequidades en salud.

Para lograr estos objetivos la OPS/OMS se comprometía en el año 2004 a un conjunto de roles centrales para el propósito perseguido. En el mencionando documento central para este esfuerzo, se propone que esta organización:
• Abogará y diseminará el concepto de Sistemas basados en la AP como clave estratégica para intervenir sobre los principales determinantes de la salud
• Promoverá el desarrollo de redes subregionales, alianzas y centros colaboradores en soporte de la AP, así como el intercambio de experiencias dentro y entre los países para basar los Sistemas de Salud en la AP
• Igualmente deberá dirigir esfuerzos a la movilización de recursos para las iniciativas de AP a nivel Sub-Regional.
• Igualmente debería desarrollar una metodología para evaluar la implementación de los Sistemas basados en la AP.
• Identificar y diseminar información sobre las mejores prácticas.
• Dar soporte a los países para mejorar la capacitación de recursos humanos, incluyendo a los tomadores de decisión.
• Considerar los valores, principios y elementos de la AP en las actividades de cooperación técnica.

Al margen de si verdaderamente el proceso logró su objetivo y la OPS/OMS jugo el rol que todos esperaban de ella –lo que en todo caso deberá ser evaluado específicamente–, probablemente lo más importante que aporta el nuevo documento es el soporte explícito a la nueva ola de Modelos de Atención basados en la AP y demoliendo los Programas Verticales que habían surgido en los años anteriores en todo el continente, aboliendo los atisbos de tensión vistos durante el proceso previo.

1.III. La Medicina de Familia/Familiar y los recursos especializados en Atención Primaria

1.III.1 Atributos requeridos para los especialistas en Atención Primaria

Se ha mencionado repetidas veces que los atributos que se demandan a los especialistas en AP —haciendo referencia a los participantes en la especialidad de MF/F— son sumamente ambiciosos, y que lo que en realidad se anhela es contar con "súper-profesionales" —súper-médicos en el ejemplo mencionado— que por acumular tantas competencias tan diversas, solo pueden conducir a un egresado que conoce demasiadas cosas pero no es maestro en ninguna —concepto exactamente opuesto a lo que representa un especialista– o lo que es peor, constituye un modelo tan irreal que al final ningún participante alcanza todos los atributos esperados para ellos.

Sea que estas observaciones sean correctas o no —lo cual probablemente variará de país a país y de modelo a modelo formativo—, el hecho es que los programas de especialización en cuestión, con toda su ampulosidad en la formulación de objetivos educacionales, no están lejos del espíritu de lo que se espera de los especialistas en AP. Como se enfatizará en diversos puntos abordados en el Vol. 2, existen notorias diferencias entre la AP y la Atención especializada hospitalaria. Estas diferencias obligan a incluir un conjunto amplio de particularidades en la prestación, los cuales fueron rápidamente revisados también en la mencionada sub-sección. Ello determina que los especialistas en AP necesariamente se comporten como expertos en estas áreas, dado que si no fuera así, mal podrían ellos llamarse especialistas. Los primeros programas que trabajaron en esta materia, como los que se describirán en la siguiente subsección, entendieron eso muy claramente. Ellos fueron pioneros en incluir, no sólo los aspectos que manejan de modo relativamente semejantes a la AP y la atención especializada, como los aspectos fundamentalmente clínicos orientados al diagnóstico y tratamiento de las enfermedades prevalentes, sino que igualmente ahondaron en los aspectos cuyo origen reside en la cobertura de estas características particulares del ámbito en el que transcurre nuestro trabajo, que son los servicios de salud de la AP —en adelante servicios de AP.

Basado en este enfoque amplio, la mayoría de formulaciones de los programas de formación de postgrado para especialistas en AP incluyen una gran parte o todos los elementos de competencias mostrados en el Cuadro 10, los cuales serán detallados en los siguientes párrafos:

- *Abordaje de las necesidades de salud de su población, siendo resolutivos en un alto porcentaje de los problemas comunes.*

Se espera que, trabajando en equipo, ellos puedan en principio resolver adecuadamente el 80 a 90% de los problemas de salud de las personas y familias a su cargo, abarcando las diversas esferas que las constituyen (físicas, emocionales, sociales, etc.) que regularmente se presentan en sus servicios de AP. Ello significa que necesitan referir a los niveles de mayor complejidad solo el 10% al 20% restante de los problemas que se presentarán en su práctica cotidiana de AP. Esta capacidad de poder resolver la gran mayoría de problemas que se presentan en la consulta sin necesidad de referir a un porcentaje mayoritario de los pacientes que vienen a sus servicios es lo que se suele llamar *resolutividad*, y es fundamental para que los costos totales de la financiación pública (aseguradoras y otros sistemas de compensación) puedan alcanzar para asumir los gastos de la demanda de salud. Esta performance debe obtenerse por igual para las necesidades de salud de personas en todas sus etapas del ciclo vital, en el contexto de su familia y comunidad, siendo resolutivos en un alto porcentaje de los problemas.

- *Prevención y promoción de la salud para grupos vulnerables, participando activamente en la información necesaria a la población y en la educación para la salud.*

La integración de las actividades preventivas y de promoción de la salud junto con las curativas y rehabilitadoras en el quehacer diario de los servicios de AP es uno de los grandes elementos de cambio propuestos para sus especialistas. Ellos deben englobar a los niños, adolescentes, mujeres embarazadas y otros grupos vulnerables realizándolas en el ámbito de las consultas, sumándolas a las acciones recuperativas, y rentabilizando todos los contactos que mantienen profesionales y pacientes. Ello implica participar activamente en la oferta de información necesaria a la población y en la educación para la salud, ofreciendo consejos de salud en una vertiente positiva siempre que sea posible, evitando hacer

Cuadro 10. Algunos elementos de competencias para los especialistas en AP

Abordaje de las necesidades de salud de su población, siendo resolutivos en un alto porcentaje de los problemas comunes.

Prevención y promoción de la salud para grupos vulnerables, participando activamente en la información necesaria a la población y en la educación para la salud.

Ejercer un rol de liderazgo en relación al equipo de salud, conduciéndolo a desarrollar sus actividades de manera profesional y organizada, para lograr la máxima eficiencia posible.

Ofrecer una atención centrada en las personas, con calidad y basada en los principios de la especialidad

Ejecutar las acciones administrativas que le sean asignadas, según la organización de salud pública en su país y región.

énfasis en las prohibiciones, apoyándoles activamente para que consigan modificar sus conductas no saludables y marcándoles objetivos alcanzables y progresivos. Actuando de este modo será posible dar un primer paso en la intervención decisiva sobre los determinantes de la salud a nivel del individuo, la familia y la comunidad.

- *Ejercer un rol de liderazgo en relación al equipo de salud, conduciéndolo a desarrollar sus actividades de manera profesional y organizada, para lograr la máxima eficiencia posible.*

El especialista en AP es un componente central del equipo de salud, cabiéndole la tarea de impulsar la puesta en práctica de sus responsabilidades sobre la atención de salud de la población asignada. Su rol debe ser desarrollar un liderazgo personal y técnico, ayudando a las adecuadas relaciones del equipo, las cuales favorezcan el cumplimiento de las tareas asignadas a cada profesional. Debe promover un clima participativo en el equipo, de modo que la toma de decisiones no represente un motivo de disenso, y ayude positivamente a la división funcional del trabajo.

- *Ofrecer una atención centrada en las personas, con calidad y basada en los principios de la especialidad*

La AP supone centrar el cuidado en el paciente y su familia, tomando en consideración su entorno social. Ello implica ejercer una atención personal, individual, completa y a largo plazo a cada persona, lo que a la larga debe suponer mayor efectividad sanitaria con menor costo económico, al permitir detectar precozmente problemas y prevenir eventos que posteriormente podrían requerir intervenciones costosas y complicadas.

- *Ejecutar las acciones administrativas que le sean asignadas, según la organización de salud pública en su país y región.*

En no pocas realidades, el especialista en AP asume la responsabilidad de coordinar y gestionar la atención de salud que reciben sus pacientes en los distintos ámbitos, centros y niveles del sistema sanitario.

Como se ponderará en la subsección siguiente, a lo largo de casi un siglo, diversas especialidades en AP han surgido para dar respuesta a estas tres necesidades, empezando por los antiguos programas europeos para formar a sus médicos generalistas, hasta otros surgidos en realidades específicas de acuerdo a los vientos políticos locales. Sin embargo, ninguna de estas especialidades ha sido tan exitosa como la MF/F, en su esfuerzo por crear una disciplina que logre transmitir a sus formandos, los elementos de competencia que ellos requieren para desarrollar su labor con eficiencia y resolutividad. En las siguientes subsecciones ahondaremos con un poco más de detalle en esta disciplina que encarna la versión más avanzada de lo que se esperaría para la formación de especialistas en AP.

1.III.2 Los orígenes de la Medicina de Familia/Familiar como especialidad para la Atención Primaria

La Medicina Humana, como rama de la ciencia, ha alcanzado un imponente desarrollo desde el siglo pasado, debido a múltiples factores, entre los cuales sin duda destaca la especialización. En EEUU, el informe Flexner en 1910 introdujo las pautas para la educación moderna basada en la ciencia médica, indirectamente alentando un movimiento para orientar la enseñanza de la medicina a su estudio científico por especialidades. Un efecto colateral de este proceso de diferenciación y tecnificación fue la tendencia a la sobre-especialización, la cual alentó la atomización de la persona en sistemas, aparatos, órganos e ignoró la dimensión socio-psicológica de la salud y la enfermedad, con el consecuente abandono o relegamiento de la percepción integral y armónica de la persona y una mayor despersonalización de la relación entre los usuarios de los servicios y sus proveedores. Ello se tradujo en que las facultades de Medicina de las universidades de todo el mundo priorizaron el desarrollo de planes de estudio asentados en las especialidades médico-quirúrgicas básicas y sus subespecialidades. Esta tendencia a la sobre-especialización tuvo su reflejo en los sistemas de atención, para los cuales los hospitales pasaron a ser las nuevas mecas del desarrollo técnico-científico, y sus especialistas simbolizaban el avance en el control sobre las enfermedades y la muerte.

En dicho período se apreció al mismo tiempo la devaluación de la atención en el nivel primario de servicios de salud, y en los ámbitos académicos, la medicina general perdió espacio hasta el punto de casi desaparecer del currículo de los programas de formación. Como consecuencia o coincidencia, se generó una notoria devaluación de la atención en el nivel básico, la cual durante siglos se había ejercido al lado de las familias en el ámbito extra-hospitalario. De este modo, los consultorios, centros de salud y programas de formación donde se ofrecía atención a los problemas de salud de la comunidad, al quedar al margen de la tendencia especializada, sufrieron un notorio atraso.

La primera respuesta ante este dilema fue tratar de generar una mayor cantidad de especialistas de las especialidades médico-quirúrgicas convencionales (especialistas lineales) para que se abocarán a trabajar en los niveles básicos de atención, ello demostró no ser procedente por tres motivos. Primeramente, porque los especialistas buscan quedarse en los hospitales donde se formaron, o localizaciones semejantes, difícilmente se logra cubrir las zonas periféricas donde debe concentrarse la atención básica. En segundo lugar, porque, donde quiera que ellos trabajen, los especialistas buscan reproducir los patrones de conducta diagnóstico-terapéuticos vigentes en los hospitales, requiriendo una gama de equipos, exámenes auxiliares y otras facilidades, las cuales originan una elevación en el costo de la atención.

Sin embargo, en mi opinión, la tal vez más relevante razón para no dejar prosperar el completo reemplazo de los profesionales generalistas por profesionales especializados, particularmente en los países más desarrollados, se instaló al sentirse el fraccionamiento y la despersonalización derivados del enfoque basado en los órganos y sistemas. Por ello como contracorriente a

1 - Bases conceptuales que respaldan la práctica en la Atención Primaria

este movimiento motivado por el informe Flexner, en diversos países se buscó revalorizar la herencia recibida de los antiguos médicos de cabecera que:

> "...por la naturaleza de sus funciones [era]... "Consejero en los diversos problemas que surgían en el seno de la familia. Cada familia tenía su médico, siempre el mismo, lo que permitía la continuidad de la atención".

La idea última que empezó a ser propuesta por programas universitarios de avanzada, era la de rescatar la figura del médico integrador de funciones, o médico de cabecera, aunque con un enfoque científico y ampliando su capacidad de brindar una atención resolutiva de primer contacto para el individuo en el contexto de su familia y comunidad.

Una de las experiencias más destacadas en este sentido fue la consolidada por Inglaterra, quien desde la década de los 40 reforzó su sistema de *General Practitioners*, buscando desarrollar profesionales capaces de atender al paciente sin importar sexo, raza, padecimiento, etc., respondiendo a la percepción de que:

> "...hay una demanda creciente de servicios médicos para cada paciente. La única solución efectiva de largo plazo es formar más General Practitioners... La práctica de la medicina general debe permanecer como un servicio del Médico personal de la Familia"

Esta experiencia posteriormente se trasladó a Estados Unidos donde producto de una recomendación contundente en 1966, para formar nuevos especialistas capaces de ofrecer

> "...una atención integral y continua, que incluya no solo el diagnóstico y tratamiento de las enfermedades sino también la prevención, cuidado, soporte y rehabilitación..."

En 1969 la Asociación de médicos de Estados Unidos aceptó a la Medicina Familiar (MF) como 20ma especialidad en su repertorio.

Siguiendo estos niveles de desarrollo, en 1986 la Sociedad Americana de Medicina Familiar adoptó la siguiente definición:

> "La MF es la especialidad a la cual concierne la salud total del individuo y su familia, dentro de ella se integran las ciencias biológicas, clínicas y de la conducta. La visión de la MF no se limita por la edad, sexo, sistema de órganos o tipo de enfermedad del paciente".

Cuando nos enfocamos en el desarrollo de esta especialidad en el continente Latinoamericano, vemos que el pionero en cuanto a su implantación y el que rápidamente avanzó en su desarrollo fue México donde la formación de este tipo de recurso humano comenzó a inicios de los años 60. Luego de una consistente política de recursos humanos y de implantación de Unidades de Medicina familiar, se logró que la especialidad de MF dotase con un número suficiente de egresados al primer nivel de Atención del Sistema de la Seguridad Social, de modo que existe un médico familiar especialista transversal por cada especialista lineal, aunque luego presentó dificultades para expandir este modelo al otro gran sector de la población que no tenía acceso a la Seguridad Social.

La siguiente gran experiencia en el impulso de programas de postgrado y pregrado basado en la MF fue en Cuba, donde desde fines de los 60's e inicios de los 70's se produjeron miles de especialistas en Medicina General Integral y de especialistas en MF, los cuales permitieron consolidar un sistema de salud basado en profesionales que:

> "Actúan durante un periodo de tiempo como un médico a cargo de varias familias, la comunidad y los individuos, y por tanto se le identifica como médicos de familia», los cuales orientan su acción hacia su demanda de familias adscritas, con un énfasis en la atención comunitaria, orientada a la gratuidad y jerarquización de niveles de atención, con un enfoque epidemiológico y aproximación equitativa a la población, entre otros aspectos".

Tal vez el éxito de la implantación del desarrollo de los especialistas en dichas experiencias, llevaron a diversos países de Latinoamérica a replantear la cuestión original y en vez de generar más especialistas lineales para la atención en el nivel básico, y en vez de ello proponer formar un tipo de especialidad basada en la MF/F, a la medida de cada realidad. Así, ya desde los años 70, diversos países de la región como Brasil, Bolivia, Costa Rica, Argentina, Colombia, Ecuador, Chile, Venezuela, entre otros, iniciaron programas de post grado en AP y especialistas en MF/F. La tarea realizada por la Federación Panamericana de Asociaciones de Facultades de Medicina, con el apoyo de la Fundación W. Kellogg en las etapas iniciales, fue crucial en el nacimiento y desarrollo de programas de la especialidad en diversos programas de los países antes mencionados. En este sentido, hay que reconocer, que dicho crecimiento de programas de formación en nuestra región fue producto de diversas acciones de incidencia política y abogacía al más alto nivel realizadas en décadas sucesivas por los pioneros de la especialidad. Así, como describe el Dr Julio Ceitlín, uno de los pioneros en la implantación de la MF/F en América Latina:

> "La historia de la MF en la América Latina es mucho más extensa de lo que muchos piensan (...), mientras que en algunos países tiene una antigüedad cercana a los 50 años, con gran inserción en la sociedad, en otros casos recién está comenzando a dar sus primeros pasos".

En este punto vale hacer un paréntesis para explicar porque a lo largo de este libro insistimos en denominar a esta especialidad con el título de Medicina de Familia/Familiar (MF/F) en vez de solo Medicina Familiar (MF). Por razones de traducción o decisión particular, en algunos países la especialidad se llama Medicina Familiar y en otros, Medicina de Familia. Es mi opinión que por respeto a todos los países que forman parte de este gran movimiento, el nombre usado para dicha especialidad en este libro debería cubrir ambas variantes: Medicina de Familia/Familiar.

Todos estos programas concentraban sus esfuerzos en formar un tipo de profesional, originalmente todos médicos, capaces de proveer cuidados de salud continuos e integrales en el contexto de la familia y comunidad, a toda la población, sin limitaciones de sexo, edad u otro tipo, bajo los principios clásicos de la especialidad como continuidad, acción anticipatoria e integralidad de la intervención. Pero como lo que no sube tiene que caer, al no alcanzar la masificación que esperaban sus propulsores, en los años 80s y 90s su expansión desafortunadamente se detiene, y en algunos países involuciona, apreciándose la reducción en el número de vacantes a nivel nacional y en varios de ellos el cierre de programas de especialización.

No obstante, su mayor repercusión en dicho momento debe haber sido permitir formar Sociedades de MF/F en la mayoría de países en la región, lo que posterior o paralelamente, según como se mire, llevó a la conformación de la Confederación Iberoamericana de Medicina Familiar (CIMF), la cual luego de unos años se hizo la filial regional del Colegio Mundial de Medicina de Familia/Familiar (*WONCA*, por sus siglas en inglés). Todas estas organizaciones, conjuntamente con otros organismos regionales, nacionales e internacionales se abocaron en una intensa campaña de incidencia política (*advocacy*) y desempeñaron, de este modo, el mejor rol que se podría esperar de ellos.

Como consecuencia o coincidencia de este intenso proceso de abogacía, finalmente en la primera década de este siglo, los equipos gubernamentales de más y más países comenzaron a sensibilizarse sobre la importancia de la AP para el desarrollo de las reformas sanitarias que en ese momento estaban en curso. Debido a esta feliz coyuntura, y gracias al consenso regional de la importancia de la especialidad, su crecimiento se retoma. Y es así que desde hace más de una década y hasta la actualidad se aprecia una multiplicación de los programas que forman este tipo de recurso humano en diversos países de Latinoamérica, y con sus altos y bajos, sus aspectos rescatables y cuestionables se posicionan en prácticamente toda la región.

1.III.3 El aporte de la Medicina de Familia/Familiar a las especialidades en Atención Primaria

De este modo, dada la definición de AP previamente revisada, la Medicina de Familia/Familiar, podría definirse como:

> "La especialidad que se enfoca en el abordaje de las necesidades de salud de una persona en el contexto de su familia y comunidad, asumiendo que su solución está ligada a la provisión de servicios usual en la Atención Primaria, desarrollándose de acuerdo a enfoques y principios que optimizan el nivel de salud individual y de salud pública."

Fieles a su definición, la MF/F se ha venido construyendo, durante más de medio siglo para tratar de ofrecer a sus egresados las bases que emplean para desarrollar su trabajo cotidiano en AP, empleando los mismos esquemas y metodologías que las otras especialidades lineales utilizan para entrenar a sus especialistas.

Tal vez el mejor modo de comprender la proximidad seria realizando un símil entre la especialidad transversal de la MF/F y los especialistas lineales, la cual queda clara al revisar los aportes de los grandes pensadores del inicio de la especialidad como Rakel, Sloane, *etc*. Tomemos el ejemplo de un nefrólogo. Para poder desempeñarse adecuadamente necesita en primer lugar definir un objeto-sujeto de trabajo que es el foco de la atención del especialista. Para este ejemplo son los problemas ligados al Aparato Renal —Riñones, uréteres, vejiga y tejido anexo, el objeto-sujeto de su trabajo. Entonces, todos los problemas que acudan a su consulta, ya sea en la práctica ambulatoria especializada o en el hospital serán de su incumbencia. En segundo lugar, este especialista requerirá una disciplina o cuerpo de conocimientos que respalde el abordaje de los problemas antes mencionados. En su caso, será la nefrología como campo de la ciencia médica, con todos los elementos que ha desarrollado a lo largo de siglos para aproximarse a su objeto-sujeto de trabajo, la que constituye su disciplina. Finalmente, será necesario desempeñarse dentro de un marco que regula su espacio de acción y modalidades de trabajo, denominado la práctica, el cual representa el modo como socialmente una nación o población en particular se organiza para poder implementar la especialidad y el modo como el especialista se inserta en ese edificio operacional. Por ejemplo, un nefrólogo podrá trabajar todo el día en una sala de diálisis, en un piso hospitalario o en un consultorio ambulatorio especializado. Todos ellos son contextos que dentro de un determinado marco prestacional regulan su práctica.

Algo semejante ocurre con el especialista en AP y MF/F, quien organiza sus bases de trabajo de la misma manera que las otras especialidades lineales, aunque claro con las connotaciones especiales que representan los desafíos propios de la AP —Ver Cuadro 11—.

A continuación desarrollaremos estos 3 elementos con mayor detalle.

El objeto-sujeto de trabajo de los especialistas en Atención Primaria y Medicina de Familia/Familiar

Si comparamos la especialidad transversal de la AP y MF/F con las otras especialidades lineales, veremos que el concepto se aplica igualmente, aunque de una manera particular. Al igual que cualquier otro especialista lineal, el especialista en AP y MF/F tiene también su objeto-sujeto de trabajo que es la AP y todos los procesos que se desarrollan en ella. Ciertamente veremos que este objeto-sujeto no es tan preciso como el Aparato cardiovascular para el cardiólogo, o Urinario para el nefrólogo, por ejemplo, y por ello a primera vista puede parecernos extraño y en cierto sentido incomprensible, pero cumple la misma función. Y es que estamos acostumbrados a que este objeto-sujeto sea un órgano —corazón, riñón, etc.— que focaliza la acción especializada. Si nuestro objeto-sujeto de trabajo es muy grande, en esencia estaremos yendo contra la idea generalizada de que especializarse significa renunciar al todo para quedarnos con una parte en la que nos hacemos expertos. Dicho de otro modo, ¿Qué tipo de especialistas puede obtenerse si al final ellos tienen igualmente que estudiar a todos los objeto-sujetos de las otras áreas, debiendo trabajar con niños como con adultos mayores, o con cardiopatías lo mismo que con nefropatías, o con familias lo mismo que con comunidades?

Sucede que a diferencia de las otras especialidades lineales que abordan el 100% de los trastornos y problemática relacionados al órgano o sistema que constituye su objeto-sujeto de acción, para la AP y MF/F es transversal. Esto puede graficarse en la idea de que, aunque presenta una superposición con muchos otros objeto-sujetos, aborda apenas el 10-30% de los problemas y diagnósticos más frecuentes relacionados a cada uno de ellos. En los medios médicos especializados es bastante común reconocer cuales son los "problemas estrella" que constituyen la mayor parte de las consultas que le llegan a la consulta a un especialista lineal. Mareos en el caso de los neurólogos, dispepsia para los gastroenterólogos, etc. El especialista en AP y MF/F, al concentrarse en estos problemas frecuentes y su solución puede resolver hasta el 90% de la demanda que normalmente acude a los servicios de AP. Pero lo más importante es que además puede ver las relaciones entre estos problemas "que tejen a la persona

Cuadro 11. La disciplina, la práctica y el objeto-sujeto de trabajo de los especialistas en Atención Primaria y Medicina de Familia/Familiar

El objeto-sujeto	La AP y todos los procesos que se desarrollan en ella
La disciplina	Libros de texto, revistas y otras publicaciones de la AP y MF/F
La práctica	Organización de la AP según el modelo vigente en cada país

(*) AP y MF/F= Atención Primaria y Medicina de Familia/Familiar

como un ser íntegro", y entre esta persona, su familia y comunidad "que tejen a la sociedad en su conjunto". Especialmente para los problemas que se asientan en diferentes órganos o que tienen un componente psicosocial, el abordaje especializado de este objeto-sujeto le da una posibilidad de ser resolutivos que los especialistas lineales no tienen.

La disciplina de los especialistas en Atención Primaria y Medicina de Familia/Familiar

Una disciplina, es el cuerpo de conocimientos que se encuentra compendiada en los cientos o miles de materiales escritos producidos alrededor del mundo, enseñando a los especialistas en cada materia como abordar adecuadamente a su objeto-sujeto, y que el especialista usa cotidianamente para aproximarse a este. Así, para la cardiología, por ejemplo, se refiere a todos los contenidos que instruyen a sus especialistas lineales acerca de cómo deben plantear el diagnóstico y tratamiento de los pacientes cardiópatas, y todo lo que se relaciona con ellos. En el caso que nos ocupa el símil es igualmente valido y la disciplina de la especialidad de la AP y MF/F está representada por todos los conocimientos, destrezas y actitudes que los participantes en los cursos de especialización deben recibir durante su entrenamiento para ejercer profesionalmente como verdaderos especialistas en los problemas ligados a la AP, atendiendo a las personas y a su contexto familiar y comunitario que hacen uso de ella.

Al igual que para las especialidades lineales, para la especialidad transversal de la AP y MF/F su disciplina se concentra en el material escrito disponible que compila la información, ideas, saber y ciencia que aparecen en nuestros principales libros de texto, revistas y otras publicaciones, los cuales reflejan la combinación de erudición, talento y percepción de nuestros pensadores, y que nos identifican como especialidad. En el mundo se publican cada año, cientos de nuevos volúmenes sobre lo que debe constituir la disciplina de la AP y MF/F y miles de ejemplares en revistas relacionadas. De hecho y modestamente, el texto que el lector tiene delante de sus ojos en formato virtual o en papel, forma parte de la disciplina de la AP y MF/F.

Una discusión bizantina felizmente en vías de extinción se refiere a la procedencia de los contenidos de esta disciplina. Así, dado que el objeto-sujeto sobre el cual ella trabaja es muy extenso y ha sido previamente estudiado por otras ramas de la medicina, su disciplina es igualmente frondosa y se alimenta de diversas fuentes ligadas a otras especialidades. Dado que el objetivo de la especialidad es habilitar al especialista para abordar los problemas que aparecen en la AP, su disciplina representa un cuerpo de conocimientos bastante extenso y su parte más voluminosa siempre se refiere a las enfermedades y su abordaje diagnóstico y terapéutico. En tal sentido, abrir un libro de AP y/o MF/F es muchas veces como abrir un compendio de libros de Medicina Interna, Ginecología, Pediatría, entre otros, aunque no abordando los índices sumados de las disciplinas de otras especialidades, sino concentrándose en sus problemas más frecuentes y relevantes, así como en criterios para referencia al especialista cuando se requiera.

En ese sentido, es cierto que esta disciplina se nutre de múltiples ramas de las ciencias clínicas y de la salud pública, así como de los campos de la terapia y asistencia individual y familiar. Sin embargo, en esto tampoco somos tan diferentes a las otras especialidades lineales pues en el caso de otros especialistas, por ejemplo, para el nefrólogo, que requiere saber la anatomía e histología del riñón, la clínica de las enfermedades renales, la farmacología de los medicamentos que emplea, etc. No obstante, sólo una fracción de dichos conocimientos que constituyen su disciplina, fueron producidos por nefrólogos. Ello ocurre igualmente en la AP y MF/F, donde también su disciplina se nutre del trabajo desplegado por diversos especialistas y científicos de otras ramas de la medicina, aunque también los especialistas transversales han generado sus propios conceptos e instrumentos como diversas metodologías para la oferta integral y continua de cuidados de la salud a través del ciclo de vida, los relacionados al estudio e intervenciones de la familia en la AP, herramientas para una gestión de registros más adaptados a nuestros requerimientos como la Historia Clínica Orientada al Problema, algunos Instrumentos para la Atención a la Familia, entre otros.

La práctica de los especialistas en Atención Primaria y Medicina de Familia/Familiar

Los roles que desempeña este tipo de especialista, aunque inspirados en una disciplina común a la especialidad, pueden ser muy diferentes de país a país o entre ámbitos rurales y urbanos, así como si se trabaja en una organización pública o privada. Nuevamente puede ser ilustrador tomar el ejemplo de las especialidades lineales, que igualmente requieren tener una práctica (*Practice* en inglés), que determina que se debe hacer, ejerciendo en la mayoría de los casos sólo aspectos parciales de la especialidad, cuando y donde. Tomemos el ejemplo de los cirujanos, cuya especialidad se encuentra vigente en prácticamente todo el planeta. Veremos que, si bien la cirugía es una especialidad con los mismos principios universales, el modo como ella se practica no es el mismo en el mundo entero, y su estilo de organización es diferente de país a país. Ciertamente en la mayoría de contextos se ofrece fundamentalmente en hospitales, pero en algunas realidades se priorizan los quirófanos itinerantes y el trabajo en modalidad de campañas. Otros son cirujanos de heridas de guerra, trabajando en tiendas en zonas de conflicto y otros se concentran en las cirugías de día o en las salas de emergencia. Existen cirujanos que en su vida profesional casi nunca han trabajado en los quirófanos de un gran hospital y otros que prácticamente no han salido de ellos.

A estos roles diversos que constituyen el ejercicio profesional cotidiano, y que son inherentes al modelo de salud en el cual el especialista se desenvuelve se les ha denominado la práctica (por la denominación anglosajona *practice*, de donde viene el término *Family Practice*) del médico familiar y están íntimamente relacionados a la organización de los sistemas de salud en cada país y las funciones que desarrollan en ellos los profesionales sanitarios. Por ejemplo, en algunos sistemas se espera que los especialistas en AP y MF/F atiendan partos no complicados, mientras que en otros existe otro personal no médico que está facultado para ese tipo de trabajo. Igualmente, en algunos contextos estos especialistas deben hacerse cargo de la gestión y administración de sus establecimientos en tiempo parcial, mientras que en otros existe un personal que se dedica exclusivamente a ese trabajo. En consecuencia, no es posible ni necesario establecer "recetas" sobre el tipo de *practice* que deben desarrollar los especialistas, dado que sus funciones y tareas propias del especialista varían enormemente de unas realidades a otras. Lógicamente deben conservarse, dentro de lo posible, los elementos conceptuales que definen la especialidad, pero adaptándose estrechamente a las particularidades de cada país o región, respetando su cultura, situación económica, religión o ideología política dominante, etc.

Como ya se adelantó, a diferencia de la disciplina de la MF/F que aporta los elementos conceptuales y de conocimiento teóricos requeridos para abordar las necesidades de salud de los diferentes sujetos-objeto, la práctica se refiere al modelo bajo el cual se presta la atención de salud. Dicha práctica funciona a través de modelos para la organización de los servicios, personal, y en general de los recursos del Sistema. Y aunque todos ellos conservan más o menos los mismos elementos distintivos, ellos varían mucho de país a país, al punto que hasta el nombre de la especialidad puede ser diferente para cada realidad. Por supuesto que debe ser reconocido en todos los tipos de práctica algunas pocas particularidades, validadas en diferentes contextos y que coinciden ampliamente con el enfoque de las reformas de tercera generación que revigorizan la AP —los cuales serán revisados en la sección 1.IV.1 —, como son su vínculo intrínseco con cada sistema de AP, la búsqueda de medios para ofrecer un enfoque integral, centrado en la persona (biopsicosocial y orientado a cubrir necesidades de salud), y complementado por el abordaje de la familia y en la comunidad, y ofrecer una atención basada en la evidencia y la afectividad o humanidad, sin embargo en muchos de ellos este modo de ejercer la especialidad de un modo diferenciado a la de los profesionales generalistas sin especialidad, aun es una tarea pendiente.

Una gran dificultad para establecer cuál sería la práctica más adecuada para el especialista en AP y MF/F es la gran variedad de contextos y modos de organización de realidad a realidad. Al igual que en el ejemplo de los cirujanos, en Latinoamérica las posibilidades para la AP son muy diversas y se enrarecen debido al modelo fragmentado existente en muchos de sus países, prevaleciendo la coexistencia de múltiples modelos en los sistemas públicos —P.ej. el Ministerio de Salud, la Seguridad Social, los sistemas para las Fuerzas Armadas, u otros subgrupos sociales, y el sistema privado— con un gran desorden en la oferta de los servicios y estando todos estos modelos divorciados entre sí.

Así, en la mayor parte de este continente, una vez egresados los especialistas se integran a servicios reemplazando a generalistas de la AP o de la salud pública, con iguales funciones y sin una real diferenciación de la práctica. Tal vez dos excepciones son el modelo cubano con sus "médicos de las 120 familias" y la Estrategia de Salud de la Familia en el modelo brasileño, la cual, favorecida por su Sistema Único de Salud, es ejemplo en Latinoamérica sobre cómo organizar equipos de salud que cubren sectores ofreciendo una AP de calidad —Ver Recuadro 1.D en la subsección 1.IV.1.

Sin embargo, es importante considerar que no en todas las realidades la AP y la MF/F calzan completamente. Para algunos países, aunque el terreno de actuación fundamental del médico de familia sigue siendo la AP, forma parte de sus atribuciones el seguimiento longitudinal de sus pacientes cuando son ingresados a un hospital. Para tal fin, ellos tienen privilegios de atención en los hospitales de su región y son reconocidos por los tratantes habituales en dichos centros, lo que les permite continuar siendo los responsables principales de la asistencia de sus pacientes tras su ingreso al medio hospitalario. Este tipo de arreglos ciertamente favorece la coordinación y los intercambios entre los diferentes niveles del sistema de salud, aunque como se mencionó, no es un tipo de arreglo que esté vigente en muchas realidades.

Por otro lado, en ciertas circunstancias los especialistas en AP y MF/F tienen atribuciones en los servicios del nivel básico que en otros países les son negadas. Así en determinadas realidades con mayores recursos, actividades poco diferenciadas y que no requieren un gran grado de capacitación son desarrolladas por personal asistente que se les paga para aliviar la carga del prestador, mientras que en otros contextos con carencias para contratar staff adicional el personal de mayor calificación debe hacerlo todo. Igualmente, en ciertas realidades con escasez de recursos humanos y materiales, los agentes salud de la comunidad y en el mejor de los casos profesionales de enfermería o auxiliares pueden incluso desarrollar acciones de consulta simplificada, mientras que al especialista en AP le corresponde asumir principalmente funciones de supervisión y coordinación de este personal.

Lo mismo ocurre con los servicios de salud pública básicos, que en algunas realidades les son asignadas a oficinas descentralizadas, lo mismo que la administración de los establecimientos que les es asignada a administradores profesionales. Por el contrario, en otras circunstancias, es el propio especialista en AP quien asume la responsabilidad de gestionar los establecimientos en los cuales trabajan, y coordinar con los distintos ámbitos y niveles del sistema sanitario, su circulación en el sistema.

Otro elemento valioso aportado para poder precisar la esencia de la especialidad deviene de la descripción, concisa y atinada, de los atributos que se esperan para este tipo de profesional ofrecidos por el profesor McWhinney. El propuso los reconocidos principios para los médicos de familia, los cuales pueden perfectamente ser validos para todos los Especialistas en AP y MF/F, que se describen a continuación con algunos comentarios que nos permitimos poner con el ánimo de esclarecer lo que ellos significan de acuerdo a nuestra opinión y con aplicación concreta para el contexto Latinoamericano —Ver Cuadro 12.

1. El médico de familia está comprometido con la persona más que con un cuerpo particular de conocimientos, grupo de enfermedades o una técnica especial.

Dadas las características de los especialistas en AP y MF/F, ellos se ocupan de la resolución de los problemas de salud frecuentes en los individuos, familias o comunidades, más allá del sexo, edad, órgano o sistema afectado.

Ellos se diferencian de los especialistas lineales en que no dicen "lo siento eso no es mi especialidad", pues todo lo que con-

Cuadro 12. Atributos de los Especialistas en Medicina de Familia/Familiar según McWhinney

1.	El médico de familia está comprometido con la persona más que con un cuerpo particular de conocimientos, grupo de enfermedades o una técnica especial.
2.	El médico de familia se esfuerza por comprender el contexto de la enfermedad.
3.	El médico de familia ve cada contacto con sus pacientes como una oportunidad para la prevención /educación para la salud.
4.	El médico de familia ve a su práctica como una «población en riesgo».
5.	El médico de familia se ve a sí mismo como parte de una amplia red comunitaria de organizaciones para la atención de la salud.
6.	Idealmente, el médico de familia debe compartir el mismo hábitat de sus pacientes.
7.	El médico de familia ve a sus pacientes en las casas así como en el consultorio y el hospital.
8.	El médico de familia es gerente de recursos.
9.	El médico de familia agrega importancia a los aspectos subjetivos de la medicina.

cierne a su paciente —incluso cuando tiene que referirlo por un tiempo a servicios de mayor complejidad— es su especialidad.

2. El médico de familia se esfuerza por comprender el contexto de la enfermedad.

El personal formado en estas especialidades trasciende el modelo biomédico que ofrece una visión fragmentaria del individuo y direcciona la atención de salud sólo hacia el aspecto biológico, olvidándose de que la persona posee otras dimensiones que también son determinantes para su salud. Los especialistas en AP y MF/F por el contrario se apoyan en el modelo biopsicosocial, el cual se corresponde con los nuevos paradigmas científicos al concentrarse en la persona y su contexto, más que en un grupo de órganos o sistemas. En este marco es posible la unión de lo físico con lo mental, lo social y la prevención de la salud, la integración del paciente en los cuidados de su salud para evitar enfermarse y para lograr la curación, si ya estuviese enfermo.

3. El médico de familia ve cada contacto con sus pacientes como una oportunidad para la prevención y la educación para la salud.

Para lograr sus objetivos, los especialistas en AP y MF/F no solo trabajan con protocolos y guías basados en la última evidencia disponible para atender las enfermedades, sino que desarrollan una comunicación con sus pacientes que les habilita para lograr que los pacientes adhieran a sus recomendaciones terapéuticas, y para sembrar en la población un amplio conocimiento de las medidas preventivas que les permitan desarrollar un óptimo auto-cuidado de su salud.

4. El médico de familia ve a su práctica como una «población en riesgo».

Este personal se prepara para responder a las necesidades sanitarias del lugar en el que trabajan, para lo cual deben ser expertos en estas, reconociendo los principales riesgos inherentes a la población local. En este marco, el contar con un espectro de habilidades médicas más variado y numeroso que un especialista lineal le habilita para tomar cuenta de presentaciones clínicas tempranas y otras comunes en la población, con mayor costo efectividad que estos. Por otro lado, al considerar su contexto social, le resulta fácil asegurar el mantenimiento y la promoción de la salud en sus poblaciones beneficiarias.

5. El médico de familia se ve a sí mismo como parte de una amplia red comunitaria de organizaciones para la atención de la salud.

Ellos reconocen adecuadamente sus límites de competencia, empleando las interconsultas, referencias y/o derivaciones de sus pacientes a niveles de mayor complejidad, de acuerdo a la naturaleza del problema y sin perder el vínculo con ellos. Para enfocar las necesidades de salud familiares y aquellas de substrato comunitario, establecen vínculos con las familias y la comunidad organizada, tomando conocimiento de sus características socio-culturales y ambientales, y empleando su criterio epidemiológico y de Atención Primaria Orientada a la Comunidad para diseñar, implementar y evaluar las actividades que sean más efectivas para impactar en los problemas de salud de la comunidad, del modo más participativo posible — Ver Vol. 2.

7. El médico de familia ve a sus pacientes en los domicilios, así como en el consultorio y el hospital.

Los especialistas en AP y MF/F prestan cuidados longitudinales que a lo largo del tiempo se concretan más allá del tipo de problema del paciente y permite que las personas sean evaluadas en diferentes y complementarios contextos. En consecuencia, manejan un enfoque de ciclo vital familiar e individual que los habilita a considerar toda la información pasada y presente concerniente a la persona y su entorno, en el cuidado de eventos clínicos específicos, integrando los múltiples problemas que un individuo o una familia padecen o han padecido en su vida.

8. El médico de familia es gerente de recursos.

Estos recursos humanos optimizan los procedimientos de gerencia de proyectos, programas y servicios en su ámbito de ejercicio profesional, dentro del contexto de la AP, generando iniciativas para mejorar la organización estructural y funcional de los establecimientos a su cargo, para ofrecer una prestación integral, longitudinal, continua, con calidad y eficiencia. Igualmente analizan las prácticas y procesos actualmente existentes en los Sistemas de Salud y contribuyen a adaptarlas innovadoramente, al mismo tiempo que desarrollan capacidades conceptuales y metodológicas para ofrecer una adecuada AP.

9. El médico de familia agrega importancia a los aspectos subjetivos de la medicina.

Los especialistas en AP y MF/F desarrollan e idealmente publican los resultados de investigaciones realizadas en su ámbito de ejercicio profesional, dentro del contexto de la AP. Una fracción mayoritaria de ellos ejerce la docencia o supervisión de otros profesionales que se desempeñen en la AP.

1.III.4 Algunas palabras sobre las otras especialidades en Atención Primaria

Aunque a veces pareciera que los especialistas en MF/F son los únicos especialistas en AP, es importante recordar que ello no es necesariamente correcto. Debemos no obstante empezar revisando el lado cierto de esta idea. Efectivamente los especialistas en MF/F han pasado por un programa de formación especialmente pensado para darle las competencias que requiere, habiendo estado expuestos a experiencias educativas ad-hoc, habiendo formado parte de actividades académicas de reflexión y saber compartido, y al mismo tiempo habiendo sido presionados para engranarse en una rutina de autoaprendizaje que los lleva a adquirir una perspectiva diferente a la que tenían al iniciar su programa de residentado. Como decía un autor —y yo he podido constatar— *"El residentado médico es un excelente medio para lograr el cambio de comportamiento... en los residentes"*.

Por otro lado, tenemos el asunto delicado de los Programas de reconversión de profesionales generalistas en especialistas en AP, también llamados titulaciones por competencias —Ver sección 8.IV—. Ellas no pueden ser semejantes a las de otras especialidades pues como decía otro autor, esta vez citado por una colega: *"Si dejas a un médico trabajando en un servicio de cirugía por 10 años, con un poco de esfuerzo al cabo de ese tiempo tendrás un cirujano. Si dejas a un médico general en una unidad periférica por 10 años* —desafortunadamente el término "periférico" no es gratuito— *tendrás... un médico general"*. Puedo dar completa fe de lo que manifiesta esta expresión y de hecho en África he conocido enfermeros que realizar cirugías mayores con notable destreza, y lo hacen cotidianamente pues son el único recurso quirúrgico que tienen sus hospitales rurales. Aprendieron con cirujanos extranjeros que al final se fueron y quedaron ellos a cargo teniendo en el quirófano, diría yo, solo un poco más de complicaciones que los profesionales titulados. Lamentablemente, eso no es común cuando se habla médicos generales trabajando sin mayor soporte durante décadas en unidades aisladas. Ellos son buenos sin duda, dado su gran experiencia, y tal vez muy buenos para los problemas simples y de base biológica, pero naufragan cuando se requiere una mirada más amplia con base biopsicosocial, en el seguimiento de pacientes con ENT y en otros diversos puntos que siguen siendo campo exclusivo de los profesionales con mayor formación. Ello es, en todo caso, comprensible pues nunca habían estado expuestos a la amplitud de conceptos que acabo de mencionar, y otros muchos que son el alma de la especialidad. En ese sentido la cautela de los especialistas en MF/F es justificada. Un médico general, sin una formación especializada y sin importar los años de experiencia que tenga en AP, no es un especialista en ella.

Sin embargo, es importante notar las enormes variaciones entre países con respecto a dicha especialidad. Como ya se mencionó este tipo de programas surgió hace más de 50 años en el mundo y en un inicio no se llamaba MF/F. Los *General Practitioner* del Reino Unido y los *Medécin Generaliste* de Francia, son de los países más antiguos en tener especialistas en AP. Ellos reciben un entrenamiento especial, tal vez sin la estructura presente en otros países, pero con un rigor y una consistencia suficiente para ponerlos en la senda. Además, tienen el respaldo de sus sociedades profesionales que, de modo constante y competente les ofrecen capacitaciones que completan su formación.

Pero ellos no son los únicos ejemplos de experiencias emblemáticas en las cuales los especialistas en MF/F no son los protagonistas. Específicamente en el caso de Cuba, los especialistas equivalentes son llamados Médicos Generales Integrales, aunque nadie objeta que tengan una formación equivalente a la de los especialistas en MF/F. Ello también se corresponde con el especialista en Medicina General en Argentina, de presencia mayoritaria en dicho país, y en Brasil, donde el Medico General y Comunitario tuvo gran presencia, junto con los especialistas en Medicina Preventiva, hasta antes que la especialidad en MF/F se volviese el estándar en dicho país. Igualmente se ubican en este grupo los Médicos Generales Integrales y sus pares Integrales y de Gestión, en Perú, que otrora compartían igual norte que sus colegas de la MF/F.

En el caso de las nuevas experiencias, los Médicos Generales Integrales en Venezuela, formados por medios educativos ligados a la Misión Barrio Adentro y con profesores cubanos, y los Médicos SAFCI (Salud Familiar, Comunitaria e Intercultural) en Bolivia, son ejemplos de nuevos programas formativos que surgen por fuera del movimiento convencional de los especialistas en MF/F.

Aunque no es un ejemplo Latinoamericano, pero sin duda es válido para la reflexión, en España, la SEMERGEN (Sociedad de Medicina Rural y General) tienen casi tantos asociados como la Sociedad de Medicina Familiar y Comunitaria y, de hecho, muchos de sus asociados son en realidad especialistas en MF/F.

Por otro lado, es importante remarcar que si bien la MF/F, la especialidad emblemática y probablemente aquella con mayor difusión en el mundo al respecto de este campo, surge como una especialidad exclusivamente del ámbito de los profesionales médicos, llamando a sus miembros Médicos de Familia o Médicos Familiares, en los últimos años esta exclusividad viene cambiando. Así, con el desarrollo de los equipos de Salud Familiar en diferentes países de Latinoamérica, esta especialidad se viene adaptando a las diferentes ramas profesionales que conforman los equipos que trabajan en la AP, y ofreciéndoles la posibilidad de especializarse en AP. De este modo, una importante mejora operada en las últimas dos décadas, surgió cuando la MF/F, de la rama más antigua y bien desarrollada de la disciplina se dividió para desarrollar la especialidad en Salud Familiar, que incorpora no solo a los especialistas en MF/F, pero también a otros miembros del Equipo Básico de Salud. De este modo, particularmente en Brasil, han surgido los Especialistas en Salud Familiar y otras denominaciones equivalentes, con este perfil. Estos programas se suman a los existentes en diversos países de Latinoamérica, en algunos casos para el entrenamiento de Enfermeras de Familia, en otros casos para los odontólogos con base comunitaria, etc.

Estos programas ofrecen una formación de especialistas que mantiene una fuerte afinidad con la disciplina de la MF/F. Estos programas alternativos, aunque se constituyan como programas de especialización en esencia diferentes, son todos apropiados y confluyen, incluso de manera no intencional, al compartir disciplinas afines ligadas al cuerpo de conocimientos inicialmente desarrollado por la MF/F. Esencialmente, y más allá de estas diversas denominaciones en los diversos países de la región, todos ellos tienen una inspiración y estructura más o menos semejante, y por ello todos sus profesionales egresados merecen ser llamados especialistas en AP. A ellos también van dirigidos los contenidos de este libro.

1.IV. Las reformas sanitarias en Latinoamérica y su relación con la Atención Primaria

1.IV.1 Breve mirada a las reformas sanitarias en Latinoamérica

Desde la década de los 70 o primeros años de los 80s, dependiendo de los países, se inició en Latinoamérica un movimiento social al interior de sus sectores de salud nacionales, que trasuntó en la llegada de las primeras oleadas de reformas sanitarias. Este movimiento fue influido en parte por elementos técnicos nacionales con ideas de avanzada, por elementos gubernamentales sensibles a las enormes desigualdades que imperaban por esa época en cuanto al acceso a la salud, y en parte por miembros de los organismos financieros internacionales y organizaciones multilaterales que por esa época influían abiertamente en las políticas sociales.

Por entonces, y desde varias décadas antes, imperaban en los países Latinoamericanos, como en todo el mundo, un tipo de modelo de prestación de salud fuertemente influido por al deslumbramiento de una medicina tecnológica que trajo consigo un avance importante en relación a la medicina vigente previamente. Sin embargo, desde sus raíces éstos modelos se distorsionaron por no ser centrados en las personas, sino en los prestadores y sus tecnologías, cada vez más florecientes. Como consecuencia trajeron inequidad con la exclusión de grandes estratos de la población que no podían acceder a ella al no contar con los recursos para solventarlos. Igualmente provocó la inducción de una demanda innecesaria, incluso conduciendo a una iatrogenia y sobre-prescripción contraproducente, y lo que es más importante, la desesperanza de que los gobiernos deben hacerse cargo de la salud de su gente, imponiéndose la idea de que esta debiese estar disponible para quienes pudiesen pagar por ella, convirtiendo a la salud en una mercancía.

Estos modelos tradicionales vigentes en la mayor parte del mundo —incluso en países en los cuales ellos coexisten con modelos más progresistas— se basan sobre la creencia de que solamente las estructuras con mayor tecnología y complejidad son los elementos importantes del sistema. Los equipos clínicos, mientras más especializados eran —y en muchos sentidos siguen siendo— los más valorizados por el sistema, y en consecuencia su performance reposaba fuertemente en el soporte tecnológico, equipos de última generación y exámenes de laboratorio solicitados cada vez más extensivamente. Como consecuencia comprensible, la cantidad de especialistas y subespecialistas en las diversas ramas médicas se multiplicó varias veces. Si bien este incremento tiene algunas ventajas, como el masificar el acceso a un conocimiento más sofisticado y de mayor resolutividad específica —sobre un número limitado de problemas de salud—, esto ocurría únicamente para quienes tenían los recursos para poder pagar por esos servicios, lo que su vez atentaba, dejando fuera de estos beneficios a un sector creciente de la población —aunque no suficientemente poderoso en términos de votos— para diversas realidades. La desigualdad era incluso mayor, considerando que la cobertura de salud de la población, había sufrido notablemente como consecuencia de las crisis económicas vigentes en la zona por esa época.

Naturalmente que un gobierno que no cuidara de las poblaciones más carentes y mayoritarias, claramente no cubiertos con los esquemas anteriores, sería considerado poco sensible a las necesidades del grueso de sus conciudadanos. Entonces, como mecanismo compensatorio, casi en paralelo surgieron los denominados "Programas verticales", que tenían como objetivo el cubrir a la población mayoritaria contra las mayores amenazas que se cernían sobre el continente en los años 60 y posteriores. Dentro de esta concepción, los modelos tenían dos grandes ramas, la primera orientada a cubrir las "necesidades espontaneas" de salud de la población, la cual debería estar operacionalizada por empresas prestadoras de servicios de salud públicas y privadas en igual nivel, las que serían financiadas por los seguros social, publico —para quienes no pudieran auto-financiar su cuota de seguro— y privado, naturalmente adquiriendo un nivel de servicios con contenido y apariencia —confort, rapidez, resolución del problema— acorde con el volumen del seguro, el cual lógicamente se relaciona con la capacidad adquisitiva del asegurado. La segunda rama estaría ofertada por los programas verticales, los cuales se enfocaban en las principales causas de muerte materna, infantil y por enfermedades transmisibles, así como otros problemas de salud con "externalidades potencialmente serias".

El objetivo era en teoría justificable y se basaba en experiencias exitosas en las primeras décadas de la segunda mitad del siglo XX, mas notoriamente en lo referente al combate a la malaria. Se trataba, entonces, de atacar a estos problemas de salud priorizados con una estructura de inspiración militar, esto es, con un comando independiente y su propia línea de sostén, sin necesidad de depender de otras instancias de la organización. Este estilo de trabajo consolido un modelo organizacional compartimentado para los programas verticales, el cual genero una estructura orgánica particular por programa, que atravesaba todos los niveles de su línea de mando. Ello condujo a contar con compartimentos estancos, cada uno de ellos con una lógica particular de funcionamiento, un sistema de soporte logístico-administrativo diferenciado e incluso una cadena de aprovisionamiento exclusiva para cada programa vertical. Todo esto agravo los problemas inherentes a la mayoría de Ministerios de Salud en la región, los cuales de por sí ya tenían problemas de fragmentación orgánica crónica, creando espacios propios de trabajo al interior sin articularse entre sí, funcionando casi como mini-ministerios de salud.

Como consecuencia de este estilo de organización, la respuesta sanitaria adquirió o, en caso ya fuera así previamente, profundizó un carácter fragmentado en la oferta, concentrándose en algunos de sus elementos y dejando una gran mayoría sin atención. Así, el nivel técnico de los servicios alcanzado por los equipos para los daños que estaban bajo el foco de los programas podría considerarse en un nivel bastante aceptable. Sin embargo, en la medida en que la calidad mínima estaba garantizada únicamente para un reducido conjunto de servicios relacionados a los daños que los programas verticales priorizaban y en la práctica se desentendía de todos los otros problemas que la población podía presentar, la respuesta del sistema se hizo aún más parcial de lo que originalmente había sido. Esto alcanzaba ribetes de surrealismo cuando los problemas priorizados por algún programa específico no eran prevalentes dentro de las necesidades locales, pero aun así se imponía que se desarrollen sus actividades, como si los programas de salud fuesen en sí mismos la finalidad de los servicios.

Por otro lado, la respuesta al interior del servicio pasó a organizarse como si los usuarios que venían a los establecimientos sanitarios tuviesen siempre un único problema de salud, negando la posibilidad de necesidades de salud múltiples. En ese sentido, cada programa estableció sus propios diseños de intervenciones y sus propios protocolos de atención sin considerar que quienes acudían en demanda de ayuda podrían tener otros problemas en simultáneo, y en consecuencia atomizando las actividades dirigidas a una misma persona. Se proponía la existencia de consultorios para cada programa, con un personal específico asignado a este, el cual dependía jerárquicamente tanto de la organización local de los servicios, como de las oficinas regionales y sub-regionales de los diferentes programas. Esto determinaba un doble comando técnico que no pocas veces entraba en conflicto, dado que en esencia los jefes locales tenían menos poder que aquellos que dependían del nivel central de los programas.

En cuanto a la gestión de estos servicios, como ya se mencionó, cada programa funcionaba como un mini-ministerio de salud, replicando posiciones con el poder de toma de decisión y movilización de recursos en todos los niveles de la organización. En consecuencia, cada uno de ellos desarrollaba independientemente no solo las propias intervenciones en el terreno, sino también sus actividades de capacitación, supervisión, evaluación, producción de información, logística, etc. Si bien este esquema organizacional estaba condenado a generar duplicidad de funciones —con potenciales conflictos jerárquicos—, gran dispendio de recursos, perdida del foco real de la misión del personal y con ello una caída en su motivación, entre otros aspectos. No obstante, algunos de sus modos de gestionar el sistema de salud ocasionaron disfunciones que iban más allá de todo límite.

El primero se ligaba al aprovisionamiento de insumos a los niveles locales, los cuales eran ineficientes —cada programa compraba en promedio no más de 5 medicamentos—, dispendioso —a veces un mismo medicamento era comprado por diferentes programas—, irracional —si había un medicamento específico de un programa, pero el paciente que lo necesitaba venia por otro daño, este no podía ser utilizado— y con grandes retrasos en las entregas y exagerados mecanismos de control. Igualmente eran serios los conflictos ligados a los sistemas de información, que eran construidos de manera paralela y sin intercambio de datos entre los programas, por lo que esta función se hipertrofio a límites inimaginables. Una exploración encontró que un establecimiento promedio debía completar cada mes más de veinte reportes y llenar más de 150 formatos, para satisfacer las necesidades de información que todos los programas solicitaban al nivel local. El otro punto en conflicto era la capacitación. Dado que en muchos aspectos la transmisión de conocimientos era la estrategia central de intervención, y había una asimetría en la organización técnica —Dado que cada programa tenía sus propios formadores, existían más de diez equipos capacitadores de los programas, pero solo dos o tres trabajadores de salud en cada establecimiento de nivel local— había situaciones en las cuales el personal debía pasar la mayor parte de su tiempo mensual acudiendo a los entrenamientos de X, Y o Z programas, dejando así abandonado su real sentido de trabajo que era la atención de la salud de la población. Otro serio impase se vivía con las supervisiones que, al venir separadamente, incluso a veces simultáneamente, y tener un fuerte componente escrutador-punitivo como consecuencia del espíritu de inspiración militar previamente mencionado, imponían una carga de estrés innecesario a los equipos. Dado el carácter fragmentario de las intervenciones supervisadas, ellos no podían monitorear resultados sanitarios tangibles, por lo que se enfocaban principalmente en el cumplimiento de normas no siempre adecuadas a la realidad y de metas de producción y cobertura muchas veces divorciadas de la real estructura poblacional de las localidades supervisadas.

Si a estos elementos le sumamos el serio impacto que las crisis financieras que en los años 80 barrieron la frágil estabilidad lograda en el periodo anterior entenderemos cual fue la urgencia que movilizo a los diversos países a considerar la implantación de sus movimientos de reforma.

Antes de continuar describiendo este proceso histórico es importante precisar que, durante este periodo, fueron dos las grandes corrientes que inspiraron este proceso. Por un lado, los grupos de izquierda, y otros que preconizaban políticas afines, los cuales durante un largo tiempo habían promovido la importancia del "derecho a la salud", en cuyo nombre era necesario contar con un sistema para toda la población, cubriendo todas sus necesidades de salud, y ofreciendo a su población un entorno en el cual puedan florecer con la mayoría sino todas sus amenazas a la salud controladas, y en caso surgieran contingencias, contarsen con servicios accesibles, que provea atención gratuita y de calidad. Al parecer el sistema que mejor reflejaba estos anhelos era el cubano, el cual en corto tiempo había conseguido desarrollar una metodología basada en la AP masiva y bien organizada, la cual no solo había conseguido mejorar ostensiblemente los indicadores sanitarios de dicho país, sino que era absolutamente satisfactorio para la población —Ver Recuadro 1.D. Sin embargo, este modelo, tan llamativo visto desde otras realidades, era a mi juicio un caso muy especial, y casi una consecuencia de un contexto social particular, por lo que su constitución era casi imposible de exportar si dicho contexto no era primeramente exportado.

En el otro extremo de los elementos inspiradores de las reformas se encontraban los grupos neoliberales, que argumentaban que dado que los servicios basados en aparatos estatales no solo eran ineficientes, condenados a una baja calidad por la mediocridad de sus trabajadores y se anclaban en tesoros públicos sin suficientes recursos para cubrir las necesidades de su población, era necesario que ellos pasen a ser abiertamente basados en el mercado, con un libre, sino completamente irrestricto accionar del sector privado, en el cual el Estado se concentre en un rol de supervisor o garante de que las habituales distorsiones de mercado no afecten a la población más carente.

Cuando las primeras oleadas de enfoques y ensayos de reformas sanitarias que revigorizan la AP aparecieron en Latinoamérica en las últimas décadas del siglo pasado, ellas adscribieron banderas amplias de reivindicaciones sociales largo tiempo postergadas. De este modo, expresaron preocupación no solo por lograr una cobertura universal de la población, favoreciendo su acceso a la atención al controlar las principales barreras que reducían la posibilidad de los usuarios de contar con los servicios de salud que requerían —económicas, geográficas, culturales, etc.—, sino que al mismo tiempo demostraban su preocupación por otras características centrales de un sistema ideal tales como: La igualdad y equidad en los servicios que las poblaciones deberían recibir, la provisión de una suficiente variedad de elementos con vistas a satisfacer sus requerimientos sanitarios elementales y así alcanzar resultados sanitarios, el lograr que la oferta de estos servicios se funde sobre mecanismos financieros solidariamente compuestos a través de una redistribución de las aportaciones de todos los estratos sociales, lo que a su vez debería garantizar la sostenibilidad del sistema.

A partir de las dos últimas décadas del siglo pasado, estas banderas fueron abiertamente asumidas por un conjunto amplio de países en Latinoamérica, desarrollando lo que se ha dado en llamar las reformas de 1ra y 2da generación. Excluyendo a Cuba, que como se mencionó antes es un caso particular y en la práctica irreplicable, el país que inicio el movimiento fue Chile, en los años 80, durante el gobierno militar. Lo siguieron de cerca México, con intermitencias, Brasil y Colombia. Estos países que avanzaron según sus propios ritmos, pueden considerarse los pioneros en el proceso de modificar las estructuras de los sistemas de salud para obtener resultados diferenciados. Luego de la publicación del célebre documento del Banco Mundial "Invertir en Salud" en 1993, un amplio grupo de países se adhirieron al movimiento, desplegando sus visiones particulares de reforma.

Aunque en la efervescencia inicial los grupos parecían confiados que alcanzarían el éxito, coronando los altos objetivos que se habían propuesto, el camino para lograr resultados se mostró largo y tortuoso. En la mayoría de las naciones el esfuerzo de estas primeras reformas se concentró en la expansión de los servicios disponibles, lo que en teoría reduciría la barrera geográfica, multiplicando varias veces el número de unidades periféricas y hospitales y ampliando su distribución para cubrir regiones, provincias y distritos que nunca habían tenido acceso a este tipo de soporte. Desde el punto de vista prestacional, el mayor desarrollo fue la conceptualización, y en cierto sentido formulación de los denominados "Paquetes de Atención", que deberían ser ofrecidos a través de esta red reforzada de establecimientos, particularmente las unidades periféricas, a la población vulnerable. Estos paquetes incluían un conjunto reducido de prestaciones, en teoría orientado a preservar la salud de la población y enfocarse en aquellas morbilidades que tuvieran un mayor nivel de "externalidad", es decir aquellos que estuvieran ligados a problemas de salud pública, y que en esencia pudieran repercutir en indicadores de salud. Desafortunadamente, estos llamados "Paquetes de Atención", propuestos por los organismos líderes de la reforma, eran sospechosamente muy semejantes, sino idénticos, al conjunto de los servicios incluidos en los programas verticales, previamente mencionados, por lo que a este nivel las propuestas mencionadas no proponían en general ninguna reforma.

Paralelamente en otros países se trabajó en ampliar la fracción de la población con empleos de carácter formal y que así pudieran acceder a la seguridad social —Institutos nacionales de seguridad social, obras sociales, etc.—, reforzando los servicios ofrecidos por este proveedor corporativo. Además, para reforzar a atención de la fracción de la población que no tenían un empleo formal y por lo tanto no podían acceder a la seguridad social, se incrementaron las transferencias monetarias a los niveles más periféricos de las naciones, como pequeños distritos y localidades aisladas, con el fin de que ellos desarrollen actividades de salud complementarias.

En otras realidades, los esfuerzos fueron más allá al romper el monopolio de los establecimientos del Estado como proveedores de servicios de salud, para masificar la aparición de empresas prestadoras de servicios de naturaleza privada o filantrópica, promoviéndose, y en ciertos casos induciéndose activamente a la población a tener algún tipo de seguro complementario que posibilitase el acceso a estos servicios. En estos sistemas, la población era económicamente evaluada para ver quienes accedían a subsidios públicos, de modo que todos aquellos quienes no calificaban debían afiliarse a Entidades Prestadoras de Servicios, que eran un mix de administradoras de riesgo y seguros pre-pago.

Quienes no fueron tan lejos en sus reestructuraciones, se enfocaron en lograr el objetivo de que, aunque el estado siguiese siendo el proveedor de servicios de salud más importante del país, este lograse separar la función prestadora de la financiera, representada por el paso de los subsidios a la oferta —dotando los de recursos humanos y materiales, cubriendo gastos corrientes, etc. para que ellos puedan ofrecer sus atenciones de salud de acuerdo a la planificación habitual— a algún tipo de subsidios a la demanda, reembolsando las prestaciones ofrecidas por dichos servicios. Estas reformas se orientaban a proveer al grueso de la población algún mecanismo previsor, que protegiese a las familias del efecto catastrófico, en términos de capacidad de consumo, que podría significar una enfermedad grave, un accidente con traumatismos severos o cualquier otro tipo de siniestro, al lograr que la atención del paciente no sea asumida directamente por el gasto de bolsillo de las familias en el momento del problema, sino por instituciones administradoras de riesgo, financiadas con fondos del tesoro público. Esto fue logrado al establecerse seguros de tipo "popular", "integral" o "nacional" basados en impuestos para la otra gran fracción de la población que no tenían un empleo formal y por lo tanto no podían acceder a la seguridad social. En esencia, este tipo de organización permitiría que, aunque el estado siga acumulando las funciones prestadora y financiera, estas pudieran separarse netamente, incrementando, en teoría, la eficiencia del sistema.

Sobrepasando las expectativas, este tipo de mecanismos de aseguramiento basado en impuestos, logró en muchos países, multiplicar por un número ilimitado de veces la capacidad real del sistema de atender a la población más desposeída, ofreciéndole una atención de salud, en los casos tuvieran necesidad de ella, con un contenido real, sin que ellos deban pagar por ella, al tiempo que se garantizaba su dignidad de ciudadano miembro de sus respectivas naciones. Esto resulto un salto notable en relación a los intentos de reforma anteriores, por lo que luego de dos décadas, se podía decir que un grupo cada vez mayor de países al final de múltiples esfuerzos iniciados veinte años antes las reformas de primera y segunda generación alcanzaron un nivel que podría ser considerado exitoso. Ello dio esperanzas de seguir avanzando en materia de reformas de salud, y abonó el terreno para los siguientes desafíos.

Sin embargo, el elemento que había quedado pendiente y que no quedo netamente transparente hasta que muchos países se acercaron al nivel indicado en el párrafo anterior, estaba más allá de las barreras para el acceso a la atención. En otras palabras, las reformas habían estado enfocadas en sus dos primeras décadas en aspectos casi exclusivamente financieros, tales como reorganizar y controlar los costos de los servicios o desarrollar algún tipo de mecanismo financiero que permita sobrepasar la barrera económica, al tiempo que incrementaban las puertas de entrada al sistema para recibir atención de salud, pero no se había concentrado en la acción prestacional propiamente dicha. Bajo otras circunstancias se hubiera interpretado que el desafío requería una doble respuesta, por un lado, el aumento en el acceso a los servicios de salud, y por otro el cambio en el modelo prestacional, pero ello no era fácil, pues cuando la reforma se consolidaba, los denominados "Programas verticales" descritos al inicio de esta subsección imperaban sin objeciones en el contexto sanitario. Fue cuando los elementos negativos de los programas verticales vigentes el siglo pasado, y descritos en la subsección 1.1.4, se hicieron ampliamente patentes, precipitaron el siguiente estadio en el desarrollo de los sistemas de salud en Latinoamérica: Las reformas de tercera generación.

Este nuevo tipo de reformas se concentraron en un aspecto más substancial del Sistema de Salud, que era el núcleo de su propia acción, proponiendo modificaciones substanciales en el modelo prestacional o de atención, proponiendo una revisión amplia de las políticas de salud pública y de organización de los servicios de salud, para incorporar nuevos enfoques que permitan abordar integralmente los diversos determinantes de la salud.

Una de las características básicas de esta nueva ola de reformas sanitarias fue que, en la mayoría, sino en todas ellas, la AP gana un nuevo protagonismo, dando paso a un nuevo estilo de hacer las cosas se distancia del periodo previo en el que regía la combinación de sistemas hospitalocéntricos y programas verticales, antes mencionada. Este giro conceptual sin duda se inspira en las evidencias presentadas en el Recuadro 1.B que ubica a aquellas experiencias con sistemas reformados con modelos prestacionales basados en la AP, entre los más exitosos dentro de las propuestas innovadoras en curso. Dicha evidencia, contundente y cada vez más extensa muestra que estas reformas sanitarias que revigorizan la AP tienen tres efectos muy valorizados por los tecnócratas que suelen decidir los tipos de modelo que nuestros países deben emplear. Primero, pueden reducir los gastos de los sistemas de atención, lo cual es una preocupación nuclear en un contexto en que más y más modelos hacen peligrar los presupuestos de múltiples naciones, por la imparable espiral de recursos que consumen. Segundo, han demostrado ser costo-efectivos, lo que significa que no solo pueden lograr que la población consuma menos recursos, sino que obtienen mejores resultados con esos recursos. Lo que es muy valorizado pues eso trasunta en que estas personas no solo se controlen mejor ahora, sino que se enfermen menos en el futuro, y como consecuencia el sistema ahorre más recursos a posteriori. Finalmente es más fácil de re-distribuir, ampliando por lo tanto las coberturas de la población y en consecuencia los indicadores nacionales empiezan a mejorar. Otra de las grandes y escurridizas metas de los sistemas de salud.

De alguna manera y como consecuencia lógica de este empuje, en un lapso de unos años, se logró que las iniciativas de reformas de tercera generación de diversos países incluyeran un cambio de modelo en la prestación centrado en AP. En el Recuadro 1.D pueden encontrarse algunos ejemplos de este tipo de reformas que revigorizan la AP plantearon implementar diversas intervenciones en gran escala, algunas de las cuales podrían ser verdaderas "revoluciones" en cuanto a la concepción de como ofrecer servicios de salud en el aparato público.

Todos estos ejemplos propulsaban la idea de que una AP efectiva y de acuerdo a estándares internacionales debía ser la locomotora de los nuevos modelos prestacionales, alcanzando un enorme impacto en la calidad del cuidado de la población y el impacto sobre su salud global y sensación de satisfacción con el sistema. La apuesta cada vez más extensa de países en Latinoamérica, otorgándole a la AP una preeminencia que no tenía previamente debe también, en alguna medida, tener relación con el intenso trabajo de incidencia política (*advocacy* en inglés) realizado por las organizaciones ligadas a la AP y MF/F para convencer a los planificadores de la salud ligados a la formulación, conceptualización e implementación de la reforma y en general a los tomadores de decisión de diversos países de Latinoamérica, de las ventajas de conceptualizar a la AP como el eje del sistema de salud.

Naturalmente, toda reforma que incluye un cambio de modelo es enormemente más compleja de llevar a la práctica que otra simplemente organizacional. Estas no solo deben pasar por un proceso de formulación de políticas, sino que debe convertir los lineamientos de política en un desarrollo de estrategias, y la concreción de las estrategias en instrucciones concretas a ser seguidas por el personal de salud, con herramientas de implementación, monitoreo, evaluación, etc. Todo ello debe desembocar en contar con productos que se desarrollan sin intervención externa a los servicios y actividades regularmente desarrolladas a nivel poblacional y finalmente la institucionalización de estas actividades, lo que requiere pasar por lo que se denomina un proceso de legitimización social y formalización burocrática —Ver Recuadro 1.A en la subsección 1.1.4— que son los únicos que puedan garantizar la permanencia de dichas actividades en el tiempo.

Recuadro 1.D. Las reformas sanitarias de tercera generación en Latinoamérica

Como se mencionó en la sección 1.IV.1, en los últimos 40 años, prácticamente todos los países de Latinoamérica han intentado consolidar sus procesos de reforma de salud que revigorizan la AP, buscando organizar modelos que permitan a sus países alcanzar niveles de eficiencia y equidad. Dado que ellas se concentran prioritariamente en cómo ofrecer sus servicios, más que como hacerlos accesibles o como financiarlos, ellas son denominados "Reformas de tercera generación". Su objetivo intrínseco es abordar la demanda creciente de respuesta a las necesidades de salud de sus poblaciones, incrementando la cobertura y el acceso a servicios resolutivos, y al mismo tiempo manteniendo controlados los costos que ello implica. Es imposible resumir en un recuadro limitado como este todas las formulaciones, todos los marcos conceptuales, todas las propuestas, todos los movimientos ya realizados con sus éxitos y lecciones aprendidas. Sin embargo, vamos a tratar de poner en unas líneas lo que es más saltante en cuanto a los avances operados en los últimos años para 10 países de la región: Argentina, Bolivia, Brasil, Chile, Colombia, Ecuador, México, Paraguay, Perú y Venezuela, entre los años 1995 y 2015.

- **La inspiración:** Exceptuando Argentina, Colombia y tal vez México, para casi todos los otros países la inspiración ha sido Cuba. Y no es sorpresa, pues para Latinoamérica, el país emblemático en la adopción de sistemas basados en la AP es Cuba, donde se desarrolló un proceso de maduración único en su crecimiento y logros. El modelo cubano ha sido largamente comentado desde hace dos décadas por sus resultados impresionantes y organización sin parangón en el mundo, alcanzados con una inversión tan económicamente limitada, lo cual la convierte en unas de las estrategias mundialmente más costo-efectivas de la historia. El modelo cubano actúa a través de equipos básicos constituidos por un médico y una enfermera de la familia, los cuales tienen como base de trabajo un consultorio vivienda ubicado en el sector que les ha sido adscrito. Ellos atienden a una población de alrededor de 150 a 300 familias, lo que corresponde a unas 700 a 1500 personas. El contacto continuado con todos los miembros de estas familias, tanto en el consultorio como en sus domicilios humaniza esta atención y la rentabiliza notablemente en lo referente a las actividades preventivo-promocionales, contando además con un soporte efectivo para los casos de mayor complejidad.

Para Argentina y Colombia sus avances continúan más ancladas en los procesos de reforma de primera y segunda generación en las que fueron pioneros durante la segunda mitad del siglo XX, e incluso podría ponerse en duda si hay una real reforma de tercera generación en curso. México, cuyo caso se ve unos ítems abajo, es un caso especial en el sentido que alcanza un desarrollo particularmente impresionante para la Seguridad Social, combinando una inspiración Bismarckiana y otra de sectorización basado en la MF/F, aunque aún existen enormes pendientes en relación a la población que no puede acceder al aseguramiento por no contar con un empleo formal.

- **Los documentos marco:** Todos los países incluidos en esta rápida revisión tienen en sus documentos marco, a la AP como la estrategia central para su oferta de servicios —Ver Cuadro 13—.

Siete de los 10 países (Excepciones de Argentina, Colombia y Venezuela) incorporan a la salud familiar entre los ejes de sus documentos marcos. Esa cifra puede ir a ocho, si consideramos que Venezuela ha copiado casi completamente el modelo cubano –incluso importando médicos familiares cubanos– de modo que, aunque no este escrito, se encuentra en el espíritu de la propuesta.

Tres de los diez países (Chile, Ecuador y Perú) dan destaque a la Atención Integral en sus modelos los cuales se llaman respectivamente: Modelo de Atención Integral de Salud, Familiar y Comunitaria' (SAFC), Modelo de Atención Integral en Salud Familiar Comunitaria e Intercultural' (MAIS-FCI), Modelo de Atención Integral de Salud Basado en la Familia y la Comunidad' (MAIS-BFC). No obstante, los diez países mencionan a la Atención Integral en un lugar privilegiado dentro de sus documentos marco de reforma.

Dos de los diez países destacan que están poniendo en práctica modelos interculturales –el MAIS-FCI de Ecuador y el Modelo de Salud Familiar Comunitario Intercultural (SAFCI) de Bolivia–, aunque la verdad no se sabe con exactitud qué es lo que ello representa en términos de prácticas sociales diferenciales.

• **Los modelos para los establecimientos públicos** (Ministerios de Salud, Estados, Provincias, Municipios, etc.): La variante mayormente presente entre los países analizados (Excepciones de Argentina, Colombia y Venezuela) han centrado sus esfuerzos de reforma en dotar convenientemente de recursos humanos, materiales y financieros a sus unidades periféricas de atención –Centros/Puestos de salud, Unidades de Atención Básica, Centros/ Unidades de Medicina/Salud Familiar, etc. – los cuales tienen una población adscrita y actúan bajo los principios de la AP, buscando ofrecer una atención de salud resolutiva al 90% de la demanda, añadiéndole a ello un plan de prevención universal garantizado, con un fuerte énfasis en la promoción de la salud. En la mayoría de los casos sus premisas básicas son atender a la población en general por sectores, siendo básicamente financiados a través de impuestos. A la actualidad, casi toda la región cuenta con alguna tentativa de Aseguramiento Universal como política de salud, colocando en la palestra a la implementación de la AP como brazo operativo de esta iniciativa gubernamental.

Estas unidades periféricas de atención deben atender a una población variable que va desde las 1500 a las 20.000 personas, contando con una estructura acorde en la que se priorizan la economía de espacios y sus usos múltiples. En cada establecimiento se cuenta con por lo menos un equipo de salud familiar, el cual en promedio cuenta con un médico, enfermera, matrona/obstetra/iz, técnico paramédico y auxiliar, aunque según las necesidades de cada comunidad podrían incorporarse otros profesionales.

Casi todos ellos incorporan algún tipo de trabajo familiar territorializado, con equipos de salud familiar a cargo de familias, aunque dejaremos esa descripción para otro acápite específico. Diversas experiencias incluyen fichas familiares, adscripción a equipos y otras innovaciones propias del modelo —Ver Cuadro 13—.

Por fuera de este bloque, Argentina y Colombia no han visto grandes modificaciones en relación a los puntos anteriores para sus establecimientos de salud. Las estructuras se incrementan al ritmo del aumento de la población dependiente, pero no se conoce de un esfuerzo especial para darle preeminencia a la AP sobre los otros componentes del sistema.

Venezuela, ante la dificultad para expandir su red de establecimientos de salud creó una red paralela de establecimientos a cargo de la Misión Barrio Adentro, cuyo objetivo primordial era garantizar el acceso pleno a servicios de salud integrales y de calidad, para los municipios de máxima exclusión de Venezuela. Esta misión ha sido desarrollada gracias a una ingente inversión social y a un convenio de cooperación binacional con Cuba y sobre la base de miles de médicos familiares cubanos que complementan la acción de los profesionales locales en áreas crónicamente sub-servidas. En la mayoría de los casos utilizan establecimientos específicamente alocados o construidos para servir como módulos asistenciales, consultorios populares y otros en el interior de los distritos y villas.

• **Los modelos para la Seguridad Social:** El ejemplo por excelencia para este tipo de modelos se asienta en México, donde la MF cubre bajo su manto al primer nivel de Atención del Instituto Mexicano del Seguro Social (IMSS) o al Instituto de Seguridad y Servicios Sociales de los Trabajadores del Estado (ISSSTE), contando con centenares de Unidades o Clínicas de MF. Existe una amplia cobertura de familias con adscripción poblacional a equipos de MF, de modo que cada médico familiar y su equipo atiende entre 2000 a 3000 personas que están bajo su cuidado. Para ello, los equipos de salud cuentan con amplias facilidades como infraestructura adecuada, expediente electrónico, adecuada interrelación con los niveles secundario y terciario, tanto para referencia de pacientes como de muestras para exámenes auxiliares y otros requerimientos. Este modelo cubre a casi la mitad de la población mexicana, por lo que puede considerarse de relevancia nacional. Desafortunadamente, la cobertura del otro 50% de la población que no tiene seguridad social, es aun limitada.

En la misma dirección, pero sin la misma profundidad, tanto la Caja de Seguridad Social de Bolivia como el Instituto Venezolano de Seguridad Social tienen equipos con base en médicos familiares, desarrollando una AP de excelencia. Sin embargo, en estos países el modelo de aseguramiento social cubre a una fracción bastante pequeña de la población, y las Unidades con servicios de MF son aun menores en números, por lo que su relevancia nacional es limitada. Ocurre algo semejante en otros países con médicos familiares en su Seguridad Social, aunque con proporciones aun menores.

- **Los modelos para el trabajo familiar sectorizado**: Nueve de los 10 países estudiados (excepción de Argentina) trabajan con algún tipo de trabajo familiar, geográficamente sectorizado, siguiendo el modelo cubano. La cifra podría ser ocho, dado que en Colombia este esfuerzo es casi inviabilizado por la fragmentación de la población motivada por las diferentes entidades prestadoras que compiten para servir a un determinado sector geográfico.

El país emblemático y que largamente ha tenido el mayor desarrollo es Brasil, quien inicio su Estrategia de Salud de la Familia, a mediados de la década de los 90. La propuesta se desarrolla sobre la base de Equipos Básicos actuando a lado de familias en un territorio de amplitud definida, adscrito al equipo. Si bien el énfasis está en la Prevención y Promoción de la Salud, el equipo se responsabiliza por cubrir todas las necesidades de salud de la población a su cargo, lo que implica la resolutividad ideal del 80% de la demanda recuperativa y de rehabilitación en la consulta en la unidad o puesto de salud. Cada Equipo Básico denominado Equipo de Salud de la Familia está compuesto por un médico general o familiar, un enfermero, un auxiliar o técnico de enfermería y cuatro a seis promotores o agentes comunitarios de salud remunerados. Cada equipo abarca alrededor de 800-1000 familias, dependiendo de la densidad demográfica del área donde actúa, pero en ningún caso puede superar las 5.000 personas. El proceso de trabajo no dista de los procesos comunes a otros modelos de salud familiar en los cuales se trabaja inicialmente en la captación y adscripción de familias, desarrolladas a través de visitas domiciliarias y un trabajo constante con las organizaciones de la comunidad; el recojo intensivo de información y a partir de ésta el desarrollo de un diagnóstico de necesidades y un plan de atención para cada familia, y por último la ejecución de dichas acciones y su seguimiento y reformulación del plan. Este esquema de trabajo en el que la vigilancia constante de las familias por los agentes comunitarios de salud y el personal de enfermería es acompañada por un trabajo intramural y extramural intensivo de todo el equipo, incluyendo al médico, ha logrado resultados impresionantes a lo largo de estos 20 años de trabajo y con la cobertura de más de 100 millones de brasileños

Casi todos los países restantes, (exceptuando a Argentina) buscan desarrollar un tipo de trabajo familiar sectorizado semejante, aunque el avance ha sido muy variable y en la mayoría de los casos, salvo Chile en algunas regiones, lo mismo que en alguna extensión Paraguay y Ecuador, la implementación es más teórica que real. Tal vez la gran diferencia sean los ingentes recursos que los Estados brasileños han puesto al servicio de esta iniciativa, que debe ser decenas de veces mayor a la que cualquier otro país de la región ha invertido en un sistema de AP de base familiar, semejante.

Paraguay apoya una iniciativa, al más alto nivel, que es muy semejante a la brasileña y se operacionaliza a través de los Equipos de Salud Familiar, que tal vez por la proximidad al vecino gigante puede cuajar en una realidad nacional.

- **El Futuro**: Es difícil evaluar cuál ha sido el impacto que estos cambios de modelo han tenido, debido a los cientos de factores que pueden estar influyendo en ellos. Igualmente, luego de más de una década de estar "En Construcción", en muchos países los movimientos por las reformas sanitarias que revigorizan la AP empiezan a perder el *momentum* que tenían en un inicio. En países como Brasil, México y Chile, donde los resultados en satisfacción de la población son considerables, la profundización, o al menos el mantenimiento de las reformas parece asegurado. En Venezuela, la situación de la Misión Barrio Adentro es complicada, dados los convulsionados eventos políticos desde la segunda mitad de esta década en ese país, y la fuerte asociación del modelo al régimen. En el resto de países la evolución que estos movimientos conseguirán desplegar en los siguientes años es un misterio, el cual como siempre dependerá tanto de los vientos políticos, como de la reacción de sus equipos técnicos para acompañar las demandas de la implementación.

En cuanto a las reformas sanitarias que revigorizan la AP, muchas de ellas fueron lanzadas en el papel con sólidos documentos marco y entusiastas declaraciones de los líderes ministeriales de turno —Ver Cuadro 13—. Estos documentos recogieron el anhelo de un sistema mejor, plasmado en un sinnúmero de propuestas desarrolladas por un conjunto amplio de técnicos, pensadores y gente de campo, muchos de ellos pertenecientes a las canteras del movimiento de la AP en sus respectivos países. En más de un caso, además reflejaron recomendaciones concretas producto de experiencias piloto e intervenciones que habían dado excelentes resultados al nivel micro y esperaban pacientemente su momento de ser escaladas en un nivel mayor que permitiese ofrecer una atención de calidad a una fracción masiva de la población.

Sin embargo, debemos reconocer que en la práctica los resultados alcanzados han sido pobres para un alto porcentaje de las experiencias. De este modo, 15 a 20 años después que las incipientes reformas de tercera generación lanzaron sus manifiestos fundamentales, existe una gran diferencia entre lo que ha sido conseguido por unos y otros países en el desarrollo de estos procesos. Para algunos sistemas el vuelco entre lo que había antes de formularse las reformas ha sido extraordinario en cuanto a logros en la mejora de indicadores, de satisfacción con el sistema y de otros resultados sanitarios, los cuales está a la vista de todos. En otros casos la situación no ha sido tan alentadora.

Existen muchas explicaciones que podrían haber tenido un peso significativo en este resultado, con particular énfasis sobre el tema de los recursos humanos ideales para implementarla. Pero el hecho es que muchas de estas reformas aún están ahí, impulsadas por las máximas autoridades sectoriales de una diversidad de países, definiendo un nuevo modelo para los aparatos prestadores de salud, en la esperanza de hacer posible superar los serios problemas inherentes al modelo de atención previo. Es responsabilidad de las nuevas generaciones de especialistas en AP y MF/F, contribuir a que estos modelos en los cuales su rol es central y privilegiado, se hagan realidad en un futuro no muy distante.

1.IV.2 Algunas palabras acerca de la Atención Integral

Al revisar las diferentes denominaciones de los modelos de reforma de tercera generación en el recuadro 1.D, puede apreciarse que hay una pequeña frase de dos palabras que se repite en varios de los modelos presentados, planteado como un concepto central para las diferentes formulaciones, y es la Atención Integral —Ver Cuadro 13—. Es verdaderamente interesante como este concepto alcanzó tanta relevancia en Latinoamérica en un tiempo tan corto dado que, si

Cuadro 13. Documentos Marco de Reforma sanitaria en Latinoamérica

Argentina	No hay un documento global específico. Existen propuestas aisladas como "Remediar" y el "Programa de Médicos Comunitarios" aunque no a escala nacional.
Bolivia	"Modelo de Salud Familiar y Comunitario, Intercultural (SAFCI). Incluye la Participación Comunitaria, Atención Integral, Acción Intersectorial, Abordaje Intercultural, etc
Brasil	"Política Nacional de Atención Básica" y "Estrategia de Salud de la Familia" (ESF). Aborda la Salud Individual y Colectiva. Equipos de SF interdisciplinarios y territorializados con cobertura efectiva de necesidades.
Chile	"Modelo de Atención Integral de Salud Familiar y Comunitaria". Emplea un abordaje centrado en la persona. Se centra en la A. integral, la continuidad, la promoción-prevención y la Acción intersectorial.
Colombia	No hay un documento global específico. La ley 1438 define que la AP es la estrategia nacional para permitir una Atención Integral, la promoción-prevención y la recuperación y rehabilitación en salud.
Ecuador	"Modelo de Atención Integral de Salud Familiar, Comunitaria e Intercultural" (MAIS-FCI). AP como base del sistema de salud. Se organiza para cubrir necesidades de salud de individuos, familias y comunidades.
México	No hay un documento global específico. Buen desarrollo en la Seguridad Social. Existen propuestas aisladas para fortalecer AP en servicios del Minist. de Salud e impulsar un Seguro Popular para población sin seguro social.
Paraguay	No hay un documento global específico. Existen propuestas aisladas como los "Equipos de Salud Familiar", según la inspiración de la ESF de Brasil, aunque no a escala nacional.
Perú	"Modelo de Atención Integral de Salud Basado en la Familia y Comunidad (MAIS-BFC). Promueve la Atención Integral, buscando integrar servicios de salud para ofrecer una respuesta sanitaria de calidad
Venezuela	La Misión Barrio Adentro" es el primer nivel de contacto con el Sistema Nacional de Salud. Se enfoca en reforzar la accesibilidad, continuidad e integración entre niveles. Define AP como estrategia fundamental.

uno busca en la bibliografía de de fines del siglo pasado, no existía prácticamente ninguna referencia a este marco conceptual.

Para poder entender esta vertiente debemos retomar la discusión iniciada en la subsección 1.I.3 acerca de los programas verticales. Nuestra interpretación, luego de haber leído diversos documentos de la época, es que este término se originó en el movimiento de pensadores libres, visionarios minoritarios y ejecutores descontentos, quienes ya a inicios de la década de los noventa del siglo pasado, empezaron a hacer oír su descontento con el modelo basado en la Atención Primaria Selectiva. Los detonantes para esta resistencia han sido ampliamente delineados en la subsección anterior, incluyendo adicionalmente otros como la incesante espiral de recursos en infraestructura de servicios de salud, provisiones, información estadística y otros que los programas verticales exigían al sistema, incentivando el control y produciendo un estrés generalizado entre los mandos medios y personal de a pie de las organizaciones. Además, luego de sus impresionantes logros en los 70s y 80s, los resultados sanitarios se habían estancado, sin alcanzarse mejoras sustanciales en indicadores de salud como las tasas de mortalidad materna y peri-natal y otros relacionados. Por otro lado, la escena sanitaria mostraba el surgimiento de nuevos "enemigos públicos" de la salud, tales como las enfermedades crónicas no transmisibles, que se incrementaban rápidamente, generando un deterioro epidemiológico serio, lo mismo que el cáncer (especialmente el ginecológico, pulmonar y digestivo), los accidentes de tránsito y la violencia. Solo el planteamiento de iniciar programas verticales para esas nuevas amenazas —algo que fue efectivamente implementado en ciertos países— provocaba escalofríos entre los gestores al nivel regional que sufrían cotidianamente todo lo que ellos requerían para su funcionamiento.

Con el tiempo, al constatarse que la efectividad del modelo estaba llegando a su techo, se empezó a desarrollar una creciente conciencia de que este debía ser reemplazado. Pero, ¿Remplazado con qué? Se sabía lo que no se quería: No se querían programas que se centrasen verticalmente en la atención de patologías y no de las personas, ni que consumieran los recursos del estado con sus enfoques desarticulados y centralistas, ni que siguieran ofreciendo una atención fragmentada, o se prolongaran los efectos deletéreos de los programas sobre el sistema de salud. Pero al menos en un inicio no se sabía que podía reemplazar a los mencionados programas.

No se ha podido encontrar exactamente en qué momento el termino fue acuñado ni por quien, pero el hecho es que al final de la última década del siglo pasado, en diversos países se empezaron a organizar foros para discutir cómo superar las limitaciones del modelo previo y en algún momento se empezó a contraponer la atención "desintegrada" de los programas verticales con otro estilo de atención más "integrada" de las nuevas propuestas. Y es así como en medio de ese marco de frustración generalizado como contracorriente se empezó a tomar la *atención integrada* como bandera para el movimiento de las reformas que revigorizan la AP.

Sin embargo, este término fue desechado rápidamente, pues siguiendo a los primeros acuerdos de reforma, las propuestas iniciales de reemplazo se enfocaron únicamente en la integración de procesos periféricos de los antiguos programas, sin que sus piezas clave fueran significativamente modificadas, generando cambios que fueron más bien cosméticos que realmente profundos. Por ello los actores que apoyaban el movimiento de reforma notaron que la respuesta no estaba en lograr una atención "integrada" que se concentraba en "empaquetar" los antiguos procesos de los programas verticales, sino desarrollar una alternativa completamente diferente que sería el desarrollo de una Atención Integral, la cual debería operativizarse a través de un conjunto de intervenciones ofrecidas a través de la AP, y aunque no se tenía mucha claridad sobre cómo desarrollarlas, se sabía que ellas debían cubrir las principales necesidades de salud de la población.

En este sentido, a fines del siglo pasado, es decir hace casi 20 años atrás, e inicios del presente la Atención Integral de Salud (AIS) pasó a encarnar la esperanza de un nuevo comienzo para la AP cristalizando en un anhelo común entre diversos países que aspiraban a remodelar sus aparatos y estilos prestacionales basados en ella. Así, superada la distorsión de la APS como concepto descrito en la subsección 1.II.1 —preferimos imaginar a la AP como una línea de pensamiento complementaria que adopta lo esencial de la APS de Alma Ata, y la trasciende—, surge la AIS con renovados bríos para efectivizar, mediante su implementación, los ideales de la AP. Su definición podría resumirse en los siguientes términos:

"la provisión continua y con calidad de una atención de salud orientada hacia la

promoción, prevención, recuperación y rehabilitación, para las personas, en el contexto de su familia y comunidad. Dicha atención está a cargo de personal de salud competente a partir de un enfoque biopsicosocial, y trabajando como un equipo de salud coordinado que cuenta con la participación de la sociedad."

Los documentos marco representan los mapas básicos para la reingeniería de los principales componentes de los Sistemas de Salud que deseaban consolidar tras sus reformas. Estos documentos constituían lineamientos de política gubernamentales, delimitadores de un conjunto de políticas, componentes, sistemas, procesos e instrumentos que, operando de manera coherente con un conjunto amplio de elementos informativos e hitos conceptuales, cooperarían sinérgicamente con el objetivo de garantizar la satisfacción de sus necesidades de salud de su población, alzándose como los cimientos del nuevo sistema que deseaba alcanzar y los pilares del nuevo edificio que la Salud Pública debía estructurar en cada país. En qué medida habría calado el mensaje de la AIS en la escena sanitaria de ese tiempo que durante los años siguientes múltiples documentos marco de las reformas que revigorizan la AP que muchos de estos países desarrollaron proponiendo sus nuevos modelos de atención, incorporaron en un lugar de notable preeminencia a la AIS — Ver Recuadro 1.D—. Así, la Atención Integral pasó a encabezar las aspiraciones para los movimientos de reforma en diversos países Latinoamericanos, resaltando el rol de la AP como el eje de las prestaciones de salud ideal para la persona, la familia y la comunidad.

Algo que hacía soñar positivamente a este respecto era la coincidencia entre los grandes principios y valores de la AIS y las principales banderas de los movimientos en pro de reformas sanitarias que revigorizan la AP — Ver subsección 1.II.2 y 1.II.3—, así como de la formulación ampliada de la AP —Ver subsección 1.II.1 —, incluyendo aspectos como:

• La Universalidad en el acceso
• La Equidad
• La Calidad
• La Eficiencia
• El Respeto a los derechos de las personas
• La Participación y promoción de la ciudadanía

Coincidencias adicionales surgían al examinar sus documentos principales y ver que ellos definían que para la AIS:

• Las personas son el centro del Modelo de Atención, no así los daños o enfermedades.

• Es reconocido el carácter multidimensional de las personas, inmersos como seres biopsicosociales, en un complejo sistema de relaciones políticas, sociales, culturales y eco-biológicas.

• La familia es la unidad básica de salud, y pieza fundamental de la comunidad como sistema social, con quien se encuentra en constante interacción, constituyendo algo diferente a la suma de sus miembros, y la base para mejorar la salud de la población.

• La comunidad y el ambiente incluyen intrínsecamente a las personas, debiendo integrarse su abordaje de estos aspectos durante la atención.

• Las intervenciones de promoción, prevención, recuperación y rehabilitación son ofrecidas de manera integrada, a través de equipos multidisciplinarios y polifuncionales.

Consistentemente con estas declaraciones, las iniciativas ligadas a la AIS fueron las primeras en preconizar un *Plan de Atención Integral* con todos los cuidados y prestaciones requeridos para responder a las necesidades de salud de una persona. Estos planes deberían ofertar, bajo una acción coordinada por los diferentes actores de salud, todo lo necesario para restablecer o mantener la salud de cada persona según su edad, contexto familiar y social, riesgos individuales y locales. Este conjunto de atenciones y cuidados, ofrecidos en diversos escenarios —hogar, escuela comunidad, establecimientos de salud y otros—, debía contribuir a lograr individuos, familias, comunidades y ambientes saludables, adoptando estilos de vida y mecanismos de protección que neutralicen los riesgos que ellos posean.

Aunque el aspecto declarativo de la AIS era prácticamente inobjetable, el avance en la implementación las reformas sanitarias basadas en ella alcanzaron un progreso mucho menor al esperado. Ello ocurrió primeramente porque los sistemas no estaban preparados para responder a su formulación de avanzada, difícil de comprender para quienes habían operado en la lógica anterior. En segundo lugar por el pesado fardo ligado a las enfermedades con programas verticales propios durante el periodo previo. La enorme atención que concitaban problemas como las infecciones respiratorias, las enfermedades diarreicas, la tuberculosis, la malaria y otras en la época anterior habían moldeado la respuesta sanitaria, generó gigantescas dificultades durante la operacionalización de la AIS, dado el temor de incrementar su afectación social de manera desbocada, justificando incluso el retorno al anterior modelo.

Esta se vio afectada en tercer lugar por lo enormemente complejo en la práctica, que resultaron los arreglos administrativos y financieros necesarios para integrar la gestión de procesos anteriormente mantenidos separados para cada programa vertical. Así, resultó un lastre colosal el deber reformular los principales procedimientos previos, diseñando diversos mecanismos de control para asegurar a las autoridades, agencias multilaterales y donantes internacionales, que la integración de los servicios no tendría un impacto negativo sobre la viabilidad gerencial del sistema.

Adicionalmente a estos obstáculos "externos" que enlentecieron el avance de la AIS, otros escollos fueron "internos" y relacionados a la insuficiente revisión de algunos temas centrales para la propuesta. En la presente subsección se reflexiona sobre dichos aspectos que dificultaron la implementación de la AIS, en una especie de sección de "Lecciones aprendidas" para las reformas sanitarias que apuestan por ella, transmitiendo lo que haríamos diferente, si fuese posible volver en el tiempo e impulsar la reingeniería de los modelos prestacionales una vez más.

1. Poner el énfasis en la ejecución más que en la formación

Al iniciar la implementación de la AIS surgió la necesidad de acometer, a escala nacional, una gran cantidad de temáticas, hasta entonces desconocidas por los equipos de AP. Entonces, un gran raudal de discusión giró sobre como transferirles aceleradamente aquellas nuevas competencias, debate que desafortunadamente tomo largos meses y años sin llegar a una solución adecuada que lograra salvar el impedimento mencionado, entorpeciendo así su avance. Como consecuencia, el personal de salud no recibió uniformemente los conocimientos esperados, tergiversándose el núcleo de los mensajes y alterándose las prioridades de su implantación, con lo que ganaron notoriedad una serie de procesos periféricos intrascendentes, en tanto que los reales requerimientos de la población no fueron abordados. Ello

condujo a la pérdida del *momentum* ganado con el lanzamiento de las reformas que revigorizan la AP, dejándose de obtener los beneficios esperados en su planteamiento.

Si fuese posible implementar los procesos nuevamente, una recomendación importante sería poner mucho mayor énfasis en iniciar la ejecución, aun sin equipos de AP con todos sus conocimientos completos, e ir ajustando las intervenciones en el camino. De este modo, habría sido posible lanzar los procesos iniciales de la implementación de la AIS luego de una breve inducción y con entrenamientos de corta duración, para luego ir implementando desde los procesos más simples hacia los más complejos. Estos desarrollos podrían haber sido socorridos por dos tecnologías complementarias: la educación a distancia o *e-learning*, descrita en el Recuadro 4.C, y la Telemedicina o Tele-salud —Ver subsección 2.II.2 y el Recuadro 2.B —. Con esta metodología habría sido posible un amplio despliegue de experiencias pioneras en un tiempo corto y en diversas realidades, reforzando sus primeros desarrollos con procesos de soporte continuado a través de las plataformas tecnológicas propuestas. Los logros adquiridos podrían haber servido de espacio demostrativo para difundir las bondades de los nuevos modelos, siendo de enorme utilidad para entusiasmar y sumar a más y más actores, haciendo posible ampliar gradualmente su avance en los cambios de modelo.

2. Poner el énfasis en el surgimiento e intercambio de experiencias que construyan la normatividad de modo descentralizado, antes que en su generación absoluta desde el nivel central

Para una construcción como esta, lo ideal es adherir a una propuesta participativa para la construcción de la normatividad basada en un proceso de conversión del conocimiento como el propuesto por Nonaka y Takeuchi —Ver recuadro 1.E—. Adaptando dicho enfoque puede afirmarse que el mejor modo de producir normatividad para procesos innovadores como las reformas sanitarias basadas en la AP, es construyéndola gradualmente con quienes fueron y serán los protagonistas principales de experiencias exitosas en el terreno. Ello implica complementar, el conocimiento empírico (*know-how* en inglés) de la implementación con unas bases técnicas sólidas, idealmen-

Recuadro 1.E. Proceso de Conversión del Conocimiento de Nonaka y Takeuchi

Uno de los grandes desafíos difíciles de remontar para los procesos de reforma sanitaria ligados al fortalecimiento de la AP, ha sido la pobre capacidad para elaborar normas o directrices adecuadas a la realidad, por las instituciones gubernamentales que debían formularlas. Una explicación plausible a esta limitación podría ser, asumiendo la terminología de un autor refiriéndose a escenarios institucionales de este tipo, la enorme supremacía de la burocracia estructurante sobre la creatividad flexible —ambos elementos necesarios en toda institución, aunque en términos balanceados— ampliamente vigente dentro de estas organizaciones. Ello hace que regularmente las normas sean plasmadas únicamente por personal técnico de elite, o consultores externos, que suelen encontrarse trabajar en el nivel central de las jerarquías ministeriales, o relacionarse con ellos. Incluso en situaciones menos típicas en las que al inicio del proceso se hacen un esfuerzo honesto por recoger el conocimiento de los operadores, avanzada la normatización estos son rápidamente reemplazados por casquetes teorizadores propuestos por los "expertos" o arreglos políticos que no siempre reflejan lo que ocurre en la realidad.

En contraposición a este estilo arraigado en muchos sistemas de salud, dos estudiosos japoneses del desarrollo organizacional, Nonaka y Takeuchi, propusieron a fines del siglo pasado que la normatividad de los procesos innovadores en las acciones sociales —como los relacionados a los procesos de reforma sanitaria incluidos en este capítulo— fuera desarrollada empleando lo que ellos denominaron el Proceso de Conversión del Conocimiento. Si bien esta teoría se define en el marco de la generación de regulación técnica para industrias de punta, dado que estas normas son en esencia esfuerzos para estructurar iniciativas de cambio, y ello es válido para toda organización sin importar su esfera de acción, esta puede perfectamente adaptarse a la implementación de innovaciones en el ámbito de la AP, que nos convocan.

Simplificando, diremos que el Proceso de Conversión del Conocimiento propone una complementariedad fundamental entre el contexto de rectoría, donde se generan las normas o directrices —Aquí denominadas Conocimiento Explicito—, y el contexto operacional, correspondiente a los niveles de atención, donde se desarrollan las acciones concretas basadas en dichas normas, generando un aprendizaje empírico que es llamado Conocimiento Tácito. En condiciones ideales existe un amplio flujo entre ambos contextos, lo que permite que el conocimiento de la organización sea constantemente recreado, distribuido y utilizado de manera intuitiva, generándose una Conversión del Conocimiento espontanea. En esta transición entre el conocimiento explícito y tácito, aquello que es producido en el contexto de los niveles de rectoría como Conocimiento Explicito, es aplicado en la práctica dentro del contexto operacional, siendo consolidado a través de la ejecución de lo normado y reflexión sobre la acción realizada, produciendo así nuevo Conocimiento Tácito. En entornos donde ambos contextos, el de rectoría y el operacional, se complementan espontáneamente o el tipo usual de gestión del conocimiento es modificado artificialmente para permitir un enfoque más flexible donde ambos tipos de conocimiento se retroalimentan entre sí, estableciendo un círculo virtuoso denominado "Espiral del Conocimiento". Este proceso es denominado "Espiral" y no "Ciclo", porque en la repetición iterativa de etapas entre un tipo de conocimiento y otro, no sólo perfeccionan el bagaje normativo procedimental desarrollado, sino que permiten su enriquecimiento por el sistema, alcanzando una calidad y detalles más refinados y de mayor profundidad.

Estudiando en detalle la secuencia de pasos para la conversión del conocimiento propuesta por Nonaka y Takeuchi, veremos que, en ella, el conocimiento genera una trayectoria que pasa por las siguientes transformaciones:

- Paso del Conocimiento Tácito a Explicito: Esta primera etapa del proceso, rotulada por los autores originales como "Externalización", opera cuando el saber-hacer (know-how) práctico se transforma en disposiciones, normas o directrices concretas, de modo que las directivas se constituyen en una concreta normalización de procesos en base al trabajo previo realizado. Aquí, quienes desarrollan la ejecución práctica —niveles operativos— funcionan como "expertos", que alimentarán con su experiencia y claridad acumulada, documentos que generalicen dicho saber-hacer, llevándolo hacia otros equipos que nos los desarrollan cotidianamente. Esto se obtiene por ejemplo al convocar representantes regionales para, a partir de una sistematización de su trabajo en diversas realidades, desarrollar conjuntamente la normatización de ciertos procesos que ellos dominan.

• Paso del Conocimiento Explicito a Explicito: Es la etapa en la cual se combinan diversos contenidos de materiales normativos y de recomendaciones empleando un lenguaje escrito y gráfico. Estos pueden ser directrices generadas en el paso previo, que son combinadas con guías o manuales de procesos anteriores o de otras realidades, o modelos teóricos o estudios de investigación y otra evidencia complementaria, para constituirse en una normatividad definida. Esto es lo que los autores originales denominan "Combinación", puede también referirse a regulaciones complementarias más detalladas que, al constituir un agregado de disposiciones, se comportan como el "expediente técnico" de una norma marco, la cual había sido elaborada previamente. Este paso suele ser desarrollado en gabinete por equipos ministeriales o de organizaciones equivalentes, apoyados por consultores y grupos técnicos de universidades y otros centros de estudios especializados en la materia.

• Paso del Conocimiento Explicito a Tácito: Cuando las normas o directrices son ejecutadas por el personal del contexto operacional, la validación práctica decurrente, genera un subsecuente Conocimiento Tácito que en la formulación original del enfoque fue denominada "Internalización". Esta etapa del proceso, es realizada de manera individual por cada prestador de salud cuando debe poner en práctica los elementos normativos previamente divulgados. Este desarrollo no sólo favorece una efectiva asimilación del conocimiento institucional por sus miembros individuales, sino que, al ser confrontados con la práctica, permite actualizar sus conocimientos y marcos teóricos, haciéndolos más adecuados a la realidad.

• Paso del Conocimiento Tácito a Tácito: Aprendizaje esencialmente de carácter verbal o visual que se produce cuando los diferentes operadores intercambian al respecto de sus experiencias ejecutando los procesos normalizados, y que opera en la etapa denominada "Socialización", en la formulación original del enfoque. Así, por efecto de la asimilación individual de quienes aprendieron los procesos en cuanto los ejecutaban, cada prestador ha generado un *know how*, que al momento de ser compartido alcanza mayor significado al encontrar pares que obtuvieron apreciaciones semejantes o diferentes, y explicándose el porqué de dichos resultados. Además de su valor como retroalimentación para los siguientes pasos del proceso, este paso tiene un valor intrínseco para la transmisión de la normatividad "depurada" sobre los procesos normalizados. Así, incluso un prestador que nunca hubiese tomado contacto con las normas o directrices en cuestión, puede aprender indirectamente sobre ellas y conseguir un desempeño adecuado en su trabajo. Este paso ocurre por ejemplo cuando se desarrollan ferias de experiencias en las cuales operadores con mayor éxito en la implementación de sus procesos innovadores presentan su metodología y resultado a otros operadores.

• Paso del Conocimiento Tácito a Explicito: Se establece cuando el resultado de la normatización de procesos previamente desarrollada, se combina con el nuevo conocimiento tácito cosechado en la práctica, formando una siguiente generación de normas o directrices a transmitirse posteriormente a los niveles operativos para aplicar directamente y continuar iterativamente este proceso. Dicha etapa implica dar seguimiento a lo anteriormente normado hasta lograr su implementación, para verificar su real valor en el terreno, garantizando además que el público objetivo haya tenido una adecuada recepción de los elementos normativos previamente generados. Este paso se concreta, por ejemplo, cuando se incluye en los esfuerzos para desarrollar nueva normatividad sobre procesos específicos ligados a las reformas, a quienes habían participado en la implementación original, permitiéndoles influenciar el nuevo proceso de formulación. Ellos tendrán en dichos eventos, oportunidad de explicitar como ejecutaron los procedimientos a implementarse, transparentándose sus limitaciones, facilitadores y obstáculos.

De este modo se concreta la Espiral del Conocimiento ya descrita, permitiendo que tanto el conocimiento explicito como el tácito, interactúen iterativamente entre sí y con la realidad, generando normas y directrices cada vez más sólidas y adecuadas a la realidad, y ampliando los posibles abordajes para lograr su implementación. Un esfuerzo de este tipo debe trascender la búsqueda de solución de lo inmediato, hacia una construcción de la sostenibilidad en la implementación y expansión de lo normado.

Para que este enfoque funcione serían necesarias dos circunstancias ideales:

• Primeramente, será necesario desarrollar una cultura de amplio rescate del conocimiento de los niveles operacionales, dando el rol protagónico al personal operativo, considerándolos los expertos en los procesos mismos, decantando el conocimiento para la norma —algo inusual, pues habitualmente estas se generan en gabinete a través de consultores o representantes de los niveles gerenciales centrales o a lo sumo regionales—.

• El segundo requerimiento sería alcanzar una representatividad de las diferentes realidades presentes en un país, las cuales suelen guardar una relativa heterogeneidad, de modo que lo producido pueda adaptarse a todos estos contextos.

En conclusión, nos queda clara la importancia de basar la normatividad, así como sus posteriores guías, directrices, manuales, instructivos e instrumentos ligados a los nuevos modelos prestacionales en múltiples países de Latinoamérica, en un real Proceso de Conversión del Conocimiento —Paso del conocimiento tácito-explícito-tácito-explícito—. Para su aplicación a gran o pequeña escala, será importante recatar el conocimiento operativo de la realidad combinándolo con un adecuado sustento teórico, y respetando las líneas de aprendizaje de las experiencias vigentes. Esto puede incentivarse a través de "ferias de experiencias" y otras iniciativas de socialización de resultados, o mediante sedes piloto o áreas vitrina donde sea posible lograr experiencias demostrativas. Es igualmente posible implementar experiencias de "entrenamiento en servicio" a través de la directa exposición del personal en rotaciones o pasantías, y espacios de permanente reflexión y evaluación sobre la aplicación de la normatividad generada, dando facilidades para una adecuada cooperación entre regiones. Todo ello ayudará realmente consolidar las etapas del Proceso de Conversión del Conocimiento previamente descritas, alcanzando una secuencia normativa potente, y el enriquecimiento progresivo del Sistema de Salud.

te fundamentadas en la evidencia. Así, sería posible preparar un primer esbozo de normatividad, en gabinete, que luego sería desafiado en los "laboratorios de la realidad" impulsados por los equipos de AP. Ellos pondrían en práctica la formulación preliminar de reglamentación, realizando ensayos directos en el terreno bajo una mirada atenta de los propulsores de las reformas que revigorizan la AP, proporcionando así una retroalimentación valiosa para apuntalar estos procesos de innovación. Con dicha capa renovada de conocimiento derivado de los incipientes procesos de implementación, se produciría una segunda versión de la normatividad más adaptada a su realidad operativa. El proceso continuaría en ciclos iterativos hasta elaborar normas y recomendaciones suficientemente detalladas para guiar el avance de la implementación.

Este estilo de desarrollo participativo de la formulación normativa, aun siendo relativamente frecuente en otras realidades, ha sido escasamente empleado en la región —Tal vez Brasil sea uno de los mejores ejemplos de que esto es posible—. No obstante, hay poca duda de que este tipo de emprendimiento sería útil no sólo para conseguir una normatividad fuertemente adaptada a la realidad, sino también para impulsar equipos de implementación pioneros, quienes con su aprendizaje ayudarán a reforzar la expansión de estas propuestas innovadoras.

3. Poner el énfasis en el surgimiento e intercambio de experiencias que construyan la normatividad de modo descentralizado, antes que en su generación absoluta desde el nivel central

Para una construcción como esta, lo ideal es adherir a una propuesta participativa para la construcción de la normatividad basada en un proceso de conversión del conocimiento como el propuesto por Nonaka y Takeuchi —Ver recuadro 1.E—. Adaptando dicho enfoque puede afirmarse que el mejor modo de producir normatividad para procesos innovadores como las reformas sanitarias que revigorizan la AP, es construyéndola gradualmente con quienes fueron y serán los protagonistas principales de experiencias exitosas en el terreno. Ello implica complementar, el conocimiento empírico (*know-how* en inglés) de la implementación con unas bases técnicas sólidas, idealmente fundamentadas en la evidencia. Así, sería posible preparar un primer esbozo de normatividad, en gabinete, que luego sería desafiado en los "laboratorios de la realidad" impulsados por los equipos de AP. Ellos pondrían en práctica la formulación preliminar de reglamentación, realizando ensayos directos en el terreno bajo una mirada atenta de los propulsores de las reformas, proporcionando así una retroalimentación valiosa para apuntalar estos procesos de innovación. Con dicha capa renovada de conocimiento derivado de los incipientes procesos de implementación, se produciría una segunda versión de la normatividad más adaptada a su realidad operativa. El proceso continuaría en ciclos iterativos hasta elaborar normas y recomendaciones suficientemente detalladas para guiar el avance de la implementación.

Este estilo de desarrollo participativo de la formulación normativa, aun siendo relativamente frecuente en otras realidades, ha sido escasamente empleado en la región —Tal vez Brasil sea uno de los mejores ejemplos de que esto es posible—. No obstante hay poca duda de que este tipo de emprendimiento sería útil no sólo para conseguir una normatividad fuertemente adaptada a la realidad, sino también para impulsar equipos de implementación pioneros, quienes con su aprendizaje ayudarán a reforzar la expansión de estas propuestas innovadoras.

3. Poner el énfasis en la continuidad de la atención al interior de cada establecimiento más que en la continuidad de la atención entre diferentes niveles de complejidad.

Siguiendo las propuestas para la conformación de redes integradas de servicios de salud propuesta por la OPS/OMS —Ver subsección 1.1.4—, los sistemas de salud invirtieron una enorme cantidad de recursos en el objetivo bastante pertinente de conseguir una Continuidad vertical. Esto es, alinear diferentes establecimientos y así contar con servicios de soporte para poder proveer prestaciones de mayor complejidad, cada vez que un paciente o usuario los requiriese —a través de referencias o derivaciones—. Aunque estos esfuerzos son sin duda bastante loables, no obstante, una meta de mucha mayor prioridad para este tipo de iniciativa seria, sin duda,

asegurar que un paciente o usuario atendido en una determinada jurisdicción, fuese visto siempre por el mismo equipo de prestadores asegurándose con un abordaje con Continuidad horizontal —articulación longitudinal en sus cuidados—. Una de las múltiples ventajas de esta oferta continua, desafortunadamente esquiva para la mayor parte de usuarios en Latinoamérica, sería lograr un mejor conocimiento de los pacientes y usuarios a los que se sirve, atendiéndolos de manera más adecuada a su historial, y por lo tanto, de modo más efectivo.

Esta continuidad puede ser favorecida por una asignación estable de un equipo de salud específico a un grupo poblacional definido, promoviendo que las familias, establezcan vínculos con sus prestadores de salud a su cargo, haciéndolos sentirse plenamente identificados con ellos —Ver subsección 3.III.1—.

4. Poner el énfasis en los cambios para el cuidado individual más que en los procesos de reorganización de la oferta como un todo

Un elemento que se convirtió casi en una obsesión para muchos procesos de implementación de la AIS fue implementar tareas concretas para reorganizar la oferta de servicios, tales como: Reacondicionar espacios, poner rótulos diferentes a los consultorios, ordenar los archivos según sectores, ordenar las fichas e historias clínicas según familias, preparar vistosos mapas territorializados de toda la zona de trabajo, resaltar las zonas de riesgo o pacientes/usuarios bajo seguimiento, etc. Un conjunto de modificaciones visuales y atractivas que supuestamente traducían una reingeniería de la oferta en ciernes, aunque en la práctica, ni los prestadores veían cambios concretos en sus rutinas prestacionales —las modificaciones solo abarcaban aspectos periféricos a la prestación—, ni las personas percibían cambios en su experiencia como paciente, salvo por honrosas excepciones. Estas excepciones correspondieron a unas cuantas experiencias concretas de modificaciones en los modelos prestacionales ligados a las reformas, que cambiaron sustantivamente lo vivido por los usuarios en sus visitas cotidianas a los establecimientos de salud —Ver secciones 3.II y 3.III—.

Las reformas ligadas a la AIS impulsaron igualmente, y de un modo notable, los procesos "comunitarios". No necesariamente entendidos en el sentido de las acciones comunitarias para la salud desarrolladas en las secciones 5.I y 5.II, sino más bien en el de las tareas ligadas a la sectorización revisadas con algún detalle en el recuadro 3.A y sección 3.III. En este sentido, los equipos encargados de la implementación de la AIS pasaron largas horas compilando datos comunitarios, circunscribiendo y consolidando sectores, levantando información familiar, etc. —lo cual no es malo en sí mismo, pero se convierte en algo negativo cuando se les asigna mayor prioridad que a una correcta organización del cuidado individual de pacientes y usuarios. Contrariamente a este enfoque, creemos que es fundamental revertir dicha situación y privilegiar las acciones de los prestadores orientadas a materializar mejoras concretas en la prestación directa a la población. Se debe asegurar que pacientes y usuarios reciban una atención más centrada en sus necesidades, con continuidad en la secuencia de servicios que se les ofrecen, con una adecuada participación en las actividades de prevención y promoción de la salud, más efectiva, más humana —tema que se revisa en el ítem a continuación— y que obtenga una buena adherencia a los tratamientos propuestos. Es necesario que las personas perciban de modo rutinario que están recibiendo un nuevo tipo de atención que, en general, los deje más satisfechos.

5. Poner el énfasis en la respuesta humana más que en equipamiento dedicado a la implementación del servicio.

Aunque los procesos de implementación de la reforma sanitaria ligados a la AIS no se caracterizaron precisamente por su gran despliegue tecnológico, en algunos casos se acompañaron de una inversión considerable en equipamientos básicos faltantes para el reforzamiento de los servicios básicos, tales como la compra de aparatos de ecografía, el desarrollo de historias clínicas electrónicas basadas en archivos computarizados o la implantación de dispositivos tecnológicos de comunicación en los establecimientos de salud. Aunque en la teoría ello hubiese significado una mejora substancial en la atención, con mucha frecuencia, a los pacientes o usuarios, dichos cambios no les resultan directamente evidentes, pues no les hace gran diferencia si lo examinan con un estetoscopio corriente o uno cardiológico, o si le miden la frecuencia respiratoria con un reloj de pulsera o un cronómetro especial. Tal vez hubiese habido un impacto final si se hubiesen aprovisionado de más monitores fetales,

o electrocardiógrafos o aparatos de rayos X para los servicios de AP, pero esto no fue la norma usual en Latinoamérica. Contrariamente a dichas elecciones de soporte tecnológico con dudosos resultados, algo que sí habría influido notablemente sobre la satisfacción de la población que acude a los servicios de salud, habría sido mejorar la interacción entre los prestadores de salud y sus atendidos, haciéndola más humana, basada en gestos amables y expresiones reconfortantes que les hagan sentir bien, o al menos reduzcan su malestar. Algunos podrían creer que es prerrogativa de los prestadores de salud expresar esta empatía y compasión cuando les resulta posible y no hacerlo cuando no les es espontaneo, siendo más bien una característica innata de cada persona que una responsabilidad en sus interacciones cotidianas. Sin embargo, como se verá en la subsección 2.II.2, y con más detalle en el Vol. 2 existen abundantes referencias sobre experiencias de formación de personal que indican que con entrenamiento y monitoreo es posible lograr cambios significativos a este respecto, asegurando que los prestadores sean capaces de expresarse con humanidad en la mayoría de los contactos con su población a cargo.

Sin embargo, en nuestra opinión, si bien desde un punto de vista político, la Atención Integral encuentra un lugar privilegiado dentro de las políticas de salud, a nivel académico no hay un referente claro sobre el real contenido de este concepto. A nuestro entender, dada la resistencia del modelo anterior y la necesidad de un cambio lo más duradero posible, muchas personas nos dejamos seducir por la idea en un inicio, y yo me incluyo entre los que asumimos el termino sin asimilar completamente sus bases metodológicas. Ahora, con mayor madurez podemos recoger lo más valioso de la AIS y partir con ello hacia un nuevo concepto que aproveche todo lo avanzado en el periodo precedente, para proseguir en la construcción hacia el tipo de prestación ideal para la AP. A nuestro juicio ello corresponde al Cuidado Continuo, Holístico y Humanista (C2H2) que se describirá con mayor detalle en la subsección 2.II.2.

1.IV.3 Relevancia para las reformas sanitarias del es-

pecialista en Atención Primaria

Volviendo a la discusión planteada al finalizar la subsección 1.IV.1 y con toda la información desplegada previamente, diríamos que para quienes hemos invertido una gran parte de nuestras vidas en difundir el enorme valor de la AP para mejorar la salud de la población, parecería que estaríamos ante la metáfora de que, aun estando al borde de llegar a la tierra prometida, nos quedamos en sus puertas cuando falta tan poco para conquistarla. Todos esos países descritos en el recuadro 1.D, y otros que no figuran ahí pero que igual apuestan por este desarrollo están poniendo sus recursos y la inteligencia de sus técnicos al servicio de las reformas sanitarias de tercera generación, las cuales esgrimen como bandera modelos prestacionales basados en una AP fortalecida, nos deben decir algo. Ello sin duda debería significar el inicio de un gran cambio. Desafortunadamente ello no ha sido así para la gran mayoría de países que iniciaron este proceso, y con las excepciones honrosas de Brasil, y tal vez México y Chile —a nivel regional más que en el país entero— 15 a 20 años luego de lanzados sus documentos de reforma, aun se espera que los cambios de modelo cuajen. Veinte años, lo que implica que ya no es posible argumentar que los cambios vendrán y es solo cuestión de esperar el tiempo suficiente hasta que ellos se concreten. En muchos de estos países, más allá de las declaraciones, de los documentos, de los foros y las alocuciones al más alto nivel, nada se ha modificado realmente para el poblador promedio que acude a un establecimiento de salud.

Naturalmente esta verdad es dura de aceptar y muchos técnicos arriesgarán su reputación por demostrar lo contrario, especialmente entre aquellos que tenían albergadas largas esperanzas detrás de los nuevos modelos. Pero la cruda realidad es esa. Con honrosas excepciones, las enormes expectativas que teníamos cuando se iniciaron estos procesos no han sido cubiertos, ni siquiera remotamente, lo cual no quiere decir que no se hayan obtenido progresos, pero en general los avances han estado muy distantes a lo que hubiéramos esperado. Ahora bien, aceptando que reconocemos que en muchas realidades ha sido muy pobre el avance en la implementación de estos modelos basados en la AP, la pregunta inmediata seria, ¿Qué explica el limitado avance en la implementación de estas reformas?

Recordemos que, como ha sido expuesto repetidas veces en este capítulo, las políticas de reformas que revigorizan la AP planteadas, fueron propuestas tomando como base la múltiple evidencia acumulada en las últimas décadas que demuestra que los sistemas de salud basados en la AP pueden traer enormes beneficios a la sociedad, las cuales han sido previamente descritos —Ver recuadro 1.B—

Un acento especial merece para nosotros el hecho de que diversos países hayan comenzado desde hace más de una década a trabajar con principios ampliamente valorizados en nuestra disciplina como la sectorización y el trabajo de acuerdo a equipos asignados por territorio, el empleo de fichas e historias familiares y el cambio de enfoque para considerar a familias más que a usuarios individuales como el foco de los servicios de salud. En muchos casos esta adopción de herramientas metodológicas no ha significado realmente un gran cambio en la atención final recibida por los usuarios. Por otro lado, durante las últimas décadas se ha multiplicado enormemente el número de Especialistas en AP y MF/F disponibles en la región. Ellos venían precedidos de referencias positivas, encontrándose que tienen mayor resolutividad, niveles más altos de satisfacción del usuario, y una notoria optimización del uso de los recursos. No obstante, luego de cientos o miles de ellos graduados y ejerciendo en los servicios de salud de múltiples realidades, no hay indicios trascendentes de que la atención final que los usuarios reciben haya mejorado. Tal vez algunas valoraciones anecdóticas, pero no reales mejoras en la atención, y por supuesto que los indicadores nucleares no se han modificado en lo más mínimo.

La interrogante es inmediata, ¿Por qué si esos elementos funcionaron en otras realidades no están funcionando en el contexto de diversos países Latinoamericanos?

De seguro hay muchos factores que podrían estar relacionados a este hecho, todas ellos válidos, pero según mi punto de vista el que tiene mayor importancia para esta discusión es que en la práctica en la mayoría de países Latinoamericanos no contamos con reales sistemas de salud orientados hacia la AP. Para poder desplegar las ideas que justifiquen esta conclusión es necesario retornar a la subsección 1.II.3, y pasar revista a las características de los Subsistemas de AP fortalecidos.

Si regresamos sobre esos elementos veremos que, en su gran mayoría, ellos no han cambiado casi en ninguna medida para las naciones que aquí estudiamos. Si verificamos los diferentes componentes de los sistemas de salud en las realidades que nos interesa, incluso superficialmente, veremos que en la gran mayoría de los sistemas Latinoamericanos —como siempre respetando las honrosas excepciones antes mencionadas— permanecen invariables los elementos clave de los sistemas como la gobernanza del sistema, la estructura de los presupuestos y los mecanismos de flujo financiero y medios de pago, la cadena de abastecimiento, las políticas de recursos humanos o los sistema de información. Como consecuencia de todo ello, los sistemas de salud remodelados, que teóricamente deberían dar preeminencia a la AP, se mantienen anclados a sus viejas estructuras y los cambios que se han propuesto apenas abarcan las puntas del sistema. En el contexto planteado y de acuerdo a la información ampliamente descrita en este capítulo, tan importante como proponer cambios en los servicios de AP y promover la formación de un nuevo tipo de recursos humanos adaptados a esta iniciativa, es reorganizar el resto del sistema para que este realmente orientado hacia la AP y se empiecen a cosechar los frutos de las propuestas.

Entonces una vez más, ¿Cómo se puede lograr cambios en este sentido? La respuesta es compleja. Por un lado, es claro que esencialmente estas reformas preconizan desafíos concretos en lo que se refiere a la AP, y ellos están en nuestra esfera de acción. Pero, por otro lado, la propuesta incluye no solo un nuevo tipo de modelo para la AP sino Sistemas de Salud remodelados que permitan cumplir con los objetivos trazados y desafortunadamente, los elementos más importantes de esta respuesta no se asientan en nuestro campo de resolución inmediata. Como al inicio, cuando tratábamos de influir a los grandes decisores del sistema, ellas se encuentran una vez más fuera de nuestro alcance. Entonces para la gran cantidad de componentes de esta remodelación del sistema, sin duda la receta debe ser semejante a la que planteamos al inicio: Hacer incidencia política y tener paciencia y persistencia.

Sin embargo, hay ahora un elemento particular en el que si tenemos el campo completamente abonado y podemos desplegar nuestros esfuerzos con mucha menor resistencia que la que teníamos hace 20 años, y es el campo de los recursos humanos de salud. Los Especialistas en AP y MF/F tienen ahora una mayor aceptación y son gradualmente más reconocidos por su mayor resolutividad, niveles más altos de satisfacción del usuario,

y notoria optimización en el uso de los recursos.

No podremos influir sobre los diferentes componentes de los sistemas orientados hacia la AP, pero si podemos influir sobre dos grandes desafíos pendientes:
• Reforzar los programas para la producción de especialistas en AP dirigidos a otros profesionales de la salud que no pertenecen a la profesión médica. Enfermeras, obstetras/ices y sus equivalentes —comadronas, parteras, etc. —, trabajadores sociales e incluso psicólogos y dentistas pueden recibir contenidos que les permitan especializarse en el área y contribuir a reforzar la oferta de la AP.

Para esto primeramente debemos delinear cuales son las características concretas del tipo de recurso humano que necesitamos dentro de cada especialidad, empleando de preferencia las metodologías descritas en las secciones 8.I a 8.III. A continuación, debemos definir lo que se espera de sus tutores y docentes, luego contar con suficientes profesionales que se ajusten a esa descripción, para finalmente distribuirlos acorde a las necesidades de los centros formativos en cada contexto y echar a andar los programas de formación.
• Reforzar la acumulación de competencias en los Especialistas en AP y MF/F médicos, al tiempo que se ponen las bases para que los programas otros profesionales también sean completos. Es un secreto a voces que se han multiplicado los programas de formación y se han admitido a candidatos a la especialización a un ritmo mucho mayor de la capacidad de una oferta docente de calidad, por lo que muchos de los contenidos propuestos en este libro, u otros equivalentes, pero igualmente efectivos, no son ofrecidos. Debemos insistir en que solo si nuestros egresados están bien preparados y hábiles para desarrollar su labor convenientemente, no solo en la época actual, sino en los tiempos por venir, podrán cumplir con todos los retos que han sido previamente planteados. Es un enorme desafío para los docentes de programas de especialización que sus egresados adquieran realmente las competencias perseguidas, y su gran responsabilidad el que ello ocurra.

Los contenidos revisados en los siguientes capítulos de este libro pretenden ayudar a los docentes de los programas de Especialización en AP y MF/F, a cerrar las brechas y cumplir estos desafíos.

Lecturas Recomendadas

Acosta N, Giovanella L, Vega R, et al. Mapping Primary Health Care Renewal in South America. Fam Pract. 2016; 33 (3): 261-7.

Alfaro G. La Medicina Familiar y su incidencia en las Reformas de los Sistemas de Salud y la APS. Bogota: OPS-Colombia.Observatorio Talento Humano en Salud; 2009. citado en: 15 de marzo del 2010. Disponible en: http://www.minproteccionsocial.gov.co/VbeContent/library/documents/DocNewsNo19076DocumentNo11180.PDF.

Brasil CNdSdS. Atenção primária e promoção da saúde. Brasilia: CONASS; 2007.

Ceitlin J. ¿Qué es la medicina familiar? Caracas, Venezuela: FEFAPEM/Kellog; 1982.

Ceitlin J. Canada: family medicine. Crisis and response. Aten Primaria. 2005; 35 (6): 281-2.

Ceitlin J. Medicina de Familia, la clave de un nuevo modelo. Madrid: CIMF-semFYC; 1997.

Comité Ejecutivo de la OMS. Atención primaria de salud, incluido el fortalecimiento de los sistemas de salud. Ginebra: OMS; 2009.

Conferencias y Cumbres en Medicina Familiar (página web en internet). Caracas: Confederación Iberoamericana de Medicina Familia (CIMF-WONCA Región Iberoamérica); Disponible en: www.cimfweb.org.

Cuba MS, Suárez-Bustamante MA. Introducción a la Medicina Familiar. RAMPA - Rev Aten Integral Salud y Med Fam. 2006; 1 (1): 58-65.

Domínguez-del OJ. La Medicina Familiar en México y en el Mundo. Arch Med Fam. 2003; 5 (4): 136-9.

Flocke SA. Measuring attributes of primary care: development of a new instrument. J Fam Pract. 1997; 45 : 64-74.

Gérvas J. Atención Primaria fuerte: fundamento clínico, epidemiológico y social en los países desarrollados y en desarrollo. Rev Bras Epidemiol. 2006; 9 (3): 384-400.

Gérvas J. El fundamento científico de la función de filtro del médico general. Rev Bras Epidemiol. 2005; 8 : 17.

Gomes-do-Espírito-Santo AC, Nascimento-Fernando V. La Experiencia Brasileña en Salud de la Familia: Avances, Límites y Desafíos. MPA e-Journal Med Fam & At Prim Int. 2008; 2 (2): 119-28.

González-Benítez I. Reflexiones acerca de la salud familiar. Rev Cubana Med Gen Integr. 2000; 16 (5): 508-12.

Green LA PRJ. The family physician workforce: quality, not quantity. Am Fam Physician. 2005; 71 (12): 2260-4.

Guanais F, Regalia F, Perez-Cuevas R, Anaya M. Desde el Paciente. Experiencias de la Atencion Primaria de Salud en America Latina. Washington DC: 2018.

Hurtado La Rosa L, León García L. Avances de la Atención Integral de Salud en el Perú. Lima: Ministerio de Salud; 2008.

Institute of Medicine. Defining Primary Care: An interim report. Washington DC: National Academy Press; 1994.

Jones R. Academic family practice. Fam Pract. 2003; 20 (4): 360-1.

Larizgoitia I. Reform of primary health care: the case of Spain. Health Policy. 1997; 41 : 121-37.

Lawn JE. Alma-Ata 30 years on: revolutionary, relevant, and time to revitalise. The Lancet. 2008; 372 (9642): 917-27.

Lewin S, Lavis JN, Oxman AD. Supporting the delivery of cost-effective interventions in primary health-care systems in low-income and middle-income countries: an overview of systematic reviews. The Lancet. 2008; 372 (9642): 938-9.

Llor EB. ¿Cuál es la actitud de los médicos hacia el actual modelo de atención primaria? Atención Primaria. 2001; 28 : 595-601.

Macinko J. The Impact of Primary Healthcare on Population Health in Low- and Middle-Income Countries. The Journal of Ambulatory Care Management. 2009; 32 (2): 150-71.

Martín-Zurro A. El modelo de atención primaria de salud: balance y perspectivas. Atención Primaria. 2000; 25 : 48-58.

Martín-Zurro A. Sobre la reforma de la atención primaria en España: entre la autocrítica y las propuestas neoliberales. Atención Primaria. 1997; 19 : 105-7.

Mesa de Expertos y Lideres de salud de las Américas sobre Medicina Familiar. Declaración de Buenos Aires. En: Ceitlin J, editor Relato final de la Conferencia de Expertos y Lideres de salud de las Américas sobre Medicina Familiar en la Reforma de los Servicios de Salud; Buenos Aires: CIMF; 1996.

Minister for Health and Ageing. Towards a National Primary Health Care Strategy. Sidney: MHA; 2009. Disponible en: http://www.health.gov.au/internet/main/publishing.nsf/Content/

Organización Mundial de la Salud. Buenos Aires 30 /15: From Alma-Ata to the Millennium Declaration: International Conference on Health for Development: "Rights, Facts and Realities". Ginebra: WHO; 2007. Disponible en: http://www.paho.org/english/dd/pin/pr070816.htm.

Organización Mundial de la Salud. Informe de la Conferencia Internacional sobre Atención Primaria de Salud ALMA-ATA. URRS, 6-12 sept 1978. Ginebra: WHO; 1978. citado Disponible en: www.Paho.org/spanich/ad/ths/os/aps.documentoposicion19.07.05pdf.

Organización Mundial de la Salud. La Atención Primaria de Salud. Más necesaria que nunca. Ginebra: WHO; 2008. Disponible en: www.who.int/whr/2008/summary/es/index.html.

Organización Panamericana de la Salud. Atención Primaria de Salud en las Américas: Las Enseñanzas Extraídas a lo Largo de 25 Años y los Retos Futuros. Washington: PAHO; 2003.

Organización Panamericana de la Salud. Renovación de la Atención Primaria de Salud en las Américas: Documento de posición de la Organización. Washington DC: OPS/OMS; 2007.

Perú Ministerio de Salud. El modelo de atención integral. Lima: MINSA; 2003.

Roa R. Historia de la Medicina Familiar en América Latina. In: Ceitlin J, Gómez Gascón T, editors. Medicina de Familia: La Clave de un Nuevo Modelo. Madrid: SEMFYC y CIMF; 2009. p. 137-53.

Rodríguez-Domínguez J, Fernández-Ortega MA, Mazón-Ramírez JJ, Olvera F. La medicina familiar en México, 1954-2006. Antecedentes, situación actual y perspectivas. Atención Primaria. 2006; 38 (9): 519-22.

Rohde J. 30 years after Alma-Ata: has primary health care worked in countries? The Lancet. 2008; 372 (9642): 950-61.

Ross GS. The future of generalism in medicine. Ann Intern Med. 2005; 142 (8): 671-4.

Shipman SA LJGD. The future of primary care. Ann Intern Med. 2004; 140 (1): 69-70.

Starfield B, Sevilla F, Aube D, Bergeron P, De Maeseneer JM, Hjortdahl P, et al. Atenciòn Primaria de Salud y responsabilidades de salud pùblica en seis paìses de Europa y Norteamérica: Un estudio piloto. Rev Esp Salud Publica. 2004 Jan; 78 (1): 17-26.

Starfield B. Atención Primaria. Equilibro entre necesidades de salud, servicios y tecnología. Barcelona: Masson; 2004.

Starfield B. Contribution of primary care to health systems and health. The Milbank Quarterly. 2005; 83 : 457–502.

Starfield B. Primary care: concept, evaluation and policy. New York: Oxford University Press; 1992.

Suárez-Bustamante MA. Como introducir a los Médicos Generales a nuestra especialidad: Tópicos elementales en Medicina Familiar y Atención Primaria para Tutores y Profesores. MPA e-Journal Med Fam & At Prim Int. 2008; 2 (2): 105-17.

Suárez-Bustamante MA. Los Modelos de Reforma de Salud Familiar en América Latina. MPA e-Journal Med Fam & At Prim Int. 2010; 4 (1): 61-9.

Suárez-Bustamante MA. Medicina Familiar en el Perú: evolución y desafíos. Revista Peruana de Medicina Experimental Y Salud Pública. 2008; 25 (3): 309-15.

The World, Health Report. Primary Health Care – Now More Than Ever. Ginebra: WHO; 2008. Disponible en: http://www.who.int/whr/2008/whr08_en.pdf.

Toro-Leyssen F. Salud Familiar, Modelo de Atención para la red. Santiago de Chile: MINSAL; 2006. Disponible en: http://www.minsal.cl/ici/red_publica/Francisca_Toro_Modelo_salud_familiar.pdf.

Watkins DA, Yamey G, Schaeferhoff M, et al. Alma Ata at 40 years: Reflections from the Lancet Commission on Investigating in Health. Lancet. 2018; 392 : 1434-60.

WHO/Unicef. Declaration of Astana. Geneva: WHO; 2018.

WONCA Europe. The European Definition of General Practice/Family Medicine. Barcelona: WHO; 2002.

Yen E. Revisión y evaluación de la Medicina de Familia. Mérida: Univ. Los Andes; 1995.

Capítulo 2

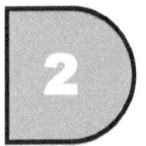

ELEMENTOS CONCEPTUALES PARA LA ATENCIÓN A LA PERSONA

Introducción

Contenidos

2.I Conceptos-soporte de la Atención a la Persona
2.I.1 Modelo Biomédico y Modelo Biopsicosocial
2.I.2 Relación entre la salud de la persona y de la familia
2.I.3 Proceso Salud-Enfermedad y Desórdenes no Orgánicos
2.I.4 Enfoques de Referencia para la Atención a la Persona
2.I.5 Modelos de atención centrada en el paciente y la persona
2.II Desarrollos Innovadores en Atención a la Persona
2.II.1 El enfoque para la Atención Centrada en las Personas de la OMS
2.II.2 Cuidado Continuo, Holístico y Humanista (C2H2): Un tipo de prestación óptima para la AP
2.II.3 Del abordaje centrado en la patología al abordaje centrado en las necesidades de salud
2.III Auto-replicación Activa del conocimiento
2.III.1 Estrategias: Investigación, Auto-aprendizaje y Uso de evidencias

En los establecimientos de salud del mundo entero, es práctica cotidiana recibir pacientes que, preocupados por "malestares" surgidos en los días previos, se ven impulsados a dejar su zona de confort, y adentrarse en la aventura de demandar servicios recuperativos de salud, y aunque no siempre lo reconozcamos de primera intención, la verdad es que ello les demanda algún esfuerzo. Ciertamente a veces este no es muy grande, pero otras, aquel incluye tomar buses incómodos, o trenes atestados, o caminar durante horas, y adicionalmente invirtiendo un largo tiempo adicional, no solo en la consulta, sino también en aspectos secundarios a la visita como trámites administrativos, recojo de medicamentos, exámenes de laboratorio, etc. Algunos usuarios deberán además ausentarse de sus actividades laborales independientes, con la respectiva pérdida económica y en otros casos deberán igualmente dejar desatendidas a sus familias. Finalmente, y no menos relevante, no pocos de ellos deberán vencer el temor por acudir a un servicio usualmente amedrentador, y que en no pocas oportunidades les ha hecho pasar malos ratos. Son muchos obstáculos y sin embargo ellos acuden a nuestras estructuras de salud. ¿Por qué lo hacen? A nuestro entender ello ocurre porque, aunque es habitual que ellos desconozcan el significado de los síntomas que portan, y aunque no sufran ninguna limitación funcional incapacitante detrás de sus quejas, ni un dolor serio, ni una amenaza real a sus vidas, ellos perciben que algo no va bien en sus cuerpos y quieren que esa amenaza se extinga. Quieren sentir una vez más que las cosas van bien.

Sorprendentemente, y por razones relacionadas a la psique humana, la sensación anteriormente descrita no siempre está basada en una base orgánica real. Aun podríamos atrevernos a decir que la mayor parte de veces, esta no se asienta únicamente en una patología concreta, sino que está parcialmente o totalmente determinada por el entorno y las relaciones entre los estresores sociales y la capacidad individual de respuesta adaptativa. La medicina actual está acostumbrada a funcionar en una secuencia "diagnóstico-tratamiento-solución del problema", lo que significa que se confía en que un diagnóstico certero, usualmente apoyado en medios exploratorios de alta tecnología, seguidos por moléculas de última generación para el tratamiento de los males encontrados. Esta combinación funciona bien para las enfermedades completamente orgánicas, aunque presenta serias limitaciones con el otro conjunto de dolencias de corte más psicosocial, el cual según algunos autores puede envolver hasta dos tercios de las consultas en AP. Para ellas no hay tecnología diagnóstica que funcione correctamente —¿Cómo podría diagnosticarse la desilusión?— ni compuestos farmacológicos que lo resuelvan —¿Con qué píldora tratar la no aceptación de la vejez o el descontento ante una vida de frustraciones?—. En tales circunstancias, aun cuando empleemos a rajatabla lo mostrado en los libros clásicos de Medicina, es posible que la sensación que trajo el paciente al llegar a la consulta lo siga acompañando en su camino de retorno a casa, o regrese rápidamente en los días siguientes.

Para poder lidiar con las necesidades de salud ligadas a este tipo de problemas existen un conjunto de estrategias y enfoques desarrollados o adaptados por

65

los pioneros de la especialidad en AP y MF/F y que, desafortunadamente, dada la falta de entrenamiento en estas materias son frecuentemente desconocidas, o incompletamente comprendidas por los prestadores de salud. Por ello, con la finalidad de ayudar a los lectores a dar el salto conceptual que implica pasar de un razonamiento siempre basado en la patología o el diagnostico, a otro que pueda alcanzar una mirada más amplia, y respuesta más efectiva, revisamos en este capítulo algunos marcos referenciales que abarcan a la persona como un todo, en el contexto de su familia y comunidad. Ellos incluyen una diversidad de enfoques, modelos de trabajo, técnicas y metodologías, propuestos para concretar las aspiraciones de quienes propulsan modelos prestacionales más acordes con nuestros principios y valores. Debemos clarificar que aquí ellos se presentan someramente, ya que varios de ellos serán abordados en mucho mayor detalle en el Vol. 2, donde se mostrarán sus bases conceptuales, características deseadas y su modo de operacionalización.

Iniciamos nuestra secuencia de desarrollo con un par de secciones orientadas a describir el Modelo Biopsicosocial, contraponiéndolo con el Modelo Biomédico de amplia dominancia en nuestro tiempo, y explorando a continuación la relación entre la salud de la persona y de la familia, tocando superficialmente las intervenciones centradas en la dinámica familiar y aquellas que emplean a la familia para favorecer la salud individual de sus miembros. Examinamos a continuación los modelos de Atención Centrada en el Paciente y la Persona, y el enfoque de la Atención Centrada en las Personas propuesto por la OMS. Se espera que todo este conjunto de conocimientos sea un adecuado marco para introducir los nuevos desarrollos que deben impregnar la Atención a la Persona en AP en los próximos tiempos. Nos referimos a la Atención centrada en las Personas, a la Atención Integral de Salud (AIS), al Cuidado Continuo, Holístico y Humanista (C2H2), y al Abordaje centrado en las necesidades de salud que en nuestra opinión representan opciones prometedoras, cambiando el modo como son enfocados los pacientes y usuarios en AP. Finalmente damos relevancia a la Auto-replicación activa del conocimiento y la Medicina Basada en Evidencias (MBE), útiles para evitar la obsolescencia de las competencias alcanzadas por el personal de salud.

2.1 Conceptos-soporte de la Atención Primaria

2.1.1 Modelo Biomédico y Modelo Biopsicosocial

Uno de los pilares fundamentales del trabajo en AP, que resume como sus miembros desearían orientar las interacciones cotidianas con sus pacientes, es el *Modelo Biopsicosocial*. Este debe inspirar el trabajo profesional tanto de los equipos de salud, como de los especialistas en AP, formados y en formación; determinando su posicionamiento central en las actividades prestacionales. En este sentido, dicho modelo debe desplazar al modelo biomédico, que es el paradigma actual.

Para poder entender el significado del modelo biopsicosocial, será necesario primeramente comprender al *Modelo Biomédico*, que desde mediados del siglo XIX se ha convertido en la piedra angular del trabajo médico en occidente. En su concepción reduccionista, este modelo asume que la biología y fisiología, pueden explicar cualquier problema de salud, ya sea este producto de una injuria, de la disfunción de algún órgano, de un desbalance interno, o de una enfermedad o daño. A modo de ilustración radical podríamos decir que el modelo biomédico representa al cuerpo humano como una máquina compuesta de piezas dentro de piezas cada vez más diminutas, hasta constituir micro-partes indivisibles regidas según leyes biológicas exactas, estableciendo un símil con un reloj u otro dispositivo complejo de engranajes mecánicos. De acuerdo a este modelo, toda queja o molestia es consecuencia de algún desperfecto en una pieza o sub-pieza crucial para los componentes mayores. Entonces, sobre-simplificando, se diría que la habilidad para curar de los prestadores de salud, y en particular del médico, depende de su capacidad para identificar la parte descompuesta, interpretando las bases de este desarreglo funcional y así ayudando al organismo a reparar y/o reemplazar dichos elementos defectuosos. Para este modelo, el adecuado funcionamiento de la pieza restablece la correcta marcha del mecanismo ayudando así a recuperar la salud de su paciente.

Algunas características que pueden asignarse al Modelo Biomédico —Ver Cuadro 1— son:

• Considera saludable a todo aquel que no porta una enfermedad, defecto o alguna otra condición orgánica que cause dolor físico o incomodidad.

• Salvo por las enfermedades endocri-

2 - Elementos Conceptuales para la Atención a la Persona

Cuadro 1. Diferencias entre el Modelo Biomédico y el Modelo Biopsicosocial

Modelo Biomédico	Modelo Biopsicosocial
• Todo aquel que no porta una enfermedad, defecto o alguna otra condición orgánica esta saludable.	• Para considerar a una persona saludable debe no tener ningún enferma desequilibrio físico, psicológico o social.
• Los factores sociales, pautas de comportamiento, conflictos psicológicos y otros elementos no orgánicos, son subvalorados como generadores de enfermedad.	• Se reconoce el valor de los factores sociales, pautas de comportamiento, conflictos psicológicos y otros elementos no orgánicos, en la generación de la enfermedad.
• Las diferentes esferas del cuerpo humano se desenvuelven de manera independiente y no relacionada.	• Las diferentes esferas del cuerpo humano están interconectada. La dolencia de una parte específica del organismo, puede significar una disfunción en otra parte/esfera diferente.
• No es posible desarrollar cualquier acción terapéutica sin tener un diagnóstico preciso.	• Es posible tener impacto sobre la salud de una persona sin necesidad de un diagnóstico completo, especialmente por problemas de la esfera psicológica o social.
• La preeminencia del profesional de salud y en particular del médico es absoluta.	• La curación de los pacientes debe reposar en un equipo multidisciplinario de salud —sin dar todo el protagonismo a un prestador individual.
• No existe ningún envolvimiento del paciente en su proceso de diagnóstico y curación.	• El paciente/usuario tiene un rol central en el cuidado de su salud, con amplia participación en su recuperación, así como en las posteriores acciones para evitar enfermarse.
• Los prestadores, suelen establecer una relación de autoridad, esperando una absoluta adhesión de los pacientes a sus recomendaciones.	• Esta participación se ofrece a través del autocuidado y del soporte a otros miembros de la familia y la comunidad.

nas y neurológicas, no se espera gran influencia entre órganos. Las diferentes esferas del cuerpo humano se desenvuelven de manera independiente y no relacionada, actuando como compartimentos estancos.
• No es posible desarrollar cualquier acción terapéutica sin tener un diagnóstico preciso y completo, del mismo modo en que no es posible reparar una maquinaria sin conocer la pieza con el desperfecto.
• La preeminencia del profesional de salud y en particular del médico es absoluta. Ellos semejan a los "grandes mecánicos" capaces desarrollar un diagnóstico preciso y un tratamiento consecuente, no pudiendo ser refutados en sus veredictos. Por ello es común la expresión: *"¿Quién es el médico, Ud. o yo?"*.
• No existe ningún envolvimiento del paciente en su proceso de diagnóstico y curación, de modo similar a que la maquina no puede participar en su proceso de reparación.
• Se espera una absoluta adhesión de los pacientes a las recomendaciones de los prestadores, quienes suelen establecer una relación de autoridad en relación al paciente.
• Dado que todos los problemas de salud son explicados por desarreglos biológicos, los factores sociales, pautas de comportamiento, conflictos psicológicos y otros elementos no orgánicos, son subvalorados como generadores de enfermedad

Aunque este modelo fue rápidamente puesto en duda por no explicar adecuadamente una diversidad de afecciones de la población, se continúa usando extensivamente debido a su practicidad al entrenar al personal de salud, y al desarrollar investigación donde p.ej. diversos estudios se enfocan en la biología molecular, el análisis de los genes y otros microcomponentes como explicadores de los trastornos más importantes que afectan a la humanidad.

Estos conceptos son esencialmente opuestos al Modelo Biopsicosocial, originalmente propuesto a partir del trabajo seminal de George L. Engel, para el cual el ser humano es un sistema particular en contacto con múltiples sistemas que constituyen la sociedad y el universo. Cada sistema no solo incluye a otro mayor, sino que ellos se explican y dependen unos de otros.

Resumiendo y simplificando el modelo biopsicosocial, podría decirse que este postula que el cuerpo humano no está formado por piezas diferenciadas, sino constituidos por tres esferas —la biológica, la psicológica y la social—, las cuales sustentan un entramado interconectado de órganos, tejidos y sistemas, que se complementan al determinar los problemas de salud —Ver Cuadro 2—. Diferente a la concepción de su equivalente biomédico, para este modelo, los problemas en una esfera sí pueden fácilmente generar consecuencias en un componente diferente del sistema, explicando porque

Cuadro 2. Componentes del modelo biopsicosocial adaptados de la formulación original

Componente biológico	Vulnerabilidad genética Efecto de la edad, raza, estilos de vida previos y actuales Incapacidades acumuladas Efecto de drogas licitas o ilícitas Coeficiente intelectual
Componente psicológico	Auto-estima Habilidades sociales Resiliencia y otras habilidades para lidiar con eventos Coeficiente intelectual Temperamento Traumas pasados
Componente Social	Relaciones familiares Relaciones en el trabajo o la escuela Relaciones con la comunidad Relaciones con pares

ciertos síntomas físicos pueden asentar su origen en factores biológicos —genéticos, bioquímicos, moleculares, etc.—, y/o psicológicos —humor, personalidad, carácter, etc.— y/o sociales —culturales, familiares, socioeconómicos, etc.—, algo que notoriamente inspira la práctica de los especialistas en AP y MF/F. Ello explica, por ejemplo, que para las ENTs y otros problemas con base psicosocial, la influencia entre diversas esferas —en este ejemplo la social, familiar y psicológica— determine que la misma dolencia, aun estando en el mismo estado y con las mismas complicaciones, no responden al mismo tratamiento en unas personas y otras.

A diferencia de la aproximación biomédica concentrada en el aspecto físico, dentro del modelo biopsicosocial se reconocen otras dimensiones igualmente críticas para el abordaje del paciente —Ver Figura 1—. Bajo este modelo se acepta que para lograr una adecuada resolutividad en el cuidado de salud de la población, es necesaria una mirada más completa de la persona. Ello implica explorar siempre el origen de toda dolencia o problema de salud —incluso de quienes portan problemas aparentemente orgánicos—, en el marco de la afectación de las esferas biológica, psicológica y social, ayudando a reconstruir las vías por las cuales, p.ej. un estresor psicológico, o condición social, puede traducirse en una queja concreta sobre un órgano particular.

El Modelo Biopsicosocial entonces —cuyo rol influencia los dos momentos más importantes de la acción prestacional: el diagnóstico y la terapéutica— insta al profesional de salud a no considerar como única posibilidad, o máxima posibilidad para el diagnóstico de queja o problemas físicos a los causales biológicos. Este los induce a explorar, con semejante intensidad, y de ser posible en simultaneo, tanto a las causas orgánicas como las psicosociales, sin necesariamente esperar a descartar todas las potenciales hipótesis del primer grupo antes de explorar las últimas. Además, el modelo biopsicosocial propone al prestador reconocer y confiar en el potencial terapéutico de aproximaciones no farmacológicas para el tratamiento de sus pacientes, de las cuales la más poderosa es simplemente conversar con el paciente o usuario. Como decía Balint: La medicina más poderosa que puede manejar el *médico* —refiriéndose a los prestadores de salud—, es él mismo. Especialmente cuando el paciente se encuentra bajo gran tensión emocional, favorecer la catarsis psicológica, dejándolo expresar su ira o tristeza, tiene un enorme valor como elemento sucedáneo para ayudarlo a recuperar su salud, y a la larga normalizar su "crecimiento".

El modelo biopsicosocial entonces —Ver Cuadro 2—, se caracteriza por enfatizar que:

• Para considerar a una persona saludable, es insuficiente con no estar físicamente enferma o no tener una queja orgánica. Las esferas psicológica y social son igualmente importantes.
• Una dolencia particular, conectada en teoría a una parte específica del organismo, puede significar una disfunción en una parte muy distante de este, o incluso en una esfera diferente, ya sea psicológica o social.
• Es posible tener impacto sobre la sa-

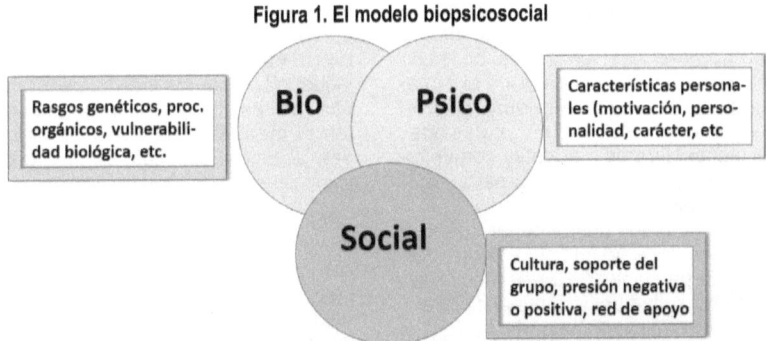

Figura 1. El modelo biopsicosocial

lud de una persona sin necesidad de un diagnóstico completo, algo especialmente válido para problemas que, aunque se manifiestan al nivel físico, se originan en la esfera psicológica o social.
• Por la circunstancia anterior, y dependiendo del tipo de dolencia, la curación de los pacientes debe reposar en un equipo multidisciplinario de salud —sin dar todo el protagonismo a un prestador individual, p.ej. el médico—, incluyendo staff no profesional, como religiosos, líderes o agentes comunitarios y otros igualmente efectivos para mejorar dichos problemas.
• El paciente o usuario pasa a tener un rol central en el cuidado de su salud, debiendo ejercer amplia participación en su recuperación, así como en las posteriores acciones para evitar enfermarse. Esta participación se ofrece a través del autocuidado y del soporte a otros miembros de la familia y la comunidad.

A diferencia de la aproximación biomédica concentrada en el aspecto físico, dentro del modelo biopsicosocial se reconocen otras dimensiones igualmente críticas para el abordaje de la persona doliente. Bajo este modelo se acepta que para lograr una adecuada resolutividad en el cuidado de salud de la población, es necesaria una mirada más completa de la persona. Ello implica explorar siempre el origen de toda dolencia o problema de salud —incluso de quienes portan problemas aparentemente orgánicos—, en el marco de la afectación de las esferas biológica, psicológica y social, ayudando a reconstruir las vías por las cuales, p.ej. un estresor psicológico, o condición social, puede traducirse en una queja concreta sobre un órgano particular.

El Modelo Biopsicosocial entonces —cuyo rol influencia los dos momentos más importantes de la acción prestacional: el diagnóstico y la terapéutica— insta al profesional de salud a no considerar como única posibilidad o posibilidad máxima para el diagnóstico de queja o problemas físicos a los causales biológicos. Este los induce a explorar, con semejante intensidad, y de ser posible en simultaneo, tanto a las causas orgánicas como las psicosociales, sin necesariamente esperar a descartar todas las potenciales hipótesis del primer grupo antes de explorar las últimas. Además, el modelo biopsicosocial propone al prestador reconocer y confiar en el potencial terapéutico de aproximaciones no farmacológicas para el tratamiento de sus pacientes, de las cuales la más poderosa es simplemente conversar con el paciente o usuario. Como decía Balint:

"La medicina más poderosa que puede manejar el médico (refiriéndose a los prestadores), es el mismo".

Especialmente cuando el paciente se encuentra bajo gran tensión emocional, favorecer la catarsis psicológica, dejándolo expresar su ira o tristeza, tiene un enorme valor como elemento sucedáneo para ayudarlo a recuperar su salud.

El modelo biopsicosocial entonces —Ver Cuadro 2—, se caracteriza por enfatizar que:
• Para considerar a una persona saludable, es insuficiente con no estar físicamente enferma o no tener una queja orgánica. Las esferas psicológica y social son igualmente importantes.
• Una dolencia particular, conectada en teoría a una parte específica del organismo, puede significar una disfunción en una parte muy distante de este, o incluso en una esfera diferente, ya sea psicológica o social.
• Es posible tener impacto sobre la salud de una persona sin necesidad de un diagnóstico completo, algo especialmente válido para problemas que, aunque se manifiestan al nivel físico, se originan en la esfera psicológica o social.

- Por la circunstancia anterior, y dependiendo del tipo de dolencia, la curación de los pacientes debe reposar en un equipo multidisciplinario de salud —sin dar todo el protagonismo a un prestador individual, p.ej. el médico—, incluyendo staff no profesional, como religiosos, líderes o agentes comunitarios y otros igualmente efectivos para mejorar dichos problemas.
- El paciente o usuario pasa a tener un rol central en el cuidado de su salud, debiendo ejercer amplia participación en su recuperación, así como en las posteriores acciones para evitar enfermarse. Esta participación se ofrece a través del autocuidado y del soporte a otros miembros de la familia y la comunidad.

2.I.2 Relación entre la salud de la persona y la familia

La necesidad de ofrecer algún tipo de atención a la familia es un objetivo reiterativamente presente en prácticamente todos los marcos conceptuales que guían la AP, habiendo sido enfatizado por los fundadores y diversos pensadores de la especialidad en AP y MF/F. Así, desde los principios de la Atención Centrada en el Paciente del instituto Pickard descrita abajo, hasta el enfoque de la Atención Centrada en las Personas de la OMS, pasando por los atributos de la Atención Primaria de B. Starfield y los principios de la MF de McWhinney que se verán posteriormente, todos ellos acentuan la importancia de incluir un componente orientado a las familias. Como se verá con mayor extensión en el Vol. 2, se reconoce que la familia puede contribuir al desarrollo de la enfermedad o neutralizar parcialmente sus determinantes, de modo que algunas de ellas, por sus características particulares, tienen un rol de elemento de recuperación y reconstitución para sus miembros, en tanto que otras están más bien relacionadas al proceso generador de la enfermedad. Algunas veces ellas se constituyen en un contexto negativo de fuerte influencia sobre los individuos, en tanto que otras veces son ciertos individuos que afectan el modo en que estas familias responden al estrés y tensiones precipitados por los eventos de la vida diaria.

Por todo ello, es fuertemente recomendable que el grueso de los profesionales de AP y particularmente sus especialistas, sean capaces de identificar las principales necesidades de salud de la familia, y responder a ellas. Desafortunadamente, en nuestra experiencia, hemos encontrado pocos programas de formación en países Latinoamericanos que manejan estos conceptos con fluidez y los aplican rutinariamente en su práctica,

Basados en nuestra aproximación a los pacientes podemos clasificar la atención a las familias en dos tipos principales —Ver Cuadro 3—. En el primer tipo de acción, la familia en bloque constituye nuestro sujeto de estudio e intervención debido el fuerte vínculo entre esta y los problemas de sus miembros individuales. Aquí se parte de conocer su dinámica en profundidad, para así construir hipótesis acerca de las raíces de los problemas en el relacionamiento familiar, planeando en detalle los movimientos terapéuticos necesarios. En el segundo tipo de intervención no obramos sobre la familia, sino que la empleamos como pívot para desarrollar una acción preventiva o recuperativa en la persona, que es nuestro foco principal.

A continuación describimos ambos tipos de atención de manera somera.

Trabajo sobre la dinámica familiar

En este primer tipo de atención, se estudian

Cuadro 3. Características de los dos tipos principales de la atención a las familias

Tipo de Acción	Descripción
Trabajo sobre la dinámica familiar	La familia en bloque constituye nuestro sujeto de estudio. Estudia la interrelación entre la estructura y funcionalidad de la familia, y los problemas de sus miembros individuales, enfocando las raíces de los problemas en el relacionamiento familiar como un modo de influir en salud del paciente índice.
Acción de la familia para la salud individual	En este tipo de intervención la familia es empleada como pívot para desarrollar intervenciones preventivas o recuperativas en la persona, que es nuestro foco principal.

familias cuyas interacciones familiares inadecuadas están originando o perennizando el problema en uno de sus miembros denominado el paciente índice. Al respecto es común que este paciente índice acuda al servicio de AP manifestando quejas somáticas que indiquen repercusiones orgánicas ligadas a la falta de un funcionamiento familiar armonioso. En estos casos, deberá realizarse un trabajo independiente sobre la propia familia —habitualmente en paralelo a la atención individual sobre nuestro paciente— como un sujeto-objeto plural.

Aunque estos contenidos se presentarán con bastante detalle en el Vol.2, adelantaremos aquí que —por sorprendente que parezca para quienes se aproximan por primera vez a esta temática— existe un bloque importante de semejanzas entre la atención a la familia y a la persona, no siempre evidentes a primera vista —Ver Cuadro 4—. En primer lugar, cuando nos referimos a la persona como foco de nuestra acción, deberemos considerar que ella es un sistema constituido por tejidos, órganos y aparatos, cuyo funcionamiento está intrínsecamente regulado mediante impulsos, transmisores y efectores neuronales, hormonales y citológicos. Cada componente del sistema orgánico individual es, en esencia, un elemento autónomo, pero dependiente de otros, con capacidad para responder ante cualquier noxa exterior o estresor interno. Esta respuesta que opera en el plano biológico, psicológico o social, originará de inmediato los primeros síntomas indicativos de "un funcionamiento anormal", en relación a la dinámica habitual del organismo, aunque poco evidenciables como signos objetivos. Tiempo después, si el proceso se mantiene, los cambios en el organismo derivarán en connotaciones de mayor trascendencia, instalándose signos verificables para cualquier observador externo.

Al igual que con la persona como entidad individual, la familia constituye un sistema, que en este caso puede ser catalogado como:

"Un sistema social abierto, constituido por quienes viven conjuntamente e interactúan consistentemente con su medio social, su comunidad y el resto de su entorno".

Lo mismo que con los seres individuales, también este sistema familiar es regulado internamente, aunque en este caso estará regido a través de normas, reglas, respuestas disciplinarias y otras disposiciones que modulan la interacción entre sus miembros. Aunque estas suelen ser definidas por los padres o responsables, ellas tienen fuertes raíces en los valores sociales y la tradición cultural, incidiendo en los comportamientos de sus miembros, así como enmarcando su adaptación y respuesta a los eventos cotidianos. Igualmente, mientras que en la persona y su sistema individual, presentan un medio interno en constante adaptación ante las potenciales amenazas del balance orgánico, para la familia esta búsqueda de equilibrio también ocurre, aunque abarca cambios en el relacionamiento entre componentes, respondiendo al efecto de estresores sociales que pueden determinar su salud o enfermedad como grupo, la cual dependerá de cuan exitosa sea su adaptación a su contexto o evolución natural durante el desafiante discurrir de la vida familiar.

En este sentido, es importante considerar que, si bien es común que las personas sean afectadas por la dinámica inadecuada de su familia que no pudo adaptarse correctamente al medio

Cuadro 4. Semejanzas entre la atención a la familia y a la persona

Demanda	Paciente Individual	Familia
Síntomas y Signos Solicitud de Ayuda	Semiología	Prestador de salud interpreta la dolencia individual- semiología familiar
Información Subjetiva	Anamnesis	Entrevista individual sobre la familia – Instrumentos de Atenc. A la Familia
Información objetiva	Propedéutica	Entrevista familiar
Diagnóstico	Tests Diagnósticos	Instrumentos de Atenc. A la Familia
Tratamiento	Terapéutica	Consejería, Orientación o terapia familiar.

Figura 2. Homeostasis y desequilibrio en la dinámica familiar

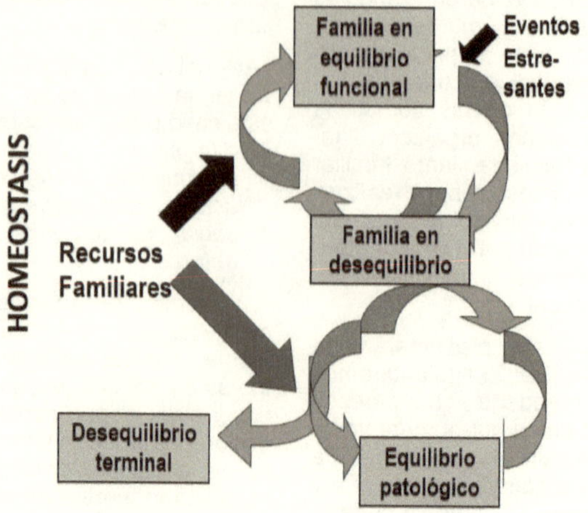

circundante, el otro sentido de afectación es igualmente común. En esta situación, la interacción de un grupo familiar puede ser afectada debido a la enfermedad o desorden social serio de uno de sus miembros.

El conjunto de mecanismos adaptativos para enfrentar los fenómenos estresantes que desafían la estabilidad de una familia es denominado homeostasis. Los estresores mencionados pueden estar ligados a la entrada en una etapa nueva de su evolución, o a los cambios normales de vida —nacimiento, muerte, matrimonio, divorcio, etc.—, así como a los sucesos inesperados relacionados con la salud, tales como enfermedades de uno de sus miembros, catástrofes individuales o colectivas —incapacidad, pérdida de trabajo, etc.—, entre otros.

En la mayoría de los casos, las familias logran restaurar el equilibrio apelando a su homeostasis natural, tomando decisiones en un marco de autonomía y equidad compasiva que modifica las estructuras y procesos interpersonales afectados al seno de la familia, restableciendo su desarrollo. En estos casos, aun cuando algunos miembros específicos se afectarán considerablemente de modo individual, una respuesta familiar adecuada hará que la funcionalidad de la familia no se comprometa. Por otro lado, cuando uno de los elementos del sistema es afectado por algún estresor, y los mecanismos de restauración familiar no son responden adecuadamente, el grupo familiar será impactado en pleno. En estas situaciones la homeostasis no ocurre, y la familia "se atasca", desencadenándose una crisis familiar que, de no poder ser manejada convenientemente con los recursos disponibles, comprometerá la funcionalidad total del sistema —Ver Figura 2—. De modo que, ante la presencia reiterada de estresores sociales, la familia generará pautas transaccionales inadecuadas y comportamientos negativos persistentemente desfavorables para uno o más miembros —una rotación constante de ganancias y pérdidas entre los miembros es buen signo adaptativo—. En consecuencia, surgirán un conjunto de síntomas y signos familiares, visibles para el personal de salud con suficiente entrenamiento y disposición para detectarlos. En el Vol. 2 se presentan en mayor detalle, diversos contenidos ligados a las temáticas resumidas en este ítem.

En dichos casos, el profesional que atiende a los pacientes implicados no deberá limitarse a impartirles información, sino que, con el fin de redundar en la salud de nuestro paciente individual, deberá influir en las interacciones familiares, asumiendo a la familia como sujeto-objeto de trabajo. Entonces, luego de la exploración, evaluación y diagnóstico correspondientes, el prestador deberá desplegar, hasta donde sea posible, una acción modificadora de la dinámica de la familia, necesaria con vistas a mejorar la salud general del grupo familiar, y ayudarlo a desarrollar para así hacer frente a eventuales estresores que ocurran posteriormente.

Acción de la familia para la salud individual

Es sabido que las características de una familia están fuertemente relacionadas, no sólo al proceso generador de la enfermedad sino también a su recuperación. Entonces, las familias pueden igualmente ejercer un rol recuperativo de la salud, complementario al de los servicios médicos, ayudando a la voluntad individual de sus miembros, incidiendo así favorablemente en el proceso salud-enfermedad. Este se desarrolla, p.ej. cuando les recuerdan a sus familiares sobre las consultas médicas a realizar o los acompañan a estas, o los ayudan a dar sus muestras de sangre para exámenes de laboratorio en ayunas, o cuando los asisten para ingerir sus medicamentos en las horas recomendadas —algo más importante en niños y adultos mayores—, o en general cuando ofrecen algún soporte para que las recomendaciones de los prestadores de salud se cumplan.

El otro rol ofrecido por la familia es el preventivo—promocional enfocado en personas en riesgo de Enfermedades crónicas no transmisibles (ENTs) —no enfermas—, ayudándolos a obtener mejores resultados en sus esfuerzos por asumir medidas orientadas a disminuir sus riesgos. Algunos ejemplos de actividades en este tipo de usuarios que pueden ser fortalecidas por sus familiares son: dejar de fumar o contribuir a mejorar la dieta consumida, evitando comidas obesógenas o tornándolas hipo-sódicas; reforzar la actividad física al salir a caminar todas las mañanas, o en general implementar otras acciones de prevención y promoción de la salud. Aunque el cambio de dichos hábitos suele implicar un impulso predominantemente individual —no hacen falta otras personas para tomar las decisiones que conducirán a implementarlas—, suelen requerir de un empeño extraordinario para ser puestos en práctica. En este sentido, dado que es en la familia donde las personas adquieren mayoritariamente sus hábitos relacionados a la salud y enfermedad, y al desarrollo de sus problemas biológicos y/o psicosociales, es también en dicho ambiente familiar donde ellas pueden luchar con tesón para liberarse de hábitos negativos y conquistar otros más saludables.

Otro ejemplo típico envolviendo este abordaje de la familia como foco secundario en tanto que los pacientes constituyen el primario, es el manejo de ciertas ENTs (personas ya enfermas), —Ver Vol. 2—. En este sentido, diversos aspectos complementarios a la acción de los medicamentos prescritos se favorecerían enormemente de la acción colaboradora de la familia. En cuanto al primer rol, recuperativo, podemos identificar tareas como la adopción de rutinas médicas en el hogar tales como: la adherencia a las recomendaciones para su recuperación del estado compensado, el control domiciliario de la glicemia capilar, o el registro de sus constantes vitales en un diario, etc. El segundo rol crucial será la adquisición de cambios de comportamientos y adhesión a recomendaciones para lograr nuevos estilos de vida, que no varía del comentado en el párrafo anterior. Esta cooperación es igualmente valiosa para ofrecer soporte al paciente índice que presenta un pobre cumplimiento terapéutico, o una resistencia a ser ayudado, y también a la familia, cuando se constata en ella desajustes emocionales como resultado de los problemas en el paciente índice, ya sea sobreprotección percibida, o problemas familiares de otra índole.

Tanto en este tipo de circunstancias, como en la que se verá a continuación y en toda ocasión en la cual se requiera asegurar que la familia se implique en mejorar la salud del paciente índice, a través del soporte a un miembro que requiere ayuda para controlar los problemas que los afectan, se recomienda emplear la Consejería Familiar, la cual se describe en el Vol.2. Esta intervención se asienta en la convocatoria a las familias de los pacientes, reunirse con ellas, ofrecerles información detallada y plantearles un acuerdo amplio de actividades en pro del estado de salud del paciente índice, con el fin de modificar su entorno y adquirir estilos de vida que combatan el avance de su proceso mórbido. A través de dicho proceso participativo, tanto la familia como el equipo de salud, deberán definir cuáles son las ayudas, asistencia y participación para lograr los resultados esperados. Para desarrollar la Consejería Familiar no es necesario tener un conocimiento profundo acerca de la dinámica de las familias, bastando con informarse someramente acerca de cómo se relacionan estas en el marco de cada cultura. No obstante, el conocimiento de los tipos de familia y sus etapas evolutivas, descritos en el Vol.2, puede ser de gran valor para este trabajo.

Otro modo de ejemplificar este concepto se refiere al denominado *Síndrome del Cuidador*, referido a quienes por largo tiempo han estado a cargo de pacientes crónicos postrados, con secuelas por un accidente cerebro-vascular, enfermos terminales, personas afectadas de algún tipo de demencia, u otros tipos de paciente con una agónica inmovilidad y dependencia. Ellos pueden presentarse en la consulta con uno o más enfermedades síntomas psicosomáticos o síntomas somáticos médicamente inexplicados (SSMI), tales como trastornos gastrointestinales, insomnio, fatiga, y más frecuentemente depresión o ansiedad. En este tipo de Síndrome, el real origen de las molestias del cuidador, se encuentra en la relación de amor-odio establecida con quienes cuidan, debido a la imposibilidad para conciliar las demandas de sus seres queridos con el tiempo disponible para dedicarse a ellos mismos y sus aspiraciones personales, generando una sensación de auto-culpabilidad y sentimientos ambivalentes. El soporte a ofrecer a través de la Consejería Familiar se debe orientar a aliviar el estrés, acceder a asesoramiento psicológico, grupos de soporte y otros servicios médicos complementarios, así como movilizar recursos para darle un respiro al cuidador por un tiempo, quien podría dedicarse a sus propias actividades antes de retomar su actividad de cuidador en el largo plazo. Para ello es posible acordar con otros miembros de la familia para hacerse cargo del paciente durante uno o dos días a la semana, o financiar entre quienes no cuidan al familiar postrado la contratación de algún cuidador profesional por unos días o un ingreso corto en una casa de reposo o centro geriátrico. Lograr estos arreglos requerirá ciertamente un buen nivel de comunicación con la familia, manteniéndolas receptivas a las recomendaciones del personal de salud, con el fin de ofrecer soporte al cuidador.

2.1.3 Proceso Salud-Enfermedad y Desordenes no Orgánicos

El siguiente concepto central para los especialistas en AP y MF/F que revisaremos aquí, desmitifica la idea de que las personas transitan sus problemas de salud de manera estandarizada o, dicho de otro modo, que una enfermedad siempre es la misma, sin importar quien la porte.

La preeminencia de la enfermedad como concepto central de la respuesta en salud ha sido ya revisada al discurrir previamente sobre el Modelo Biomédico, en la sección 2.1.1, para el cual los componentes del cuerpo humano son como piezas de una maquinaria, y las enfermedades semejan a desperfectos que ellas podrían tener. Bajo esta concepción, el cuerpo humano posee una cantidad determinada de piezas y por lo tanto un número finito de desperfectos potenciales. En este sentido, los libros de medicina, en sus diversas especialidades, resaltan dicha concepción al abordar de manera separada cada órgano o sistema, como si fuesen partes independientes cuyo "catalogo" de enfermedades equivale al listado de las diversas formas en las cuales estas piezas pueden fallar.

Sin embargo, cualquier prestador de salud con un mínimo de experiencia abordando pacientes sabe que los problemas de salud no se presentan de modo constante, sino con grandes diferencias de una persona a la otra. Por esta razón se ha acuñado la expresión común entre los médicos Latinoamericanos "es un paciente de libro", para indicar la semejanza entre el paciente y las descripciones ofrecidas en los textos médicos. La expresión resalta el hecho de que, efectivamente, la mayoría de los pacientes presentan grandes variaciones en función a sus particularidades individuales. En este sentido, la expresión común entre los médicos antiguos y popularizada por la homeopatía de que "vemos enfermos y no enfermedades", es mucho más precisa, pues resalta que cada proceso mórbido interactúa de modo diferente con quien la porta.

El estudio del proceso salud-enfermedad, a tocarse a continuación, aborda justamente esta aparente paradoja al resaltar que no todas las personas viven por igual sus cambios fisiológicos, síntomas y disturbios orgánicos. Este se enfoca en entender cómo opera lo "No saludable", empleando la trilogía "*Illness-sickness-disease*" (en inglés) de difícil conversión al español, y que podría ser traducida como molestia - dolencia - enfermedad, la cual se describe a continuación —Ver Figura 3—.

Una molestia, o "*illness*", está relacionada a la percepción personal de "no tener salud". Esta experiencia puede estar ligada o no a una complicación seria. De hecho, la gran mayoría de pequeñas molestias que los seres humanos perciben a lo largo de su vida, no ameritan una consulta médica, y por lo tanto no reciben el rotulo de enfermedad o "*disease*". No obstante, en el otro extremo del espectro, algunas molestias aparentemente banales, son en realidad el inicio de enfermedades complejas. En ese sentido, la correspondencia "*illness — disease*", de un enfermo particular puede ser completamente diferente a la de otro. Sin embargo, el concepto de molestia/*illness* tiende a implicar un estadio inicial del proceso, en el cual su malestar está aún indefinido y en muchos casos no guarda relación con un desarreglo de base física conocida.

Aunque en general y para la mayoría de individuos, estas molestias sin base orgánica fuerte no suelen ser un problema de consideración, estas pueden representar un impedimento serio en personas con una predisposición especial a generar respuestas físicas ante las dificultades de la vida cotidiana, quienes con frecuencia son rotulados como "pacientes somatizadores". Por ejemplo, una persona puede responder ante una preocupación o frustración seria con un síntoma real, aunque de origen no necesariamente

Figura 3. Trilogía *"illness-sickness-disease"* (en inglés) para definir lo "No saludable".

```
                         ┌─────────────────┐
                         │   MANEJO EN     │
                         │    HOSPITAL     │
                    ┌────┴────┬────────────┴──┐
  MANEJO POR EL     │ BIO-    │     NO        │  ┌──────────┐
  PRESTADOR DE      │ MEDICO  │  BIOMEDICO    │  │ DISEASE  │
     SALUD          │         │               │  └──────────┘
                 ┌──┴─────────┴───────────────┴──┐
                 │          SICKNESS             │
  EXPLORACION  ┌─┴───────────────────────────────┴─┐
  PARA ENTENDER│            ILLNESS                │
  LO NO SALUDABLE─────────────────────────────────┴─┐
             │              SALUD                    │
             └───────────────────────────────────────┘
```

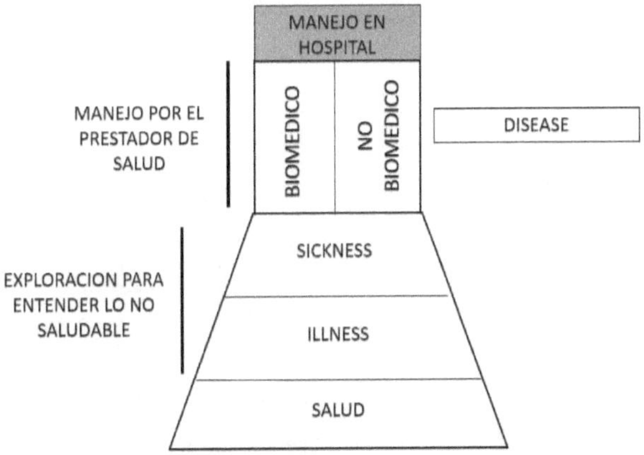

orgánico, como p.ej. dolor de cabeza, mareos, insomnio o diarrea/constipación etc,, mientras que la misma contrariedad en otra persona podría tener una traducción completamente diferente, o incluso no representar ningún trastorno de tipo físico.

La dolencia o *"sickness"* representa un paso intermedio en la descripción de este proceso, al ser visto como un atributo colectivo que implica el reconocimiento por sus pares de que una persona está enferma. Este rótulo social puede variar en función al contexto de la persona, a la cultura, al tipo de dolencia, etc. Adicionalmente, algunos pacientes presentan una experiencia de dolencia/*sickness* no directamente explicada por el prestador de salud como una enfermedad/*disease*, constituyendo un cuadro que puede ser catalogado como "*Síntomas somáticos medicamente inexplicados*", del cual se hablará más abajo en este mismo ítem.

El ultimo modo de definir lo "No saludable" es recurriendo al concepto de enfermedad o *"Disease"* —nótese que en español la diferencia entre los tres términos estudiados es menor y en algunos casos ellos pueden ser utilizados como sinónimos—. Cuando alguien tiene una enfermedad/*disease*, en realidad tiene un proceso patológico de diagnóstico bien establecido en los anales de la ciencia médica. Entonces, aunque la experiencia de cada paciente en relación a su enfermedad/*disease* pueda variar, siendo más intensa para unos pacientes que para otros, en general sus signos y síntomas guardan una consistencia en su presentación que permite que sean clasificadas y presentadas en los tratados médicos convencionales.

Es importante exponer, como un paréntesis, que no toda patología representa una entidad bien estructurada y con una causalidad plausible, y en muchos casos la ciencia médica reconoce como tales a entidades cuya característica central es mostrar una cierta regularidad en su presentación y una predictibilidad consistente en su evolución. De este modo, conocemos menos del origen de ciertos síndromes neurológicos, de lo que sabemos sobre algunos trastornos de base psicosocial, y sin embargo los primeros son considerados enfermedades y los segundos no. Ello se explica porque los síndromes, por presentarse de una manera determinada y reiterativa, pueden trabajarse como una abstracción —gran parte de la ciencia se basa en abstracciones— mientras que algo tan errático como unos síntomas psicosomáticos, guardan poca regularidad y pueden ser más difícilmente abordadas como objetos de la ciencia.

Aunque el *"illness-sickness-disease"* es bastante completo en esta descripción sobre cómo se constituye lo "No saludable", existen otros marcos que ayudan a entender las condiciones que predisponen a las personas a vivir sus problemas de salud de modo diferente, siendo el más común el denominado *Ciclo vital Individual* —Ver Figura 4—. Este determina que la persona otorgue significados potencialmente diferentes al evaluar un mismo síntoma según la etapa de la vida en la que se encuentra. De este modo, se espera que haya una distancia importante en la vivencia particular ligada a un problema de salud, si es que el mismo es experimentado por un adolescente, por una mujer en cinta o por un adulto mayor.

Otra condición que afecta notablemente las variaciones en el proceso individual salud-enfermedad es el denominado *Marco cultural etno-médico*, de gran relevancia en los países Latinoamericanos, dada la importante fracción de poblaciones indígenas presentes en ellos.

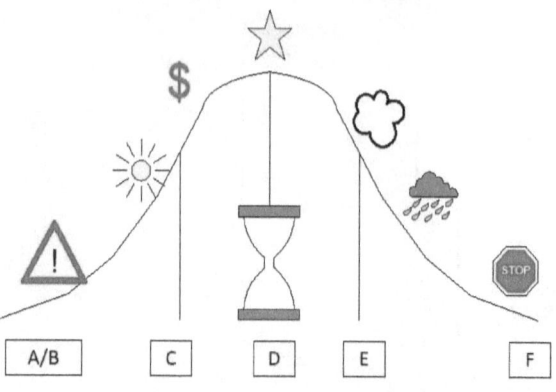

Figura 4. Fases del Ciclo vital individual

Fase I: Crecimiento (A-C)
Fase II: Incremento (C-D)
Fase III: Plenitud-Frustración (D-E)
Fase IV: Declinio (E-F)

Estos derivan del modelo de creencias que cada persona trae de acuerdo a su cultura, y se ancla en el significado que este le atribuye a sus síntomas, de modo que estos pueden ser un castigo por haber roto un tabú, consecuencia de algún pecado no confesado, etc. Dada la amplia difusión de los elementos conceptuales de base entre la población de todos los estratos sociales en Latinoamérica, este marco debe ser en gran parte responsable por la extendida costumbre de buscar practicantes de la medicina alternativa o complementaria, antes de acudir a servicios de salud que adhieren a la medicina occidental. Este punto se desarrolla en mayor detalle en la sección 5.III, que aborda el tema de la atención a personas y familias en un marco de interculturalidad.

Algunas preguntas para motivar la conversación sobre el tema y detectar si la persona maneja sus problemas de salud bajo la perspectiva de su Marco cultural etno-médico son:
¿Según su opinión, a qué cree qué se debe su problema?
¿Ud. cree qué Ud. o alguien hizo algo que originó/ precipitó...?
¿Según Ud. su problema es severo? ¿Es breve o crónico?
¿Cómo cree que trabaja en su cuerpo el problema...?

Estos diferentes marcos referenciales y en particular la secuencia de problemas encarnada en la trilogía "illness-sickness-disease" nos enseña que cada persona vive su problema de salud de acuerdo a cánones individuales, y bajo su propio "umbral" para la conciencia de lo no saludable, el cual es muy variable de persona a persona. Un ejemplo de ello es el climaterio que para algunas mujeres es incapacitante y para otras va a pasar desapercibido. Sin embargo, ello no significa que los síntomas de estas mujeres sean irreales o tengan una base ilusoria, sino que hacen alusión a su configuración y capacidad de respuesta ante las señales físicas.

Un ejemplo perfectamente adaptado a la explicación de este proceso salud-enfermedad es el paciente con Síntomas somáticos medicamente inexplicables (SSMI) presentado líneas arriba cuando hablábamos del *Síndrome del Cuidador*. Es importante considerar que los pacientes con SSMI, que debemos considerar como el modelo más representativo de los desórdenes de origen no orgánico, portan una necesidad de salud al igual que cualquier otro paciente o usuario, y que no pocos de ellos experimentan una gran dosis de sufrimiento y cierto grado de discapacidad en sus tareas cotidianas. Aunque abordaremos este tema con mucho mayor detalle en el Vol. 2, debemos precisar que esta presentación apenas trasunta el hecho de que en diversas culturas estar "enfermo" con una dolencia verificable es más aceptable que estar triste o deprimido. Desafortunadamente, dentro de la "visión" del prestador de salud basada en la seguridad de la ciencia médica y sus tratados, los trastornos de este tipo de pacientes no encuentran asidero para catalogarse como patología, y por ello recibe una respuesta muy limitada. Ante esta situación tan común, nuestro imperativo como trabajadores de AP es reconocer su esencia intrínseca y aceptar que, aunque no se trate de una enfermedad/ *disease* reconocida, con un esfuerzo especial por entender la experiencia de sentirse enfermo del paciente, sin invalidarla, puede ayudarse a este tipo de pacientes. Para ello es necesario vencer la tendencia existente, especialmente entre los profesionales jóvenes, a sobrevalorar la enfermedad/*disease* y considerar en un menor nivel las molestias y dolencias ("*illness*" y "*sickness*"). Ello sin duda es consecuencia de las distorsiones en la educación de los profesionales sanitarios, la cual concentra su formación casi exclusivamente en el abordaje de los problemas de base orgánica. Es importante remarcar la importancia de que el personal de salud respete su mandato profesional, estando atentos y receptivos al dolor y disfuncionalidad producido también por los cuadros poco estructurados y no bien clasificados como los SSMI, basados en la idea de que todos estos cuadros producen sufrimiento humano, y en consecuencia deben tener igual valor para nuestro trabajo.

2.1.4 Enfoques de Referencia para la Atención a la Persona

Algunos elementos conceptuales priorizados dentro del abordaje centrado en las necesidades de salud son:

Promoción de la Salud

Según la definición de la OMS, el propósito de la Promoción de la Salud es proveer a la población, los medios para ejercer un mayor control sobre su propia salud, y poder mejorarla. Dicho de otro modo, ella busca involucrar a la sociedad en pleno en un proceso de cambio orientado a modificar los determinantes de su salud. Para lograr su objetivo la promoción de la salud emplea diversas técnicas y estrategias relacionadas a la transferencia de conocimientos y actitudes para la adquisición de hábitos saludables, el empoderamiento de las personas para el mejoramiento de su calidad de vida, la coparticipación ciudadana en el cuidado de la salud, la priorización de las estrategias de base comunitaria, entre otras. En ese sentido, se favorecen acciones dirigidas a impactar en las condiciones de vida de las personas y los determinantes con los cuales interactúan, buscando implantar medios para expandir y mantener estos comportamientos.

Equidad de géneros

Se contempla trascender la visión de hombres y mujeres en sus respectivas posturas tradicionales, los cuales han perdido vigencia en un tipo de sociedad que ha sufrido innúmeras transformaciones, y en la cual los antiguos roles de los géneros masculino y femenino no tienen el cariz que alcanzaban cuando se gestaron. En ese marco cultural, se encasilló a los hombres en una visión de ciudadano responsable, trabajador, racional, "de la calle", hétero-sexualmente activo de un modo "comprobable", emocionalmente controlado, proveedor, jefe de hogar, físicamente fuerte, adulto joven, con educación universitaria, con ahorros, propiedades y dominio sobre otros hombres, etc. En el caso de las mujeres, sobre todo aquellas de las zonas rurales y urbano-marginales, igualmente viven bajo un rol de pasividad y sumisión en su relación laboral, familiar, conyugal y social.

Para poder promover los vínculos estrechos entre todos los miembros de la familia, y desarrollar relaciones emocionales positivas entre ellos, se requiere configurar una nueva mirada a dichos roles para hombres y mujeres, modificándolos de manera substancial, y reforzando su inclinación a involucrarse ambos géneros en las diferentes esferas ligadas a la vida de la familia, ya sea como progenitores, pareja afectiva, hijos/hermanos, etc. asumiendo comportamientos más flexibles.

Balance entre derechos y deberes en salud.

El abordaje aquí descrito busca hacer realidad el encargo social de que todas las personas y familias cuenten con el derecho básico a la salud. Para responder a este postulado se debe transitar una doble ruta. En primer lugar, se requiere consolidar servicios que orienten sus prestaciones asistenciales, educativas, de soporte social y otras, a atender las necesidades de salud de su población a cargo. Ellos deben ser equitativamente accesibles a todos los individuos, independientemente de su ubicación en el territorio; y brindarles atenciones oportunas, de acuerdo a estándares de calidad y en el momento que la persona lo requiera. Además, los sistemas de salud deben poner un énfasis especial a concentrar recursos que incrementen su capacidad resolutiva para responder a las necesidades recuperativas y reforzar sus acciones de carácter preventivo-promocional que en el largo plazo deben tener un mayor costo-beneficio.

Por otro lado, la demanda no debe ser totalmente pasiva a la espera de que una oferta activa de los servicios de salud haga realidad sus derechos. Es importante reforzar la idea de que, así como a la población le corresponde el derecho a servicios de calidad, al mismo tiempo les compromete el deber de ejercer estilos de vida saludables y acudir prontamente a los servicios cuando exista una eventualidad sanitaria —aspecto a tratarse en mayor extensión abajo en el principio de "corresponsabilidad en el mantenimiento del estado de salud"—. Es imperativo buscar un balance entre los derechos y deberes de las personas, que traiga como consecuencia un buen estado de salud para toda la población.

Aseguramiento universal en salud

El fin último del aseguramiento universal es hacer explícita la responsabilidad del sistema de salud por ayudar a cubrir financieramente una atención de calidad para su población a cargo. En esta lógica, el aseguramiento universal —Ver definición en la subsección 1.I.1—, ofrece la cuota de factibilidad al homogenizar la capacidad de gasto en salud de las familias más vulnerable, posibilitando que ellas puedan sobrepasar la barrera de los costos de la atención, y así tener acceso a un conjunto de prestaciones de salud de carácter preventivo, promocional, recuperativo y de rehabilitación.

En sistemas sin aseguramiento universal, ofrecer una atención resolutiva, adhiriendo al modelo biopsicosocial y respetando los estándares de una atención de calidad en AP es muy complicado, dado que precisamente la población más vulnerable sería la que menos podría sufragar los servicios que ellos requieren. Aunque, la mayor parte de los contenidos abordados en este libro, y en su Vol. 2, incrementan la calidad de los servicios recibidos en AP, ellos tienen un costo, que puede hacerse viable solo gracias al respaldo económico provisto por el aseguramiento universal, constituyendo uno de los instrumentos más valiosos para lograr el objetivo central de incrementar el nivel de salud de toda la población.

No obstante, todos los países que han implementado el aseguramiento universal, debieron enfrentar el desafío de destinar los recursos necesarios para lograr la cobertura de necesidades de salud de la población, y las restricciones presupuestales para estos programas. Se espera que al menos un subconjunto importante de las prestaciones críticas para alcanzar impacto en relación a los objetivos trazados, pueda ser financiable por la sociedad.

La AP juega un rol central en este aspecto, ya que como puede verse en la Figura 5 construida a partir del célebre reporte de Green y colaboradores, es en los niveles primarios donde se atiende la mayor parte de la población, algo que se hace aún mayor si consideramos que es la AP quien mantiene contacto con la población en riesgo y asintomáticos.

Corresponsabilidad en el mantenimiento del estado de salud

Como ya se mencionó, la salud es un derecho, pero al mismo tiempo es responsabilidad de todas las personas preservarla en óptimo estado. Cada familia debe ayudar a sus miembros a adoptar prácticas y estilos de vida que mantengan su capacidad física y mental, evitando riesgos innecesarios que atenten contra su bienestar.

Entonces, el mantenimiento del estado de salud de las personas será siempre el resultado de la interacción entre la acción promotora de los servicios de salud y la responsabilidad asumida por el propio individuo y su familia. En este contexto, dado que hay un gran sector de familias con dificultades para acceder a los establecimientos de salud, sus prestadores no pueden tener sólo una actitud pasiva al esperar que la población acuda a solicitar sus servicios, debiendo además acercarse a estos, favoreciendo las atenciones de mantenimiento de la salud individual en una frecuencia o calidad que resulte sostenible para los usuarios. No obstante, se debe tener cuidado en no "sobreproteger" a la población, únicamente porque ella no ha tomado conciencia de sus responsabilidades en materia de auto-cuidado.

El abordaje inter-cultural

La importancia de poner este enfoque en práctica se encuentra ampliamente vigente en muchas regiones de Latinoamérica, particularmente en áreas donde aún en la actualidad subsisten bolsones considerables de población indígena, remanente de los grupos nativos que poblaron el continente antes de la colonización europea. Esta temática será ampliamente desarrollada en la sección 5.III, por lo que no nos extenderemos más sobre el punto en este capítulo.

Enfoque de Salud Familiar

Aunque el concepto de Salud Familiar varía mucho de realidad a realidad y de autor a autor, desde el punto de vista operacional se refiere al esfuerzo que despliega un equipo de salud para que todas las familias de una población a cargo, generalmente denominado sector, cumplan con un conjunto de estándares, que indican si hay una adecuada salud dentro de la familia.

Para este enfoque se asume que las familias están constituidas por los siguientes elementos:
- Miembros individuales
- Grupo familiar
- Vivienda/Entorno físico de la familia

Figura 5. Acceso a servicios recuperativos en personas con problemas de salud en la comunidad

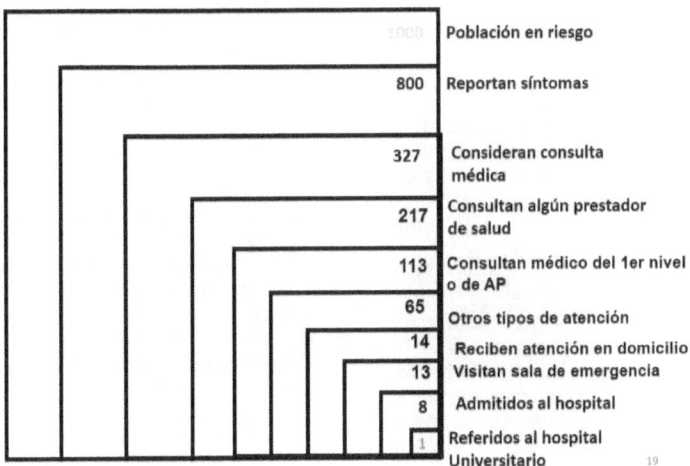

Desenvolviendo un poco mejor la idea de los constituyentes de una familia y su abordaje a través de la Plataforma Familiar, podemos decir que:
- Los Miembros Individuales de las familias, quienes, con sus antecedentes y desarrollo propios, tienen necesidades de salud que requieren ser abordadas para poder considerar que se aproximan a un estado de salud aceptable. Para facilitar esta cobertura, las personas, miembros individuales de las familias, se clasifican según su etapa del ciclo vital en Niños, Adolescentes, Adultos y Adultos Mayores.
- El grupo familiar, que expresa las relaciones sistémicas de la dinámica existente entre los miembros de la Familia a —Ver subsección 2.I.2—. Relaciones parentales biológicas o adoptivas (padre-hijo), conyugales (esposos, marido y mujer), fraternales (hermanos, primos), fraternales sociales (amigos, compadres, etc.) y paternales sociales (abuelos, tíos, etc. y adultos con sus padres adultos mayores). La dinámica que se desarrolla al interior de dicho grupo familiar determina los desempeños positivos o negativos de los miembros individuales y de la familia como un todo, generando un conjunto de necesidades de salud propio.
- La vivienda y entorno: Que pueden funcionar como elementos protectores de la salud familiar, o por el contrario pueden representarles riesgos para el mantenimiento y desarrollo de su salud.

El esfuerzo de los equipos de salud dentro del Enfoque de Salud Familiar se dirige a alcanzar los estándares esperados para estos tres constituyentes de las familias, actuando de modo regular, y adquiriendo carácter universal dentro de su ámbito —todas las familias dentro de una comunidad intervenida deben tener acceso a la atención básica—. Algunos resultados propuestos en intervenciones basadas en este enfoque son:
- Los miembros individuales de la familia, entendidos cada uno como seres bio-psico-sociales, han cubierto sus principales necesidades de salud.
- Los miembros individuales de la familia han adquirido hábitos y comportamientos saludables que favorecen su desarrollo y mantenimiento de la salud.
- El grupo familiar, ha adquirido pautas adecuadas para su comunicación, manejo de conflictos, pautas de crianza, relaciones adecuadas entre los miembros y con la sociedad, entre otros puntos, estableciendo una dinámica saludable.
- La vivienda y el entorno físico constituyen en un espacio libre de riesgos para la familia.

Aun cuando anclados a la familia como entidad, todos estos resultados están ligados a la salud de la persona, por lo que se proponen en esta subsección.

Respeto por las necesidades de salud individuales

Los sistemas de salud convencionales suelen definir primeramente lo que pueden ofrecer a sus pacientes y usuarios en sus servicios, basados ya sea en sus inclinaciones organizacionales o ya sea en definiciones de salud pública de alcance usualmente nacional —como cuando se concentran en las patologías de alta externalidad que pueden provocar epidemias, o en aquellas con peso gravitante en la mortalidad y morbilidad presente en un país—. En este tipo de contextos, le corresponde al usuario verificar si hay algún servicio público que puede tratar de la mejor manera sus afecciones y dolencias, adaptando sus propios requerimientos a la oferta disponible en su medio, y debiendo recurrir a un establecimiento privado si las opciones vigentes no le resultan de ayuda. Como se verá en las siguientes subsecciones, contrariamente al anterior enfoque, el gran salto implícito en los sistemas de salud centrados en el paciente y la persona —algo que, como hemos visto en la subsección 1.I.3, es cada vez más reclamado por los pacientes/usuarios— reside en que no es la persona quien se adapta al sistema, sino que son los establecimientos que se diversifican para efectivamente responder a las dolencias de los pacientes.

En este sentido, un servicio respeta las necesidades de salud individuales de su población cuando está en capacidad de responder, no sólo a las patologías convencionales producidas por agentes infecciosos o trastornos orgánicos reconocidos, sino también a la diversidad de problemas de salud que entrelazan su efecto al entorno emocional, causando manifestaciones corporales. Estos problemas no muestran una clara correspondencia con causas "orgánicas" detrás de sus motivos de consulta, tal y como fue explicado cuando nos explayamos sobre ellos en el Modelo Biopsicosocial, la Atención a la persona y la familia; y el Proceso Salud-Enfermedad —Ver subsecciones 2.I.1 a 2.I.3—. Entonces, para implementar este respeto por las necesidades de salud de los individuos y sus familias a cargo, estos servicios deberán pasar a poner en foco al usuario, reforzando sus capacidades para responder también, por ejemplo, a necesidades de salud ligadas a desórdenes de corte emocional o problemas relacionados al estrés, o a las expresiones de conflictos familiares a nivel individual, o a los síntomas producto del proceso de envejecimiento o a las consecuencias de las ENTs, muchas de las cuales imponen cambios de estilos de vida que pueden ser más fácilmente modificados en el seno del hogar, como parte del conjunto de actividades orientadas a la atención a la familia —Ver subsección 2.I.2.

Muchas de estas dolencias no son evidentes a partir de los motivos de visita al establecimiento, sino que se esconden como "agendas ocultas" de los pacientes, a ser descubiertas por los prestadores. En estos pacientes, no funciona bien la rutina habitual de "recojo de información -análisis-diagnostico-tratamiento", siendo frecuente que los test de laboratorio no suelan ser conclusivos, los diagnósticos no encajen, y los medicamentos prescritos— muchas veces comprados a precios prohibitivos— no sean efectivos.

A nuestro juicio, la que ocasiona la baja calificación que los servicios de AP tienen en no pocos contextos es la falta de reconocimiento de que las personas no siempre vienen a los establecimientos de salud para recibir un diagnóstico y una medicación, sino para que les resuelvan necesidades de salud individuales, con frecuencia poco definidas. Estas necesidades de salud insuficientemente manejadas por el personal que trabaja en AP, conduce a las historias poco placenteras de los llamados pacientes y usuarios "difíciles", que al acudir por una queja que podríamos rotular como "no orgánica", se les aplicó el proceso clínico convencional sin obtener adecuados resultados. Este tipo de situaciones despiertan sentimientos contradictorios, no solo en la población que acude a los servicios de AP, sino también en los propios prestadores de salud.

En conclusión, respetar las necesidades de salud individuales significa ofrecer servicios que sean capaces, tanto de resolver los problemas prevalentes de la población referidos a enfermedades y daños convencionales, como también brindar actividades orientadas a responder a las necesidades de salud menos comunes, ligadas a problemas no orgánicos. Ello es una pieza fundamentar para lograr servicios que tengan real impacto sobre la salud de las personas y favorecer su adecuado desarrollo y plena calidad de vida.

I.5 Modelos de Atención centrada en el paciente y la persona

Desde los albores de la medicina moderna, y aún más luego de los descubrimientos de Koch y Pasteur sobre el origen de los agentes infecciosos, la atención médica se vinculó con la acción de identificar a los causantes de la enfermedad dentro del cuerpo, de luchar contra ella, de recuperarse de su efecto, etc. En este sentido, la actividad clínica tomaba mucho más en cuenta a la enfermedad como un ente externo a la persona, que a la persona en sí y su estado saludable.

Ya a mediados de los años cincuenta, Balint, uno de los pensadores centrales para el desarrollo de la especialidad en AP y MF/F, había propuesto en uno de sus escritos la necesidad del desarrollo de una "medicina centrada en el paciente" para contrastar con el desarrollo de la "medicina centrada en la enfermedad". Sin embargo, la idea no cobró consistencia sino hasta inicios de los años 90. Por entonces, el concepto fue reintroducido mediante una publicación de la *Harvard Medical School* a través del *Picker Institute* en la cual se definían los Ocho principios del Cuidado Médico Centrado en el Paciente, los cuales pueden verse en el Cuadro 5. Posteriormente, otros autores propusieron avanzar hacia la concepción de una Atención Centrada en la Persona, la cual trascendiese la dimensión exclusiva del paciente, dando cabida a otros roles igualmente afines dentro de la mirada global de la persona, tales como el de cuidador, el de residente de un hogar para ancianos, y otros más.

Dado lo fundamental de su relevancia y lo novedoso de su planteamiento, durante estas últimas décadas tanto los conceptos de Atención Centrada en la Persona como su equivalente para el Paciente han concitado un importante movimiento académico y social cuyos marcos de referencia y abordajes metodológicos son tan semejantes entre sí, como diferentes del enfoque anterior centrado en la enfermedad. En esta publicación, como un modo de simplificar la exposición de dichos conceptos empleamos como término estándar la "Atención Centrada en las Personas", englobando desarrollos conceptuales y metodológicos para las dos contrapartes: Centrada en el Paciente y Centrada en la persona, así como publicaciones y experiencias ligadas también al modelo de la OMS que se verá en la siguiente subsección.

Enfocamos esta descripción revisando los "Ocho principios del cuidado centrado en el paciente de Pickering", previamente mencionados:

1. **Respeto por los valores de las personas, preferencias y necesidades expresadas:** Los prestadores de salud no deben olvidar que están tratando con una persona que tiene un problema de salud, y no con un "síndrome andante". Su paciente es alguien que además de estar enfermo, es/ha sido/será padre de alguien, hijo de alguien, hermano/a de alguien, familiar de alguien. Los pacientes/usuarios requieren ser informados regularmente sobre su diagnóstico potencial o definitivo y el tratamiento propuesto para que, basados en dicha información, ellos puedan participar en la toma de decisiones sobre su salud, siendo siempre tratados con dignidad, sensibilidad y tomando en cuenta sus valores y principios.

2. **Coordinación e Integración del cuidado:** Con frecuencia las personas se sienten confundidas en la maraña de procesos necesarios para recibir los cuidados requeridos, perdiéndose en un laberinto de salas de espera, corredores, habitaciones, formatos, canales físicos y virtuales, etc. Tanto los cuidados clínicos, como los medios para el soporte y comunicación con los pacientes/usuarios deben ser convenientemente coordinados, ofreciendo un servicio más efectivo, menos confuso, con menores duplicaciones y pérdidas de tiempo, y reduciendo los sentimientos de impotencia que suelen presentarse en ellos.

3. **Información y educación:** Ya sea por desconocimiento, o por indiferencia de sus prestadores de salud, los pacientes/usuarios usualmente no son adecuadamente informados sobre el mal que portan, por lo que en algunos casos ellos creen que se les oculta deliberadamente datos sobre su enfermedad debido a su condición o pronóstico. Es necesario proveerles información que, al transparentar la evolución y pronóstico de su proceso clínico, y dejar claro el modo como el pro-

Cuadro 5. Principios del Cuidado Médico Centrado en el Paciente de Pickering

Principios del Cuidado Médico Centrado en el Paciente
1. Respeto por los valores de las personas, preferencias y necesidades expresadas
2. Coordinación e Integración del cuidado
3. Información y educación
4. Confort físico
5. Soporte emocional y alivio del miedo y la ansiedad
6. Incluir a la familia y amigos en el cuidado de la salud
7. Continuidad y transición
8. Acceso adecuado a servicios

ceso impactará en su estilo de vida general y su autonomía, les será útil para reducir sus ansiedades. Complementariamente se debe facilitar a las personas implicadas, pacientes y familias, toda la información requerida para desplegar su auto-cuidado y conservar la autonomía.

4. Confort físico: Aunque este principio se refiere particularmente a pacientes discapacitados, postrados, post-hospitalizados o que se encuentran agudamente enfermos, en realidad se debe aplicar a todos los usuarios con movilidad limitada. Ello incluye el derecho a tener un ambiente agradable, tener asistencia para satisfacer sus necesidades diarias —Especialmente para pacientes institucionalizados—, conseguir respuesta rápida al dolor, al sufrimiento psicológico y a las sensaciones desagradables.

5. Soporte emocional y alivio del miedo y la ansiedad: Este soporte es promovido mediante el impulso para clarificar y en la medida de lo posible normalizar las repercusiones que la enfermedad del paciente/usuario ejerce sobre su estado físico y familia, su estilo de vida y sus actividades cotidianas. Además, se expresa en brindar información anticipada que ofrezca una estimación del impacto financiero de la recuperación de dicho episodio sobre la economía familiar, y si es posible ofrecerles medios para que este sea aminorado.

6. Incluir a la familia y amigos en el cuidado de la salud. Siempre con la aprobación del paciente índice, deberá implicarse a sus familiares en el cuidado de su salud, lo que significa hacerlos participes en la toma de decisiones, darles herramientas para hacerse cargo de la salud de sus seres queridos, así como reconocer y responder a sus necesidades de salud.

7. Continuidad y transición: Debe recordarse que la atención de post-hospitalización es parte de las responsabilidades de la AP por lo que, siempre en coordinación con el nosocomio de referencia, se deberá proveer cuidados a los pacientes dados de alta de un hospital, garantizando así su bienestar en los días sucesivos, hasta su completo restablecimiento.

8. Acceso adecuado a servicios: Disponibilidad de transporte, de citas, de adecuada atención por especialistas que reciben las referencias. Este esfuerzo debe incluir información precisa sobre cómo acceder a los mencionados inter-consultantes.

Estas definiciones van al encuentro de otros autores abocados a estudiar la temática quienes, aun sin mostrar un completo consenso acerca del significado de la Atención Centrada en la Persona, proponen algunos contenidos precisos para identificar los sistemas basados en estos modelos, que pueden resumir en los siguientes puntos:

• Sus servicios se esfuerzan por asegurar la cobertura de las necesidades de salud de las personas a su cargo.
• Sus prestadores de salud utilizan el conocimiento y la experiencia vivida por el paciente para guiar la interacción. Ellos buscan ingresar al mundo del paciente y ver su problemática a través de su mirada particular.
• Los pacientes sienten que sus valores, apreciaciones y preferencias son respetados, y que ellos mismos son tratados de manera integral y no solo enfocándose en uno de sus órganos o componentes, percibiendo una adecuada comunicación y solidaridad, y el énfasis que se pone tanto en la recuperación como en la prevención y promoción de la salud.

Para lograr los propósitos antes mencionados es necesario:

• Una estrecha comunicación entre prestadores de salud y quienes están a su cargo, respaldando su búsqueda del bienestar y autonomía, tanto en el marco de la salud como de la enfermedad, valorizando la autenticidad, la compasión y el autoconocimiento, e incrementando la conexión entre los pacientes/usuarios y los prestadores de salud.
• Una relación prestador de salud-paciente donde se comparte la responsabilidad —sin detrimento del rol del profesional de salud basado en sus conocimientos— y en el cual las decisiones son compartidas, considerando al paciente como un experto en su propio cuerpo.
• Una alianza terapéutica prestador de salud-paciente-familia que favorezca la recuperación del paciente al reforzar la relación y la colaboración entre los implicados, con la finalidad de garantizar un vínculo positivo.
• Un Cuidado Continuo Holístico y Humanista (C2H2) como el descrito en la subsección 2.II.2, ofrecido a la persona como un todo, abarcando sus diferentes necesidades de salud, en el contexto de su familia y comunidad.
• Una atención que integra los aspectos biológicos del proceso salud-enfermedad con los aspectos emocionales, familiares y sociales de las personas, bajo las pautas del modelo biopsicosocial.
• Una aproximación a las personas desde una perspectiva biográfica e integral, con empatía, autenticidad y consideración

incondicional, y estableciendo acuerdos entre ambas partes.

• Una adecuada transmisión de mensajes con vistas a comprender el proceso salud-enfermedad que los pacientes se encuentran viviendo, y a generar un efectivo conocimiento de las medidas preventivas y de reforzamiento del auto-cuidado.

Estos puntos son las piedras angulares de la nueva perspectiva esperada para las interacciones prestacionales en AP que estén efectivamente centradas en las personas. Ellos serán desplegados a lo largo de este libro.

2.II Desarrollos Innovadores en Atención a la Persona

2.II.1 El enfoque para la Atención Centrada en las Personas de la OMS

En la subsección precedente se presentaron algunos conceptos ligados a la Atención Centrada en el Paciente y Atención Centrada en la Persona, cuyo resurgimiento durante las últimas décadas del siglo pasado, representó un salto conceptual para los sistemas de salud, en relación al tipo de abordaje prevalente hasta entonces. No obstante, y sin desmerecer todo lo aportado por dichos modelos, es importante apuntar algunas de sus limitaciones que podrían haberles restado impulso. Por ejemplo, al haber centrado el dilema prestacional entre enfocar al usuario en una sala de consulta o en un nosocomio versus ubicarlo en ámbitos más amplios —contrastando el rol de paciente versus el rol de persona—, se soslayó el real dilema que se centraba entre concentrarse en la diada "prestador de salud-paciente" o incluir otros actores y contextos adicionales. Así, mientras que los modelos planteados en la subsección anterior conducían a concentrarse casi exclusivamente en los usuarios ya establecidos del sistema, sin profundizar en las acciones necesarias para la inclusión de aquellos usuarios con menor acceso, una mirada más amplia podría haber ayudado a los sistemas a expandir sus funciones con calidad para con toda la población.

Como respuesta a dichos vacíos, la OMS, a través de sus regiones del Pacífico Occidental y del Sudeste asiático formuló la Iniciativa denominada "La gente en el centro de la atención" (*People at the Center of Care*), en cuyo marco se produjo un documento que traduce en detalle su enfoque de Atención Centrada en las Personas (*People Centered Health Care. A Policy Framework*). Este nuevo enfoque lanzado en Noviembre del 2007 durante una conferencia en Tokio, en esencia incorporaba los dos modelos anteriores, la Atención Centrada en el Paciente y la Atención Centrada en la Persona, aunque aportaba mayor profundidad en la discusión, al proponer además nuevas dimensiones en su abordaje, incluyendo nuevos actores y escenarios, inicialmente no considerados. Por ejemplo la recomendación de los modelos anteriores sobre una comunicación fluida entre el usuario y su prestador de salud y la participación del paciente en las decisiones ligadas a su diagnóstico y manejo de sus problemas de salud, en el nuevo enfoque es expandido para abarcar en esta interacción al sistema de salud entero, de modo que las personas puedan hacer valer su potestad de opinar sobre la planificación e implementación de los servicios sanitarios en pleno —el enfoque de deberes y derechos es inherente a esta formulación—, influyendo positivamente en su adecuación a lo que los pacientes consideran sus reales necesidades de salud.

Una innovación interesante emergida en dicho documento y que difiere de versiones anteriores de modelos de regulación propuestas por la OMS —usualmente enfocadas en acciones de salud pública y configuraciones macro de los sistemas de salud—, es el esfuerzo por modelar procesos fundamentalmente prestacionales, enfocados en los modos y estilos empleados por los prestadores de salud en su relacionamiento directo con las personas, para desarrollar su actividad de asistencia. Este enfoque propuesto por la OMS propone una mirada más amplia que la originalmente asumida por los modelos de Atención Centrada en el Paciente y Persona, —al menos desde el punto de vista declarativo—, sumándole otros elementos como los abordajes con base en la comunidad, el enfoque de los determinantes sociales, el empoderamiento de las poblaciones vulnerables, el enfoque de equidad de géneros, el enfoque de promoción de la salud, el enfoque del derecho a la salud entre otros marcos conceptuales.

Es igualmente necesario remarcar, aunque seguramente debe haber quedado suficientemente claro luego de haber revisado la subsección 1.I.4, que el denominado Marco referencial para los Servicios integrados y Centrados en las personas —Traducción libre de "*Framework on integrated, people-centred health services*"— ahí presentado, es un marco general que en principio engloba el enfoque aquí revisado —aunque no lo hace suficientemente explícito en sus contenidos—, y se concentra más en la movilización gubernamental para alcanzar sistemas de salud con atributos tales como la Equidad en el acceso, Calidad, Respuesta adecuada a las necesidades, Participación, Eficiencia, Resiliencia, entre otros. Para dicho marco, que constituye un real referente para las reformas sanitarias Latinoamericanas descritas en la subsección 1.IV.1, los contenidos aquí mostrados representan apenas una parte reducida del conjunto global de elementos propuestos.

La visión planteada por el enfoque de la Atención Centrada en las Personas tiene algunas características distintivas tales como:
• Ofrece a los usuarios —individuos, familias y comunidades— la posibilidad de ser servidos por el sistema de salud y al mismo tiempo participar en este.
• Habilita a los servicios sectoriales para responder a las necesidades de salud de su población de una manera holística y con adecuada calidad —juzgada por su adecuación desde el punto de vista de los usuarios, más que desde los prestadores— y respetando sus derechos humanos.
• Establece una alianza entre los individuos, familias y comunidades, y los agentes de salud de su zona, impulsando mejoras en la calidad de los servicios ofrecidos y recibidos.
• Promueve que los trabajadores de los servicios de salud busquen impactar en los diversos determinantes de la salud de una persona.
• Favorece un cuidado amplio, respetando la base psicosocial de las necesidades de salud, y no solo enfocándose en resolver la queja traída a la consulta por el usuario
• Finalmente se enfoca en organizaciones de la sociedad civil, tales como las propias representaciones de los trabajadores, que deben ser considerados actores clave en el mejoramiento de los servicios de salud.

Para lograr esta visión la propuesta incorpora 4 dominios de acción que son 1) individuos, familias y comunidades, 2) Trabajadores de salud, 3) Organizaciones para la atención de la salud y 4) Sistemas de salud. El cuadro 6 lista algunas actividades específicas consideradas en dicho documento para dominios específicos. Los ítems siguientes muestran los objetivos propuestos para cada dominio:

Dominio 1 - individuos, familias y comunidades: Favorece que nuestras poblaciones comprendan que su salud está a cargo de un equipo de trabajo, del cual el propio usuario/paciente es parte. Promueve que ellos posean una adecuada información y educación en salud, contando con acceso garantizado a los servicios requeridos, y estando estrechamente involucrados en las decisiones que los conciernen en materia de salud.

Cuadro 6. Acciones y herramientas metodológicas seleccionadas, propuestas como parte del enfoque de Atención Centrada en las Personas de la OMS

Dominio 1 - individuos, familias y comunidades:
Promover Grupos de pacientes o personas afectadas por un problema en particular
Promover Encuentros públicos para obtener feedback de los usuarios
Favorecer la discusión de los principales problemas de salud
Emplear Surveys y focus groups tomados en cuenta al momento de la planificación.
Emplear adecuadas técnicas de comunicación y aceptar las críticas de los usuarios.
Reforzar el empleo de metodologías de participación comunitaria

Dominio 2 - Trabajadores de salud
Promover la expansión de especialistas en AP y MF/F.
Reforzar las competencias del personal sanitario
Reforzar el empleo de adecuadas técnicas para la atención de salud

Dominio 3 - Organizaciones para la atención de la salud
Del pensamiento tipo maquina al foco en la complejidad de la dinámica humana.
De la orientación a solucionar problemas puramente técnicos al cambio adaptativo.
De la gestión administrativa a las alianzas basadas en partners.
De la competencia individual a la capacidad organizacional
De ser facilidades clínicas a ser ambientes para la curación.

Dominio 4 - Sistemas de salud: Alcanzar sistemas capaces de:
Sostener a la AP como la base fundamental de su organización.
Realizar arreglos financieros que garanticen la cobertura universal de la salud.
Invertir en la expansión de equipos docentes para formar especialistas .
Desarrollar estándares, protocolos, guías clínicas y otros elementos directivos afines.
Actuar con transparencia y rendición de cuentas (accountability).

Dominio 2 - Trabajadores de salud: Fomenta que estos provean un cuidado de salud holístico, basado en el reconocimiento de las necesidades de sus usuarios/pacientes, con respeto, empatía y otras habilidades requeridas para una óptima calidad técnica y valor ético. Dicho cuidado debe basarse en las necesidades de salud de la persona y tratar de responder lo mejor posible a ellas, considerando siempre su derecho a la salud y una aproximación coherente con el nivel individual, familiar, comunitario y social en general.

Dominio 3 - Servicios de salud: Impulsa que estas estructuras cuenten con un entorno físico que respete la privacidad y dignidad de las personas, y un adecuado soporte a su staff para ofrecer un abordaje psicosocial, con continuidad, calidad y un trato personalizado, adecuadamente aceptables para la población. Ellos deben aproximarse siempre a las personas que acuden a ellos con dignidad, compasión, empatía y respeto, alentando las actividades de autocuidado de las personas, que las orienten a proteger su propia salud.

Dominio 4 - Sistemas de salud: Teniendo a la AP como base, promueve que el sistema en su conjunto cuente con adecuado financiamiento para introducir y sostener los cambios necesarios para que sus organizaciones y personal puedan responder efectivamente a las necesidades de salud de la población, empoderando a la comunidad, y asegurando su participación en la toma de decisión y planteamiento de políticas para mejorar la atención.

Sin embargo, como la experiencia ha demostrado repetidas veces, un marco conceptual son solo buenos deseos difíciles de concretizar si ellos no son adecuadamente instrumentalizados. Para que los prestadores de salud efectivamente interioricen el nuevo enfoque y pasen a aplicarlo, se requiere que conjuntamente con las definiciones de políticas propuestas, se ofrezca un repertorio de protocolos, descripciones operacionales, herramientas de trabajo, instrumentos de monitoreo, etc., los cuales servirán de base para ejecutar procesos y procedimientos concretos. Este punto no fue obviado por los propulsores de la Atención Centrada en las Personas quienes ofrecieron material técnico complementando su documento de política (*People Centered Health Care. Tecnical Papers*), el cual describía con mayor detalle las acciones concretas sobre los sujetos de trabajo, propuestos para poner en práctica el mencionado enfoque, así como algunas herramientas metodológicas desarrolladas con dicho propósito —Ver cuadro 6.

Al revisar dicho cuadro y el documento que lo inspira, apreciamos la semejanza entre el espíritu de esta propuesta de la Atención Centrada en las Personas y las piedras angulares de la especialidad en AP y MF/F largamente enumerado en múltiples textos de la especialidad, artículos, disertaciones y otro material que respalda nuestra disciplina, en los cuales se ofrecen contenidos ahora coincidentes con aquellos impulsados por la OMS. En cierto sentido la especialidad en AP y MF/F tiene mucho que aportar a la concreción de este enfoque, pues durante décadas ha acumulado diversas herramientas metodológicas, elementos conceptuales y modelos organizacionales, validados a través de la práctica de millares de equipos de salud en el mundo. Estos elementos prácticos pueden sin duda ser utilizados como pívots para apuntalar este novedoso enfoque de los organismos internacionales, empleando elementos consolidados desde los orígenes de la especialidad en AP y MF/F, al servicio de las aspiraciones mundiales para los sistemas de salud.

2.II.2 Cuidado Continuo, Holístico y Humanista (C2H2): Un tipo de prestación óptima para la AP

Como se describió en la subsección 1.II.1, el largo camino recorrido por la AP hasta llegar a la palpitante vigencia que tiene en la actualidad inició en septiembre de 1978 en la Conferencia Internacional sobre Atención Primaria de Salud (APS) realizada en la ciudad de Alma-Ata, Kazajstán. Dicha declaración, promovida y auspiciada principalmente por la OMS y UNICEF ha representado un fabuloso marco referencial, el cual incluso 40 años después de su lanzamiento, no ha perdido completa vigencia, como lo atestigua la reciente Conferencia global sobre APS en Astana, Kazajstán, a fines de octubre del 2018, en la cual alrededor de 1200 delegados de más de 120 países, se comprometieron a seguir fortaleciendo la Atención Primaria alrededor del mundo.

Las conclusiones de la declaración original de 1978 se resumen en el famoso párrafo que inicia con "La APS es la asistencia sanitaria esencial..." ya listado en la mencionada subsección 1.II.1. A esta definición central le siguen dos párrafos que son menos conocidos, pero consideramos centrales para entender lo que representa la APS en su total contexto.

> "La APS forma parte integrante tanto del sistema nacional de salud, del que constituye la función central y el núcleo principal, como del desarrollo social y económico global de la comunidad. Representa el primer nivel de contacto de los individuos, la familia y la comunidad con el sistema nacional de salud, llevando lo más cerca posible la atención de salud al lugar donde residen y trabajan las personas, y constituye el primer elemento de un proceso permanente de asistencia sanitaria".

> "La APS incluye al menos educación para los problemas de salud y los métodos de prevenirlos y controlarlos, la promoción de apoyo alimentario y adecuada nutrición, un adecuado suministro de agua y saneamiento básico, atención materno-infantil que incluya planificación familiar, inmunización contra las enfermedades infecciosas, prevención y control de enfermedades locales endémicas, tratamiento apropiado para las enfermedades y daños más comunes y la provisión de medicamentos esenciales".

Puede verse en ellos que la definición de la APS hace alusión a elementos mucho mayores que la sola interacción prestacional circunscrita al contacto directo entre los equipos de salud y los pacientes o usuarios, priorizada en este libro, y de mayor desarrollo en el Vol. 2. No obstante, aunque la definición anterior expresaba un tipo de respuesta sanitaria nacional/regional ideal para un sistema de salud, no dejó claro el tipo de prestación que podría lograr esos alturados objetivos. Tal vez por ello, al no haber existido una declaración formal de cómo debían "operar" los procesos tendientes a implementar la APS, ellos pasaron a equivaler a "un conjunto de medidas simples, masivas y baratas", suficientes para paliar las dolencias con mayor mortalidad del mundo en desarrollo, y de paso asegurar que no amenazasen al mundo desarrollado. Como fruto de estas distorsiones surgieron los programas verticales —Ver subsecciones 1.I.IV y 1.IV.1—, los que por varias décadas tuvieron amplia vigencia en los países menos adelantados, hasta ser desplazados por los nuevos modelos prestacionales impulsados por las reformas sanitarias que revigorizan la AP —Ver sección 1.IV—. Coincidente con estas reformas surgió, particularmente en Sudamérica, el concepto de Atención Integral de Salud (AIS), privilegiado por los documentos marco de reformas sanitarias en la región —Ver subsección 1.IV.2 y Recuadro 1.D—.

Los modelos prestacionales basados en la AIS fueron, a nuestro entender, tan revolucionarios que se adelantaron al tiempo de su lanzamiento, y aun cuando cumplieron su rol de mover la agenda de los Sistemas de Salud en dirección a los nuevos paradigmas, al llevarse a la práctica se desarrollaron de modo diferente a lo originalmente planeado, no obteniéndose los resultados positivos esperados. En la subsección 1.IV.2 pudieron revisarse en detalle, algunas limitaciones tanto durante la gestión de la implementación, como en la propuesta misma de la AIS, las cuales deben ser mejoradas, para que las reformas sanitarias que revigorizan la AP puedan incrementar sus oportunidades de éxito. Ello no quiere decir que se invalide el concepto de la AIS o los modelos basados en esta, pero se resalta que, para ganar terreno en los procesos de implementación, es preciso salvar oportunamente dichas brechas.

No obstante, otra posibilidad es ir más allá del concepto de AIS, y replantear algunos de sus procesos clave con vistas a alcanzar una nueva definición del tipo de acción prestacional a implementar en las mencionadas reformas sanitarias, el cual conserve lo más valioso de la AIS y al mismo tiempo la trascienda. Así, basados en el aprendizaje provisto por la mencionada AIS y sus experiencias previas de implementación, buscamos contribuir a la evolución del esfuerzo mencionado, virando hacia una definición alternativa, y más amplia que denominamos el Cuidado Continuo, Holístico y Humanista (C2H2) la cual, esperamos, permitiera, efectivamente, cubrir los requerimientos básicos de todos los enfoques para la Atención a la Persona, planteados en las secciones precedentes. Sabemos que lograr los cambios de énfasis propuestos para el C2H2 no es una tarea sencilla, pero nos parece uno de los medios más efectivos para ayudar a cristalizar los ideales de dichas reformas sanitarias Latinoamericanas.

Iniciemos esta exposición definiendo al C2H2 como:

> Las acciones y prestaciones dirigidas a ofrecer —preferentemente por equipos especializados en AP— cuidados de salud a la población, tanto en un nivel individual como familiar, en el contexto de sus comunidades. Este es realizado, dentro de un marco estructurado de procesos, tendientes a garantizar la continuidad de los cuidados, y que estos se ajusten a un abordaje holístico de todas las necesidades de salud del paciente o usuario, siendo ofrecidos con un estilo ético y huma-

nista, que respete el derecho a la salud de la persona, pero al mismo tiempo resalte su deber de colaborar con el mantenimiento de su salud individual y familiar.

A continuación se ofrece un detalle somero de algunos aspectos del C2H2, considerados cruciales para lograr sus ambiciosos objetivos.

Ofrecer Cuidados, más que Atención

Aunque en un inicio los términos "cuidado" y "atención" podrían parecer sinónimos, tienen diferencias sutiles que requieren ser enfatizadas. De hecho, según algunos autores la mejor traducción del término inglés *Primary Health Care* no debió ser "Atención Primaria de salud" sino "Cuidado Primario de salud". La diferenciación surge porque en términos más estrictos, la acepción de "atención" suele ser más amplia que la de "cuidado". Así, mientras una "atención" puede dispensarse, tanto en la ventanilla de un banco, como por un profesional liberal —p.ej. un abogado o contador— o en una dependencia pública, los "cuidados" tienen mayor connotación de servicio, y son mayoritariamente ofrecidos por personal de salud, en centros asistenciales, hospicios, asilos y locales similares. Además la "atención", puede ser más impersonal, pudiendo simplemente equivaler a entregar información, recibir demandas o ingresar documentos. El "cuidado", en contraposición, implica un contacto de mayor profundidad, donde quien lo recibe se torna en alguna medida dependiente de quien ejerce el rol de cuidador.

En nuestra opinión, el término Atención, en el título "Atención Primaria de salud" como traducción de *Primary Health Care* estuvo bien aplicado, pues la APS, como se mencionó al inicio de esta subsección, incluye una diversidad de acciones, no todas necesariamente referidas a la acción prestacional directa a usuarios, en tanto que para la definición del C2H2 se adecua mejor el término "cuidado", que nos recuerda que estamos hablando de un tipo de trabajo prestacional en el cual tenemos delante a personas en las cuales debemos centrar nuestro abordaje —Ver subsección 2.1.5—. Ellas demandan más que solo una prescripción escrupulosamente científica rodeada de un trato impersonal y distante, requiriendo que realmente cuidemos de ellos, y que al mismo tiempo los ayudemos a cuidarse unos a otros en sus familias. En ese sentido, forma parte de dicho término el Autocuidado, ofrecido por las personas a sí mismos, así como el cuidado ofrecido por Pares Voluntarios, Agentes comunitarios, u otros similares ofrecidos a conocidos y amigos, y cuyo rubro incorpora también a los cuidados por la familia.

Aunque aceptamos que una palabra realmente no determina la acción, al emplear el término "cuidado" en vez de "atención" en el rotulo del C2H2, invoca a un nuevo tipo de prestación que enfatiza la respuesta ante el sufrimiento de un paciente individual, antes que la organización de un sistema para mejorar su productividad y eficiencia.

Dar valor fundamental a la continuidad del Contacto

En la actualidad, la mayoría de servicios de salud convencionales priorizan la consulta puntual enfocada en responder a las demandas inmediatas —quejas o síntomas— y las contingencias médicas, con una visión de corto plazo, y con limitado esfuerzo por comprender las necesidades principales, y en algunos casos crónicas, de los pacientes o usuarios. Ello no es necesariamente malo en sí mismo, especialmente si las demandas de atención son simples y los servicios son resolutivos en dicho cometido, aunque casi irremediablemente conducirá a una mayor frecuentación que lo requerido, y tener más referencias de lo deseable. Sin embargo, muchas necesidades de salud, tienen una temporalidad (*timing* en inglés) particular, la cual obliga a trabajar con ella durante repetidos contactos, pues no pueden ser agotadas en una sola consulta con el prestador. El ejemplo más común en este sentido son las ENT, conocidas por requerir visitas regulares para controlar adecuadamente sus repercusiones sobre el funcionamiento vital y prevención de potenciales complicaciones. Igualmente entran en este rubro los desórdenes de base emocional, donde los reales requerimientos de los pacientes o usuarios subyacen durante la consulta, manteniéndose como agendas ocultas que se esconden en la base del iceberg de sus problemas —Ver subsección 2.II.1 y 2.II.2—. Para enfrentar estas necesidades de salud se requerirán evaluaciones y abordajes en profundidad que rara vez pueden ser implementadas en el primer encuentro clínico. Este tipo de molestias pueden ser mejor abordadas en el marco de visitas repetidas al establecimiento de salud, siendo vistos de manera continua por un mismo equipo de prestadores, compensando así con la atención longitudinal, las limitaciones en cuanto a tecnología.

En este sentido, la respuesta esporádica a los problemas de salud, presente en la mayoría de establecimientos en países de Latinoamérica sin modelos prestacionales adecuados, es uno de los mayores dramas a los que nos enfrentamos en la AP. Dicho estilo de trabajo determina que la oferta de atención sea fragmentada, despersonalizada y poco eficiente para los usuarios —particularmente para aquellos con necesidades más complejas—, al tiempo que reduce las posibilidades de aprender sobre nuestros pacientes, al impedir a sus prestadores el conocer su evolución luego de sus tratamientos. Todo ello sin duda afecta el logro de una resolutividad aceptable, reduciendo el valor añadido de nuestras acciones.

Finalmente, un enfoque como el planteado para el C2H2, por su naturaleza global y mirada holística, solo puede alcanzar resultados positivos si opera en el marco de un compromiso de largo plazo entre usuarios y prestadores de salud, enfatizándose la continuidad de los servicios y prestadores de salud en AP. En este tipo de relación duradera, destaca como requerimiento fundamental para obtener un buen resultado, el que dicho compromiso sea asumido y respetado por los pacientes o usuarios independientemente de la valoración alcanzada en sus prestaciones iniciales, lo que es esencial pues usualmente la salud se restablece en las personas enfermas, de manera gradual y no abrupta. Establecer este tipo de compromiso es un desafío de grandes proporciones, particularmente en nuestra región donde es tan común el denominado doctor shopping, con su connotación semejante a la de comprar servicios médicos como cualquier otra mercadería que se juzga en base al empaque. En estas circunstancias es común abandonar un tratamiento poco después de iniciado, luego de una valoración rápida de los primeros efectos, y pasar al siguiente prestador de salud disponible. Es necesario reemplazar esta costumbre negativa común en los usuarios Latinoamericanos, por la valoración de un real compromiso de largo plazo, que concrete la adherencia a las prestaciones previamente programados.

Avanzar de la AIS hacia un Cuidado Holístico

Como se describió inicialmente en la subsección 1.IV.2, y se reforzó en los párrafos iniciales de esta subsección, la AIS dio un primer gran salto cuando dejó de concentrarse —sin dejar de darles la relevancia necesaria para mantenerlas bajo control— exclusivamente en las enfermedades que durante el periodo previo tuvieron programas verticales propios, para proponer abordar un conjunto de problemas de salud más amplio y diverso, tales como las ENT, las molestias ligadas al envejecimiento, las consecuencias de los conflictos familiares, etc. El siguiente gran salto fue pasar de responder a ciertas patologías de modo unidimensional, hacia desarrollar un trabajo con tres cuadrantes, el primero de los cuales alinea a las prestaciones recuperativas, preventivas y de promoción de la salud, mientras que el segundo considera a los diferentes focos de trabajo, persona, familia y comunidad, y el último responde a las diferentes etapas del ciclo vital, y sus problemas de salud particulares. Aunque el trabajo en estos tres cuadrantes propuesto por la AIS representó las aspiraciones de toda una generación, es necesario resaltar ciertas perspectivas de reconocida relevancia dejadas fuera de la AIS original, y que enriquecen el C2H2, llevándolo un paso más adelante.

La primera de estas ampliaciones necesarias será el incorporar nuevos escenarios y contextos sociales diferentes a los originalmente considerados por la AIS, cuya propuesta se concentraba en los establecimientos de salud, en la comunidad organizada y parcialmente en las visitas domiciliarias. Como lo ilustran los detalles de nuestra experiencia mostrada en la sección 3.III y 3.IV, existen posibilidades adicionales para trabajar las prestaciones de salud con las personas y familias, ya sea en el hogar, en el local de trabajo, en las escuelas, o incluso en espacios renovados en la comunidad, todos los cuales son incluidos en el C2H2. La segunda ampliación extiende los focos de trabajo físico y mental hacia el componente espiritual, dentro de los múltiples soportes para incrementar la salud de la población. Ello no significa hacer proselitismo para una religión en particular, o emplear los servicios de salud para generar nuevos feligreses para un culto específico, sino simplemente implica movilizar la religión de cada uno para ayudarlo en materia de salud. Esto debe tener particular valor en la región Latinoamericana, donde existen fuertes lazos entre las familias y sus respectivas organizaciones religiosas, y donde se respira la espiritualidad en muchos medios. Idealmente, este sentido debería reforzarse con prácticas psicofísicas de reconocido valor para mejorar problemas de base emocional y algunas complicaciones de las ENTs, pero religiosamente neutrales, tales como la meditación *mindfullness* (en inglés) o el yoga, que permiten una movilización espiritual personal de demostrados efectos sobre la salud, sin atentar contra la fe religiosa que cada quien profesa.

Naturalmente, nuestro gran hándicap para poder responder a aproximaciones menos comunes como las mencionadas, siempre ha sido la poca familiaridad de los equipos de salud con estos temas poco trabajados en el periodo previo, y que persisten en su relativa inmadurez incluso casi dos décadas después de iniciadas las reformas sanitarias que revigorizan la AP. En este sentido, es particularmente valida la recomendación de combinar el entrenamiento inicial con iniciativas como la telemedicina o tele-salud, capaces de reforzar intervenciones como la planteada, transmitiendo las competencias necesarias y complementándolas con seguimiento a distancia. Esta tecnología tiene la virtud de poner a profesores u otro staff con experiencia, en contacto con equipos motivados trabajando en zonas distantes —Ver Recuadro 2.A—. Aunque sus experiencias más conocidas ofrecen soporte en el diagnóstico y tratamiento de patologías de alta complejidad en unidades de AP distantes y aisladas —en cierto modo llevando la actividad especializada al interior de la AP— su rol podría perfectamente adaptarse a cualquier otra materia de relevancia para construirse la viabilidad de la cobertura en AP de problemas comunes, y reales necesidades sentidas para la población, como los antes mencionados, pero que continúan siendo sujetos distantes de los equipos de salud por la falta de formación en el staff —Ver ítem correspondiente en la subsección 1.IV.2—. De este modo, aspectos como el abordaje de grupos familiares, la atención a necesidades de salud poco conocidas como las ENT y los SSMI, la organización del seguimiento de los pacientes por el personal de salud, entre otros puntos, podrían ser ampliamente difundidos combinando la motivación de equipos de AP para implementarlos en diferentes puntos de cada país, y un grupo reducido de mentores o instructores decididos a cristalizar la gran tarea pendiente de elevar las competencias del personal sobre dichos problemas. No obstante, es importante insistir en que tales instructores realmente deben tener capacidades para desarrollar los procesos en el trabajo de campo concreto y trabajando con los pacientes y usuarios, y no solo la capacidad de teorizar sobre ellos. Es nuevamente en este punto donde los especialistas en AP y MF/F serían muy valiosos por su perfil "práctico" de asistencia directa a la población. Empleando la telemedicina o tele-salud, este tipo de recursos humanos, tiene un enorme potencial para multiplicar la capacidad de entrenar en simultáneo a un amplio grupo de equipos de salud, incorporando unidades de AP en diversas latitudes del sistema al proceso de implementación de los nuevos cuidados ligados a la AIS y el C2H2, asegurando así rápidos resultados en las materias que se desea implementar, y ampliándolas hasta lograr un alcance regional o nacional de alta cobertura.

Recuadro 2.A. Telemedicina o Tele-salud en Atención Primaria

Telemedicina o Tele-salud, son dos términos que se pueden definir como la oferta, manejo y coordinación de los cuidados y servicios de salud, los cuales son provistos empleando alguna tecnología de la telecomunicación o la informática. Aunque frecuentemente estos términos han sido utilizados como sinónimos, la Telemedicina se adecúa mejor a la interacción médica conducente a un diagnóstico y prescripción, en tanto que la Tele-salud constituye su equivalente para las otras ramas de la ciencia médica. En este recuadro se abordan específicamente las aplicaciones de estos conceptos dentro del dominio de la AP.

Esta definición podría entenderse mejor al enlazarse con los medios empleados en relación a ella. Así puede verse que la Telemedicina o Tele-salud en general potencian el cuidado de la salud a distancia mediante la transmisión de datos, voz, video o señales codificadas entre humanos y computadoras, a través de medios de comunicación convencionales —teléfono (fijo o móvil/celular), radio, televisión, internet, etc.—. Entonces, disecando esta definición podremos ver que el primero de los elementos críticos que incorpora es la idea de comunicación, la que siempre implica que exista un emisor y un receptor principales —ciertamente estos roles se alternan durante su transcurso—.

Particularmente para la Telemedicina, el contenido de esta comunicación suele centrarse en los cuidados de salud que se establecen al interior de la diada paciente-prestador, aunque bajo un nuevo contexto, marcado por el hecho de desarrollarse a distancia. En ella el emisor principal está en la unidad en la que surge el caso o la duda, y el receptor principal es quien contribuye a resolverla. Existen dos variantes principales para este desarrollo. En la primera, la interacción entre la diada paciente-prestador se respeta y es el paciente o usuario quien, como emisor principal, presenta su caso, en tanto que el prestador de salud convencional actúa como receptor principal, respondiendo a la atención demandada. En la segunda variante, la atención es ofrecida de modo paralelo por un equipo de AP en una unidad de complejidad inferior, y son los prestadores a cargo —y no el propio paciente— quienes actúan como emisores principales, mientras que un equipo de soporte, constituido por especialistas lineales o especialistas en AP y MF/F, desde una unidad de mayor complejidad, se desempeñan como receptores principales.

El otro aspecto clave de esta definición es la localización asincrónica de emisores y receptores principales. Esta puede divergir en el espacio, pero desarrollarse en tiempo real, en cuyo caso se alude a una comunicación en línea (*on line* en inglés) de los participantes. Esta es particularmente importante cuando se debe guiar a un equipo de AP en un procedimiento, o dar respuesta a situaciones que ponen en peligro la vida de sus pacientes. En estos casos será necesario que el soporte vía Telemedicina ofrezca respuestas oportunas a su paciente. Por su lado, cuando la comunicación es asincrónica también en el tiempo, las consultas o preguntas desarrolladas por los emisores son procesadas a posteriori y respondidas con un retraso de horas o días. Ello es más adecuado para algún diagnostico basado en imágenes, como los problemas dermatológicos, o laminas histopatológicas, o radiografías enviadas desde establecimientos de AP al despacho del especialista, quien puede revisarlas y ofrecer sus recomendaciones en un periodo posterior. Algo semejante se aprecia con los ajustes para regular la actividad física o controlar el peso, que pueden ser ofrecidos a posteriori.

Un tipo particular de estas interacciones se viabiliza a través del teléfono móvil/celular, cuyas aplicaciones son tan diversas y frondosas, que constituyen un capitulo separado de estos desarrollos, denominado m-Health y sus diversas posibilidades serán descritas en el recuadro 3.B.

Los grandes actores de la Telemedicina y Telesalud son el teléfono (fijo o móvil/celular), radio, televisión, internet, etc. que posibilitan conectar eficientemente a emisores y receptores principales. Entre los dispositivos más sofisticados para esta comunicación se encuentran los sensores, capaces de medir diferentes parámetros y medidas orgánicas como la presión arterial, la glucosa, el trazado cardiaco —medido con un electrocardiógrafo—, los cuales serán enviados al receptor principal para aconsejar las mejores conductas a seguir. En la misma línea están los dispositivos con cámara y micrófono, conectados a un Smartphone u otro dispositivo con capacidad de envío de datos, empleados para los denominados entrevistas/exámenes remotos, interactuando con el paciente como si estuvieran en el mismo espacio físico. Estos dispositivos se convierten en los ojos y oídos del receptor consultante que se encuentra a gran distancia, permitiendo compartir con él/ella, en tiempo real, imágenes del paciente, así como sus respuestas a las preguntas que el prestador-emisor realizó por su encargo.

La última característica común a la mayoría de estas experiencias es la asimetría en las capacidades y competencias entre emisores y receptores principales. Aunque en Telemedicina y Tele-salud existen algunas experiencias de colaboración mutua entre colegas de igual nivel, lo habitual es que los emisores principales, quienes presentan el caso o la duda sean profesionales con menor nivel de formación o experiencia, y los receptores por el contrario son profesionales con gran trayectoria en su rama o especialidad movilizada. Esta particularidad ha hecho surgir roles novedosos dentro de estos campos como Coordinador clínico en Tele-salud, Coach en cuidados de Tele-salud, Tele-*Case manager*, para coordinar los diversos servicios ofrecidos a un paciente complejo, particularmente aquellos con ENTs complicadas (p.ej. Diabetes mellitus), entre otros.

Aunque desde su nacimiento, diversos países en el mundo en desarrollo han implementado experiencias basadas en la Telemedicina y Tele-salud, la mayoría de estas se plantean como propuestas piloto que no son escaladas o proyectos de vigencia corta que cesan al agotarse la fuente de financiamiento. En ese sentido, la India es probablemente el país con mayores experiencias de largo plazo en esta área, teniendo centros que emplean este tipo de técnicas de modo rutinario, ofreciendo soporte especializado a prestadores de AP en áreas rurales y aisladas por más de una década de manera continua. Algunos ejemplos de usos empleados para este tipo de tecnología en países de bajos y medios recursos son: las consultas clínicas por e-mail/chat/videoconferencia, las interconsultas y el *coaching* para atención en emergencias o especializadas, así como el soporte y retroalimentación en pacientes con ENTs y otros problemas de salud que requieren medidas activas para el cambio de comportamiento. Igualmente se conocen experiencias para dar soporte a equipos de hospitalización en el hogar, ofreciéndoles monitoreo, educación y soporte, y otras ofreciendo soporte a enfermeras u otro staff no profesional que tiene a cargo realizar consultas médicas rutinarias en áreas remotas, sin acceso a médicos u otros prestadores de salud entrenados, o donde los equipos regulares de AP no pueden ingresar por alguna condición particular, como ser una zona en conflicto, ubicarse dentro de una prisión de máxima seguridad, etc. Además, particularmente para el medio hospitalario se abren nuevos horizontes en áreas como el monitoreo remoto de pacientes de cuidados intensivos, la interconexión entre centros híper-especializados, la asistencia remota en cirugías, y además se encuentran los empleos relacionados al *m-Health* mostrados en el recuadro 3.B.

El beneficio más importante de la Telemedicina y la Tele-salud es, sin duda, la posibilidad de ampliar el acceso de población vulnerable a cuidados de salud de mayor calidad. Este opera en los dos sentidos de modo que, en primer lugar, pacientes en áreas remotas puedan beneficiarse de un cuidado más ajustado y especializado del que podrían acceder sin tener que viajar largas distancias y, por otro lado, los beneficios del trabajo de un equipo de alta excelencia —expertos en una temática particular— se pueden extender a un grupo mayor. Otro beneficio relacionado se refiere al incremento de competencias del personal de AP que actúan como emisores principales, quienes gradualmente irán adquiriendo parte de la Otro beneficio, de aun muy pobre desarrollo, es la coordinación del cuidado, donde un prestador con mayor ascendiente y conocimiento sobre el caso particular de un paciente complejo, pueda contactar a los diferentes equipos de AP y especialistas lineales atendiendo a un paciente particular, buscando asegurar el máximo beneficio para el paciente. Otro beneficio poco apreciado, a aprovecharse particularmente cuando existe una amenaza de tipo epidémico, es la posibilidad de atender los casos a distancia, reduciendo la posibilidad de transmisión de los organismos causantes. Finalmente debe considerarse el beneficio económico de las inversiones que, particularmente para el sistema de salud público, podrán evidenciarse en el largo plazo, al evitar complicaciones que representarían un mayor lastre para la seguridad social y el presupuesto general de salud.

En cuanto a los desafíos a remontar para poder expandir la Telemedicina y Tele-salud en Latinoamérica, algunos puntos a considerar antes de poder lograr que esta estrategia se masifique son:

• *Aspectos relacionados a la diada prestador-paciente*: La poca familiaridad de los prestadores de salud con los medios tecnológicos; la falta de confianza, incluso de los prestadores más jóvenes, en un sistema desconocido y difícil de controlar; la perspectiva conservadora de los pacientes, que sienten estar estableciendo una relación terapéutica "con una maquina", la poca efectividad de las iniciativas para entrenar estos usuarios en el uso de esta tecnología, etc.

• *Aspectos relacionados a los dispositivos y software requeridos*: Los equipamientos para estos procesos son complejos de manejar, frágiles y con poca posibilidad de mantenimiento en el terreno, por lo que no infrecuentemente conllevan iniciativas "de un solo uso", dejando de funcionar rápidamente cuando sobreviene algún problema mecánico o electrónico al poco tiempo de su lanzamiento.

• *Aspectos relacionados a la interacción entre prestadores y pacientes*: Dadas las serias observaciones ya existentes sobre el relativo pobre contenido humanista de las interacciones entre pacientes y prestadores en diversos servicios de AP, existe la amenaza real de que con la Telemedicina, esa relación pueda deteriorarse aún más.

• *Aspectos relacionados a la propia tecnología:* Aun existen notables limitaciones para enviar datos fluidamente, desde los puntos geográficamente distantes, hacia los centros de referencia —aunque se va recortando a grandes pasos—. La longitud de banda habitual para las conexiones privadas es aún muy limitada para permitir una comunicación razonable en las regiones aisladas, y el acceso a una longitud de banda superior incrementa los problemas de viabilidad financiera, a verse en el punto siguiente.

• *Inviabilidad financiera:* Aun cuando la tecnología se abarata cada vez más, aun es prohibitivamente caro alcanzar los puntos más distantes a nivel nacional. La conexión de zonas aisladas a esta iniciativa implicaría, además de los gastos de conexión y de tecnología, otros relacionados al transporte de los materiales, instalación en el terreno, seguridad complementaria, provisión constante de energía eléctrica, mantenimiento de los equipos, etc.

Finalmente, es capital enfatizar que, aun cuando la Telemedicina en AP se enfoca mayoritariamente la diada prestador-paciente, podría igualmente abordar algunas temáticas referidas a la Salud Publica y las acciones colectivas para el bienestar de la población, más que de un paciente en particular. Algunos ejemplos son el control y vigilancia de amenazas epidemiológicas, la respuesta precoz ante los desastres naturales, la promoción de la salud y practicas saludables para una gran masa de la población —más que a nivel individual como lo anteriormente presentado—, incluyendo ejemplos de soporte para la lactancia materna en mujeres primíparas. En realidad, cualquier proceso de salud pública o gestión de la AP podría igualmente beneficiarse de la Tele-salud, habiéndose sugerido que algunos de los procesos ligados a las reformas que revigorizan la AP puedan igualmente recibir soporte a distancia empleando mecanismos de Tele-salud.

Ofrecer un Abordaje Humanista

Cuando decimos que las prestaciones ofrecidas en el contexto del C2H2 deben tener un abordaje humanista, nos referimos en primer término al énfasis que estas deberían poner para dispensar un trato amable, cortés y obsequioso, como el que se podría esperar al recibir cualquier servicio en una lavandería, en una peluquería o en cualquier comercio. Lamentablemente, es cotidiano percibir que una gran cantidad de interacciones en establecimientos de salud, carece incluso de los gestos más básicos de gentileza. Aunque cambiar ese estilo de relacionamiento está en el foco de nuestros anhelos, la real visión humanista debe ir unos pasos más allá, buscando concretizar el imperativo de tomar como elemento central en la práctica de la AP a la empatía clínica y el cuidado compasivo de salud, dos conceptos cruciales descritos en detalle en el Vol. 2 y que son brevemente abordados a continuación.

La *empatía clínica*, es conceptuada como la habilidad para conectar con las emociones y sentimientos del interlocutor —en este caso, alguien en el rol de persona atendida en un establecimiento de salud—, o como se dice repetidamente "Ponerse en los zapatos del otro". A través de ella, el prestador pueda entender las experiencias internas del usuario o paciente, y este en condiciones de comunicarle exitosamente lo que este entiende sobre su situación y experiencia de enfermedad. Por su lado el *cuidado de salud compasivo* implica la capacidad de reconocer el sufrimiento en el paciente o usuario, estableciendo una conexión profunda con ellos, y finalmente, y como elemento central, reaccionar ante dicho sufrimiento, en formas que puedan efectivamente aliviarlo.

Aunque curiosamente este tipo de actuación es más o menos común cuando un prestador cualquiera se relaciona con alguien con quien tiene cercanía emocional o física, como lo haría cualquier otra persona, son menos aquellos capaces de actuar de manera empática o expresar sentimientos compasivos ante pacientes o usuarios a quienes no conocen. Tal vez por ello la mayoría de la población considera aceptable, que sólo algunos prestadores hayan desarrollado la capacidad de extender este comportamiento empático y compasivo que usualmente muestran con sus familiares, hacia sus pacientes y usuarios, visualizando dicha capacidad como un rasgo que algunas personas presentan de manera innata —algo que algunos prestadores poseen y otros simplemente no lo tienen ni lo tendrán—, más que como un requisito para desempeñar su trabajo.

Lo cierto es que, hay gran variedad de experiencias que muestran que con formación y monitoreo, estas pautas de conducta, a semejanza de cualquier otra capacidad que el personal de salud presenta, pueden ser desarrolladas en todos los prestadores por igual, hasta un cierto nivel. Para ejemplificar el punto nos referiremos a las conocidas franquicias de comida rápida (*fast food* en inglés), sobre los cuales cierta vez me hizo notar un amigo:

> "Sin importar si las señoritas del Fast Food han perdido a uno de sus mejores amigos, sus padres le acaban de comunicar que van a separarse o vienen de enterarse de que su pareja las engaña, ellas siempre te sonríen y te atienden con los mismos gestos de cortesía".

Efectivamente, en este tipo de establecimientos, los usuarios siempre son recibidos con un trato cordial, acogedor y receptivo, el cual no necesariamente es "natural" en estos jóvenes que atienden a los usuarios, sino que forma parte de las características que la franquicia exige a sus operadores. Estos empleados han sido entrenados para adquirir dicho estilo de relacionamiento y luego monitoreados para que lo ejerzan consistentemente, incluso bajo el riesgo de dejar la organización, si no lo hacen. Algo semejante —aunque no necesariamente con la misma estrategia— podría realizarse con los equipos de AP, alcanzándose resultados equivalentes con un adecuado entrenamiento y supervisión.

Beneficios del abordaje C2H2

Para cerrar esta sección dedicada al C2H2 queremos detenernos a examinar algunos de los beneficios más saltantes de implementarlo en una realidad concreta:

- Ofrecer una atención centrada en la persona, que se desarrolle dentro del modelo biopsicosocial y tome en consideración el Proceso Salud-Enfermedad, de modo que realmente responda a las necesidades de salud de los individuos y sus familias a cargo. Ello es algo que, como hemos visto en la subsección 1.l.3, es cada vez más reclamado por los pacientes/usuarios.
- Ofrecer servicios que tanto sean capaces de resolver los problemas prevalentes de la población referidos a enfermedades y daños, como brindar actividades orientadas al mantenimiento de la salud de las personas y favorecer su adecuado desarrollo y plena calidad de vida, siem-

pre inspirados en las necesidades de salud identificadas en este campo.
- Abordar a la persona como un todo y cubrir sus múltiples necesidades de salud, respondiendo a ellos con un amplio abanico de respuestas plasmado en los planes de atención, al emplear este abordaje se puede ver, más allá de la patología de turno, actuando de un modo personalizado, humano, con calidad y competencia técnica, y respetando las diferencias entre culturas.
- Ofrecer servicios que respeten las necesidades de salud individuales y tanto sean capaces de cubrir enfermedades y daños convencionales, como también las necesidades de salud menos comunes, ligadas a problemas no orgánicos como los SSMI, problemas ligados al estrés, con base familiar, etc.
- Cuidar consistentemente la salud de las personas, y familias, al emplear su compromiso de largo plazo para contar con información privilegiada de su contexto y sobre los múltiples problemas que haya padecido en su vida, y beneficiar la relación del vínculo generado entre las familias y los equipos de salud durante ese tiempo.
- Mostrar una gran capacidad de actuación en presentaciones clínicas tempranas, empleando el tiempo como principal herramienta diagnóstica para discriminar —a través de un seguimiento estrecho— los problemas banales de aquellos importantes, sin caer en un gasto excesivo en pruebas diagnósticas, limitando así el número de admisiones al hospital, el uso de investigaciones, las prescripciones de tratamiento y las referencias hacia los especialistas lineales.
- Evitar la fragmentación en la atención en salud, asegurando un cuidado longitudinal y compromiso más allá de un problema circunstancial. Este tipo de vínculo es posible cuando se asigna un proveedor único de servicios de salud para una familia determinada —unidad funcional receptora de los cuidados primarios—, generando además mayor satisfacción entre usuarios /pacientes, como por parte del propio personal de salud.

En resumen, el C2H2, propone una mirada amplia, conducente a completar algunos elementos no disponibles en la formulación original de la AIS, ayudando a superar los vacíos dejados por ella, y buscando constituirse en la prestación óptima para la AP, debiendo ser adoptados por los sistemas de salud bajo reformas sanitarias que revigorizan la AP, en la región.

2.II.3 Del abordaje centrado en la patología al abordaje centrado en las necesidades de salud

Cierta vez, durante una de las muchas conferencias sobre la Atención Integral de Salud (AIS) ofrecidas cuando me tocó impulsar las reformas sanitarias basadas en la AP en mi país, se me ocurrió decir para cerrar mi participación:

> "Si al volver a sus casas Uds. solo recuerdan una cosa: Los equipos de salud deben cubrir TODAS las necesidades de salud de la población a su cargo. Esta conferencia habrá cumplido su propósito."

Aquella es la relevancia del abordaje de la cobertura de las necesidades de salud para la AP.

Para entender su importancia iniciemos analizando el paradigma vigente, que es el del Abordaje centrado en el Diagnóstico/Patología.

El Abordaje centrado en el diagnóstico/Patología:

Esta aproximación metodológica, ampliamente arraigada en los medios clínicos del mundo entero, se asienta en la apreciación, casi axiomática, de que todo síntoma o signo se asienta en desarreglos anatómicos y fisiológicos concretos, que son manifestaciones de patologías subyacentes. De modo, que cuando alguien acude a un servicio presentando una queja, se espera diagnosticar con la mayor precisión posible la/s potencial/es patología/s detrás del problema, empleando los medios técnicos disponibles para ello, y luego tratarla según cánones actuales. Se espera que al final de ese proceso la queja original desaparezca.

Tal vez poner un ejemplo puede ser ilustrativo de las ventajas y desventajas de este enfoque. Supongamos que:

> "Acude a una consulta convencional de un servicio de AP público, una mujer en su cuarentena de años refiriendo tener dolor de cabeza (cefalea) persistente, en aparente buen estado general y sin antecedentes de importancia (ninguna enfermedad ni factor de riesgo concomitantes) ni signos de enfermedad evidentes en la primera observación, siendo vista por un prestador que emplea el abordaje centrado en el diagnóstico/patología".

Dado que se espera que, en el marco del abordaje aquí estudiado, el prestador se esfuerce por llegar a un diagnóstico preciso empleando la lógica del método clínico, es razonable que, una vez recogida la información esencial sobre el caso, prosiga con el interrogatorio:

"El prestador realza preguntas y desarrolla hipótesis mentalmente. Primeramente, decide descartar cualquier problema infeccioso, dada la ausencia de fiebre o síntomas generales. Luego piensa en un proceso expansivo intra-craneano —tumor u otra masa—, y entonces pregunta por la presencia de vómitos. La mujer dice que no ha vomitado, pero ocasionalmente tiene, conjuntamente con el dolor, nauseas. Este hecho es considerado valioso y el prestador lo tiene en mente durante la entrevista. El examen físico es intrascendente, salvo por el dato colateralmente obtenido de una leve pérdida de peso, inferior a un kilo, que el prestador considera significativa y anota. Luego de ello, combinando toda la información, el consultante ya tiene su hipótesis más fuerte: Una neoplasia intra-craneana. Esto es razonable, considerando que la paciente ha perdido peso, y aunque no ha vomitado ha tenido nauseas que debe tener un significado equivalente. Entonces el prestador decide ahondar en esta línea demandando una tomografía cerebral y algunos exámenes sanguíneos de laboratorio."

En el ejemplo, el prestador ha desarrollado a cabalidad lo que se espera de él. Ha planteado posibilidades diagnósticas iniciales y las ha puesto a prueba recogiendo datos de la historia clínica y una vez que sintió que tenía una hipótesis relativamente consistente procedió al siguiente punto que es solicitar pruebas auxiliares.

"Cuando está preparando la orden de una tomografía cerebral —cuyo valor en los países Latinoamericanos es entre US$100 y US$300 dependiendo del mercado—, la paciente, como quien no quiere la cosa, dice: "Dr. Lloro mucho...". El prestador reflexiona por un momento y piensa si este nuevo dato podría reforzar su hipótesis o abrir una nueva posibilidad diagnóstica. Decide no darle ningún valor y finaliza la consulta dándole la orden para tomarse una tomografía y otro conjunto de pruebas de laboratorio para confirmar su hipótesis, y se despide de la paciente."

Veamos la secuencia final del ejemplo.

"Dado que la cita para la tomografía cerebral en el sistema público tomaría seis meses, la paciente vende algunos enseres y toma un pequeño préstamo para solventarla de modo particular. Vuelve con el resultado al cabo de una semana y el prestador, luego de confirmar que el resultado de la tomografía era negativo (no contributorio), registra como diagnóstico «Migraña de origen indeterminado», le prescribe unos analgésicos caros —«Es semejante al Paracetamol», piensa el prestador «pero si le diese solo Paracetamol, la mujer no me lo perdonaría»— y despide a la paciente sin mayores explicaciones. «¿Tengo qué volver, Dr.?» pregunta la paciente. «No —responde el prestador— esta Ud. de alta». La mujer se levanta confusa y de inmediato siente que la cefalea le aumenta. Toma su receta, y sale del consultorio."

Podemos ver que, salvo tal vez por una ligera sobre-valoración de los síntomas presentes, y no haber preguntado por las funciones biológicas, como el sueño —algo muy habitual entre prestadores enfocados en los problemas orgánicos—, el prestador ha utilizado correctamente el abordaje centrado en el diagnóstico/patología siguiendo la secuencia de pasos usualmente establecida para este. No obstante, como ocurre frecuentemente, al final del proceso: evaluación- diagnostico- tratamiento, no se ha encontrado un resultado realmente importante para la paciente, sino solo un rotulo para el problema, dejando sin afectar a la queja inicial. Ello condujo en el caso presentado a sobrevalorar los problemas físicos, dejando de reconocer el origen psicosocial del problema de la paciente, y a un excesivo gasto en tests de laboratorio y otras pruebas diagnósticas, que incluso implican una posibilidad de error diagnóstico e iatrogenia. Apreciamos en el Cuadro 7, que al lado de estos efectos negativos importantes existen otros que deben igualmente ser resaltados, y son mostrados ahí.

Aunque a nuestro entender el problema real está en la necesidad de cambiar de abordaje, incluso si fuera nuestra opción voluntaria el emplear en el paciente este Abordaje centrado en el Diagnóstico/Patología, existen, como veremos en el Vol. 2, medios para rentabilizar la aproximación y evitar ser atraídos por síntomas aparentemente importantes pero cuyo valor es relativo. Empleando dichas técnicas, sería posible replantear las hipótesis cuando sea necesario, evitando la

Cuadro 7. Enfoque orientado al diagnóstico/Patología en AP – Efectos colaterales negativos

Potenciales complicaciones -Enfoque orientado al diagnóstico/Patología en AP
Sobre-diagnóstico de problemas físicos, en desmedro de los de origen psicosocial
Staff no preparado para responder a las reales necesidades de salud de las personas, que incluyen problemas de origen psicosocial
Excesivo gasto en tests de laboratorio y otras pruebas diagnosticas
Posibilidad de error diagnóstico e iatrogenia.
Adhesión/creación de "síndromes benignos" por completar un diagnóstico, sin abordar las reales necesidades de salud de las personas.

necesidad de pruebas complementarias —especialmente si estas son caras o invasivas—, al emplear mejor los signos y síntomas de contexto, particularmente aquellos relacionados con la edad y riesgos asociados. Tener estos elementos presentes tal vez hubiese ayudado al prestador a considerar una hipótesis diferente durante su formulación, o replantear la originalmente planteada, y aunque en general se mantendría dentro de los límites de este tipo de abordaje, tendría mayores chances de obtener un resultado menos costoso y más satisfactorio para la paciente.

El abordaje centrado en las necesidades de salud

Diferente del método que acabamos de describir, *El abordaje centrado en las necesidades de salud*, asume que las quejas traídas a la consulta son apenas la punta del iceberg de los requerimientos de los pacientes, por lo que promueve, antes de cualquier otra acción "no urgente", enfocarse en la revisión sistemática de un conjunto de necesidades de salud de la persona en el contexto de su familia.

En otras palabras, y como se explicará en detalle en el Vol. 2, el enfoque se operacionaliza a partir de la evaluación secuencial de las diversas necesidades de salud de un paciente o usuario —sea que estas despierten quejas o no—, luego abordándolas en secuencia, previa priorización. De este modo y bajo dicho enfoque, antes de inclinarse por desarrollar una hipótesis diagnostica como se hacía en el enfoque anterior, el prestador de salud deberá indagar sobre dificultades en diferentes esferas de la vida del paciente o usuario, tales como:
• Problemas en el funcionamiento individual en general —discapacidades, limitaciones físicas, etc. —.
• Problemas en la familia.
• Problemas en el trabajo y otras relaciones sociales.
• Problemas en la esfera social.
• Factores de riesgo.
Entre otros puntos a ser evaluados.

Esta aproximación con relativa profundidad en las necesidades de salud de los pacientes o usuarios, nos permitirá ganar una mirada amplia sobre el efecto real de cada problema en la salud de la persona, a partir de sus interacciones con otros elementos coincidentes en su vida, identificando problemas no inmediatamente evidentes durante la entrevista convencional. Este mayor nivel de comprensión posibilitará plantear mejores y más integrales soluciones a su problemática, algo bastante más difícil de alcanzar con el abordaje anterior centrado en el diagnóstico/patología.

Apreciemos a continuación en qué medida hubiese sido diferente el desenlace del caso si, en vez de emplear la aproximación anterior, se hubiese empleado el abordaje centrado en las necesidades de salud, en cuyo marco se realizó, previo al desarrollo de las hipótesis diagnósticas, un inventario rápido de las afectaciones presentes en las diversas esferas de la vida de la paciente:

"Al aplicarse el abordaje alternativo basado en la cobertura de las necesidades de salud, el prestador de salud, al momento de indagar por la familia, se enteró que la paciente estaba muy preocupada pues su hija menor, una adolescente que aún no concluía la secundaria, estaba encinta de un hijo con padre desconocido. Que el marido había estado bebiendo cada vez más y con mayor frecuencia, por lo que ya había tenido problemas en el empleo, y ella temía que lo despidan, además de que algunas noches, cuando volvía ebrio, la maltrataba.

Igualmente supo que sus dos hijos mayores partieron a trabajar lejos y no se comunican con ella, por lo que ella se pregunta constantemente si no les habrá pasado algo malo, y cuando la idea vuelve, siente que le aumenta el dolor de cabeza. Apreció además que todas esas circunstancias habían afectado su sueño, haciendo que pase noches sin dormir, y le haya disminuido el apetito lo que, según piensa ella, podría haber influido en su baja de peso. Finalmente se enteró que su expresión "Dr. Lloro mucho...", significaba que a veces se encierra en el baño y se pone a llorar sin parar pues siente que su vida es un fracaso. Y a veces llora tanto que incluso le dan nauseas."

Si el abordaje hubiese sido diferente —En el vol. 2 se explora este abordaje diagnostico con mayor detalle —, el prestador habría percibido fácilmente el origen emocional de los síntomas: Cefalea, pérdida de peso y nauseas. Ello no significa que una hipótesis basada en una causa orgánica de estos problemas no sea posible, pero ciertamente suena mucho menos probable.

De esta historia ficticia, aunque de seguro perfectamente posible en cualquier servicio de AP Latinoamericano, podemos deducir que, aunque el abordaje centrado en las patologías tiene una vigencia muy extendida y utilidad innegable para las patologías orgánicas, es el abordaje centrado en las necesidades de salud que hace mucho más factible ponderar adecuadamente las quejas "no orgánicas" de los pacientes, cubriendo mejor aquellas afecciones de salud ligadas a problemas de salud mental, conflictos familiares y otros trastornos no ligados a una patología concreta. En mi experiencia, incluso cuando la raíz de los síntomas al final de una visita se mantuviese desconocida, si se hace un esfuerzo por cubrir las necesidades de salud de dicho usuario o paciente, y se le asegurará que se trabajará seriamente para identificar la naturaleza de su problema, ellos —al menos la mayor parte— partirán satisfechos con la atención.

Debe entenderse que concretar esta secuencia lógica de momentos que configuran el abordaje de las necesidades de salud requiere una aproximación metodológica particular, la cual puede ser resumida en el desarrollo de seis momentos del enfoque, los cuales se deben articular como piezas de un rompecabezas, y son necesarios para lograr su operacionalización. Aunque estos pasos serán descritos con mayor detalle en el capítulo correspondiente del Vol. 2, ellos serán brevemente desarrollados en el Cuadro 8 y en los párrafos siguientes.

• **Primer momento:** Verificar que no estamos ante una emergencia médica.
Es importante grabar que este enfoque no se aplica a las situaciones urgentes. En estas situaciones es fundamental aplicar el abordaje usual orientado a la patología, procediendo a un rápido diagnóstico y ofreciendo el tratamiento correspondiente.
• **Segundo momento:** Evaluar de modo completo las necesidades de salud de la persona

Para continuar con el segundo momento del abordaje centrado en las necesidades de salud, el paciente/usuario deberá ser encajado en un grupo de beneficiarios específico, dado que las necesidades a evaluar varían de un grupo a otro. La diferenciación más importante es la del grupo etario, pues existen grandes diferencias en relación a las necesidades presentes, p.ej. en un niño de 3 años, en una mujer gestante o un adulto mayor de 72 años.

Se refiere a la realización del Diagnóstico de Necesidades de Salud empleando algunas herramientas metodológicas para evaluar sus necesidades de salud. Su valor, sin duda, dependerá de la amplitud de la definición y la taxonomía de las necesidades de salud que se evalúen en dicho momento, siendo mayor el impacto de integralidad en el abordaje, mientras más amplia sea dicha definición. Al respecto, en el Recuadro 2.B

Cuadro 8. Los seis momentos del abordaje centrado en las necesidades de salud

	Los seis momentos del abordaje
Mom. 1	Verificar que no estamos ante una emergencia médica
Mom. 2	Evaluar de modo completo las necesidades de salud de la persona
Mom. 3	Priorizar las necesidades de salud de la persona
Mom. 4	Formular un Plan de Atención para las necesidades de salud identificadas
Mom. 5	Ejecutar el Plan de Atención
Mom. 6	Evaluar nuestros resultados

se presentan algunos elementos para entender mejor la evaluación de las Necesidades de Salud.

- **Tercer y cuarto momento:** Priorizar las necesidades de salud de la persona, y Formular un Plan de Atención para las necesidades de salud identificadas

En estos dos momentos, que se desarrollan en secuencia, se realiza en primer lugar la priorización de las necesidades a ser enfocadas, dado que no sería posible concentrarse en todas las posibilidades de acción, y se organizan todos los Cuidados de Salud que serán ofrecidos para cubrir dichas necesidades. Estos deben ser idealmente escogidos a partir de una Cartera de Servicios previamente desarrollada —Ver definición en la subsección 1.I.1 y un ejemplo en el Recuadro 3.E —. A continuación, todos estos servicios deben compilarse y organizarse en un denominado Plan de Atención, el cual es formulado y programado para su posterior desarrollo.

- **Quinto y sexto momento:** Ejecutar el Plan de Atención y Evaluar nuestros resultados

En esta parte final, los Cuidados de Salud son ejecutados, ofreciéndose los servicios previamente planeados, y a continuación se desarrolla el Seguimiento y Reprogramación de las actividades contempladas en el Plan de Atención, promoviéndose que este sea completado hasta lograr los resultados esperados.

Desarrollado de esta manera, el abordaje centrado en las necesidades de salud debe constituirse en una herramienta de extremada importancia en el andamiaje necesario para construir un sistema efectivo de AP. No obstante, debemos ser honestos en reconocer que, aunque las ideas aquí presentadas parecen intuitivamente directas, en la práctica envuelven conceptos difíciles de operacionalizar, particularmente debido a la dominancia de siglos del enfoque actual, centrado en la patología y el diagnóstico más que en la persona. Para hacer este proceso más sencillo y directo de implementar, se han desarrollado las Plataformas Individual y Familiar de Atención. Esta última, fue brevemente descrita en la sección II.3.1, al mostrarse una experiencia con su desarrollo, pero ambas serán descritas en detalle en las secciones correspondientes del Vol. 2.

2.III Auto-replicación Activa del conocimiento

2.III.1 Estrategias: Investigación, Auto-aprendizaje y Uso de evidencias.

Una pregunta frecuente que se formulan tanto los gestores del sistema como sus operadores es: ¿Cómo podemos mejorar la resolutividad, y la eficiencia de la práctica clínica en el manejo de los pacientes en la AP? Naturalmente existen muchas maneras de lograr este objetivo, pero una de las más importantes es perfeccionar la toman de decisiones de los trabajadores de salud al realizar un diagnóstico, indicar una prueba de laboratorio, prescribir una intervención /medicamento o realizar algún tipo de cuidado. En una época como la actual, cuando se produce tanta información, y el conocimiento establecido se modifica tan rápidamente, es muy fácil quedar desactualizado y tomar decisiones sin un sustento técnico valedero. Para evitar estos riesgos será fundamental contar con mecanismos para conseguir una real formación continuada de quienes ejercen en la AP, especialmente durante el periodo posterior a la graduación si se trata de especialistas.

Desafortunadamente, para una gran mayoría de realidades en Latinoamérica, aunque está ya avanzado el siglo XXI, la actualización profesional sigue dependiendo de medios pasivos de transmisión del conocimiento, tales como cursos de Educación Continua, congresos y otros mecanismos periódicos de capacitación. Sin embargo, se ha demostrado repetidas veces que, entre quienes asistían regularmente a dichas actividades formativas —que no son la mayoría de profesionales—, al cabo de unas semanas, el desempeño final es semejante a quienes no acudían a ellas. Por el contrario, se ha identificado que los profesionales realmente interesados en un tema, eran capaces de aprender sobre éste, incluso sin ningún tipo de curso estructurado al respecto, sea presencial o a distancia, dado que contaban con el factor más importante para la adquisición de conocimientos: la motivación. Entonces es claro que el mejor modo de mantener actualizado al personal de salud, es motivarlo de modo efectivo para desarrollar su aprendizaje sobre un tema particular, y ofrecerle un menú de opciones educativas para que desplieguen sus propios esfuerzos en pos de alcanzar los conocimientos que le hacen falta.

Como una señal de los tiempos, los años re-

Recuadro 2.B. Clasificación de las Necesidades de Salud según el abordaje adoptado para la Atención Primaria

Existen múltiples definiciones y conceptualizaciones al respecto de las Necesidades de Salud. Ellas han sido abordadas desde diferentes ángulos, incluyendo los más globales como la célebre definición de Maslow al hablar de las necesidades básicas de las personas hasta las más concretas desarrolladas en materiales relacionadas con diversos programas sociales. Aquí preferimos contar con una definición que ofrezca mayor amplitud de conceptos, para poder abarcar a la persona como un todo, en el marco de su familia y comunidad, y al mismo tiempo sea suficientemente específica para ayudar a plantear las acciones de Salud vigentes en un servicio de AP.

En consideración a los mencionados requerimientos empleamos la siguiente definición, usada en su momento para sustentar un cambio de modelo de salud.

> Las Necesidades de Salud son: el conjunto de requerimientos, de carácter biológico, psicológico, social y ambiental que tienen las personas y familias para mantener, recuperar y mejorar su salud, así como alcanzar una condición saludable deseable.

Veremos que esta definición permanece intencionalmente vaga, ya que si ella fuera demasiado cerrada, no permitiría incluir en ella todo lo que esperamos que sea contenido dentro de una conceptualización amplia de Necesidades de Salud. A continuación, será necesario traducir esta formulación de necesidades tan amplia en una clasificación o taxonomía que, convertida en un listado concreto de condiciones, pueda verificarse en nuestros pacientes y usuarios a modo de lista de chequeo (*checklist* en inglés) y que constituya un real instrumento para la acción. Un primer esfuerzo para lograr este cometido fue la división de estas necesidades de salud en cuatro categorías resumidas en el Cuadro10: Necesidades de desarrollo, Necesidades de mantenimiento de la salud, Necesidades derivadas de daños a la salud, Necesidades derivadas de una disfuncionalidad o discapacidad y las Necesidades ligadas a la familia —Tal y como fueron descritas en la subsección 2.I.2.

A continuación se presentan los contenidos de estas diferentes categorías en mayor detalle:

Necesidades de desarrollo: las cuales se orientan a reforzar el desarrollo personal y el funcionamiento social de una persona, permitiéndole alcanzar su completo potencial humano, permitiendo su plena inserción social y la satisfacción de las otras necesidades de salud. Es importante resaltar que no se está abordando el desarrollo como una condición de bienestar social, sino desde un punto de vista de potencial físico y psicosocial. Su evaluación es particularmente importante para ciertas poblaciones como particularmente aquellas de niños, adolescentes y adultos mayores.

Necesidades de mantenimiento de la salud: que son aquellas cuya satisfacción permite preservar la situación de salud —bio-psico-social—, y vivir en armonía con el ambiente que nos rodea, potenciando los factores protectores y detectando y evitando los factores de riesgo asociados a daños a la salud. Se evalúan mediante herramientas específicas que permiten evidenciar si la persona está expuesta a factores de riesgo de carácter físico, de carácter psicosocial o a riesgos ambientales. Además, es posible evaluar si las personas presentan factores protectores en su vida, los cuales pueden contrabalancear algunos factores de riesgo.

Necesidades derivadas de daños a la salud: También denominadas "Necesidades de salud clínicas", ellas se refieren a alteración física, emocional o social (enfermedad, malestar, trastorno, injuria, trauma, etc.) que afectan a una persona y/o su familia, y que no le permiten disfrutar una vida saludable. Ellas usualmente se manifiestan espontáneamente, y son identificadas pasivamente durante la prestación clínica, también denominada consulta o visita médica. En general ellas pueden ser clasificadas en tres categorías:
- Problemas agudos que son emergencias
- Problemas agudos que no son emergencias
- Problemas crónicos

Necesidades derivadas de una disfuncionalidad o discapacidad: Se refieren a aquellas necesidades ligadas a disfunciones físicas o mentales, así como a discapacidades, que requieren procesos de rehabilitación para recuperar su potencial. Ellas pueden evidenciarse sin necesidad de mayor exploración, como cuando se enfrentan Discapacidades y algunas Disfunciones físicas —sensoriales o motoras—, o si son sutiles pueden surgir du-

2 - Elementos Conceptuales para la Atención a la Persona

Cuadro 9. Clasificación de las Necesidades de Salud según el enfoque adoptado para la Atención Primaria

Clasificación de las Necesidades de Salud
Necesidades de desarrollo, centrales para completar el potencial humano de personas, familia y comunidad, permitiendo su plena inserción social.
Necesidades de mantenimiento de la salud, para la preservación del estatus de salud (biopsicosocial), potenciando factores protectores y detectando-evitando los factores de riesgo.
Necesidades derivadas de daños a la salud, que surgen con toda alteración física, emocional o social (enfermedad, malestar, trastorno, injuria, trauma, etc.) que impide llevar una vida saludable.
Necesidades derivadas de una disfuncionalidad o discapacidad, enraizadas en disfunciones físicas, o discapacidades que deben ser compensadas mediante procesos de rehabilitación.
Necesidades de Atención a la Familia, relacionadas a la dinámica del grupo familiar.

rante el interrogatorio. Finalmente, se considerarán las:

Necesidades ligadas a la familia: En este grupo se incorporan problemas relacionados a las familias que condicionan una inadecuada dinámica familiar, incluyendo crisis y un inadecuado clima familiar, que dificultan los esfuerzos de las familias por cumplir adecuadamente sus funciones y roles, y preservar una adecuada funcionalidad familiar, y finalmente pueden traer manifestaciones psicosomáticas, o la violencia física o psicológica, y que en general traen como consecuencia una serie de implicancias emocionales y de problemas de salud en sus miembros, que les impiden de ejercer una vida saludable.

Aunque esta primera tentativa inicial por cristalizar operacionalmente una definición tan amplia de amplia de Necesidades de Salud en elementos que puedan ser concretamente evaluados representa un enorme progreso, aun es difícil que pueda ser directamente operacionalizada por los equipos de AP. Es preciso convertir estos elementos en un instrumento práctico que capte las necesidades de salud de las personas de manera más sencilla, siendo al mismo tiempo lo suficientemente precisa para efectivamente ayudar a nuestros esfuerzos. En el Vol. 2 se profundiza más en estos conceptos.

cientes han instalado en la sociedad nuevos estilos de interacción entre docentes y discentes, entre organizaciones formadoras y público en formación. De este modo, se hace cada vez mayor la proporción de personas, no solo prestadores de salud sino también pacientes y usuarios que aprenden regularmente sobre salud empleando la información disponible en Internet y las redes sociales. Este fenómeno representa una de las múltiples caras de la tendencia cada vez más desarrollada llamada la Auto-replicación activa del conocimiento. Denominamos como tal a cualquier estrategia autónomamente desplegada por personal de un sistema de servicios —aquí nos referimos esencialmente a la salud, pero puede aplicarse a cualquier otra esfera de la sociedad—, en el que los partici-

pantes incrementan sus conocimientos sobre un área de su interés, de manera independiente. Estos procesos combinan en dosis variables el conocimiento almacenado en repositorios públicos, que en estos tiempos alude típicamente a la Internet, con el propio bagaje técnico de los profesionales implicados. De modo que al final del proceso, el conocimiento circulante es enriquecido y devuelto para la utilización consistente de un grupo mayor que quienes lo produjeron. Es necesario extender la fracción de proveedores de salud, que puedan apropiarse de este enfoque, aprendiendo por ellos mismos, analizando y cuestionando sus propias acciones y decisiones en la práctica clínica diaria,

Las principales características de este tipo de Auto-replicación activa del conocimiento son que se desarrolla de manera libre, por iniciativa e impulso del propio participante, y se enfoca en alguna materia de su interés. En este sentido, aunque comparte metodologías con la denominada educación a distancia o *e-learning* (en inglés) —Ver Recuadro 4.C—, se distancia de esta, en la medida en que dichos programas, desde su concepción con la formulación de las competencias incluidas en el paquete formativo, hasta el enfoque y utilización de la información, son enteramente planteados por los propulsores del curso de entrenamiento, antes que independientes.

El uso constante y sistemático de las estrategias de Auto-replicación activa del conocimiento descritas abajo, favorecerá una reactualización continua de los conocimientos entre los prestadores de salud, relevante para ellos, pero también para los pacientes y familias que tienen a cargo, quienes recibirán una respuesta clínica óptima, e incluso para el sistema de salud, que comenzará a ofrecer un abordaje más costo-eficaz y de mayor impacto sanitario para la población.

Desafortunadamente, en muchos contextos, esta práctica es aún muy limitada, debido principalmente a que las facultades y centros formadores no inician a sus alumnos en aspectos clave para este proceso, como la lectura crítica, la investigación, el razonamiento clínico, la toma de decisiones en entornos de incertidumbre, entre otros tópicos relacionados. En los tiempos actuales ello constituye una debilidad importante, recomendándose introducir durante los cursos de salud en el pregrado, a los futuros profesionales de la salud, en estrategias concretas para la auto-replicación activa de conocimientos.

Aunque las estrategias de Auto-replicación activa del conocimiento pueden tener utilidad concreta para todos los niveles de atención, tanto para el nivel hospitalario como para la AP, es en los primeros niveles de contacto directo y puerta de entrada al sistema que ellos alcanzan su mayor relevancia, debido a que:
- En la AP son claras las características de "entorno de alta incertidumbre" para las prestaciones, con diversos problemas en estadio indiferenciado, los cuales generan dudas permanentes sobre nuestro poder diagnóstico basado en las herramientas semiológicas convencionales, y un limitado arsenal de exámenes o imágenes auxiliares, debido a restricciones económicas o a la distancia física a los grandes centros hospitalarios
- En la AP existe una multiplicidad de problemas que debe ver el profesional en los diferentes grupos poblacionales y para todas sus etapas del ciclo vital, diversificando la presentación de los problemas de salud.

En nuestra experiencia, existen tres tipos de estrategias para esta auto-replicación del conocimiento que serán ampliamente abordadas más adelante en esta misma subsección, las cuales se adecuan convenientemente a la definición antes propuesta, todas ellas con un enorme valor al momento de desarrollar estos procesos de Auto-replicación activa del conocimiento. Estas estrategias son: la Medicina Basada en Evidencia (MBE), ampliamente reconocida desde el siglo pasado, el Auto-aprendizaje clínico surgida a partir de la revolución del Internet, y las Investigaciones Operativas en AP, de gran relevancia en el pasado. Empezaremos por esta última el desarrollo de los mencionados puntos.

Investigación Operativa

Aunque en la actualidad esta estrategia sea muy poco reconocida y valorada entre los practicantes a pie, de la AP, el desarrollo de *Investigaciones Operativas en AP* es una de las vías más seguras para replicar conocimiento. De hecho, en los albores de la práctica asistencial, y mucho antes de constituirse en una especialidad específica para la AP, los pioneros del trabajo generalista desarrollaron una gran cantidad de estudios, simples pero relevantes en su área. En aquellos tiempos, la investigación en su conjunto era mucho más abierta y sus estándares para la publicación menos exigentes, permitiéndoles escribir regularmente sobre temas recurrentemente vistos en sus entornos de trabajo. Ellos dejaron artículos que a la postre constituyeron aportes centrales al conocimiento médico, conduciendo por ejemplo al desarrollo de nuevos medicamentos o vacunas. A semejanza de los especialistas lineales, muchos profesionales de la AP se apasionaron por diversos temas y elaboraron un cúmulo de publicaciones sobre dicho tópico, lo que podría considerarse un nivel de conocimiento avanzado.

En los años recientes, la investigación se ha "profesionalizado", siendo menos practicada por profesionales con otras tareas como actividad principal, y cada vez más por estudiosos "expertos" quienes desarrollan esta actividad a tiempo completo y dedicación exclusiva. Paralelamente, el nivel de los estándares para considerar una investigación como "relevante", y la dificultad para publicar en revistas especializadas se han incrementado, haciendo que investigar sea considerado "demasiado complejo" para muchos profesionales de la AP. No obstante, no debe perderse de vista que esta actividad no solo vuelve al investigador un experto en su temática, sino que aporta un valor social a su aprendizaje, dado que en general los resultados de lo investigado son compartidos con los colegas.

Las ideas para desarrollar Investigaciones Operativas en AP son francamente ilimitadas. Nuestro trabajo con personas, familias y comunidades en su contexto, nos aproxima a una cantera casi inagotable de pesquisas potencialmente tan valiosas para nuestra práctica médica como aquellos estudios sofisticados planteados por centros avanzados de primera línea. Sin embargo, el camino para concretar nuestras ideas en estudios a ser posteriormente publicados, es tan escabroso que suele desanimar a los interesados ante los primeros intentos insatisfactorios.

Por ello el primer paso para lograr revertir esta circunstancia es capacitar a los profesionales de la AP para desarrollar excelentes investigaciones en sus espacios laborales. Al respecto, en el Recuadro 2.C se muestran algunas ideas para que los potenciales candidatos a investigadores puedan desarrollar con mayor facilidad su protocolo de investigación, primera piedra que sustentara cualquier desarrollo subsecuente en esta área.

Otro elemento de similar importancia para salvar la carencia de estudios en nuestra área es la creación de estímulos para los investigadores, y medios de difusión para sus trabajos. Ello sería posible si las facultades y sociedades

---

Recuadro 2.C. Investigación en Atención Primaria: Como enseñarla

Aunque esto es muy poco reconocido y valorado, la investigación es una de las vías más seguras para desarrollar conocimiento. En realidad, es el modo más socialmente valido, pues quien investiga lo hace para generar conocimiento para los otros, pero al mismo tiempo, él se convierte en un experto en la temática que estudia.

Existen muchas razones para explicar la escasez de investigación en la AP. Desde la limitada autovaloración de los trabajadores de AP como investigadores —Se nos ha hecho pensar que sólo institutos, laboratorios, hospitales o instituciones especializadas pueden aportar conocimiento significativo—, hasta el limitado conocimiento metodológico en investigación, algo que debe ser remediado en principio, tanto por la Academia —Universidades e Institutos que forman especialistas en AP— como por las Sociedades Científicas y otros grupos de estudio de la especialidad. En este Recuadro se presentan algunas sugerencias para la preparación de un protocolo de Investigación Operativa en AP, que es el primer paso para lograr el objetivo de incrementar el número de estudios dentro de la especialidad.

Paso 0: Pensar en el tipo de investigación que le gustaría hacer: Aunque es complicado de definir en un principio, trate de tener su investigación lo mejor pensada posible antes de escribir la primera línea de su protocolo. Busque definir: El tema, la población, el diseño, las variables principales a ser estudiadas. En un inicio no le será tan fácil decidirlo, pero si cuenta con un poco de ayuda defina también la clasificación de su futuro trabajo —según tipo de estudio—, y eso le ayudará mucho a entender como desarrollará su investigación.

De hecho, aunque piensen con intensidad no es muy factible poder visualizar todos estos elementos desde la primera vez, pero en realidad no es necesario en un inicio llegar a elaborar tanto detalle. Sin embargo, mientras más elaborada tenga la idea en el momento de empezar a escribirla, más chances tiene de acabarlo en tiempo razonable y con un mínimo de calidad. Si no le es posible definir todo trate de precisar por lo menos 2 de los puntos en un inicio (p.ej. población y variables principales: "Variable A y Variable B en gestantes/adultos/ niños menores de 5 años").

Algo que ayuda mucho es tener un "artículo de referencia" —el cual debe ser uno de los artículos revisados en el paso siguiente, encontrado siguiendo las recomendaciones ahí mostradas— que le sirva como referente, es decir que luego de leerlo Ud. haya dicho "algo como esto quiero publicar". Ello no implica que su estudio vaya a ser una copia del otro, sino que lo use como inspiración, avanzando en paralelo con lo que los autores del artículo seleccionado proponen.

Paso 1: Busque sus artículos de referencia bibliográfica: Use los puntos precisados en la definición anterior como términos para introducir en los buscadores de artículos. Una sugerencia general es que, aunque les resulte intimidante el desenvolverse en inglés, no se concentren solo en artículos en español —SCIELO es la mejor opción—, sino incluya por lo menos una pesquisa en buscadores en inglés —PUBMED es una fuente obligada—.

Paso 2: Defina su Problema de Estudio: Es en este punto donde el investigador delimita el objeto final al que contribuye el estudio —que mejorará si su investigación genera los cambios que Ud. espera y se detallan en la justificación— y que se constituye en la justificación social del estudio, también llamado Problema de Estudio. Este debe ser, en la mayoría de los casos, la discrepancia entre lo que debería ser y lo que es en este momento —la alta prevalencia de W..., la carencia de Z..., el abandono de X...—. Algunos autores sugieren precisar también aquí la brecha sobre lo que se sabe y no se sabe en la actualidad del problema, aunque esto puede dejarse para el marco teórico.

Al describir este problema debe explicitar su severidad/extensión, población afectada, causas/consecuencias conocidas.

Paso 3: Defina su Pregunta de la investigación e Hipótesis: La parte final de la sección del problema trae la pregunta de la investigación, que es el enlace con lo que se espera encontrar. Aquí se dan a conocer las interrogantes o las grandes preguntas que orientan la investigación.

Ocasionalmente se pide también la Hipótesis, que es su postulado en relación al escenario en el que se va a trabajar, o dicho de otro modo es lo que espera encontrar, en relación al escenario en el que se va a trabajar. Planteado de otro modo, ello corresponde a la respuesta concreta propuesta (o más probable) para la pregunta de la investigación.

Paso 4: Defina su Objetivo General y Objetivos Específicos: Su Objetivo General debe explicitar lo que se espera lograr con el estudio en términos de conocimiento. Dicho de otro modo, es la pregunta de la investigación formulada en verbo infinitivo.

Sus Objetivos Específicos son descomposición y secuencia lógica de pasos de investigación para lograr el objetivo general. Casi son un anticipo del diseño metodológico de la investigación, así como un adelanto de las variables que serán analizadas.

P.ej. si se trata de medir la correlación entre A y B se podrá colocar algo tan directo como: Objetivos Específicos: a) Medir la presencia de A en los participantes. b) Medir la presencia de B en todos los participantes. C) Ver si hay diferencia estadística en B entre los grupos A y no A.

Paso 5: Defina el título de la investigación: Un buen título debe ser corto, preciso y conciso. Le debe dejar claro al lector los objetivos y variables centrales del estudio. Ejemplo:

>>Características familiares y consumo familiar asociados al riesgo de uso de sustancias en escolares adolescentes del distrito de ...<<

>>Apoyo familiar como determinante del conocimiento sobre el cuidado, y control de la enfermedad diabetes mellitus en el primer nivel de atención<<

Paso 6: Defina su Marco teórico: No es 100% necesario, aunque algunas instituciones lo solicitan como una prueba de la capacidad del futuro investigador de articular sus ideas en una búsqueda concreta sobre un punto en particular del conocimiento académico. Se deriva del planteamiento del problema —presentación de evidencia empírica y pregunta central— y es la argumentación y demostración de que la "pregunta" tiene fundamento, derivando en probable(s) respuesta(s) y/o hipótesis de trabajo. Incluye todos aquellos conceptos o contenidos que un lector no familiarizado requeriría para entender su trabajo. No olvidar colocar sub-títulos de las secciones que piensa desarrollar

Paso 5: Defina su Justificación y Uso de los Resultados.

El primer concepto describe el tipo de conocimiento que se estima obtener. Por ejemplo, trabajando sobre 2 variables concretas A y B y su relación entre ellas, el estudio se justifica en la medida que los resultados de dicha investigación permitirán describir los niveles de A y B, ayudando a precisar mejor cualquier brecha existente, y al mismo tiempo ponderara el valor que tiene la primera variable para describir la segunda. El uso de los Resultados define la finalidad que se persigue en términos de su aplicación, ayudando a plantear actividades de formación continua orientadas a profesionales de AP, buscando incrementar su conocimiento y capacidad de influencia sobre A y B, con lo que se podrá la calidad y resolutividad en la atención ambulatoria.

Para concluir, no olvide incorporar en su protocolo de investigación toda la información administrativa requerida.

científicas facilitarán que ellos presenten dichos trabajos en espacios específicos para la AP, tales como Congresos (presenciales o virtuales), jornadas científicas, y encuentros de investigadores.

Lograr vincular la Academia — Universidades e Institutos que forman especialistas en AP— con las unidades de salud que ofrecen servicios directos a la población en la AP, es otra necesidad inexplicablemente postergada en muchos contextos Latinoamericanos. En algunos países de la región, los cursos de especialización y postgrados — como maestrías, doctorados, diplomas etc.— , son importantes medios para desarrollar estudios y preparar artículos y otras publicaciones. Lamentablemente, la Academia ha permanecido bajo la injerencia exclusiva de los especialistas lineales por largo tiempo, y el incorporar mayoritariamente a profesionales de AP es aún una deuda pendiente.

Tal vez si se articulasen todas estas posibilidades podría incrementarse la investigación en AP, como una manera de auto-replicar conocimientos entre sus participantes. Esta es una tarea titánica, pero que sin duda vale el esfuerzo de ser promovida.

Auto-aprendizaje clínico

A continuación debemos resaltar algunas características del Auto-aprendizaje clínico, como mecanismo de perfeccionamiento de los profesionales de la AP. En primer lugar, es importante recalcar que cualquier prestador puede evitar que sus conocimientos se vuelvan obsoletos, a través del uso de estrategias concretas para movilizar su entusiasmo en aras de lograr un aprendizaje continuo o de por vida. Como toda estrategia de Auto-replicación activa del conocimiento, para ser un esfuerzo considerado en esta línea, el Auto-aprendizaje clínico debe partir del propio impulso de sus participantes por un área de interés concreta, llevándolos de manera independiente hacia los repositorios públicos de información, usualmente disponibles en Internet. Estas áreas de interés suelen corresponder con vacíos del conocimiento bien definidos, que guían el proceso subsecuente, recopilando, revisando, procesando y metabolizando, lo obtenido ahí. Esta secuencia de pasos permitirá que cada participante pueda rápidamente encontrar sus propias respuestas, renovando así sus conocimientos. Idealmente estos nuevos conocimientos, así obtenidos, deberán combinarse con su propio bagaje técnico para generar un nivel de información de mayor calidad al que inició el proceso, siendo idealmente compartido con otros colegas.

Una variación de esta estrategia es la participación en redes de intercambio de conocimientos, muchas de la cuales están asentadas en las redes sociales. En ellas suelen haber miembros que rutinariamente "postean" o reenvían material técnico que puede ser de provecho para un grupo importante de colegas. Estas micro-publicaciones tienen la virtud de facilitar la incorporación de nuevos contenidos prácticamente sin esfuerzo, dado que la permuta de conocimientos se da en pequeñas dosis fácilmente asimilables y la reciprocidad determina un auto-aprendizaje pre-adaptado por sus pares, al medio del participante.

Otro modo significativo para lograr el perfeccionamiento continuo del profesional mediante el auto-aprendizaje es a través de búsquedas o revisiones individuales en INTERNET. Ellas deben partir de preguntas formuladas por los trabajadores de salud, permitiéndoles identificar vacíos del conocimiento que les impiden abordar a su paciente convenientemente. Luego, estas interrogantes deberán ser enfocadas a través de material relevante —P.ej. artículos, guías diagnósticas, estudios, reportes de experiencia y otra bibliografía disponible—, que permita encontrar sus propias respuestas a cada uno, resolviendo aquellas dudas sobre aquel tema en particular, a través de los documentos obtenidos, y complementando entonces lo previamente acumulado en una vida de entrenamiento y trabajo, con el conocimiento obtenido en el ciberespacio. Para considerarse como Auto-aprendizaje clínico, esta metodología deberá relacionarse directamente a escenarios clínicos provenientes de la práctica diaria, refiriéndose idealmente a un paciente específico con una molestia o desorden concreto que representa un desafío clínico real —P.ej. trae algún motivo de consulta extraño, evoca a diagnósticos poco usuales, o porta problemas inespecíficos de difícil resolución— y se orienta a esclarecer dudas en el abordaje del problema del paciente y manejarlo apropiadamente. En este sentido, cada paciente representa una oportunidad para aprender, y orientar su auto-aprendizaje permanente, abarcando las habilidades que los prestadores de salud requieren para manejar un tipo de paciente en particular. De modo que si esta metodología se aplicase sistemáticamente sería posible expandir dicha estrategia a sucesivos tipos de paciente, posibilitándoles incrementar gradualmente el número de situaciones y dolencias comunes en la consulta en AP dominadas por el prestador, lo que a la larga conducirá a una mejor atención a la problemática de salud de la población.

Medicina Basada en Evidencia (MBE)

Como se mencionó previamente, una de las estrategias de Auto-replicación activa del conocimiento con mayor capacidad para ayudar a los profesionales de la AP a desplegar su potencial para renovar sus conocimientos es, sin duda, la Medicina Basada en Evidencia (MBE) o Medicina Basada en Pruebas. Si bien sus verdaderos inicios datan de los años sesenta con los ensayos clínicos, recién en las últimas décadas del siglo XX recibe un impulso importante, especialmente aquel recibido del Grupo canadiense de trabajo para la MBE (*Evidence-Based Medicine Working Group* en inglés). Luego, durante la centuria actual, dado el desarrollo de la investigación y los medios para canalizar sus resultados, esta metodología ha alcanzado un desarrollo espectacular.

Se ha definido a la MBE como: *"el uso consciente, explícito y empleando el juicio crítico de las mejores evidencias actualmente disponibles, con la finalidad de alimentar nuestras decisiones en la práctica médica, permitiendo ofrecer siempre la mejor atención posible a nuestra población a cargo"*. Esta surge a partir del trabajo pionero del Dr. David Sackett y otros médicos internistas y generales, quienes resaltaron la importancia de que nuestras acciones clínicas sean siempre tomadas sobre las bases más objetivas posibles. En términos prácticos, la MBE aboga porque toda decisión sobre el cuidado de nuestros pacientes —su equivalente para la Salud pública se llama *Evidence-Based Public Health* en inglés—, esté fundamentada en evidencias o pruebas que respalden dicha elección, siendo obtenidas de acuerdo a una secuencia de pasos estándar —Ver Cuadro 10— que refleja la aplicación ordenada del método científico al problema particular de falta de información que nos moviliza. En el recuadro 2.D se ofrece un mayor detalle acerca de cómo desplegar los pasos de la MBE, para el desarrollo de actividades docentes sobre esta materia.

Estas evidencias pueden ser resultados de estudios válidos para la situación que nos motiva, o recomendaciones científicamente aceptadas a un consenso global. De este modo, en términos prácticos, la idea básica de la MBE reside en el seguimiento continuo y sistemático de tres tareas.

- Tomar conciencia de las preguntas surgidas en la práctica clínica, las cuales se formulan espontáneamente cuando los proveedores de salud confrontan sus decisiones con el conocimiento establecido.
- Responder a estas preguntas, tomando conciencia de si se basan en evidencia o alguna otra fuente de información.
- Mantener nuestra colección de evidencias construidas a partir de las revisiones, lo más organizada posible.

La MBE, desde su advenimiento, ha posibilitado superar la tradicional toma de decisiones clínicas basada en la intuición, la experiencia clínica no sistematizada, o en el razonamiento fisiopatológico; migrando hacia una evidencia orientada al paciente (POE, por sus siglas en inglés: *Patient Oriented Evidence*). Sin embargo, tal vez ni sus promotores originales imaginaron el cambio de paradigma social de tales dimensiones que la MBE impulsaría. Gracias a ella avanzamos más hacia un nuevo escenario en el cual cada usuario se preocupa por la evidencia que respalda la asistencia médica que recibe, cuestionando incluso a sus prestadores de salud al respecto. Ello representa una especie de salvaguarda colectiva para promover terapias y procedimientos de reconocida efectividad, y descartar o poner en suspenso aquellas con limitada o negativa evidencia. Por tales características, la MBE y su mayor disciplina relacionada, la Epidemiología Clínica, tienen un enorme potencial para mejorar la competencia clínica de los profesionales de la AP, así como su resolutividad y la eficiencia de su práctica cotidiana.

El cumplimiento fiel de dicha metodología, permitirá aprovechar las situaciones clínicas

Cuadro 10. Pasos estándar de la Medicina basada en la evidencia

	Pasos estándar de la Medicina basada en la evidencia
Paso 0	Partir de una situación clínica concreta
Paso 1	Formular una pregunta que se pueda responder a través de una búsqueda
Paso 2	Buscar la mejor evidencia disponible de manera eficiente
Paso 3	Valoración crítica de la evidencia
Paso 4	Aplicación de la evidencia

Recuadro 2.D. Pasos para desarrollar un protocolo para aplicar la Medicina Basada en Evidencias

La aplicación concreta de la Medicina Basada en Evidencia (*MBE*) se estructura a partir de una secuencia de cuatro pasos, antecedidos por un pre-requisito que denominamos Paso 0, para alinearlo en la secuencia de los pasos correspondientes a la pesquisa y análisis en sí. Revisemos a continuación dichos pasos.

Paso 0: Partir de una situación clínica concreta.

La evidencia se aplica a un caso particular. No puede ser tomada en teoría para un grupo genérico de pacientes, sin un substrato concreto, sino que cubre un tipo específico de pacientes. Por ello la MBE funciona mejor a partir de una situación clínica concreta y real, y mejor aún si se tiene cierta perentoriedad en su resolución.

Paso 1: Formular una pregunta que se pueda responder a través de una búsqueda

Para poder cambiar de paradigma, un primer paso es tomar conciencia de las preguntas surgidas al atender un paciente. Se dice que para un prestador de salud promedio de AP en una consulta típica del primer nivel de atención, le surgen alrededor de 2 preguntas por cada 3 pacientes. El prestador de salud experimentado considera que, basado en las fuentes acumuladas por años, tiene respuestas para la mayoría de ellas, y en consecuencia realiza una acción inmediata sin detenerse a cuestionarlas. No obstante, en un número variable de casos —que puede ser más o menos numeroso según tanto más experimentado sea el prestador-, este siente que está ante una pregunta que no sabe cómo responder. Preguntas sobre el diagnóstico, sobre las pruebas a realizar o sobre el tratamiento. Cuando somos principiantes —alumnos, internos, recién egresados del pre-grado o recién ingresados a la residencia—, estas preguntas suelen fluir naturalmente y solemos esforzarnos por responderlas. Así es como construimos nuestra experticia. Sin embargo, cuando dejamos de ser novatos, la mayoría de esas preguntas se apagan, y sólo surgen muy infrecuentemente. Cuando el profesional de la salud toma conciencia de estas interrogantes sin respuesta contundente, en ese momento, enfrenta un denominado "vacío del conocimiento". Estos vacíos serán nuestros primeros puntos a abordar. Estos vacíos, particularmente en profesionales con un largo tiempo de desactualización pueden ser de todo calibre, sin embargo, a no ser que ingresemos nuevamente a la facultad o a la residencia médica, el mejor método es irlos cerrando uno a uno.

Por ello, un requisito previo para practicar la Medicina Basada en Evidencias es que debemos estar atentos a dichas situaciones de nuestra practica que no han sido científicamente esclarecidas —que no tienen evidencia de base—. Por ejemplo, tratemos de recordar el caso del último paciente que atendimos ayer —o en nuestra última consulta—. ¿En base a qué tomamos la decisión de prescribirle el medicamento "Y" que le fue recetado? Lo más probable es que haya sido por semejanza: este paciente encajaba en el patrón "X" establecido en nuestro esquema mental —patrón definido considerando la suma de diagnóstico tentativo, edad, estatus, etc.—, y a todos los pacientes con el patrón "X" se les receta el medicamento "Y". Suena razonable, especialmente si tenemos una fila enorme en espera y sólo es posible tomarse 10 a 15 minutos por paciente.

La primera pregunta es: ¿En base a que decidí que "X" es un patrón? Pues dicho patrón podría subdividirse por ejemplo en X1, X2, X3, etc., y cada uno de ellos requerir un tratamiento diferente. ¿Y también debemos considerar en base a qué decidimos que a todos los pacientes "X" les prescribo "Y"? Podría haber sido "W" o "Z". Cuando no estamos atentos, las razones para estas decisiones no siempre están suficientemente claras. Pude haberlo leído en alguna parte —que ya no recuerdo—; o escuchado en una clase magistral de la facultad, o de algún congreso, curso o conferencia; o pude haberle preguntado a un colega quien me informó de lo que "le había dado resultados", para no mencionar a las charlas apresuradas de los visitadores médicos de laboratorios farmacéuticos.

Recuerde que sólo una buena pregunta, constituye un peldaño que contribuirá a que encontremos la respuesta. Por ello las preguntas para la MBE deben ser lo más precisas posibles —no divagar en diversos puntos sino concentrarse en un foco definido— y ser específicas —no permitir que se confunda la información concreta requerida para la situación clínica enfrentada, con otra menos relevante—.

Un buen método es:

- Partir del Paciente y su problema: Describirlos detalladamente considerando edad, sexo, grupo étnico, etc. Describir también el problema clínico de forma precisa, detallando la condición a la que se refiere, el estadio de evolución, si tiene o no complicaciones, etc.
- Delimitar bien la nueva intervención: Desarrollar correctamente si se trata de un signo o síntoma o prueba para realizar el diagnóstico, o de una intervención para prevenir un problema o mejorar/curar una enfermedad, o de un factor que define el pronóstico.
- Delimitar bien la intervención convencional contra la que se compara: Se aplican las mismas reglas que en el caso anterior. La pregunta también puede abordar una situación sin tratamiento establecido, en cuyo caso se verifica simplemente la eficacia de la nueva intervención —en los diseños de estudio suele usarse un placebo para la comparación.
- Definir qué resultados se quieren alcanzar: Debe ser cauteloso al elegir resultados evaluables para las circunstancias de su paciente previamente definida en el paso 0. Recuerde que todo el ejercicio está basado en la situación clínica de partida.

Paso 2: Buscar la mejor evidencia disponible de manera eficiente.

En muchos casos, cuando nos enfrentamos a preguntas inespecíficas se va a requerir para su respuesta, también información menos específica —por ejemplo, la duda sobre si un medicamento X está contraindicado o no durante el embarazo— y pueden manejarse empleando Textos de Medicina, apuntes de clase, consultas a algún colega, trabajos de revisión en revistas o publicaciones semejantes. Pero cuando la pregunta refleja una interrogante más concreta y específica con respecto al manejo de un usuario particular —por ejemplo, la real efectividad de un tratamiento innovador en pacientes con un estatus basal determinado representado por su edad o el grado de enfermedad— o su diagnóstico, —el valor predictivo de un síntoma específico, o el peso de una característica en el pronóstico final de un determinado problema—, en estos casos los libros y revisiones pueden no contener las respuestas, o si las tienen, ellas portan un importante retraso en años de investigación, al punto que dicha información puede ya no representar la posición más actualizada de la ciencia médica sobre el punto.

Justamente para poder responder a este tipo de preguntas es que se desarrolló la metodología de la MBE, la cual aporta una estructura definida para guiar una revisión bibliográfica específicamente orientada a resolver la duda representada por nuestro "vacío del conocimiento". En consecuencia, no se trata de un ejercicio meramente académico, sino de un modo de perfeccionar nuestro desempeño laboral a través de la resolución de nuestras brechas de información.

Actualmente, con la masificación de la información en INTERNET, hay disponible para todos los profesionales, en prácticamente todo lugar de modo gratuito o a un costo bastante accesible, diversas herramientas para buscar evidencia de un modo rápido. Las Bases de datos como el PUBMED o SCIELO presentan resúmenes, títulos y frecuentemente enlaces a textos completos de artículos de revistas científicas. Para el trabajo general de MBE, estos medios son más útiles, si se seleccionan las revisiones o meta-análisis, que traen el compendio de diversos artículos. Cuando no se tiene tanto tiempo, es posible recurrir a bases de síntesis como la Colaboración Cochrane o de sinopsis como el ACP Journal Club, o a libros informáticos, producidos por equipos que permanentemente están revisando la evidencia disponible, tales como el Clinical Evidence, o el Up to Date.

Para todos los medios de búsqueda el procedimiento se inicia traduciendo la pregunta en una estrategia de búsqueda utilizable. Es importante para ello desarrollar habilidad en el trabajo con descriptores (*keywords*) y operadores booleanos, una materia que escapa a la dimensión de este artículo. Ya con nuestra estrategia montada, y de acuerdo a las reglas disponibles en cada sistema, es importante aprovechar la posibilidad de introducir límites que afinen nuestra búsqueda, para así hacerla más eficiente.

Paso 3: Valoración crítica de la evidencia. Una adecuada valoración de la evidencia requiere importantes conocimientos de Epidemiología clínica, la cual desafortunadamente no está suficientemente extendida. Inicialmente se daba un gran énfasis a este paso, cuyos objetivos centrales eran ayudarnos a verificar si la evidencia encontrada era válida, acertada y correcta, y verdaderamente útil en la práctica clínica a desarrollar.

Si bien es importante resaltar que esta habilidad gradual y progresivamente debería ser adquirida por todos los profesionales de la salud, el no contar con dichos conocimientos no debe ser óbice para una aplicación más amplia de la MBE ya que, en la actualidad, muchos autores de evidencia compilada —revisiones, meta-análisis— realizan un análisis intensivo de la validez de los artículos, precisamente para facilitarle la vida a los lectores sin esta habilidad desarrollada.

Paso 4: Aplicación de la evidencia.
Este último paso es el más importante. Se trata de hacer una síntesis entre la evidencia externa —aportada por la revisión de la MBE— y la evidencia interna, aportada por el propio profesional de AP, y adquirida por los años de ejercicio de su profesión y el conocimiento pormenorizado de su paciente. Del fruto acertado de esta combinación se obtendrán como resultado las mejores decisiones para beneficio de los pacientes y del sistema.

En resumen, se puede decir que la MBE tiene su origen en la metodología sistemática de revisar, evaluar y usar los hallazgos de las investigaciones buscando resolver una hipótesis concreta relacionada a pacientes específicos. Sin embargo, su gran valor reside en la combinación de esas capacidades con el adecuado juicio para el manejo de los pacientes y la toma de decisión.

---

concretas y cotidianas, para formar o refrescar a los equipos de AP mediante prácticas coincidentes con la Auto-replicación activa del conocimiento. Ello permitirá fijar el curso de acción más adecuado para la atención de nuestros pacientes, tanto buscando encuadrar los hallazgos clínicos, como valorar las pruebas diagnósticas o las opciones de manejo a ofrecerles.

Dado que su modo de acción no se restringe al accionar de los médicos, sino que abarca igualmente a otras profesiones de salud, un mejor término para este enfoque sería el de Atención o Asistencia Sanitaria Basada en Evidencias, para relacionar todas las ramas profesionales con este nuevo paradigma. Así, en este momento se habla de Enfermería Basada en Evidencias, Odontología Basada en Evidencias, Gestión de Servicios Basada en Evidencias, Psicología Basada en Evidencias, etc. No obstante, nosotros preferimos adherir al término convencional de Medicina Basada en Evidencias o MBE, como un modo de respaldar la disciplina que mayor avance ha desarrollado en este sentido.

Pero debemos tener presente que no sólo lo basado en la evidencia es válido. En muchas situaciones, la demostración de empatía clínica o cuidado compasivo es incluso más importante que el diagnóstico brillante, particularmente si éste varía poco el pronóstico de la persona. Este es un tema que se desarrolla en mayor profundidad en el Vol. 2 de esta publicación, tocándose superficialmente en la subsección 2.II.2 de esta publicación.

Sin embargo, con vías a extender la práctica de la MBE, será necesario vencer un conjunto de mitos instalados, los cuales desalientan a los profesionales poco acostumbrados a esta disciplina académica, tales como:

• *La MBE sólo tiene que ver con ensayos aleatorizados para medicamentos nuevos:* Aunque es cierto que los ensayos aleatorizados (randomizados) reciben mayor publicidad, la MBE se aplica también a otros temas más cercanos a la AP, tales como la predictibilidad de los diagnósticos basados en síntomas, o en signos del examen físico, el valor de ciertos exámenes auxiliares, los factores de riesgo para una enfermedad o factores de mal pronóstico para una determinada condición.

• *La MBE es sólo un "libro de recetas":* Si bien es cierto que a partir de la MBE se han multiplicado las denominadas "Guías basadas en la evidencia", la verdad es que sus grandes propulsores siempre defendieron que la evidencia nunca substituiría a la pericia personal del clínico. Así, la MBE busca adaptar los hallazgos de las investigaciones a una persona concreta, específicamente abordada. Se dice que sin el uso de la experiencia clínica, la MBE conduciría a una tiranía de la investigación, no siempre aplicable al manejo de un paciente individual. Por otro lado, la experiencia clínica sin MBE reflejaría la mirada subjetiva, poco actualizada y de menor costo-eficiencia para el sistema como un todo. Por todo ello, las

Figura 6. Uso óptimo de la evidencia en el contexto del paciente y del prestador

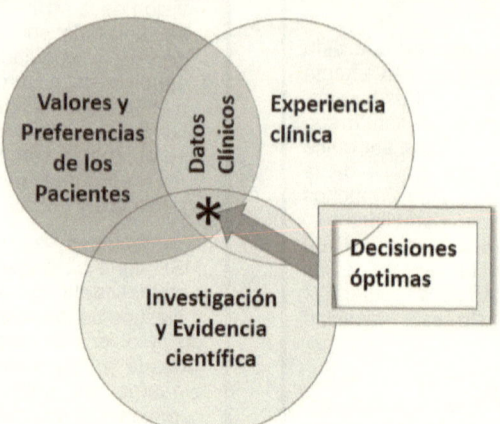

mejores decisiones se toman cuando experiencia clínica y evidencia son combinadas en dosis proporcionales, respetando los principios y valores de los pacientes y usuarios —Ver Figura 6.

• *La MBE es sólo una estrategia más para controlar los costos de la atención:* Es cierto que la MBE puede ahorrar gastos al identificar y preconizar intervenciones costo-efectivas, descartar antiguas prácticas sin mayor valor, y verificar que los nuevos y costosos medios sean realmente eficaces. Sin embargo, la MBE siempre perseguirá maximizar la función: calidad y cantidad de vida, al costo más accesible. En tal sentido, en algunos casos la MBE puede recomendar medidas que incluso incrementarían el costo total de las atenciones, en vez de recortarlo, aunque a largo plazo los beneficios para la sociedad fuesen mayores. Lo importante es el resultado final.

• *La MBE está hecha sólo para las universidades y los grandes hospitales:* En diversos países, los niveles primarios de atención son precisamente los más interesados en impulsar la MBE, por las razones antes vistas. Así, estos grupos de AP con acceso rutinario a los resultados de la MBE, ya ofrecen a sus pacientes las intervenciones médicas con el mayor beneficio establecido, aun siendo centros de baja complejidad.

La verdad es que, la práctica de contrastar permanentemente las bases de lo aplicado en la práctica contra la teoría vigente, es algo que desarrollamos bastante comúnmente cuando somos principiantes —alumnos, internos, profesionales recién egresados del pregrado—, pero que olvidamos al volvernos "expertos". Al forzarnos a revisar y enfrentar nuestros denominados "vacíos del conocimiento", el enfoque promueve la validación constante de nuestras prácticas, contrastándolas con el estado de arte vigente para la atención al paciente, familia o comunidad.

Agradecimiento: El autor expresa su reconocimiento y agradecimiento a la Dra. Sofía Cuba, profesora de Medicina Familiar de la Universidad Peruana Cayetano Heredia, con quien dimos forma al texto sobre Investigación y MBE presentado en este capítulo. Igualmente, al Dr. Carlos Ricse, Consultor en el Ministerio de Desarrollo e Inclusión Social en Perú, que a través de largas discusiones nos ayudó a concretar lo esencial del Abordaje centrado en las necesidades de salud y en particular la estructura de la Plataforma de Atención Centrada en la Familia, ejemplificada en la sección 3.III y que será mostradas en detalle en el Vol.2. Finalmente, envío mi agradecimiento a la larga lista de equipos técnicos del Ministerio de Salud, la Cooperación Internacional y las poblaciones donde se implementaron la primeras experiencias del Modelo de Atención Integral de Salud en Perú, quienes directa o indirectamente contribuyeron a definir nuestra idea sobre los contenidos de la AIS, mostrada aquí y en el Capítulo 1, y posteriormente sobre el Cuidado Continuo, Holístico y Humanista (C2H2).

Lecturas Recomendadas

Acosta N, Giovanella L, Vega R, et al. Mapping Primary Health Care Renewal in South America. Fam Pract. 2016; 33 (3): 261-7.

Aranaz JM, Pérez MV, Mayordomo C, Navarro JF, Tenías JM, Segara L, et al. Cartera de Servicios de Medicina Preventiva y Salud Pública hospitalarios de la Comunidad Valenciana. 2010.

Baird M. Importancia de trabajar con familias. In: Ceitlin J, Gómez Gascón T, editors. Medicina de Familia: La Clave de un Nuevo Modelo.Madrid: SEMFYC y CIMF; 1997. p. 49-58.

Bonfill X. Asistencia Sanitaria Basada en la Evidencia: algunas propuestas para los partidarios de impulsar su formación. Barcelona: 2000.

Buñuel JC. Medicina basada en la evidencia: una nueva manera de ejercer la pediatría. An Esp Pediatr. 2001; 55 (5): 440-52.

Ceitlin J. Medicina de Familia, la clave de un nuevo modelo. Madrid: CIMF-semFYC; 1997.

Clinical Evidence (página web en internet). London: BMJ Publishing Group Limited. Disponible en: http://clinicalevidence.bmj.com/ceweb/index.jsp.

Clinical inquiries & POEMS (página web en internet). New Jersey: The Journal of Family Practice; Disponible en: http://www.jfponline.com.

Duran EE. ¿Donde ha quedado el lado humano de la atención? Actual enferm. 2002; 5 (1): 6.

Farfán-Salazar G, Irigoyen-Coria A. Historia de la Medicina de Familia. Medicina de familia. La Clave de un Nuevo Modelo.Madrid: semFYC/CIMF; 1997. p. 148-53.

Gervás J, Pérez M. Uso apropiado de la medicina basada en pruebas: revisión de diez artículos recientes. AMF. 2005; 1 (1): 46-56.

Guanais F, Regalia F, Perez-Cuevas R, Anaya M. Desde el Paciente. Experiencias de la Atencion Primaria de Salud en America Latina. Washington DC: 2018.

Hurtado La Rosa L, León García L. Avances de la Atención Integral de Salud en el Perú. Lima: Ministerio de Salud; 2008.

Irigoyen-Coria A. Diagnostico Familiar. 6ta Ed. México: Editorial Medicina Familiar Mexicana; 2000.

Irigoyen-Coria. Nuevos Fundamentos de Medicina Familiar. México: MFM; 2006.

Mull JD. The family in family medicine. Fam Med. 2004; 36 (2): 83-4.

Organización Panamericana de la Salud (OPS), Organización Mundial de la Salud. La Familia y la Salud. 2003.

Organización Panamericana de la Salud. Enfermedades No Transmisibles en las Américas: Construyamos un futuro más saludable. 2011.

Perú Ministerio de Salud. El modelo de atención integral. Lima: MINSA; 2003.

Qué es la Medicina Basada en la Evidencia (página web en internet). 2009; Disponible en: http://www.cochrane.es/?q=es/node/262.

Ramírez I, Suárez-Bustamante MA. Se busca. Cómo incrementar la publicación científica en Atención Primaria de Salud en América Latina. MPA e-Journal Med Fam & At Prim Int. 2008; 2 (1): 7-11.

Ramírez O, Toledo JA, Quiroz-Perez JR, Baillet-Esquivel L, Urbina R, González C. Aprendizaje del genograma en un grupo de residentes mexicanos de la especialidad medicina familiar. MPA e-Journal Med Fam & At Prim Int. 2010; 4 (1): 15-20.

Sackett DL HRT. Epidemiología clínica, Una ciencia básica para la medicina clínica. Madrid: Ediciones Diaz de Santos; 1989.

Sackett DL SSRWR. Evidence-Based Medicine. How to practice and teaching EBM. London: Churchill Livingstone; 2000.

Sackett DL, Rosenberg WM, Gray JA. Evidence based medicine: what it is and what it isn't. BMJ. 1996; 312 : 71.

Sánchez M, Sánchez J, Aguinaga E, Madrigal M, Menárguoz J. Docencia en medicina basada en la evidencia (MBE): estrategias y herramientas de evaluación. Archivos en Medicina Familiar. 2009; 11 : 17-32.

Scarnati J. Beyond technical competence: Honesty and Integrity. Career Development International. The American School Board Journal. 1997; 3 (1): 23.

Suárez-Bustamante MA. ¿Cómo una Atención Primaria efectiva puede mejorar los resultados de la intervención en Tuberculosis? MPA e-Journal Med Fam & At Prim Int. 2009; 3 (1-3): 17-22.

Suárez-Bustamante MA. Construyendo Competencias Clínicas para la Atención Integral de Pacientes con Enfermedades Crónicas y Estilos de Vida no Saludables: El Modelo de los Procesos-Cuidados Orientados a las Tareas. MPA e-Journal Med Fam & At Prim Int. 2011; 5 (2).

Yurss I. Atención a la familia: otra forma de enfocar los problemas de salud en atención primaria. Instrumentos de abordaje familiar. Osasumbidia: Unidad de Programación y Docencia Dirección de Atención Primaria.Servicio Navarro de Salud; 2002. Disponible en: http://www.cfnavarra.es/salud/anales/textos/vol24/suple2/suple9a.html.

Capítulo 3

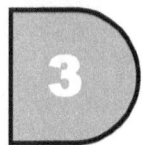

EXPERIENCIA DE UN SERVICIO DOCENTE-ASISTENCIAL DE ATENCIÓN PRIMARIA

Introducción

Aunque el arsenal teórico que nutre a la AP en Latinoamérica es realmente frondoso —Ver sección 1.II y subsección 1.IV.3—, son pocos los reportes de experiencias en la implementación de modelos prestacionales publicados en la literatura de salud. En este capítulo se describen, con algún detalle, los avances de un centro universitario donde, entre el año 2008 y 2010, se desarrolló un fértil campo de experimentación, ensayando los mejores arreglos organizativos para traducir los marcos referenciales de la especialidad en AP y MF/F, en un modelo concreto para la oferta de atención centrada en las personas, brindando a su población un cuidado continuo, holístico y humanista (C2H2) —Ver subsección 2.II.2— de calidad, implementado a través de una Plataforma Individual y Familiar de Atención —Ver Vol. 2— y desarrollada con participación comunitaria —Ver sección 5.I .

El surgimiento y consolidación de esta experiencia fue posible gracias a la confluencia de diversos factores y actores que constituyeron una oportunidad, sino única, relativamente infrecuente en Latinoamérica, para crear libremente y adaptar modelos desarrollados en otras realidades en pos de crear uno propio. Ello fue posible debido a que, a diferencia de la mayoría de Centros Docente-Asistenciales donde los alumnos despliegan sus prácticas en AP, usualmente insertados en Centros/Unidades de Atención del Sistema Público ya constituido —Ministerio de Salud (MINSA), Seguridad Social, etc.— con rígidas normas que limitan la implementación ágil de innovaciones, esta experiencia se desarrolló en un establecimiento filantrópico independiente. Ello permitió al equipo de tutores y residentes de la especialidad de MF que trabajaban en este centro, experimentar sin ataduras, ni restricciones importantes de tipo organizacional, política o financiera, el desarrollo de un modelo de atención para satisfacer efectivamente las necesidades de salud de la población asignada —Ver sección 3.I—, aspirando a una cobertura realmente universal — aunque con un paquete de oferta prestacional limitado— que era prácticamente gratuito para el usuario final, poniendo en el centro de nuestra acción a las comunidades y familias beneficiarias. Y lo más importante, hizo posible enseñar en la práctica, a los especialistas en formación, como era posible implementar servicios que pudiesen efectivamente desarrollar los postulados, principios y valores de la especialidad, haciéndolos una práctica cotidiana.

En este capítulo se describen primeramente los aspectos generales que hicieron posible esta experiencia, describiendo su contexto, estructura y recursos, constitución de los equipos y diversas circunstancias que moldearon su desarrollo, constituyendo el campo de experimentación e innovación que fue el núcleo central de la experiencia. En segundo lugar, se describe el alcance global del trabajo desarrollado, para

Contenidos

3.I. Aspectos generales de la experiencia ....
3.I.1 Contexto de la implantación de la experiencia
3.I.2 Población en la zona de la experiencia
3.I.3 Contexto Sociodemográfico de la experiencia
3.I.4 Recursos para la experiencia
3.II. Desarrollo de la experiencia
3.II.1 Gestión de la experiencia
3.II.2 Descripción general de la experiencia
3.II.3 Evolución de la experiencia
3.III Intervención Principal: Plataforma Familiar de Atención
Fase 0: Asignación de familias
Fase 1: Reconocimiento del terreno
Fase 2: Censo familiar
Fase 3: Diagnóstico de necesidades de salud
Fase 4: Plan de Atención
Fase 5: Ejecución y monitoreo del Plan de Atención
3.IV Otras Intervenciones de la experiencia
3.IV.1 Atención individual programada.
3.IV.2 Atención individual a la demanda
3.IV.3 Intervenciones basadas en la dinámica familiar
3.IV.4 Promoción de la salud por etapas del ciclo vital
3.IV.5 Atención Primaria Orientada a la Comunidad
3.IV.6 Gestion de Servicios y la Mejora Continua de la Calidad
3.V Abordaje didáctico Docente-Asistencial de la experiencia
3.VI. Lecciones Aprendidas

111

luego poder entender las partes separadas, y se detalla el itinerario recorrido por los equipos desde que se inaugura el centro y estaba todo por hacer, hasta ya haber completado todas las coordinaciones necesarias, tener todas las intervenciones implementadas y los procesos centrales funcionando adecuadamente. En tercer lugar, nos detenemos en la presentación en detalle de la Plataforma Familiar de Atención desarrollada según la visión mostrada en la sección 3.III —la cual incluye elementos de la Plataforma Individual de Atención que será descrita en el Vol. 2—, y que en cierto modo fue la locomotora que impulso los diversos componentes e intervenciones desplegados, y finalmente se presentan unas reflexiones finales a modo de Lecciones Aprendidas.

3.I. Aspectos generales de la experiencia

3.I.1 Contexto de la implantación de la experiencia

En el año 2007 el Programa de Segunda Especialización (Residentado) en Medicina Familiar de la Facultad de Medicina Alberto Hurtado de la Universidad Peruana Cayetano Heredia (UPCH) promueve la creación del Centro Piloto de Medicina Familiar (CPMF), realizando un convenio con la Parroquia San Gabriel de la Dolorosa en el distrito de Ventanilla, norte de Lima, Perú, el cual se consolida el año 2008. Posteriormente el establecimiento del Ministerio de Salud de la localidad paso a conformar parte de esta alianza que podría considerarse una elaborada relación ganar-ganar entre todos sus participantes. Por este convenio, en partes tácito y otras explicito, la Parroquia ofrecía a esta alianza los ambientes de un Policlínico Parroquial solo parcialmente utilizado por ella, ganando para su jurisdicción el beneficio de una atención de salud de calidad ofrecida por el centro universitario. Esta cobertura sanitaria representaba un bien intrínseco en sí mismo para dicha institución religiosa, pero al mismo tiempo le brindaba el reconocimiento de sus feligreses por viabilizar la protección de su población a través de una institución reconocida localmente, como la UPCH. Además, la parroquia se comprometía a brindar soporte logístico básico al establecimiento, ligado a su infraestructura como mantenimiento físico, pago de servicios, etc. y ayudaba en el establecimiento de contactos con la comunidad, entre otros puntos.

La UPCH aportaba el recurso humano especializado: los residentes de la Especialidad de MF y sus tutores, además de algunos alumnos y pasantes, cuyo transporte y soporte básico eran financiados por la universidad. Este equipo universitario, como ya se comentó, se beneficiaba de la posibilidad de montar un sistema integrado de docencia-servicio-investigación, en el que se validasen nuevos modelos de atención y consolidar diversos elementos de su práctica ligados a la atención individual y familiar, con un enfoque orientado a la comunidad.

Finalmente, el MINSA de la localidad, a través del Centro Materno Infantil Perú - Corea, proveía una vía franca para referir algunos pacientes o usuarios que requiriesen un tipo de atención que no pudiese ser abordada por el equipo universitario. Como correspondiente contrapartida, recibía el informe estadístico de las actividades extramurales realizadas por este. Con ello ampliaban sus reportes e informaban una remarcable cobertura poblacional domiciliaria en su jurisdicción, que en esencia había sido aportada por el equipo comunitario a la alianza.

Retiradas las fases preparatorias, se puede decir que la experiencia inició en febrero del 2008 y concluyó durante el primer semestre del año 2010.

3.I.2 Población en la zona de la experiencia

La experiencia se desarrolló en los asentamientos humanos Keiko Sofía II etapa, Villa Rica y Los Angelitos, ubicados aledaños a la zona del Proyecto Especial Ciudad Pachacútec, distrito de Ventanilla.

Ventanilla es el distrito más grande de la provincia constitucional del Callao y el segundo en población en Perú. La zona se encuentra ubicada en la región centro occidental peruana entre las coordenadas geográficas 1151′20′′ de latitud sur y 7704′25′′ de longitud del Meridiano de Greenwich.

El área estaba delimitada al norte con el distrito de Ancón, extremo de Lima Metropolitana, al oeste con el océano pacifico, al sur con el centro poblado Mi Perú del mismo distrito de Ventanilla y al este con las colinas que delimitan el distrito. Su clima está clasificado como zona desértica semicálida, con deficiencia de lluvias en todas las estaciones del año. Presenta temperaturas extremas, con alta humedad e intenso frío en invierno y temperaturas no mayores

Figura 1. Vista satelital del lugar de la Experiencia. Asentamientos Humanos cercanos a Ciudad Pachacutec en Ventanilla, Lima.

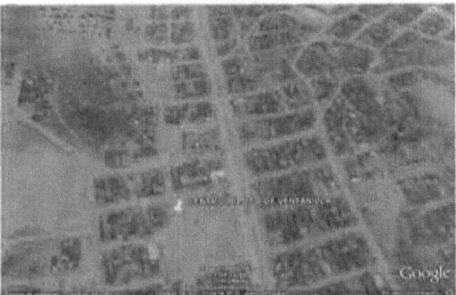

Figura 2. Vista panorámica del lugar de la Experiencia. Asentamientos Humanos cercanos a Ciudad Pachacutec en Ventanilla, Lima.

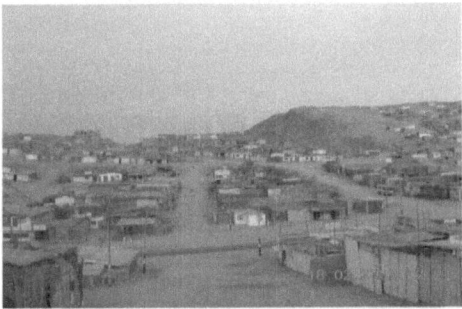

a los 30º C en el verano, pero con una sensación térmica mucho mayor, dado el suelo de arena. —Ver figura 1 y 2.

La población procedía de distintas zonas del Perú, siendo fundamentalmente inmigrantes, entre los que se destacaba un grupo de indígenas nativos, de la etnia Shipibo, originarios de la Amazonía peruana.

La comunidad surgió aproximadamente en el año 1998, siendo derivada desde una invasión de terrenos en Villa El Salvador, una zona distante de Lima, y era procedente de distintas partes del Perú. Por ello, la característica general de la comunidad era la de ser población migrante, procedente de la sierra, selva y costa peruanas, las cuales van intercambiando y homogenizando sus costumbres, y que continúan expandiéndose con la llegada de nuevos inmigrantes, en su mayoría familiares de los residentes antiguos de la localidad.

Los asentamientos humanos donde se desplegó esta experiencia han contado con muy poco apoyo gubernamental —a diferencia del surgimiento del vecino proyecto de la Ciudadela Pachacútec— pero con mucho esfuerzo de la población organizada ha conseguido escuelas, centros de salud, locales comunales y la implementación de servicios básicos.

3.I.3 Contexto Sociodemográfico de la experiencia

La población en el área geográfica de trabajo era de nivel socioeconómico bajo, con una población adulta predominantemente sin educación secundaria o superior, elevado porcentaje de viviendas de material rústico y un alto porcentaje de desempleo y subempleo. Así, de acuerdo a nuestro propio censo poblacional, la población a cargo de la experiencia tenía un total de 1.329 personas censadas —sectores I, III, IV, V, VI hasta julio 2009—, con una estructura de población joven con predominio de niños, adolescentes y adultos jóvenes; asimismo, con predominio de población femenina.

En cuanto a la escolaridad, tenemos que un 38% de los entrevistados contaba con estudios secundarios completos y un 11% tenía estudios superiores. En consecuencia, la mitad de la población sólo había tenido sólo educación primaria o inferior, habiendo sólo un 2% de la población que se manifestó como analfabeta. Cuando vemos la distribución detallada por sexos apreciamos que el mayor grado académico corresponde al sexo masculino y que casi tres cuartas partes del analfabetismo ocurrían en mujeres.

Cerca del 90% de las familias censadas reportaron vivir en casa propia, aunque cabe manifestar que existen familias que aún viene regularizando su condición de propietarios. Las viviendas predominantemente estaban hechas de material rústico, tales como madera, chapas de teja o calamina, y otro tipo de material ligero. En segundo lugar se encuentran aquellas que alternan material ligero y material noble basado en ladrillos y cemento —con predominio de material ligero— y en tercer lugar aquellas construidas por material noble predominantemente.

Por otro lado, casi 80% de las familias manifestaron obtener el agua para consumo mediante el "pilón" —conexión extra-domiciliaria con grifo común—. Sin embargo, cabe tener en cuenta que esta agua de pilón es suministrada por camiones cisterna, por lo que se puede decir que el 95% de las familias censadas obtiene el agua de este medio.

El 94% de las familias obtienen luz a partir del suministro eléctrico, aunque aún un 5% lo hace empleando velas o lámparas. Las familias mayoritariamente (80%) emplean silos, un 15% tiene baño propio y un 1,3% manifestó defecar a campo abierto. En cuanto a la disposición de residuos sólidos o basura, el 94% de las familias emplea el sistema de camiones recolectores de basura, un 3% la quema y un 1% la desecha a campo abierto.

El 51% de la población adulta mencionó estar trabajando, pero este porcentaje podría variar ya que no se obtuvo la información en más del 20% de la población censada. De los que trabajan se encuentra una razón hombres a mujeres de 2:1.

En general, la población reportó tener empleos temporales, en su mayoría con bajos niveles de ingreso. Un porcentaje alto de la población en edad económicamente activa está desempleado, pero la condición individual como tal es variable por la temporalidad de los empleos. La mayoría de la población empleada se desplaza lejos de su comunidad para trabajar gastando gran parte de su jornada en ir y volver de sus centros laborales, y una fracción significativa de sus ingresos en pagar su transporte.

3.I.4 Recursos para la experiencia

Infraestructura

Para la experiencia se emplearon los ambientes de un policlínico parroquial —establecimiento sanitario bajo responsabilidad de la iglesia católica— que estaba siendo solo parcialmente utilizado por falta de recursos humanos y equipamiento. El policlínico había sido construido unos años antes con los fondos de un donante extranjero, pero los fondos provistos habían sido suficientes únicamente para la construcción de la estructura física —Una situación relativamente común en países en desarrollo—. En el caso del policlínico mencionado, ante la imposibilidad de poder costear los aspectos físico-organizacionales complementarios necesarios para su funcionamiento continuo, este había permanecido abierto sólo por unos cuantos periodos a la semana, durante largo tiempo.

La construcción contaba con espacio y elementos arquitecturales apropiados para montar un centro docente asistencial, tales como: área de recepción y almacenamiento de historias clínicas, 7 consultorios, oficina de dirección, 2 salas de reunión, una de las cuales tenia dimensiones suficientes para albergar unas 40 personas, y se empleaba para las actividades comunitarias. Aquí se distribuyeron los diferentes ambientes de trabajo que serán descritos en los párrafos siguientes, con la salvedad de que, excepto en actividades específicas, los ambientes eran ocupados únicamente por las tardes, dado que los residentes desempeñaban otras actividades académicas por las mañanas.

Recursos Materiales y Financieros

Complementando la infraestructura y facilidades mínimas aportadas por la Parroquia como parte del convenio, la UPCH habilitó con mobiliario y equipamiento moderno, varios consultorios y un ambiente de reuniones y planificación. Además, proveyó de equipamiento médico básico al establecimiento. Estos elementos fueron entregados en calidad de donación al establecimiento, de modo que al final de la experiencia fueron transferidos a la Parroquia. Sumando estos aportes, a los equipos individuales que los residentes traían, se consiguió cubrir prácticamente todas las necesidades en este rubro.

Los únicos ítems faltantes para poder cubrir la atención completamente gratuita para el usuario final, que era la aspiración del servicio, eran medicamentos y pruebas de laboratorio básico. Afortunadamente, una buena dotación de dichos elementos fue conseguida a través de donaciones de colegas e instituciones amigas de Estados Unidos, España y de la propia ciudad.

Los servicios del edificio como el pago por consumo de luz, electricidad, etc. eran íntegramente asumidos por la parroquia, de modo que los gastos corrientes del servicio universitario eran realmente mínimos. Para cubrir estas necesidades extraordinarios de caja chica y pagar a una recepcionista-auxiliar de enfermería que acompañaba por horas a los equipos, se implementó un abono simbólico a los pacientes que acudían al policlínico, que podría ser equivalente a un copago de seguro, equivalente a US$0.3 por visita, el cual era cobrado por familia —solo un pago, sin importar cuantos servicios recibiesen o cuantos miembros de la familia se viesen en esa visita—, solo en la primera consulta —los retornos eran gratuitos hasta que el paciente era dado de alta por el problema que motivo la consulta—. Este aporte simbólico era valioso también para controlar el exceso de demanda o la demanda reiterativa cuando las necesidades de salud eran menos claras, y para hacer notar que también la comunidad contribuía al sostenimiento de su servicio. Finalmente, es importante enfatizar que esta pequeña tarifa no fue en ningún caso obstáculo para que alguna familia pudiese atenderse dado que, al tener un completo diagnostico socioeconómico de las familias, se conocía con precisión quienes no contaban con recursos para cubrir la cuota de atención y existían mecanismos expeditivos para la exoneración de ésta, cuando fue necesario.

A estos recursos, se sumaron los aportados indirectamente por la propia comunidad parroquial —difusión, coordinaciones, etc.— y la cobertura complementaria del Ministerio de Salud a través del Centro Materno Infantil Perú-Corea que trabajaba en la zona, proveyendo las vacunas contempladas en el esquema de vacunación del MINSA y el examen de Papanicolau para las campañas de prevención de Cáncer cervical. Además, eran referidos a este centro los pacientes o usuarios cuyas necesidades de exámenes de laboratorio o tratamiento específico no podían ser atendidas por nuestros equipos, debido a la falta de recursos. Algo que de acuerdo a los cánones ocurría infrecuentemente, representando menos del 5% de las atenciones en el CPMF.

Con todos estos elementos fue posible implementar un servicio que en su mayor parte implicaba un pago de bolsillo mínimo para la población.

Recursos Humanos: Equipo multidisciplinario docente-asistencial

Para el desarrollo de esta experiencia se constituyeron equipos de trabajo-aprendizaje conformados por tutores de MF y miembros de los tres años del Residentado en esta especialidad de la UPCH. Estos equipos se complementaron con técnicos de enfermería —auxiliar técnica, responsable de admisión / farmacia y técnicos en formación— regularmente proporcionados por el Centro de Salud Perú-Corea del MINSA. Igualmente, se contó con la participación de alumnos del pregrado, carrera de Tecnología Médica, quienes constituían el equipo junior responsable de la parte masiva del trabajo de campo, a falta de estudiantes de medicina que no pudieron participar de la experiencia por estar asignados a otros campos docentes.

Adicionalmente, se contó con una activa participación de la comunidad a través de los dirigentes vecinales de los asentamientos humanos donde se desarrolló el trabajo respectivo, y de las señoras miembros de la organización pastoral socio-caritativa del sector.

Además, se contaba con la recepcionista-auxiliar de enfermería, anteriormente nombrada, la cual era pagada por horas, con los recursos provenientes de las cuotas por atención que las familias aportaban al policlínico.

Todo este personal se organizó en equipos multidisciplinarios y jerárquicos. Cada miembro del equipo contaba con su respectiva responsabilidad, pero todos compartían la direccionalidad transmitida por los líderes de cada equipo. Los principales componentes de estos equipos multidisciplinarios, así como sus responsabilidades y funciones se describen a continuación.

Residente Jefe del CPMF:

La designación rotativa de un Residente Jefe del CPMF, correspondía a un residente de MF del último año, a quien se nombraba rotativamente como responsable del establecimiento, y tenía bajo su cargo la planificación y coordinación de todas las actividades de los demás residentes y resto del equipo de salud, siempre bajo la estrecha supervisión del tutor responsable de la sede. Al interior del establecimiento, este residente cumplía con supervisar el adecuado desarrollo de los procesos asistenciales por los técnicos de enfermería y personal de apoyo, auditar las Historias Clínicas Orientadas al Problema (HCOP) —Ver Vol. 2—, apoyar a los sectoristas, entre otras múltiples responsabilidades. La periodicidad y designación del Residente Jefe, por ser un puesto de confianza, era potestad del tutor encargado de la sede.

El Sectorista o Líder del equipo de sector:

Este dirigía el avance en la plataforma familiar e individual de atención, trabajada por sectores, la ejecución de la actividad clínica, el enfoque comunitario, etc. Ellos también tenían como responsabilidad capacitar a los rotantes sobre su trabajo en las plataformas familiar e individual y retroalimentar y coordinar las actividades programadas en éstas, debiendo igualmente monitorear su avance de trabajo por sectores, entre otros puntos. Periódicamente estos residentes presentaban al resto del equipo los avances desarrollados en su sector, y preparaban un informe de actividades, debiendo revisar el informe del anterior equipo de rotantes previo y sugerencias dejadas por ellos, y hacer lo mismo al final de su rotación. Igualmente, debían entregar la información actualizada —carpetas sectoriales y/o familiares— al Residente Jefe del CPMF para su revisión y, participar en la sesión de auditoría con los residentes del equipo una vez por semana.

Los miembros de los equipos:

Se refiere fundamentalmente a los residentes de años inferiores que iniciaban sus actividades en el CPMF. Ellos ejecutaban las actividades de las Plataformas con las familias—Ver sección 3.III—, de acuerdo a la fase de avance del sector, y siempre bajo la supervisión de sus líderes de sector. Ellos debían conocer suficientemente sus sectores asignados, así como toda la problemática de las familias, viviendas y entorno (manzanas) concernientes, debiendo traducir ese conocimiento en la información sectorial y estadística respectivas. Estos miembros también eran responsables de entrenar a los alumnos de Tecnología Médica temporalmente insertados en el trabajo de plataforma familiar.

Alumnos de la Escuela de Tecnología Médica:

Ellos, como parte de sus cursos de Salud Comunitaria, tuvieron una participación activa en los censos familiares y actividades de actualización de información, aplicando la ficha familiar en las viviendas cuyos datos tuvieran más de 6 meses de antigüedad. Adicionalmente, desarrollaron diversas actividades de promoción y prevención de la salud de manera individual, vivienda a vivienda, así como en diversos talleres según grupos etarios y para pacientes con problemas específicos —Ver subsección 3.IV.4—. Esta información vinculada a la salud de las personas, buscaba promover adecuados estilos de vida y prácticas de autocuidado, así como de cuidado de sus familias, generando una red de personas multiplicadoras de conductas saludables. Este tipo de trabajo les permitió a los alumnos afianzar sus conocimientos y habilidades sobre estas materias, además de desarrollar una sensibilidad especial por la población a la cual se deben.

Técnicos de enfermería:

Los equipos se complementaban con técnicos de enfermería cedidos por el centro de salud Perú-Corea, para apoyar el trabajo tanto intramuros como extramuros en el CPMF.

Tutores de MF:

Finalmente, los docentes de la especialidad, además de trabajar estrechamente con el residente jefe encargado de la gestión y con los líderes de equipo de sector, efectuaban tanto el seguimiento general de la marcha del establecimiento, así como la supervisión de las atenciones de los pacientes o usuarios y sus familias, tanto individual como colectivamente. Era habitual encadenar esta supervisión con la discusión respecto a los planes de manejo y abordaje de las familias a cargo. Adicionalmente, y por las connotaciones de las actividades, los docentes dirigían directamente la mayor parte de las actividades de Atención Primaria Orientada a la Comunidad (APOC) —Ver subsección 3.IV.5—.

Esta organización de los equipos proporcionó múltiples oportunidades de enseñanza y aprendizaje entre los residentes y alumnos rotantes, potenció la docencia ejercida por parte de los tutores, y favoreció un modo más gratificante de ejercer su actividad laboral para todo el personal. No se pudo finalizar el Plan de Capacitación de Promotores de Salud, cuyo objetivo era formar a miembros de la comunidad para desarrollar acciones de prevención-promoción de la salud, ni concretar la participación de otros profesionales en formación —alumnos o residentes—, tales como odontólogos, enfermeras u obstetrices, debido al abrupto cierre de la intervención.

3.II. Desarrollo de la experiencia

3.II.1 Gestión de la experiencia

Si consideramos que esta experiencia partió de cero y que al iniciar sus actividades el CPMF, estaba todo por hacer, debemos concluir que el eje central de esta experiencia fue la gestión de la implementación. Su primer objetivo fue garantizar una oferta regular de servicios según el nivel de evolución logrado por la intervención en un momento dado. El segundo fue planear e implementar gradualmente los elementos visualizados para el establecimiento universitario, sin afectar el cumplimiento del primer objetivo.

Un elemento esencial de esta modalidad de gestión fueron las coordinaciones, en particular con el Centro Materno Infantil Perú-Korea del Ministerio de Salud, programándose diversas actividades conjuntas tales como campañas de vacunación, específicamente dirigidas a los niños con vacunas faltantes —identificados en el censo familiar y "barridos" periódicos en los sectores—, campañas de toma de Examen de Papanicolaou dirigidas a quienes no tenían dicho examen periódico —y cuyo listado había sido obtenido a partir de información equivalente—.

Igualmente, la coordinación con los dirigentes de la zona y con la institución parroquial y sus grupos de apoyo fue muy estrecha, en particular con las señoras de la pastoral sociocaritativa de la zona, quienes respaldaron con entusiasmo, prácticamente todas las actividades colectivas desarrolladas por el CPMF.

Un elemento crucial a interiorizar sobre la gestión de este establecimiento es que, además de su labor como administradores y gerentes, los gestores en el CPMF se desempeñaban también como supervisores clínicos. Así, ellos no establecían relación solo con la administración, los indicadores y los reportes —tal como suele ocurrir— sino que también ejercían una gestión clínica del servicio, verificando que los procesos de cuidado de los pacientes o usuarios adhiriesen a estándares de calidad internacionales, favoreciendo así los objetivos del modelo. Algo importante debido a su característica de servicio universitario, era asegurar que los niveles de desempeño eran mantenidos independientemente de la rotación de los miembros del equipo entre posiciones.

Así, los gestores del CPMF —tutores y Residente Jefe del CPMF— debían desempeñar diversas tareas como el fortalecimiento de la normatividad, perfeccionamiento de los mecanismos de Cuidado Continuo, Holístico y Humanista (C2H2) para la persona y familia —Ver subsección 2.II.2—, mejoramiento del establecimiento, trabajo con la comunidad, trabajo interinstitucional, entre otros. Algunos ejemplos puntuales de este tipo de gestión son:

• Viabilizar los arreglos necesarios para concretar las Plataformas Familiar e Individual de Atención, que eran el objetivo máximo de este sistema, articulando el trabajo intramuros como extramural realizado por equipos sectoriales jerárquicos competentes.

• Organizar las rotaciones por la consulta externa del CPMF, de modo que la atención de la consulta o la demanda no obstaculice la salida de los equipos a visitar las familias —p.ej. estando en campo durante medio periodo y en la consulta la segunda mitad.

• Verificar, trabajando directa o indirectamente, la adecuada provisión de materiales y formatos de atención en los consultorios, así como de medicamentos disponibles en la farmacia gratuita del centro, etc., actuando junto con el tutor docente para resolver cualquier problema de desabastecimiento.

• Explorar diversos medios de obtención de recursos complementarios buscando concretar —siempre que ello estuviese a su alcance— la gratuidad de los servicios para las familias participantes, asegurando su cobertura universal independiente de los recursos del usuario final para pagar, durante la enfermedad.

• Implementar un proceso de mejoramiento continuo de la calidad en el establecimiento, el cual se explicará con más detalle en la sección 3.IV.6.

3.II.2 Descripción general de la experiencia

La experiencia, en su momento pleno, se desarrolló articulando tres componentes —Atención a la Persona, Atención a la Familia y Trabajo con la Comunidad— y cinco intervenciones, que funcionaban sinérgicamente, para cumplir los objetivos programados.

El carro eje de la experiencia fue la Plataforma familiar de Atención —Ver sección 3.III—. En esta intervención, se hace una sectorización y reconocimiento de terreno previos, asignando entre 40 y 60 familias vulnerables a un líder de sector, con el compromiso de que las necesidades de salud sean diagnosticadas y posteriormente intervenidas. Posteriormente, se identificaban las familias más vulnerables y se realizaba un censo familiar, en el cual se recogía información sobre población, vivienda, factores de riesgo y problemas de salud de los miembros y la familia. Como paso siguiente, en respuesta a las necesidades de salud previamente encontradas, era ofrecido un Plan de atenciones personalizado ofrecidas de modo conjunto con otras familias o individualmente. Estas acciones se desarrollaban tanto en el ámbito familiar, como comunal y en las consultas. Un elemento central de estos planes era la Atención individual programada en el CPMF, orientada al control de enfermedades crónicas, y detección precoz de riesgos y problemas de salud prevenibles.

Paralelamente, el siguiente tipo de servicio ofrecido por el CPMF era la Atención a la Demanda —Ver subsección 3.IV.2—, que en la mayoría de los casos se desarrollaba a través de la consulta —siempre con énfasis en un enfoque biopsicosocial— para problemas intercurrentes de carácter agudo o psicosomático. Otros servicios fueron las intervenciones de Atención familiar (consejería /orientación) para cubrir los problemas ligados a la dinámica de la familia —Ver sección 2.I.2—. Finalmente, las

Cuadro 1. Componentes e intervenciones de la experiencia

	Componentes	Intervenciones
1	Atención a la Persona	Atención individual programada
		Atención individual a la demanda
2	Atención a la Familia	Atención en plataforma familiar
		Consejería/orientación familiar basada en la dinámica de la familia
3	Atención en la Comunidad	Promoción de la salud por etapas del ciclo de vida
		Atención Primaria Orientada a la Comunidad

dos últimas intervenciones: Promoción de la salud por etapas del ciclo vital y Atención Primaria Orientada a la Comunidad, estuvieron orientadas a actuar con los líderes locales y con la población para implementar acciones sinérgicas, pero a un nivel colectivo, buscando mejorar la cobertura de necesidades de salud de la población.

Los componentes e intervenciones antes mencionados pueden verse en el Cuadro 1 y serán descritos en detalle en la siguiente sección de este capítulo.

3.II.3 Evolución de la experiencia

Aunque estos componentes dan una idea de simultaneidad armónica, en realidad ellos no fueron desarrollados al mismo tiempo, sino que requirieron un largo periodo de preparación, el cual fue incluso más extendido por el hecho de que se trabajó con residentes de MF que acudían dos a tres veces por semana al CPMF y no de manera continua. Puede considerarse que esta experiencia se desarrolló en tres momentos. Los procesos trabajados dentro de cada momento de la experiencia se describen a continuación.

Primer Momento: Reconocimiento de la zona y contactos iniciales.
• Conformación de comités directivo y técnico.
• Delimitación de comunidades a ser cubiertas por la experiencia, en estrecha coordinación con el Centro de Salud Perú-Korea del Ministerio de Salud (MINSA), en cuya jurisdicción se desarrollaba la experiencia.
• Contactos iniciales con los dirigentes de la comunidad y las familias.
• Reconocimiento del terreno y obtención de información desde la propia comunidad y por otras fuentes.
• Planificación de los servicios de modo que se ofrezca la Atención individual a la demanda (consulta a pacientes o usuarios) y al mismo tiempo se pongan las bases para los servicios complementarios que serían desarrollados en el tercer momento.
• Visita a líderes de comunidades en sectores para sensibilización sobre la intervención.
• Visita a la población residente en la zona para sensibilización sobre la intervención.

Segundo Momento: Levantamiento de información e inicio de operaciones
Servicios
• Atención individual a la demanda.
Procesos
• Conformación y capacitación de miembros de los equipos.
• Elaboración de documentos directivos para el trabajo por los diferentes miembros de los equipos.
• Separación de las comunidades en sectores con elaboración de croquis de las respectivas comunidades.
• Asignación de familias al equipo del sector.
• Croquis y otra información sectorial específica.
• Contacto y llenado de fichas familiares en establecimiento, en reuniones en organizaciones sociales de base de la comunidad y en las propias viviendas.
• Configuración socio-demográfica conocida como Censo familiar.
• Planificación de los servicios de modo que se incorporase la Atención individual programada a la Atención individual a la demanda que ya se venía ofreciendo.
• Poner las bases para los servicios complementarios de Atención a la Familia y a la Comunidad que serían desarrollados en el tercer momento.

Tercer Momento: Consolidación de procesos
Servicios
• Atención individual programada
  • Chequeos médicos para el diagnóstico de necesidades.
  • Seguimiento familiar de pacientes crónicos
• Atención individual a la demanda
  • Consulta con enfoque biopsicosocial
• Atención a la Familia

- Estudio de la dinámica de la familia y consejería /orientación familiar
- Atención en plataforma familiar
- Atención a la Comunidad
- Promoción de la salud por etapas del ciclo vital
- Atención primaria orientada a la comunidad

Procesos
- Diagnóstico de necesidades familiares con base en los registros.
- Plan de atenciones.
- Ejecución del plan de atenciones en quienes acuden al establecimiento.
- Ejecución del plan de atenciones en visitas domiciliarias y en comunidad.
- Seguimiento individual/familiar del plan de atención.
- Seguimiento de planes de atención en el sector.
- Oferta de servicios organizados para las familias adscritas.
- Trabajo comunitario.
- Evaluación y reformulación.

La ejecución de los tres momentos antes mencionados tomo tres años efectivos —ver figura 3.— El reconocimiento de la zona y contactos iniciales se desarrolló de fines del 2007 a enero del 2008. El levantamiento de información e Inicio de operaciones tomo lugar en el primer y segundo semestre del 2008. Finalmente la consolidación de procesos se desarrolló entre el primer y segundo semestre del 2009 y e inicios del 2010. El cierre de la sede sobrevino, abruptamente, en el primer semestre del año 2010. Puede verse entonces que, como tiempo efectivo de la experiencia trabajando con todos los procesos implementados durante el tercer momento, se tuvo un período de únicamente alrededor de un año de duración.

Puede verse en el anterior listado que en cada momento se implementaron servicios y procesos. Los servicios, una vez establecidos se mantuvieron en el tiempo hasta el final de la experiencia. Los procesos tenían una duración variable, y mientras que algunos de ellos tuvieron una vida corta, extinguiéndose poco después de iniciados, otros se prolongaron en el tiempo sobreponiéndose entre sí. Unos cuantos procesos, particularmente aquellos ligados a la Plataforma Familiar de Atención, que se describe en la sección siguiente, eran recurrentes, esto es, se actualizaban cada seis meses.

3.III Intervención Principal: Plataforma Familiar de Atención

Según los contenidos presentados en la sección 3.III, la Plataforma de Atención Centrada en la Familia (Plataforma Familiar de Atención) es el conjunto de procesos integrados que posibilitan que todas las personas, miembros de familias dentro de una determinada jurisdicción compuesta por sectores, tengan disponibles los contactos de promoción / prevención, recuperación y rehabilitación de la salud y obtengan herramientas para el auto-cuidado que les permitan alcanzar control sobre sus dolencias, lograr estilos de vida saludables y un grupo familiar con una dinámica adecuada. En la sección mencionada arriba se revisan los marcos teóricos y referenciales que sustentan la propuesta de la Plataforma Familiar de Atención, así sus pautas centrales, tal y como fueron empleadas en otras realidades antes de su adaptación en el CPMF.

El éxito de este tipo de experiencia, fue el resultado de una larga serie de ensayos, aciertos, errores y correcciones al plantear mecanismos y modos de acción sobre las familias adscritas al CPMF, con el fin de: 1) Identificar sus necesidades de salud, 2) Plani-

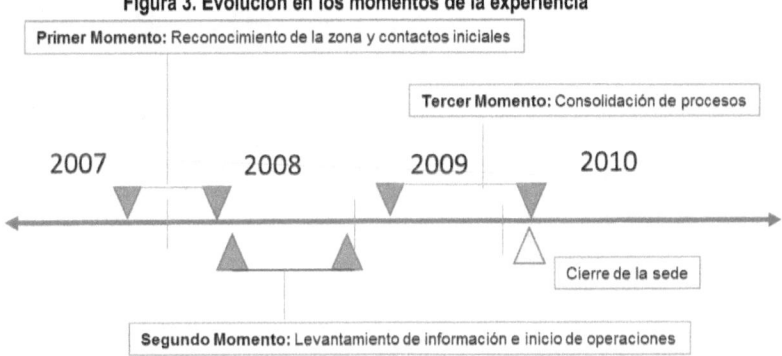

Figura 3. Evolución en los momentos de la experiencia

ficar y ejecutar una adecuada respuesta ante sus riesgos, enfermedades y discapacidades en su población asignada, 3) Dar seguimiento estrecho al Plan de Atención previamente delineado, y 4) Organizar acciones de promoción de salud y prevención con real relevancia para la sociedad.

La metodología central a utilizarse en las fases iniciales de esta secuencia es la denominada sectorización —Ver Recuadro 3.A—, proceso que divide la población en conglomerados definidos y los asigna a equipos de salud, a cargo del diagnóstico de sus necesidades de salud y de responder en consecuencia. El desarrollo completo de esta se basa no sólo en la distribución geográfica de la población sino también en el conocimiento profundo obtenido al visitar a las familias.

Recuadro 3.A: Sectorización, elementos conceptuales y prácticos

Como se ha enfatizado en la subsección 1.II.3, una de las características de los sistemas de salud que sostienen una AP fortalecida es la presencia de servicios territorializados, asignados a equipos específicos de salud. Este arreglo organizacional ha sido empleado en múltiples iniciativas, en diversos países de Latinoamérica, posibilitando mejorar la cobertura de servicios de salud para toda una población, ayudando a que cada miembro reciba un nivel de atención conforme lo dispongan las normas técnicas, y según fuese requerido, acorde a su nivel de salud o dolencias. Este sistema se ha asociado, igualmente, a una oferta universal de servicios de salud, favoreciendo el contacto de la población con la red de AP siempre que necesario, y su cobertura de necesidades de salud en el marco de la denominada Atención centrada en las personas —Ver subsección 2.II.1–. Uno de los mecanismos más comunes, empleado para operativizar estos servicios territorializados ha sido la denominada sectorización.

La sectorización es un proceso por el cual parte de una población es agregada en unidades mayores, el sector, con criterios geográficos y sociales. Este proceso suele implicar un nivel de priorización, empleando criterios variables, definidos localmente.

La sectorización permite a los proveedores de servicios organizarse para abordar las necesidades de salud de su población a cargo —personas, familias y comunidades dentro del sector—, buscando seguirla convenientemente dentro de un sector. Este tipo de arreglo facilita el adecuado diagnóstico de problemas de salud de la población en el sector por su equipo de salud; y posteriormente planificar, programar y evaluar actividades orientadas a responder a dichos requerimientos. El trabajo sectorizado es más efectivo cuando el equipo encargado de un sector es siempre el mismo, con lo que las familias se acaban acostumbrando a su responsable —también denominado sectorista—.

En otras palabras, un sector es una subdivisión establecida de la jurisdicción de un establecimiento de salud, sobre la cual se tiene información completa y existe un equipo responsable de su seguimiento. De modo variable, el sector puede incorporar también al ambiente y actores sociales existentes dentro de su área, abarcando un trabajo comunitario por todo el equipo de salud o parte de él. La expresión más común de la operación de un sector suele ser un mapa donde figura la distribución geográfica de las familias, identificando aquellas con miembros que portan problemas de salud o situaciones que requieren seguimiento más estrecho. Adicionalmente, formatos específicos para el seguimiento de los planes de atención de las familias de un sector. Idealmente, las historias clínicas y otros registros pueden organizarse también por sectores, lo que luego favorecerá también dicho seguimiento.

Según dicha estrategia sectorizada, los primeros pasos se orientarán a tomar contacto con la población y delimitar los espacios geográficos comprendidos en los sectores. Está acción asigna a la población afiliada a espacios definidos o sectores, dividiéndola en conglomerados geográfico-poblacionales en función de la densidad poblacional y dificultades potenciales para abarcarlos, a equipos de salud a cargo de un líder de sector o sectorista. Este es el responsable asignado, a cargo de verificar el avance de los planes a nivel individual y familiar, y de la planificación de intervenciones para lograr esta finalidad, incluyendo algunas de orientación comunitaria, buscando que ella responda adecuadamente a las necesidades de su población.

Diversas experiencias han empleado múltiples modos de desarrollar este proceso, siendo el modo más extendido, la adscripción según proximidad definida al local de residencia, aunque pueden usarse otros criterios como la pertenencia a un mismo seguro de salud o sub-comunidad.

Algunas de las ventajas de preparar una adecuada sectorización son:

• Define unidades homogéneas de intervención que hacen más sencillo desplegar un buen diagnóstico situacional del sector, no solo de problemas de salud la población, sino también de factores de riesgo y condiciones que requieren una respuesta concreta para evitar daños a la salud posteriores.
• Favorece los esfuerzos por planificar, programar e implementar actividades en unidades menores, las cuales son más factibles de ser objetivamente evaluadas para apreciar cambios positivos.
• La definición de sectores promueve la responsabilidad y compromiso del equipo de salud sobre su jurisdicción, así como de estas para con los encargados de sus sectores. El sectorista, o líder de equipo de sector, funciona como puerta de entrada a la red de servicios para las familias de su área, orientándolos con respecto a prestaciones y servicios que puede recibir. Además, favorece una vigilancia más efectiva de las familias en mayor riesgo presentes en la comunidad.
• Al trabajar con un número limitado de familias, es más sencillo orientarse hacia la persona, haciendo más adecuadas las prestaciones y servicios para la población del sector.
• Permite un mejor y más personalizado conocimiento de la población, favoreciendo la mejor identificación de quienes están en riesgo o tienen algún problema de salud, permitiendo concentrarse con mayor precisión en la población vulnerable.

El proceso toma en consideración que para una adecuada distribución de sectores se requiere un mínimo de información geográfica, y de conocimiento sobre los aspectos elementales de la población. Dicho conocimiento puede adquirirse a través de fuentes secundarias, o directamente mediante visitas a los pobladores o líderes comunitarios. En este estadio siempre se preferirá trabajar directamente con la comunidad, ya que dichas visitas podrían cubrir varios aspectos al mismo tiempo. No obstante, es importante diferenciar esta actividad preliminar, del intenso recojo de información ligado al censo familiar, a desarrollarse más adelante. En esta fase preliminar, sólo se colecta la información estrictamente necesaria para distribuir adecuadamente a la población en sectores.

En algunas experiencias el proceso de sectorización incluye una cobertura de familias extensiva, abarcando prácticamente todas las familias dentro de una determinada localización geográfica. En otras, por el contrario, implica un nivel de priorización, de modo que solo algunas familias priorizadas pertenecientes a una determinada jurisdicción serán elegidas. En tales circunstancias, deberá asegurarse de usar criterios sensibles y específicos, definidos idealmente en el nivel local, para seleccionar adecuadamente a las familias con mayores necesidades de cobertura.

Algunas recomendaciones necesarias para realizar una adecuada sectorización son:

• Se deben inicialmente tomar algunas decisiones de carácter organizacional como el número de familias comprendidas en cada sector, pudiendo abarcar de 200 hasta 1000 familias, dependiendo de las características del terreno, los recursos disponibles, la composición de los equipos, las jurisdicciones en función a región política o a establecimientos de salud, etc. Para la mayoría de situaciones un promedio aceptable es de 400-500 familias.
• Se requieren hacer mapas y croquis que orienten la disposición de las familias dentro del sector y los límites entre un sector y otro —ver figura 4 en la subsección 3.III.1—.
• Se deben identificar los referentes sociales dentro de cada sector, incluyendo a representantes de la sociedad civil a nivel político administrativo —autoridades locales—, a nivel de la gestión de los servicios básicos —de salud, en el área educativa—, a nivel de las figuras del desarrollo local —líderes comunales— entre otros.
• Luego de las presentaciones iniciales y obtención de autorizaciones, debe iniciarse la recolección de información, que será útil para alimentar otros procesos a desarrollarse en la plataforma familiar —Ver sección 3.III.
• Algunas informaciones valiosas a recogerse durante la sectorización son: perfil sociodemográfico, mapa epidemiológico, diagnóstico participativo de problemas, necesidades y potenciales soluciones, antecedentes del trabajo en comités de planificación participativa, entre otras.

Afiliación y Croquis Comunales: La afiliación implica fortalecer la decisión del equipo y de la familia de participar en el programa de salud, entendiendo y aceptando sus derechos y deberes. Es un espacio para tomar contacto con las familias, sensibilizarlas e informarles sobre la propuesta de trabajo sectorizado. Para el Censo Familiar subsecuente, y posteriores trabajos es crucial tener un croquis comunal que represente esquemáticamente las viviendas, locales, facilidades, etc. según sectores. Algunas tareas desarrolladas con este fin son:

- Asignación de comunidades a establecimientos
- Reconocimiento del terreno
- Obtención de información desde la propia comunidad
- Obtención de información por otras fuentes
- Visita a líderes de comunidades en sectores.
- Visita a población sin contacto específico —para difusión—.
- Separación de las comunidades en sectores
- Elaboración de croquis de las comunidades
- Conocimiento de Configuración poblacional y Configuración socio-geográfica.
- División del personal en equipos por sectores
- Asignación de los sectores a los equipos

Finalmente debe recordarse que la sectorización no es un fin en sí misma, sino sólo el primero de una cadena secuencial de procesos orientado a lograr una Atención centrada en las personas con base poblacional. Este trabajo debe, siempre que sea posible, apoyarse en Agentes comunitarios de Salud (ACS), e incluyendo un intenso trabajo de coordinación con los actores sociales y autoridades de cada jurisdicción. Con perseverancia, y operando con suficiente tiempo y recursos, la sectorización ayudará a establecer un adecuado vínculo con las familias y comunidad en cada sector, el cual será clave para conseguir los objetivos perseguidos en los nuevos modelos prestacionales.

3.III.1 Fases de la Plataforma Familiar

Durante la experiencia, como fruto de un constante esfuerzo de ensayo y reflexión-acción se logró probar y validar la secuencia de procesos propuestos en experiencias previas —descritos en su componente teórico en el Vol. 2— adaptándolos a la realidad del lugar, y logrando que ella adquiera una expresión concreta en servicios como los ofrecidos por los equipos del CPMF. Ellos se tradujeron en la secuencia de cinco fases y una fase preliminar, mostrada en el Cuadro 2, que será descrita con algún detalle en las subsecciones a continuación.

Fase 0: Asignación de familias

Esta fase constituyó el punto de partida para la construcción de la Plataforma, e incluyó algunos procesos que deben estar listos antes de iniciar la secuencia en sí, tales como el establecimiento de coordinaciones con las autoridades locales /dirigentes de la comunidad, instituciones gubernamentales y otros contactos requeridos en un primer momento. Paralelamente se realizó un re-

Cuadro 2. Fases en el desarrollo de la Plataforma de Atención Centrada en la Familia

Fase	Descripción
Fase 0: Asignación de familias	• Informar a los líderes comunales y población y obtener información preliminar de la comunidad. Asignación de familias al equipo del sector
Fase 1: Reconocimiento del terreno	• Visita a población sin contacto específico (para difusión). Croquis y otra información comunal. Conocimiento de Configuración poblacional y Configuración socio-geográfica.
Fase 2: Censo familiar	• Listar familias para el censo por sectores. Contacto en la vivienda. La familia acepta la ficha familiar. Llenado de ficha familiar en la vivienda.
Fase 3: Diagnóstico de necesidades de salud	• Revisión de ficha familiar. Completar información a partir de la Historia Clínica y Chequeo Individual. Listado de necesidades y definición de la urgencia de atención.
Fase 4: Formulación del Plan de Atención	• Listado preliminar de atenciones, incluyen-do las acciones por necesidades específicas, y atenciones que faltan recibir. Consenso para la oferta por los servicios regulares.
Fase 5: Ejecución y monitoreo del Plan de Atención	• Recibir al paciente y enlazar esta atención con otras incluidas en el Plan de Atención a recibir. Reprogramar si es necesario.

conocimiento inicial del terreno y obtención de información desde la propia comunidad y fuentes complementarias, las cuales posibilitaron dividir a la población en sectores. Posteriormente se efectuó la asignación de viviendas en la cual a cada residente líder de equipo se le asignó un sector de alrededor de cien familias, para realizar el diagnostico de necesidades de salud y subsiguientes acciones. A lo largo del año de operación efectiva, la experiencia pudo trabajar con seis sectores, y cubrir cuatro comunidades o asentamientos humanos, aunque finalmente cada sector alcanzó desigual avance según el desarrollo que sus equipos pudieron conseguir.

Algunas actividades desarrolladas en esta fase fueron:
En gabinete:
• Programación de Actividades
• Priorización poblacional
• Obtención de información sobre las comunidades por fuentes secundarias.
• Sectorización preliminar basada en mapas provistos por la comunidad
En la comunidad:
• Clasificación de las comunidades según sectores. Adscripción preliminar a un sector —podía cambiar con los resultados siguientes.
• Información a los líderes comunales y a la población de la intervención que se prepara.
• Obtener información preliminar de la comunidad.
• Elaboración de croquis preliminares de las comunidades.
En el CPMF:
• División de los equipos por sectores y asignación de cada uno a su sector.

Fase 1: Reconocimiento del terreno

En esta fase, los equipos establecieron los primeros contactos con las familias y comunidad adscritas a través de visitas in situ. Paralelamente se realizaron visitas a los representantes y líderes de la comunidad en cada zona asignada, para presentarse como parte del equipo del CPMF, e informar de sus acciones. También se realizaron visitas de sensibilización a las familias adscritas, explicando los servicios que la plataforma familiar de atención del CPMF desplegaría próximamente. Adicionalmente, se levantaron mapas panorámicos correspondientes a la zona urbana adscrita y no adscrita al sector —Ver Figura 4—, y croquis detallados de las áreas adscritas con dos a tres manzanas por hoja. Ellos incluían referencias específicas para facilitar posteriores visitas —tiendas, viviendas temporalmente deshabitadas, lotes no habitados—, el nombre de las calles, letra de las manzanas y número de domicilio, entre otros. El formato de avance y el mapa sectorial, también iniciaron su llenado en esta fase, permitiendo monitorear el avance entre fases de las familias

Algunas actividades desarrolladas en esta fase fueron:
En gabinete:
• Programación de Actividades
• Desarrollo de Materiales para la difusión de contenidos
• Análisis de la información sobre las comunidades obtenida por los equipos.
En la comunidad:

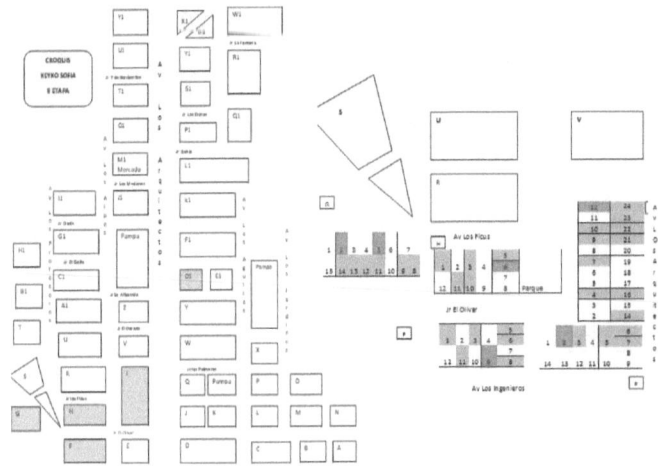

Figura 4. Ejemplos de Mapas y Croquis desarrollados en la experiencia.

- Clasificación definitiva de las comunidades según sectores.
- Información formal a los líderes comunales sobre la intervención que inicia. Solicitar su participación en los siguientes pasos.
- Obtener información detallada de la comunidad.
- Elaboración de croquis definitivos de las comunidades.
- Contacto en viviendas para motivación e invitación. Exploración y sensibilización si la familia no acepta participar.

En el CPMF:

- Monitorear el número de familias que se comprometen a participar (captada) y que está adscrita a un sector.

Fase 2: Censo familiar

Esta fase se dividió en 2 sub-etapas. En la primera de ellas, los residentes y alumnos participantes llenaron la información familiar en los formatos correspondientes, recogiendo información sobre población, vivienda, factores de riesgo y necesidades de salud de cada miembro y grupo familiar para las familias previamente adscritas. A tal fin, se empleó una ficha familiar —Ver Figura 5—, cuyos datos se procesaron para obtener información sociodemográfica confiable sobre los puntos antes mencionados, conocida como Censo familiar.

El llenado de la ficha censal se desarrolló de acuerdo a lo establecido en un manual para el censo familiar, empleado como guía para el desempeño de alumnos y residentes. Cuando no se encontraba a la familia o responsable de brindar información, se consignaba la fecha y hora de la visita y se retornaba en una vez más para realizar el censo. De no poder realizarse este tampoco en esa segunda oportunidad, se señalaba la ubicación de la vivienda y se consignaba el motivo o razón de la ausencia en la ficha censal, esclareciendo previamente su condición con los vecinos —p.ej. deshabitada, uso eventual, etc. —.

Dado que la ficha era llenada en su mayor parte por alumnos, y que la información a colectar no estaba necesariamente al alcance de sus conocimientos, algunos campos sólo podían ser recogidos por residentes, en una segunda o posterior visita. En tal sentido, los residentes sectoristas realiza-

Figura 5. Vista recortada de la Ficha Familiar empleada en la experiencia.

UNIVERSIDAD PERUANA CAYETANO HEREDIA - RESIDENCIA DE MEDICINA FAMILIAR
CENTRO PILOTO DE MEDICINA FAMILIAR DE VENTANILLA

Realizado por:	Responsable:	FECHA Actualiz:

FICHA FAMILIAR AÑO 200___ N°: /___/___/___/___/___/___/

1. DATOS GENERALES:

JEFE DE FAMILIA:		INTEGRANTES:	FAMILIAS: Nro		Prcd./tpo.(zona) / ( )	Relig:
A CUAL EST. DE SALUD ASISTE:		SEGURO: Part	ESSALUD	SIS	NO Transcult	Est. SocEco:
URB / AA HH /	Etapa/denominación	MZ / Lote	AV/ Jr	#	Referencia	Telefono:

2. COMPOSICION FAMILIAR / **3. FAMILIOGRAMA**

Parentesco	#	NOMBRE Y APELLIDOS	SEXO EDAD M	F	FECHA DE NACIMIENTO dd	mm	aa	Grado de Instr.	Est/Trab.	> 10a Hábitos Nocivos OH	Tabaq.	Drogas

4. OBSERVACIONES

8. CUIDADO DEL NIÑO: RN, LACTANTE Y MENOR DE CINCO AÑOS

#	Nombre	Vacunas completas Pend	Pend	Fech. hoy	Probl.Alimen Defct.	Exces	CREDE CR	#	D	Aliment actual	P/E	P/T	T/E	Fecha	Screening Anemia	Estuvo enfermo en los 3 últimos meses	EnfermCrónica/ dis cap./Trat para:	Actividad extra-escolar

9. CUIDADO DEL NIÑO (a) MAYOR DE CINCO AÑOS Y el ADOLESCENTE o la ADOLESCENTE (5-19 Añ)

#	Nombre	Tétanos #	Hoy	Riesgo Cual	Fecha	Probl.Escol N	R	C	Probl.Alimentac. Defct.	Exces	T/E	IMC	Fecha	Enferm Crónica dis cap./Trat para	Sueño	Imagen Cuerpo	Aut.Emoc. Ansied	Depres.	Actividad extra-escolar

ron la verificación, y recojo complementario de los datos que no pudieron obtenerse durante la primera visita. El llenado de la ficha familiar se realizó de dos maneras: 1) "familia por familia", mediante visitas individuales, o 2) a través del llenado colectivo, mediante actividades coordinadas para concentrar a la población, tales como el seguimiento del crecimiento de los niños, el registro de la presión arterial en adultos, entre otros.

Algunas actividades desarrolladas en esta fase fueron:
En gabinete:
 • Programación de Actividades
 • Asignación de recursos humanos y materiales para el desarrollo del censo familiar.
En la comunidad:
 • Listar familias para el censo por de sectores
 • Contacto en viviendas y comunidad para sensibilización sobre el llenado de ficha familiar. Exploración y sensibilización si no acepta participar.
 • La familia acepta ofrecer datos para llenar la ficha familiar.
 • Convocatoria a reunión específica para el llenado de la ficha familiar cuando no era posible llenarla en visitas domiciliarias.
 • Llenado de la ficha familiar en el domicilio o reunión comunal.
En el CPMF:
 • Monitorear el número de familias que tienen completada su ficha familiar.
 • Proponer llenado de ficha familiar a pacientes o usuarios que no habían sido visitados. Llenado de la ficha familiar en el CPMF a los que aceptan.

Fase 3: Diagnóstico de necesidades de salud

En esta fase, desarrollada en gabinete, los residentes de los equipos sectoriales realizaron el diagnóstico de necesidades familiares, precisando los problemas de salud de cada miembro y grupo familiar, necesarios para definir las acciones a recibir por las familias captadas. Este diagnóstico fue completado a partir de la información proveniente de la ficha familiar, y de acuerdo a las características de los sub-grupos de familias y de sus miembros individuales —por etapas del ciclo vital—, retratando sus necesidades de salud. Así, para cada persona y familia incluidas en el programa, se definieron sus problemas crónicos, problemas agudos, factores de riesgo y necesidades de prevención o rehabilitación, así como problemas relacionados a la familia.

Igualmente, en esta fase se identificaron a las familias más vulnerables, siendo consideradas como tales aquellas que portaban una alta urgencia de visitas, definida por los siguientes criterios:
 • Familia con niños menores de 3 años.
 • Familia con gestantes.
 • Familia con adultos mayores previamente no visitados.
 • Familia con personas con enfermedad aguda o crónica descompensada.
 • Familia con personas con enfermedad crónica con pobre control previo.
 • Familias con mala dinámica familiar evidente.

Por último, podían igualmente consignarse algunos problemas comunales detectados por un grupo importante de familias, tales como por ejemplo el pandillaje o la drogadicción en áreas aledañas a las viviendas.

Algunas actividades desarrolladas en esta fase fueron:
En gabinete:
 • Programación de Actividades
 • Revisión de datos levantados en la ficha familiar.
 • Diagnóstico de necesidades completado con información del chequeo médico, de la Historia Clínica, y de información sobre otros tipos de contacto ofrecidos por el equipo de salud
 • Listado de necesidades de salud identificadas.
 • Se define la urgencia de atención, identificando a las familias más vulnerables. Este criterio definirá una programación más o menos espaciada en los intervalos de atenciones, a utilizarse en la siguiente etapa.
 • Priorización de las necesidades sobre las cuales se iniciará el trabajo.

Fase 4: Formulación del Plan de Atención

En esta fase, también de gabinete, los residentes sectoristas, conjuntamente con su equipo de sector, formularon planes de atención individualizados, según los diagnósticos individuales, y familiares, definidos en la fase anterior. Estos planes fueron plasmados en formatos definidos para este momento y representaban una guía sobre cuando y donde debían ser recibidos los siguientes contactos por cada familia, tanto en el ámbito intra como extramural —en la consulta ambulatoria, en la visita domiciliaria, en actividades comunitarias de promoción de la salud, como por ejemplo talleres, sesiones demostrativas o grupos de salud de tipo preventivo, en consejerías o sesiones de orientación, etc.— y en general en todas las actividades programadas en los establecimientos de salud funcionando en alianza: CPMF y C.S. Perú-Korea.

Esta programación tomo en consideración tanto las listas de familias más vulnerables, obtenida según criterios previamente mostrados, como sus necesidades identificadas, lo que de modo combinado fue útil para generar el ranking de familias según urgencia de visita. Esta categorización debía ser coordinada entre el residente sectorista y el residente Jefe del CPMF, esclareciendo las familias y actividades a ser priorizadas por los equipos de los sectores.

Algunas actividades desarrolladas en esta fase fueron:
En gabinete:
• Revisión de necesidades de salud priorizadas en el diagnóstico de necesidades previo.
• Listado de contactos para cubrir las necesidades priorizadas
• Registro, en la ficha familiar, de los contactos necesarios, luego de retirar aquellos previamente recibidos —línea basal—.
• Evaluación del riesgo familiar
• Negociación de programación de la oferta de contactos en función al riesgo familiar.
• Inclusión en la Programación de contactos.

Fase 5: Ejecución y monitoreo del Plan de Atención

En esta fase se ejecutó el plan de Atención individualizado para las familias de los sectores con plan definido. Debemos recordar aquí que cada sector comprendía alrededor de cien familias, y estaba a cargo de equipos liderados por un residente sectorista. Cada sectorista recibía del residente Jefe del CPMF un número de carpetas familiares según ranking o condición de riesgo, y croquis y mapas sectoriales actualizados, entregados por el último equipo rotante. El sectorista organizaba a los miembros de las familias según ranking de urgencia de visitas y condición preexistente, separando a quienes eran vistas por primera vez, de quienes estaban en acción de seguimiento, siendo estas últimas, personas con retornos por problemas agudos, o visitas regulares de pacientes con problemas crónicos. Adicionalmente, y de ser necesario debía recabar información de las historias clínicas y otras fuentes para planificar los objetivos y el tipo de visita a efectuar. Posteriormente informaba a su equipo y les distribuía las carpetas familiares a trabajar. El equipo convocaba o visitaba a la familia según los objetivos previamente trazados y desarrollaba las acciones planificadas.

De este modo, el Plan de atención era ofrecido a lo largo de un año, de acuerdo a la programación y tiempos previamente concertados con dichas familias, siempre respetando lo convenido con ellas. Cuando fue necesario, se emplearon recordatorios escritos para los beneficiarios, a fin de mantener fresca la memoria de los siguientes contactos.

Como un modo de monitorear mejor el avance del trabajo con las familias asignadas, dentro de cada equipo de sector se mantenía una carpeta sectorial. El avance en las actividades efectuadas se registraba en formatos definidos según fases, todos los cuales se almacenaban en dichos registros. Estas carpetas debían ser periódicamente revisada y/o auditada por el residente Jefe del CPMF y el equipo docente.

Algunas actividades desarrolladas en esta fase fueron:
En gabinete:
• Programación de Actividades
• Revisión periódica de avances en la oferta de los contactos para verificar si se ajusta a la programación original, incluyendo nuevos contactos según necesidad.
• Evaluación del avance de todas las fases según sectores
En la comunidad:
• Ejecución de contactos según el plan de atención familiar, desarrollándose en visitas domiciliarias, reuniones de la comunidad o cuando las familias contactaban al equipo del sector.
• Registro permanente en la Programación de contactos de la familia y del grupo de familias del equipo de salud.
• Búsqueda de las familias cuya Programación de contactos no está al día. En casos identificados, reprogramar e insistir con las familias en retomar su Plan de atención, y siempre que fuese posible adelantar o compensar actividades.
• Evaluar adquisición de hábitos saludables de acuerdo a la programación de contactos.
• Contacto con las familias para dar un refuerzo de los contactos en función a los hábitos saludables adquiridos.
En el CPMF:
• Ejecución de contactos en el CPMF según el plan de atención.
• Siempre que alguien acuda al CPMF por una visita espontánea y se verifi-

que que su Programación de contactos no está al día, insistir con las familias en retomar su Plan de atención, adelantando o compensando actividades, si era necesario.
• Registro permanente en la Programación de contactos de las familias con el equipo de salud.
• Permanente negociación de la programación de la oferta de contactos con las familias, acordando fechas de visitas y acciones.

El desarrollo armonioso de todas las actividades planteadas para cada una de las fases anteriormente descritas, permitió lograr la cobertura de necesidades de salud de la población empleando la Plataforma familiar de atención. El aspecto crítico que garantizó este éxito en la experiencia fue el manejo de la información, tanto para generar la estadística del establecimiento, como para monitorear el avance de los planes de atención entre las familias de cada sector. Esta información provino de las visitas domiciliarias, del archivo de historias clínicas del consultorio del CPMF, de la respectiva carpeta sectorial y carpetas familiares ordenadas por sectores, conjuntamente con los mapas sectoriales y croquis detallados. Tanto esta información, como aquella procedente del trabajo con base comunitaria, permitieron la constante actualización de la sala situacional de la experiencia, que fue muy útil para tomar decisiones sobre las familias adscritas. El equipo se encontraba en el desarrollo de la informatización de estos procesos cuando se cerró abruptamente la experiencia.

Cuando un sector finalmente completaba la fase 4 y se llegaba al momento de proponer las acciones a incluirse en los respectivos planes de atención, se hizo patente la necesidad de responder a las necesidades de salud de la población con contactos adecuados para resolver efectivamente sus problemas de salud. En ese momento se consolidaron las otras intervenciones de la experiencia, que se describirán a continuación.

3.IV Otras Intervenciones de la experiencia

Como pudo verse en la sección anterior, es necesario un conjunto amplio de acciones para constituir un adecuado Plan de Atención a las Familias y ello fue también considerado al construir las acciones en el CPMF. A continuación, pasaremos revista a dichas intervenciones, desde las más generales hasta las más complejas, explicando cómo se intricaron para responder a los valores, principios y postulados de la AP y de la MF/F, y así responder a las necesidades antes identificadas.

Atención a la Persona

3.IV.1 Atención individual programada

Siguiendo las guías de la Plataforma Familiar, los Planes de Atención de las personas y particularmente su Atención individual surgida como secuencia de ellos, era calendarizada. Ello se aplicaba con especial énfasis a las consultas médicas, consejerías, acciones preventivas y otras similares, a ser desarrolladas durante el mencionado plan. A este tipo de modalidad de servicio, en que los miembros de las familias eran invitados a venir a sus controles en un día específico, se le denominaba atención programada. Una situación semejante se presentaba cuando, en una Atención individual a la demanda, como la que se describirá en la siguiente subsección, se detectaba la necesidad de una cita posterior para seguimiento —por ejemplo, en el caso de la atención circunstancial a una gestante que porta una molestia, o a un paciente con una enfermedad crónica que viene por una consulta aislada— y esta era programada para una fecha posterior.

Algunos ejemplos de consultas programadas de este tipo se describen a continuación.

Chequeos médicos para el diagnóstico de necesidades: Se desarrollaron chequeos preventivos por etapas del ciclo vital, consistentes en consultas estructuradas con una anamnesis y examen físico orientados a explorar factores de riesgo y actuar sobre aquellos identificados.

Ellos se orientaban a evitar la aparición o disminuir la probabilidad de padecer una enfermedad —prevención primaria—. Adicionalmente se esperaba detectar precozmente procesos patológicos usualmente desapercibidos para los pacientes o usuarios, y de este modo interrumpir su evolución en la fase preclínica —prevención secundaria—. Para lograr estos objetivos se confeccionaron hojas de chequeo en base a la evidencia disponible. Se aplicó en estas interacciones el modelo TOPIC Consulta de Chequeo —Ver Recuadro 3.B—, permitiendo una mejor identificación de necesidades de salud a intervenir posteriormente.

Se enfatizó el uso, en estos chequeos, única-

Recuadro 3.B: El TOPIC Consulta de Chequeo para las Consultas de prevención no estructuradas

Como se mencionará en el Vol. 2, el Enfoque de Procesos Orientados a las Tareas en el Cuidado de la Salud (TOPIC) es una Herramienta Clínica para el cuidado de pacientes en AP (HCCAP) —Ver subsección 4.III.4— que sistematiza los procedimientos que normalmente realizan los prestadores de servicios de salud, organizando los procesos ligados a diferentes consultas prototípicas. Uno de esos tipos de consultas prototípicas son las denominadas Consultas de prevención no estructuradas también denominadas Consulta de Chequeo.

Las tareas específicas para las visitas del tipo TOPIC Consulta de Chequeo son únicamente dos y se describen a continuación.

1. Realizar una apropiada evaluación o tamizaje de factores de riesgo para cáncer, accidentes, enfermedades transmisibles, metabólicas, cardiovasculares y emocionales de acuerdo a los Grupos-tarea (Task Force).

Desde la década de los 80s, organismos expertos en cuidado preventivo de la salud: la *US Preventive Task Force* y la *Canadian Task Force on Preventive Care*, y sus similares para la comunidad europea, publican revisiones en prevención. Ellas y otras instituciones ofrecen recomendaciones sobre intervenciones para prevenir problemas de salud, pero al mismo tiempo, basadas en evidencia científica para evitar daños colaterales ligados a estas prácticas intrínsecamente orientadas a reducir riesgos y no a aumentarlos (prevención cuaternaria).

Así, si bien el listado de problemas de salud a evaluarse puede variar de una realidad a otra, aquellos realmente prevenibles son prácticamente los mismos, tanto para países desarrollados como para países en desarrollo. Estas se centran en las prestaciones de prevención —interrogatorio, examen físico y despistajes (*screening* en inglés)— realizadas de acuerdo a la edad del paciente para verificar su buen estado de salud.

Aunque gran cantidad de problemas de salud pueden ser prevenidos, el chequeo debe centrarse en patologías con importante severidad, magnitud remarcable dentro de la población, vulnerabilidad ante una respuesta precoz y posibilidad de una intervención factible. En consecuencia, los Dres. Rogers y Corboy que desarrollaron el enfoque TOPIC, sugirieron concentrarse en los siguientes puntos:
- Infecciones más comunes
- Cáncer
- Enfermedad Cardiovascular y Accidentes Cerebrovasculares.
- Diabetes Mellitus y otros problemas metabólicos
- Prevención de accidentes tanto en el domicilio como en las vías de tránsito
- Problemas de Salud Mental

Naturalmente, estas son las prioridades para las personas adultas. En otras etapas de vida, las consultas de chequeo se estructuran y suelen ser trabajadas separadamente.

2. Recomendar servicios preventivos o sociales comunitarios según la etapa de vida y de acuerdo a la Task Force, basados en el riesgo y en el perfil de servicios

En un cierto sentido, podríamos decir que esta tarea TOPIC se divide en dos partes. La primera parte se orienta a identificar adecuadamente las necesidades de prevención y la segunda parte, que aquí se explica, se orientaría a programar intervenciones adecuadas para que cada persona o familia pueda manejar los riesgos encontrados.

En este rubro se incorporan los dos últimos procedimientos recomendados por las *Task Force*: inmunizaciones y consejerías de tipo preventivo, mientras que los despistajes, también conocidos como *screening*, fueron vistos en el ítem anterior.

Debemos recordar que idealmente los contenidos de estas consejerías, así como de las otras intervenciones prácticas preventivas y las pruebas para detección precoz (tamizaje), deben basarse en las recomendaciones de las *Task Force on Preventive Care* u organismos equivalentes, y estar siempre basados en la evidencia más actualizada disponible.

En la práctica, este tipo de intervención inicia con la expresión de palabras de estímulo para felicitar la participación espontanea del paciente en una rutina de chequeo sin tener molestias y solo para disminuir los riesgos potenciales, e incentivar su práctica continuada al menos una vez al año. Posteriormente el prestador idealmente deberá guiarse por instrumentos previamente elaborados como la ficha familiar, la Historia Clínica orientada al Problema (HCOP) y otros registros específicos que pueden ser ajustados para el desarrollo especifico de las Consultas de Chequeo de acuerdo a las pautas anteriores. A partir de estas ayudas estructuradas, podremos indagar efectivamente por los factores de riesgo más comunes y así proponer las actividades más idóneas para su prevención y control.

mente de pruebas de laboratorio validadas y ampliamente recomendadas por las fuerzas tarea en prevención de países desarrollados, evitando una sobre-detección de "casos sospechosos", con excesivos falsos positivos, y una carga innecesaria de estrés, pruebas subsecuentes y tratamientos sin real sustento (prevención cuaternaria).

Controles de Crecimiento y Desarrollo para niños de 0 a 5 años: Se desarrolló en ellos una evaluación física y psicomotriz, descartándoles patologías médicas y quirúrgicas, evaluando sus factores de riesgo y el nivel de cuidados recibido en el seno familiar. Se incorporó el componente de antropometría regular en estas edades, detectando problemas de carácter alimentario-nutricional y desviaciones de crecimiento sobre la evolución esperada. Se verificó además que tengan una adecuada lactancia materna y/o alimentación complementaria y se promovió una adecuada estimulación temprana, indicando a las madres la importancia del lenguaje y del juego en el desarrollo del niño.

Controles Prenatales para las gestantes: Dada la falta de recursos disponibles se realizó una aproximación simplificada para este tipo de chequeos. Se puso énfasis en el lado clínico de esta actividad para detectar tempranamente sus complicaciones, investigar y de ser posible tratar problemas intercurrentes, y desplegar técnicas de prevención y promoción de la salud en general, incluyendo preparación del parto. Para lograr estos objetivos se incluyeron rutinas volcadas a detectar y prevenir enfermedades frecuentes en la zona, tales como: Infección urinaria/bacteriuria asintomática, anemia —se les ofrecía sulfato ferroso preventivo—, parasitosis —se les prescribía tratamiento preventivo—, hipertensión inducida por el embarazo, etc., así como los principales problemas de tipo obstétrico, identificados clínicamente. Una gran limitación en esta actividad fue la falta de recursos para realizar un despistaje mínimo de enfermedades comunes en el CPMF —Sífilis, VIH, diabetes, etc. —. Sin embargo, dado que los controles recibidos en el Centro de Salud Perú-Korea eran requisito para las referencias para un parto hospitalario, todas nuestras gestantes se atendían también ahí, por lo que los despistajes fueron finalmente realizados en dicho establecimiento.

Chequeos en Adolescentes: Consistió en la pesquisa, empleando un formato especialmente adaptado, de los riesgos usualmente asociados a la etapa adolescente. Se emplearon los métodos sugeridos en las guías GAPS (*Guidelines for Adolescents Preventive Services*) utilizadas rutinariamente en servicios escolares y universitarios de Estados Unidos, y los elementos del acrónimo "HEEADSS" —acrónimo para recordar los factores de riesgo más frecuentes en adolescentes como: *Home* (Hogar) problemas en el hogar, *Education and Employment* (Educación, Conducta) Problemas escolares de conducta o académicos, algún tipo de trabajo, relaciones en ambos contextos, *Activities* (Actividades) grupos, deportes, hobbies, arrestos, *Drugs* (Drogas) Despistaje verbal, *Sexuality* (Sexualidad) rutinas, riesgos, etc., *Suicide-Depression* (Suicidio, Depresión) Cambios de humor, problemas psicosomáticos, síntomas depresivos—. Además de realizar un *screening* verbal para la mayoría de estos problemas se realizaban interconsultas para consejería preventiva. Estos chequeos se efectuaron entre los adolescentes que eran identificados en las carpetas sectoriales e invitados a través de esquelas.

Chequeos en Adultos Mayores: Se realizó un chequeo médico inspirado en la valoración geriátrica integral propuesta en medios especializados. Se incidió en la búsqueda sistemática de factores de riesgo y detección de problemas prevalentes en adultos mayores por lo demás saludables —sin enfermedades o discapacidades relevantes—, mediante la evaluación funcional, la valoración clínica, la solicitud de pruebas auxiliares de *screening* —siempre que eran accesibles—, además del registro de actividad preventiva complementaria requerida. Los adultos mayores eran identificados a partir de las carpetas sectoriales e invitados a través de esquelas o aprovechando las actividades en el club de adultos mayores o talleres.

Seguimiento de pacientes con ENTs: El seguimiento de pacientes crónicos con trastornos como obesidad, diabetes mellitus o hipertensión arterial, se llevó a cabo teniendo en cuenta los aspectos individuales que condicionan su control y posibilidad de posteriores complicaciones, así como el impacto de la dinámica familiar, estilos de vida y condicionantes sociales sobre estos problemas.

En los pacientes con diagnósticos de obesidad, diabetes mellitus o hipertensión arterial que acudían al establecimiento regularmente, se buscó precisar los niveles de control para estas patologías y según ello planificar los pasos a seguir en sus próximas consultas ambulatorias o en el domicilio. Asimismo, se emplearon dos estrategias para mejorar su adherencia: la primera era enviar invitaciones a través de esquelas para retomar el seguimiento a los pacientes o usuarios con asistencia irregular al establecimiento, y la segunda fue realizar seguimiento familiar en las visitas domiciliarias —Ver Vol. 2—, con el soporte de consejerías familiares si era necesario, para verificar el cumplimiento de las recomendaciones. En este punto, consideramos que podría ser posible insertar algunas metodologías de *m-Health,* que no estaban suficientemente disponibles cuando se desarrolló la propuesta —Ver Recuadro 3.C—.

Recuadro 3.C: Una herramienta tecnológica para mejorar el seguimiento de los pacientes: Mobile Health o MHealth

A mediados de los años 80 hizo su aparición en el planeta el teléfono celular o portátil. Por entonces, en un mundo cada vez más móvil, hacia largo tiempo que los teléfonos fijos habían quedado obsoletos para las necesidades de la población, particularmente entre los trabajadores de las grandes compañías. Por tal motivo, ya desde fines de los años 70, ellos fueron complementados con los denominados localizadores (*"pagers"* o *"beepers"* en inglés), los cuales popularizaron los primeros tele-mensajes enviados a usuarios no conectado a una línea telefónica fija. Ciertamente estos dispositivos no estaban destinados al usuario común, sino a empleados en mandos medios o altos, quienes por situaciones ligadas a sus trabajos debían estar constantemente disponibles, ya sea para participar en decisiones tomadas conjuntamente o compartiendo información esencial para sus organizaciones. Cuando el primer teléfono celular apareció en el comercio, se creyó que ellos solo representarían una versión mejorada de los anteriores dispositivos y se orientarían al mismo sector dominado por los localizadores. Sin embargo, el abaratamiento de sus productos y la ampliación considerable de sus funciones facilitó generar un número creciente de usuarios cada vez más familiarizados con la comunicación por voz y los mensajes *SMS* (*Short Message Service en inglés*). Entonces, su mercado se amplió de modo exponencial, alcanzando niveles masivos, primero en países desarrollados y luego en los emergentes y aquellos en desarrollo, llegando a cubrir una gran parte de la población del continente Latinoamericano, incluso en áreas remotas del interior de sus países. Un ejemplo ilustrativo puede referirse a áreas rurales semi-aisladas en las cuales, incluso sin una buena red de caminos o electricidad regularmente disponible, están presentes las torres de telecomunicación, la venta de teléfonos celulares y una extensa red de consumidores. Ello puede explicarse también por el desarrollo económico tangible, aunque variable, en toda la región, el cual liberó recursos para items no relacionados a la supervivencia. Dicha presencia de los teléfonos celulares en la vida de la gente común se hizo aún más relevante con la aparición del denominado *"Smartphone"* (en inglés), el cual sumaba a la comunicación por voz y mensajes *SMS*, otras ventajas como poder conectarse a internet, acceder a plataformas multimedia, producir y acceder a textos, imágenes, música/audio, etc. para la distribución masiva vía redes sociales. Su aparición generó una verdadera revolución en las comunicaciones, determinando un nuevo modo de interactuar para las personas en campos tan diversos como el comercio, el entretenimiento, la educación, diversos tipos de servicios —bancos, hoteles, transporte, etc.— e incluso con los organismos gubernamentales. Dentro de esta ola de innovaciones se gestan las primeras iniciativas *MHealth* dentro del mundo en desarrollo.

Mobile Health o MHealth (en inglés) es una denominación genérica que alude al uso de medios de telefonía móvil en la medicina y la salud colectiva. Así, la definición de la OMS es "la práctica médica o de salud pública con el soporte de dispositivos portátiles tales como teléfonos celulares, dispositivos para el monitoreo de pacientes, asistentes digitales personales y otros dispositivos inalámbricos".

Aunque esta área de trabajo tiene también un amplio espacio para su implementación en los países industrializados, es en los países en desarrollo donde ha alcanzado una más notable expansión. Un ejemplo destacado de *MHealth*, pero no el único, ha sido el uso masivo de mensajes SMS para la educación sanitaria, el cual fue al encuentro de una necesidad identificada durante mucho tiempo por agentes dedicados a la promoción de la salud o prevención de enfermedades. Ellos incluyen diversas organizaciones tanto gubernamentales como no gubernamentales (ONGs) ligadas a la salud infantil, salud reproductiva, enfermedades infecciosas prevalentes, ENTs, etc., quienes durante años habían estado buscando una plataforma para llegar con sus contenidos de manera efectiva y a un público más amplio. Para ellos, *MHealth* resultó una plataforma sumamente valiosa, particularmente en contextos de población dispersa y difícil acceso, ofreciendo una vía concreta para llegar con sus mensajes a donde previamente había muy pobres posibilidades de acceder.

Los primeros proyectos en *MHealth* estuvieron específicamente volcados a la transmisión de mensajes SMS con ideas educativas clave en salud, enviados masivamente a la población con el fin de mejorar sus prácticas sanitarias. La apuesta era que, si los textos eran lo suficientemente atractivos y enviados con suficiente regularidad, podrían efectivamente cambiar ciertos comportamientos sanitarios negativos.

Rápidamente este tipo de proyectos alcanzó notoriedad y diversos organizadores promovieron agrupaciones como *mHealth Alliance* (Alianza por la *mHealth* en inglés), abocadas a la tarea de promover la metodología, desarrollar acciones de abogacía (*advocacy* en inglés) a nivel gubernamental y ayudar técnica y financieramente a sus diferentes protagonistas. Y el resultado fue óptimo, comprometiendo el soporte de diversas fundaciones y unidades de cooperación internacional de países desarrollados. Pero lo más sorprendente fue que entre los fuertes aliados de los primeros proyectos estuvieron no solo agencias convencionales sino los propios emprendedores ligados a las nuevas Tecnologías de Información y Comunicación representados en el *Silicon Valley* norteamericano. Ellos apoyaron decididamente estas iniciativas, no solo desarrollando las plataformas y aplicaciones (*apps* en inglés), sino que incluso algunos de ellos actuaron como donantes de estos proyectos iniciales. Todo ello abonó el terreno para lograr un fuerte soporte a los proyectos en *MHealth*.

Con este impuso inicial y la creatividad de los propulsores de estas iniciativas, así como de sus desarrolladores, pronto se logró una rápida expansión de las áreas geográficas cubiertas y una mayor diversificación de los puntos trabajados, todo ello acompañado de un desarrollo tecnológico cada vez más sólido. Estos desarrollos actuaron como catalizadores de un destacable logro al implementar y demostrar el valor de medios y mecanismos para:

• Sensibilizar a la población sobre el valor de la educación sanitaria y diversas prácticas para el autocuidado, incrementando el reconocimiento de signos de alerta y favoreciendo el acudir a servicios de salud cuando fuese necesario.

• Recordarles de la asistencia a sus citas a los establecimientos de salud, incentivando a los usuarios a adherir a sus planes de atención previamente pactados con los servicios de salud. Este rol tiene especial relevancia para los chequeos médicos, descritos en el recuadro 3.B, y en general para la plataforma familiar descrita en la sección 3.III, donde la continuidad en el contacto es un factor crucial.

• Favorecer que staff con menor formación técnica pueda adherir mejor a protocolos de atención, recibiendo retroalimentación valiosa en tiempo real, para optimizar su desempeño. Ello se logra a través de formularios inteligentes que reemplazan a los acostumbrados formatos en papel, con enormes ventajas al verificar in situ y en tiempo real la coherencia de los datos o faltas al protocolo. Así, si alguno de los registros presenta un problema, sus inconsistencias son inmediatamente alertadas al trabajador de salud y/o su supervisor, favoreciendo su revisión o corrección según el protocolo.

• Posibilitar la auto-medición y auto-evaluación de constantes vitales y otras medidas que permitan a las personas monitorear su propio estado de salud. Esto se refiere más a parámetros biológicos como la presión arterial o las pulsaciones, los cuales pudieran indicar a la persona la necesidad de replantear o reforzar sus prácticas sanitarias para el auto-cuidado, sabiendo cuando solicitar ayuda médica.

• Posibilitar la auto-medición y auto-evaluación de marcadores ligados a prácticas saludables, como por ejemplo la actividad física. Un ejemplo es el medidor de pasos adherido a celulares o a relojes de pulso que proporciona un *feedback* inmediato de la cantidad de ejercicio desarrollada en un día por un determinado usuario. Con suficiente motivación, ello puede ser un buen estímulo para reforzar este tipo de actividad saludable.

• Mejorar el entrenamiento en el trabajo (*on-the-job* training en inglés) de los trabajadores de la salud en sus diferentes ramas profesionales, haciéndoles llegar mensajes específicos para la actividad que se encuentran desarrollando. Este reforzamiento orientado al trabajo directamente realizado puede conducir a un aprendizaje con mayor significado que el usualmente ofrecido en los programas

educativos.
- Ayudar a los pacientes, particularmente aquellos con algún riesgo especial ligado a las ENTs, a abandonar hábitos nocivos como el tabaquismo o el sedentarismo, reforzando cambios de conductas que los conduzcan hacia la adquisición de un estado más saludable.

Aunque estas fueron las aplicaciones iniciales desarrolladas en el marco de esta línea, su interrelación con la telesalud o telemedicina —Ver sección 2.II.2— ha posibilitado un desarrollo complementario interesante en esta área, incorporando un componente adicional de transmisión de datos a un equipo de proveedores de salud capaz de analizar esta y proveer algún tipo de retroalimentación a quienes la originaron, o actuar en consecuencia. Algunos ejemplos en este sentido son:
- Soporte al diagnóstico y tratamiento con soporte remoto —que es la esencia de la telemedicina—, facilitando el flujo de información relevante entre los pacientes y los equipos de salud, en tiempo real, posibilitando, en alguna medida, su atención a distancia.
- Soporte a equipos de salud en áreas periféricas, favoreciendo un adecuado diagnóstico y tratamiento en tales facilidades, al compartir información de sus pacientes con especialistas de los grandes centros urbanos, ayudando a tomar decisiones más acertadas y oportunas.
- Monitoreo de pacientes a distancia, para detectar y responder precozmente a situación en las cuales se requiere una respuesta inmediata ante una amenaza a la vida.
- Seguimiento de pacientes, luego de haber sido dados de alta de instituciones hospitalarias, o de haber sido atendidos en la consulta de establecimientos de AP.
- Envío, de modo retrospectivo o en tiempo real, parámetros biológicos –p.ej., presión arterial o pulsaciones–, ayudando a verificar descompensaciones u otras complicaciones de las ENTs.
- Soporte al diagnóstico y prevención de enfermedades raras como el *sickle cell* o la tracomatosis que provoca un tipo de ceguera.
- Soporte para el control de enfermedades agudas y epidémicas a través del rápido envío de información que pueda guiar las acciones de respuesta sanitaria.
- En general un manejo más descentralizado y preciso de la información en salud, permitiendo el ingreso, proceso y análisis de datos de un modo remoto y con mayor transparencia.

Finalmente es importante decir que, aunque los desarrollos alcanzados en *MHealth* son enormes, como pudo verse en las anteriores líneas, existe aún una gran distancia entre la validación de herramientas —que es lo que usualmente se tiene demostrado— y la obtención de impacto sostenible de la actividad sanitaria empleando dichas ayudas tecnológicas. Dicho de otro modo, el haber hecho los mensajes educativos más atractivos o el trabajo asistencial más ameno, no necesariamente es garantía de que los resultados sanitarios esperados —usualmente multifactoriales y dependientes de una gran variedad de elementos— serán consistentemente obtenidos. Por ello el desafío pendiente es evaluar la calidad de los procesos y la adecuación de los resultados logrados empleando estas novedosas plataformas, más que continuar evaluando a la tecnología celular en sí misma.

Con esta modalidad de trabajo se efectuó un adecuado seguimiento mensual en estos pacientes con ENTs, lográndose, en diversos casos, resultados positivos en los estilos de vida. Desafortunadamente, nuestra capacidad en esta área fue limitada por la carencia de un laboratorio básico para pruebas de respaldo, y la dotación insuficiente de medicamentos donados, que no garantizaba la continuidad del tratamiento de estos pacientes o usuarios.

3.IV.2 Atención individual a la demanda

Diferente de su contraparte, la atención programada, los pacientes que acuden para atención a la demanda, lo hacen espontáneamente, cuando lo consideran necesario en el horario que les resulta conveniente con el propósito de consultar por algún problema de salud concreto.

En nuestro caso experimentamos una dificultad particular con este tipo de atención que se presenta habitualmente en los establecimientos de AP, dado que ella debía compatibilizarse con las visitas domiciliarias que los equipos debían hacer rutinariamente. En el CPMF, desde un inicio se propuso un horario en el cual los equipos hacían visitas domiciliarias durante la primera mitad de la tarde, y las familias disponían de la segunda mitad para acudir al establecimiento de salud. Idealmente quedaba siempre un residente en el establecimiento para cubrir emergencias y consultas impostergables y fuera de la programación, mientras el resto de los equipos se encontraba en el terreno. Aunque al inicio se presentaron algunos impases por esta modalidad de trabajo, la población circundante se fue adaptando gradualmente a este horario de atención, esperando en sus casas hasta que los residentes finalizasen las visitas de sus familias a cargo u otras actividades de campo o comunitarias, antes de apersonarse al establecimiento para realizar sus consultas.

Cada consultorio tenía un tutor o un residente de un año superior a cargo. Este debía asegurarse que los procedimientos descritos en secciones posteriores se desempeñen correctamente. El residente consultante debía registrar todo lo avanzado en la historia y emplear un "enfoque biopsicosocial", empleando las herramientas clínicas pertinentes, tales como la HCOP, el modelo TOPICs, herramientas de evaluación familiar, y otras semejantes a verse en el Vol. 2, debían emplearse rutinariamente. Los residentes encargados de la consulta debían dar énfasis al adecuado llenado de los formatos, sabiendo que un número de estos serían auditados por el Residente Jefe del CPMF.

La atención a la demanda podía ser completamente espontánea o inducida mediante esquelas de invitación al CPMF, algo común para casos encontrados en las visitas domiciliarias, con algún problema de salud que ameritaba una exploración más detallada o debía hacerse revisar en mayor profundidad. Estos casos no se trataban como atención programada, ya que quienes eran invitados en las visitas domiciliarias, podían acudir cuando lo consideren conveniente.

Se logró consolidar un esquema de consulta en el cual generalmente, y salvo problemas insalvables, el residente encargado de monitorear un determinado sector era el mismo que desarrollaba la interacción clínica con los pacientes o usuarios que provenían de dicha área. Ello ayudaba a garantizar la continuidad de la atención y a establecer el vínculo prestador-paciente-familia en diferentes contextos. De este modo, en la mayoría de las consultas el residente al atender la consulta había ya tenido un contacto previo con la familia en la visita domiciliaria, o lo establecería en los días siguientes al hacer seguimiento de la adherencia a sus recomendaciones, difuminando las fronteras entre la atención en la comunidad y en el consultorio.

Según la complejidad del problema identificado, el Tutor Docente, el residente Jefe del CPMF o el residente de mayor jerarquía, supervisaban el cumplimiento de las pautas del consultorio y brindaban sugerencias y opiniones sobre el manejo del paciente, teniendo en cuenta las particularidades de cada paciente y familia. Si el paciente requiriese ser referido al Centro de salud del MINSA en la zona, era llenado un formato de referencia al establecimiento. Cuando se requería enviar al paciente al hospital de referencia, se activaba una red informal profesional conformada por los diferentes residentes de MF, vinculando a los del CPMF con aquellos que participaban en sus rotaciones hospitalarias, quienes ayudaban a canalizar las demandas de consulta especializada.

Atención a la Familia
3.IV.3 Intervenciones basadas en la dinámica familiar

De modo regular, los residentes debían aplicar en familias de su sector a cargo, algunas de las técnicas, herramientas —Familiograma, círculo familiar, APGAR familiar, etc. — y preguntas complementarias para aproximarse al grupo familiar, aprendidas como parte de su entrenamiento sobre el abordaje de necesidades de salud ligados a la dinámica de la familia —Ver sección 2.I.2—. Este ejercicio, denominado Estudio Familiar, se complementaba con información proveniente de las HCOP, carpetas familiares y las entrevistas familiares, si ellas hubiesen ocurrido. Estos Estudios Familiares podían desarrollarse en familias con alguna disfuncionalidad o conflicto familiar, o en un grupo familiar sin problemática evidente, aunque siempre priorizando situaciones pre-identificadas como potencialmente problemáticas, a partir de los resultados del familiograma —el cual era aplicado en todas las historias familiares—. Lo esencial era configurar un modelo de abordaje de la dinámica familiar aplicable en diversas circunstancias, tanto en grupos con problemas familiares serios, como entre quienes requerían una intervención preventiva más limitada.

Posteriormente, al analizar la información de los Estudios Familiares, el grupo conformado tanto por los residentes como por los tutores procedía a plantear algún tipo de hipótesis sistémicas sobre las diferentes familias presentadas, proponiendo alguna intervención familiar básica, cuando ello era necesario. Esta podía ser algo simple como proporcionar una consejería anticipatoria —algo frecuentemente desarrollado en la siguiente visita domiciliaria—, o algo ligeramente más complejo como convocar a una entrevista familiar para ofrecer un feedback a la familia, basado en la información recogida. En contados casos se desarrolló una intervención más elaborada, tal como una consejería familiar, la que partiendo de una real evaluación sistémica familiar proponía intervenciones de cambio útiles para que la familia pudiese enfrentar sus problemas. En todos los casos, como resultado de las intervenciones realizadas, se proponían metas de seguimiento, con tareas claras para los miembros de la familia que excepcionalmente, dependiendo de la evolución de los problemas familiares, podrían llevar a sucesivos encuentros del mismo tipo.

Atención a la Comunidad
3.IV.4 Promoción de la salud por etapas del ciclo vital

Se desarrollaron actividades orientadas a modificar los estilos de vida de la persona y la familia, buscando alcanzar un estado óptimo de salud. Para concretar esta promoción de la salud por etapas del ciclo vital se confeccionó un manual y diversas guías de consejería respecto a prácticas sanitarias adecuadas, los cuales debían ofrecerse a través de visitas domiciliarias a cargo de los alumnos de la Escuela de Tecnología Médica y residentes. Con estas guías se estructuraron los contenidos propuestos para estas interacciones, tocándose aspectos como los listados a continuación:
- Recién nacido a seis meses: lactancia, salud oral, cuidados habituales de la piel, higiene, evitar el tabaquismo, entre los más importantes.
- Lactante (seis meses a un año): alimentación saludable, higiene, apego, recreación y estimulación sicomotora, entre los más importantes.
- Niños de uno a tres años: alimentación saludable, desarrollo y estimulación, seguridad en el hogar, socialización, incorporación de formas, entre otros.
- Gestantes: consumo de micronutrientes y alimentos saludables, evitar el consumo de café, tabaco y otras sustancias que pudiesen ser tóxicas; incentivo para conformar grupos de ayuda mutua, entre otros puntos.
- Adultos mayores: cuidado de la piel, ojos, oídos, consejería sobre alimentación saludable, sexualidad, higiene del sueño, salud oral, entre otros.

La aplicación de consejerías según etapa del ciclo vital se acompañaba de talleres según etapas del ciclo vital, convocando a las personas previamente identificadas a los salones del CPMF o locales comunales, para dicha actividad. Estos talleres buscaban fundamentalmente brindar conceptos sobre prevención ante problemas particulares, y el reconocimiento de factores de riesgo, así como abordar diversos puntos de la promoción de la salud para dicha etapa. Se empleaba una aproximación lúdica que estimulaba no solamente lo cognitivo sino buscaba rescatar las experiencias de vida de los participantes, relacionando lo intelectual con lo emocional y activo.

Al igual que otras actividades colectivas, la convocatoria a los talleres se efectuaba a través de cartas de invitación y perifoneo, empleando una metodología ajustada al grupo participante y tema a tratar. Los contenidos variaban notablemente según las diferentes etapas del ciclo vital. Así, en los adolescentes los talleres giraron sobre los cambios fisiológicos y psicológicos que se producen en la adolescencia, sexualidad en el adolescente, autoestima y asertividad, entre otros; mientras que con los adultos mayores se efectuaron talleres sobre higiene del sueño, cambios fisiológicos que se producen con el envejecimiento, manejo de la incontinencia urinaria, talleres sobre nutrición y actividad física. Por otro lado, en las gestantes los talleres estuvieron orientados al cambio de comportamientos sanitarios y cuidados rutinarios en el embarazo, y en las madres de niños menores de tres años se fortaleció la práctica de una alimentación saludable y estilos de vida adecuados.

3.IV.5 Atención Primaria Orientada a la Comunidad

La Atención Primaria Orientada a la Comunidad (APOC) busca mejorar las intervenciones en el ámbito comunitario, integrando los aspectos individuales de la atención médica con los de salud pública a nivel local, surgidos en el seno de la población y expresados a partir de ella.

La APOC inicia a través del conocimiento de las principales características socioeconómicas, educativas y en salud de la población a trabajar, adquirido tanto a través del censo familiar, como de información secundaria proveniente de la micro-red Tres de Febrero del MINSA, a la que pertenecía la zona abordada. Luego de coordinar con un equipo núcleo de dirigentes afines, se con-

Figura 6. Reunión de Trabajo en el marco de la Atención Primaria Orientad a la Comunidad

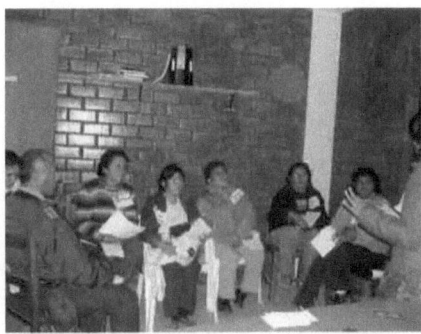

vocó a todos los líderes y dirigentes de la comunidad, autoridades locales y miembros de organizaciones de base e instituciones representativas de la zona —ONGs, comisaría, serenazgo, iglesia, etc.— a reuniones de trabajo con el equipo del CPMF con la finalidad de desarrollar un trabajo compartido bajo la metodología de la APOC —Ver subsección 5.II.2.

Por iniciativa de los propios pobladores, y como un modo de oficializar mejor las actividades desarrolladas, a partir de la tercera reunión el grupo de representantes que se reunía periódicamente pasó a constituir la denominada Mesa de Trabajo para el Desarrollo de los Asentamientos Humanos de Pachacútec.

En la primera y segunda reunión se identificaron los problemas más frecuentes y relevantes en la localidad tanto a nivel de persona, como de familia y comunidad. En las subsiguientes reuniones se priorizaron los problemas encontrados de acuerdo a su gravedad, extensión y requerimiento de apoyo externo. Luego se seleccionaron problemas priorizados con mayor puntuación y susceptibles para ser abordados por el grupo, decidiéndose trabajar con: la seguridad ciudadana/pandillaje/drogas, la violencia familiar/alcoholismo y la desnutrición/parasitosis. Seguidamente, se identificaron las principales instituciones u organizaciones con quienes se podría coordinar actividades para su resolución. Para estas situaciones priorizadas fueron construidos sus respectivos árboles de problemas y se definieron de modo consensuado, algunas propuestas de proyecto de abordaje, iniciándose algunos perfiles de proyectos.

Durante la experiencia, se llevaron a cabo alrededor de media docena de reuniones con una periodicidad mensual, llegándose a contar con la participación regular de ocho a diez representantes de los Asentamientos Humanos y de instituciones locales —Ver Figura 6—. De acuerdo a la metodología se esperaría en unos meses tener un proyecto de intervención comunitaria aprobado por los representantes de la comunidad y solicitar financiamiento público y/o privado para que luego este sea ejecutado, monitorizado y evaluado por la mesa de trabajo. Este desarrollo, desafortunadamente debió ser abandonado al cortarse abruptamente la experiencia.

3.IV.6 Gestión de los Servicios de Atención Primaria y la Mejora Continua de la Calidad

Dadas las connotaciones de la experiencia, se requería un trabajo de gestión que por un lado, posibilitará el óptimo manejo de recursos y que por otro, garantizará el flujo de información necesario para retroalimentar los procesos desarrollados y al mismo tiempo estableciese un servicio docente-asistencial, en el cual los residentes pongan en práctica directamente sus habilidades para gestionar un establecimiento de salud.

Para alcanzar dicho logro se estableció una modalidad de gestión en la cual los residentes del CPMF semanalmente programaban las actividades a ser desplegadas por ellos, organizándolas en el denominado Plan para la gestión semanal. Este contemplaba el detalle de las actividades rutinarias, actividades periódicas, mejoras e innovaciones que debían desarrollarse en el CPMF durante la semana. Luego de aprobado por el tutor principal de la experiencia, este plan era ejecutado de manera semiautónoma.

Entonces, las actividades de gestión, a cargo particularmente del residente Jefe del CPMF, se orientaban, a desarrollar una adecuada gerencia de recursos y a la articulación con otros niveles de atención e instituciones relacionadas, habilitando a los equipos para ofrecer las distintas prestaciones operando de acuerdo a lo programado en el Plan para la gestión semanal. Por otro lado, una función adicional de la gestión era articular e implementar innovadores flujos y modalidades de atención, equipos, horarios y otros elementos funcionales, atendiendo a la demanda espontánea, pero enfocándose fundamentalmente en la demanda programada. Todo ello debía permitir a los equipos ejecutar efectivamente lo planes de atenciones, que de modo individualizado habían sido definidos para que las personas cubran sus necesidades de salud diagnosticadas en los procesos previos.

En el marco de este trabajo de gestión desarrollado por los residentes se inició la planificación y desarrollo de un Proceso de

---

Recuadro 3.D: Proceso de mejoramiento continuo de la calidad en Atención Primaria

El Proceso de Mejoramiento Continuo de la Calidad (PMCC) es un método por el cual se evalúan y hacen más efectivos los procesos de producción de un servicio. El PMCC no es un método lineal a desarrollarse secuencialmente. Por el contrario, es un método cíclico cuyos pasos dependen de la información provista por los pasos anteriores. Así, el comienzo del ciclo no es siempre la planificación, sino que depende de las prioridades y necesidades de la organización.

Algunos principios necesarios para poner en marcha un PMCC son:
- Foco en los usuarios: El eje central para nuestras evaluaciones e intervenciones son quienes demandan una atención del establecimiento, entendidos como toda persona que recibe y se beneficia de los servicios de salud. No obstante, y aunque su razón principal son los pacientes o usuarios, quienes son también denominados usuarios externos, es importante considerar que otro actor igualmente relevante son los usuarios internos, esto es, los trabajadores de salud.
- Concentración en los resultados y procesos: Aunque son los resultados a corto o largo plazo en la salud de las personas los que se emplean para juzgar la calidad de los servicios de salud ofrecidos por un sistema, dado que toda labor es desarrollada como una secuencia de procesos, el detallado análisis de dichos procesos es también necesario.
- Concentración en la participación y trabajo en equipo: Mejorar la calidad de un servicio es un trabajo de equipo, esto es, independientemente del poder individual de un actor determinado, este no podría desarrollar todos los pasos que un proceso requiere. Por ello es necesario involucrar a todo el personal para que, conjuntamente, lleve adelante el esfuerzo de desarrollar un PMCC.

Los Seis pasos para el Mejoramiento Continuo de la Calidad

Un modo práctico de abordar estos tres grupos de actividades es a través de los "Seis pasos para el Mejoramiento Continuo de la Calidad". Revisemos uno a uno dichos pasos:

PRIMER PASO: Identificación de los problemas y elección de oportunidades para efectuar mejoras.
El PMCC en un establecimiento de AP suele iniciar identificando los denominados problemas de calidad. Esta elección suele debatirse en reuniones con miembros de un comité que represente a los trabajadores involucrados en ofrecer los servicios relacionados al problema bajo estudio, quienes deben constituir un equipo de mejoramiento de la calidad. En este paso nos preguntaremos ¿Qué constituye un problema o aspecto a mejorar? Visualizando lo que SE ES y lo que SE DESEA SER.

SEGUNDO PASO: Definición operativa del problema.
El paso siguiente será enunciar claramente el problema elegido, lo cual ayudará a concentrar los esfuerzos del equipo en los subsecuentes pasos del PMCC. Una definición operativa del problema o deficiencia de la calidad, expresa la diferencia entre la condición actual y lo deseado. Un rotulado preciso, definiendo el objeto exacto del mejoramiento de la calidad, favorecerá la resolución de problemas al aclarar indicando las deficiencias que deben ser superadas. Por el contrario, su enunciación poco clara podría provocar conflictos internos y la perdida de concentración y motivación.

TERCER PASO: Identificación de quiénes trabajaran en el problema.
Los esfuerzos para el PMCC funcionan mejor cuando el análisis y elaboración de soluciones es desarrollado participativamente los trabajadores de los distintos departamentos o servicios del establecimiento de salud que en la práctica se involucran en el proceso, ayudando a comprender plenamente lo que sucede en torno al problema. Una vez identificados los potenciales participantes, y luego de aceptadas las invitaciones se constituirá el equipo para el mejoramiento de la calidad, el cual deberá celebrar reuniones periódicas llegando a metas concretas, para el logro de un objetivo común. La eficiencia del equipo dependerá de adecuados acuerdos acerca de las metas a conseguir, pasos a desarrollar y la forma en

la que el grupo trabajará incluyendo: sus funciones y responsabilidades, modo de toma de decisiones, frecuencia y duración de las reuniones, cómo se documentaran los logros del equipo, entre otros puntos.

CUARTO PASO: Análisis y estudio del problema para entender el problema.

El objetivo de este paso es entender las cuestiones de fondo relacionadas a los problemas o deficiencias de calidad, e identificar sus principales causas con la finalidad de elegir una solución adecuada. Para ello es necesario entender el proceso detrás de su aparición, que en la mayoría de casos se relacionan con la forma como se realiza un determinado proceso. Entonces, la tarea crucial del equipo es entender cómo funciona este y sus orígenes, para luego poder eliminarlos o controlarlos. Para conocer el proceso es necesario visualizar su flujo particular entre los recursos, el proceso y los resultados, y entender en qué momento se gesta el problema, pudiendo emplear para este fin algunas herramientas específicas como la modelación de sistemas, la creación de un flujograma y el análisis de causa y efecto.

QUINTO PASO: Desarrollo de las soluciones y medidas para mejorar la calidad.

Para tener las mayores probabilidades de éxito en esta fase culminante del PMCC, y lograr la efectiva resolución del problema original, será necesario identificar adecuadamente la solución propuesta. Para tal fin, el primer paso es elaborar una lista de soluciones posibles, planteándose primero cual es el resultado deseado. En este punto puede ser útil solicitar el apoyo de otros trabajadores del establecimiento en la formulación de la lista de soluciones.

Luego el equipo debe utilizar criterios para elegir una solución. Algunos ejemplos a considerarse en este punto son: accesibilidad y factibilidad para poder implementar, apoyo de la administración, apoyo de la comunidad, eficiencia y oportunidad. Luego de definidos estos se seleccionara la opción más adecuada.

SEXTO PASO: Implementación y evaluación de las actividades para mejorar la calidad.

El paso final y quizás el más difícil de lograr será la implementación y posterior evaluación de las actividades para mejorar la calidad. El objetivo es tanto lograr una implementación eficaz de la solución elegida como, dentro del marco del mejoramiento de la calidad, evaluar su efectividad e impacto sobre el problema de fondo. Si la implementación, observación y control de una solución son deficientes, incluso la solución mejor

elegida, no logrará resolver el problema.

Este paso, también conocido como ciclo de PEVA (Sigla de planear, ejecutar, verificar y actuar) comprende: • La planificación de la implementación de la solución.
• La implementación de la solución
• El seguimiento para determinar si la solución ha logrado los resultados previstos.
• Las decisiones de ampliar, modificar o elegir otra solución.

CASO EJEMPLO

Incentivado por algunos trabajadores, el jefe de un centro de salud desea mejorar la calidad de los servicios en su establecimiento, tratando de abordar problemas de calidad conocidos para su personal, bajo la metodología del PMCC.

PRIMER PASO: Identificación de los problemas

Primeramente, el jefe de unidad confecciona una lista de áreas problemáticas que empleara como "semilla" para estimular la discusión de su personal.

Posteriormente, en una reunión con los trabajadores, forman un equipo de mejoramiento de calidad conformado por 6 miembros: dos técnicas, una enfermera, el odontólogo la psicóloga y el jefe del establecimiento. Acuerdan reunirse todos los martes a la 1:00PM.

En su primera reunión el equipo revisa la lista de áreas previamente anotada por el jefe de unidad, añaden algunos puntos, modifican otros y le dan mayor precisión a la formulación general, definiendo los siguientes problemas en el establecimiento: 1) No hay suficientes antibióticos
2) Los niños no concurren al establecimiento para recibir la vacuna contra el sarampión
3) La población no sigue las recomendaciones sobre cambios de estilos de vida y tratamiento.

A continuación se usó una matriz de criterios para elegir el problema a enfocar, como puede verse en la figura inserta en la página siguiente.

SEGUNDO PASO: Definición operativa del problema.

Habiendo identificado el problema pasaron a realizar su definición operativa que fuese útil para el mejoramiento de la calidad, respondiendo a las preguntas recomendadas:

- *¿Cuál es el problema? R:* La población no sigue las recomendaciones del equipo de

Votación para elegir el problema a enfocar empleando la matriz de criterios

Criterios /Problema	Antibióticos	Inmunizaciones	La comunidad no sigue las recomendaciones
Importante	3+2+1+2+2+1= 11	3+2+1+2+1+1= 10	1+2+1+3+1+3= 11
Riesgos	1+2+1+2+1+2= 9	3+2+1+2+2+2= 12	3+2+3+2+2+2= 14
Esfera de influencia	2+2+1+2+2+1= 10	2+1+1+3+1+3= 11	3+2+1+2+2+2= 12
Total	30	33	37

salud sobre cambios de estilos de vida y tratamiento.
-¿Cómo sabemos que se trata de un problema? R: El asesoramiento que brindamos no es suficiente para hacerlos cambiar su comportamiento con respecto a los tratamientos prescritos.
-¿Se aplica a todas las enfermedades? R: Fundamentalmente las ENTs.
-¿Cómo se sabe eso? R: En los controles de los médicos y enfermeras se obtiene esa información.
-¿Cuáles son los efectos sobre la población a la que se presta el servicio? R: Los pacientes no mejoran cuando intentamos tratarlos, y las ENTs pueden generar complicaciones.
-¿Durante cuánto tiempo ha sido un problema? R: Desde que trabajamos aquí.
-¿Cómo nos daremos cuenta que se ha resuelto? R: Cuando la población reporte estar cumpliendo las indicaciones que se les da en tratamiento.

El equipo formuló el siguiente enunciado: "Los pacientes y la población en general no siguen las recomendaciones del equipo de salud sobre cambios de estilos de vida ni los tratamientos prescritos. Esto puede ocasionar daños a la salud persistentes y serios y la aparición de complicaciones, especialmente en problemas con enfermedades crónicas. Este problema ha existido durante bastante tiempo".

TERCER PASO: Identificación de quiénes tienen que trabajar en el problema.

Una vez planteado el problema, se decidió identificar quienes podrían ayudar a implementar el PMCC, basándose en las siguientes preguntas:
-¿Quién participa en el proceso? R: El médico asistente, el farmacéutico y el paciente
-¿Quién se ve afectado por el proceso? R: El paciente y su familia
-¿Quién toma decisiones con respecto al proceso? R: El médico asistente y el paciente
-¿Quién tiene conocimientos y experiencia técnica sobre el proceso? R: Los médicos, la enfermera, la comunidad.

Decidieron integrar al equipo: al otro médico del centro, a la asistenta social, al farmacéutico y un representante de la comunidad. Otros tantos miembros del equipo inicial se concentraron en otros problemas, de modo que en este grupo específico no eran más de ocho participantes.

CUARTO PASO: Análisis y estudio del problema para identificar sus causas principales.

Este equipo ampliado se reunió para analizar lo que ya sabían del problema, haciendo un análisis de quien, cuando, donde y porque se relacionarían con éste.
Quién y Dónde: Los integrantes del equipo opinaron que hacían falta datos sobre a quienes afectaba el proceso, que localidades, que pacientes no tomaban la medicación, quienes no adherían a las recomendaciones.
Cuando: Al parecer el problema era constante y no tenía periodicidad.
Como: La prueba de la falta de adherencia a los tratamientos serían los blísteres de medicamentos sin usar mostrados en la siguiente visita médica, el no acudir a la farmacia para buscarlos y el empeoramiento de las condiciones de algunos pacientes al retorno.

Para un análisis más profundo sobre las causas principales de ese comportamiento, el equipo diseñó y aplicó algunas entrevistas a informantes clave como pacientes y sus familiares, líderes de la comunidad, etc.

QUINTO PASO: Desarrollo de las soluciones y medidas para mejorar la calidad.

De acuerdo con estos datos, el equipo realizo una lluvia de ideas y plantearon posibles soluciones:
• Cambiar la medicación buscando ofrecer otro tipo de pastillas
• Indicar a los pacientes que partieran las pastillas.
• Explicar mejor a los pacientes la importancia de los estilos de vida adecuados.

3 - Experiencia de un Servicio Docente-asistencial de Atención Primaria

- Dar inyecciones en los casos que era posible.
- Desarrollar una capacitación sobre como aconsejar los cambios de estilos de vida
- Incorporar a agentes comunitarios de salud en el seguimiento de las recomendaciones

Por medio de una votación el grupo optó como solución más eficaz por las dos últimas.

SEXTO PASO: Implementación y evaluación de las actividades para mejorar la calidad.

Los trabajadores del centro pidieron ayuda a un programa universitario para entrenar al staff sobre las materias seleccionadas.

Dado que se requeriría un tiempo mayor para evidenciar un real cambio de estilos de vida en la población debido al reforzamiento de los consejos por los Agentes Comunitarios y las recomendaciones reforzadas en el establecimiento, se implementó el registro obligatorio de los cambios de estilos de vida en las historias familiares, para así poder monitorear estos avances.

---

mejoramiento continuo de la calidad (PMCC) que se describe en el Recuadro 3.D.

Algunos elementos principales que pueden compartirse de este PMCC se describen a continuación:

- Se inició el proceso con la Identificación de los problemas a intervenir (Primer Paso). La metodología adoptada fue elegir primero un área donde concentrarse, entre las diferentes opciones de espacios presentes en el CPMF: triaje, farmacia, atención ambulatoria, visita domiciliaria, etc. Posteriormente se seleccionaría un problema en el área escogida. Para este proceso se colectaron las sugerencias del equipo del CPMF expresadas mediante una lluvia de ideas y luego ellas fueron combinadas con las estadísticas del establecimiento para finalmente decidir cuál era el problema principal en el área deficiente inicialmente priorizada. Algunas preguntas realizadas para completar este paso fueron:
  - Cuál es la importancia para el resultado del equipo?
  - Cuál es la importancia del problema para los usuarios?
  - Existe apoyo para efectuar cambios en el área?
  - Existe motivación del equipo para enfrentar este problema?,
  - Este problema se encuentra en la esfera de influencia de las actividades rutinarias del servicio?

Una vez elegida el área que necesita una mejora, en el caso del CPMF, el triaje, se enumeraron las actividades llevadas a cabo en esa área, buscando focalizarse en la que parecía más comprometedora del trabajo del equipo. Finalmente se identificó la inasistencia de los pacientes o usuarios a sus reevaluaciones como problema a mejorar.

- Una vez que el problema había sido definido, se procedió a la definición operativa (Segundo Paso). Al momento de hacer esto se siguieron algunas interrogantes para la formulación del enunciado tales como:

Descripción del Problema.
- ¿Cuál es el problema?
- ¿Cómo sabemos que se trata de un problema?
- ¿Durante cuánto tiempo ha sido un problema?
- ¿Cómo nos daremos cuenta que se ha resuelto? ¿Qué diferencias encontraremos?.

Límites del Problema.
- El proceso o la actividad en si ¿dónde comienzan y donde terminan?
- ¿Se aplica a todas las enfermedades?
- ¿Cómo se sabe eso?
- ¿Cuáles son los efectos sobre la población a la que se presta el servicio?

- Como tercer paso, luego de la definición operativa del problema, se debió identificar a las personas que se implicarían en el proceso de mejoramiento, quienes debían tener un conocimiento detallado del problema, sino completamente, al menos en parte. Para esta etapa fue útil hacerse las siguientes interrogantes:
  - ¿Quién trabaja dentro del proceso que tiene el problema?
  - ¿Quién participa en el proceso?
  - ¿Quién se ve afectado por el proceso?
  - ¿Quién toma decisiones con respecto al proceso?
  - ¿Quién tiene conocimientos y experiencia técnica sobre el proceso?

- Luego de identificadas las personas involucradas, se procedió a analizar el problema y buscar sus causas (Cuarto Paso). Para este análisis y estudio del problema se disgregaron las raíces y soluciones al punto priorizado con la ayuda del esquema de causa-efecto de Ishikawa, y se desarrollaron soluciones y medidas para mejorar la calidad del problema identificado. Para esta etapa es útil hacerse las

siguientes interrogantes:
- ¿Qué es lo que realmente sucede?,
- ¿Por qué se produce?
- ¿Quién está involucrado o a quien afecta el problema?,
- ¿Dónde y cuándo ocurre?,
- ¿Qué sucede cuando ocurre el problema?

• Al final de este proceso se elaboraron hipótesis sobre las causas del problema y se trató de determinar sus causas principales. Estas fueron comprobadas antes de proseguir con el desarrollo de las soluciones y medidas para mejorar la calidad. (Quinto Paso)

En este paso el equipo se concentró en formular la solución de manera práctica y factible, respondiendo a interrogantes como:
- ¿Qué se intenta lograr?
- ¿Qué se entiende cómo éxito?
- ¿Cuáles son los pasos de la solución?
- ¿Quién, qué, dónde y cuándo la va a ejecutar?
- ¿Se puede limitar la oposición?
- ¿Qué tiene que hacerse antes de llevar a cabo el proceso?
- ¿Qué tipo de capacitación será necesaria para la implementación?

• Finalmente, cuando se estaba decidiendo la implementación y evaluación de las actividades para mejorar la calidad, también conocido como ciclo de PEVA (Planear, ejecutar, verificar y actuar) (Sexto Paso), y se iniciaba la implementación gradual de esta etapa, la experiencia se cerró abruptamente.

3.VI Abordaje didáctico Docente- Asistencial de la experiencia

Algo que no debe perderse de vista es que el CPMF perseguía un doble objetivo. Por un lado, era un establecimiento asistencial para la población con necesidades de salud concretas, pero por otro lado era un espacio docente para que los residentes, en diferentes etapas de su entrenamiento, adquirieran las competencias perseguidas. Con dicho fin, se creó en el CPMF una estructura docente-asistencial adecuada apropiada para la formación de especialistas en AP y MF/F, logrando un aprendizaje en servicios activos pero controlables, y orientado a la capacitación en el trabajo (*On-the-job training*, en inglés), algo cada vez más valorizado como el patrón oro, para el entrenamiento de recursos humanos en salud.

Al analizar esta experiencia, es relevante considerar que esta iniciativa forma parte de una larga tradición de experiencias docente-asistenciales realizadas por la UPCH en establecimientos de salud en la comunidad, cuyas actividades iniciaron en la década de los 60 del siglo pasado y continúan hasta la actualidad. El CPMF, como todos esos centros docente-asistenciales del pasado, eran espacios en los cuales los participantes en los programas educativos podían "aprender haciendo" ellos mismos, y viendo a sus tutores desempeñarse en sus actividades cotidianas.

En este sentido, todas las actividades del CPMF se impregnaron de un marcado "tinte docente", con tutores transmitiendo enseñanzas sobre el desarrollo de procesos concretos a participantes fuertemente involucrados en replicar las acciones de sus docentes. Ellos desarrollaban actividades individuales y grupales, primero con supervisión limitada, luego sin supervisión, y finalmente los más avanzados instruyendo a los nuevos participantes que se integraban a la experiencia. Para este fin, residentes de diferentes años ejercían actividades en posiciones relacionadas, planteadas para desarrollar ciertos aprendizajes muchas veces complementarios, reforzándose unos a otros.

Como un ejemplo describimos como los residentes a cargo de la Atención a la Demanda aprendían sobre el adecuado llenado de la HCOP con residentes de años superiores. Así, el residente de primer año debía asegurarse de recoger los datos centrales del paciente en la historia, mientras que el residente veterano a cargo de supervisar la consulta, verificaba que se haya registrado todo convenientemente en los formatos de la HCOP respectivos. Paralelamente, el Residente Jefe del CPMF auditaba las HCOP realizadas por los rotantes, de modo que él/ella cumplía con desarrollar una de sus competencias —la de auditar registros clínicos—, mientras ayudaba a los residentes de años inferiores a perfeccionar su técnica de registro en la HCOP. Algo semejante ocurría con la aplicación del modelo TOPIC en la práctica clínica, novedosa para los residentes de años inferiores, por lo que ellos debían esforzarse para emplear la técnica más adecuada para el tipo de paciente —Problema Nuevo, Pacientes con Enfermedades Crónicas, etc.—. Por su lado, los residentes de años superiores, que ya la dominaban, y debían adquirir competencias docentes, explicaban a sus colegas más jóvenes las pautas para emplear dicha metodología durante el trabajo en la consulta, y verificaban que durante ellas se utiliza-se el modelo convenientemente. Además, siempre que era posible, los ya formados guiaban a los residentes ingresantes en la utilización de los protocolos clínicos asumidos y otros consensos clínicos desarrollados en actividades académicas de la especialidad.

Naturalmente que los tutores supervisaban todos los procesos, verificando que las actividades se desarrollaran de acuerdo a lo programado, no obstante, era la jerarquía de residentes quienes aseguraban la transmisión de contenidos, de los miembros más veteranos a los residentes recién llegados. Esto es algo especialmente crítico en el marco de una ratio insuficiente entre tutores y residentes, algo bastante común en programas Latinoamericanos con menores recursos.

Las metodologías docentes utilizadas en el CPMF fueron semejantes a las empleadas para el resto de los programas docentes de especialización en AP y MF/F, en particular en experiencias de residentado, y serán descritas en la subsección 4.III.3. Sin embargo, uno de los puntos saltantes del enfoque docente en la experiencia del CPMF fue la adhesión a una de las tareas centrales del modelo TOPIC que es el Aprendizaje de por Vida. Para aprovechar el reto y la oportunidad de aprender de cada paciente, en el CPMF, se adoptó el hábito de, al final de cada jornada, y siempre que se podía al promediar una consulta compleja, presentar los casos atendidos al tutor o residente de mayor año. Entonces, los casos eran discutidos por el grupo de residentes bajo la conducción del facilitador respectivo.

Una metodología de especial valor en este tipo de interacción era el denominado Aprendizaje Basado en el Problema (ABP), que es una aproximación didáctica de vanguardia, cada vez más popular. En realidad, existen diversos modos de plantear una actividad pedagógica usando el ABP, desde una simulación computarizada con caracteres 3D, hasta trabajos bibliográficos realizados en grupo y presentados oralmente. En nuestro trabajo se desarrolló planeándose y asignándose, a cada residente rotante, la responsabilidad de buscar la solución a interrogantes surgidas en la discusión de cada caso clínico presentado. El residente a cargo de la actividad tomaba nota de las preguntas de ABP asignadas a cada residente, y posteriormente cotejaba y difundía las respuestas a estas preguntas de ABP. Se esperaba que dichas respuestas proviniesen de una búsqueda minuciosa y actualizada en repositorios de información y fuentes bibliográficas validadas por la especialidad, esto es libros actualizados y/o textos de AP y MF/F, artículos recientes afines a la especialidad, publicaciones oficiales, etc. La información debería responder lo más precisamente posible a la pregunta generada a partir del caso clínico original, y sólo si dicha información no estuviese disponible, se aplicaría la evidencia de carácter general más cercana posible. De este modo, al inicio de cada sesión posterior en el CPMF, al exponerse la respuesta para el grupo y revisarse la información obtenida sobre dichas preguntas de ABP, se consolidaban conocimientos con los participantes, sobre una amplia gama de temáticas, aplicándolos directamente al caso que motivo la discusión, y a otros casos similares.

La siguiente metodología utilizada en esta experiencia, poco empleada en otros contextos, pero sumamente valiosa, fue el uso de los denominados *Portafolios*. Incluimos en el Recuadro 3.E, una detallada explicación acerca de los alcances de su uso.

Un punto especial a remarcar se relaciona

Recuadro 3.E: Uso de Portafolios para complementar la enseñanza de la Historia Clínica Orientada al Problema

El concepto de Portafolio existe desde hace mucho tiempo en numerosos ámbitos de la sociedad. Su origen estuvo estrechamente ligado a la formación en ocupaciones manuales, y se consideraba una especie de evidencia o demostración del nivel de capacidad alcanzado por el aprendiz en una determinada profesión. La idea general, entonces, es colocar aquí algunas "muestras" de lo que el alumno ha aprendido, y que permitan apreciar su crecimiento en el tiempo. En ese sentido puede ser considerado un método de enseñanza, aprendizaje y evaluación en la cual el alumno presenta en este portafolio lo mejor de su trabajo, y en cierta forma nos cuenta la historia de sus esfuerzos, su progreso y sus logros. De este modo, puede permitir evaluaciones más objetivas que aquellas realizadas usando tests escritos u orales, ya que se aproxima a la real apreciación de los resultados del aprendizaje, más que solamente los conocimientos adquiridos. De este modo, pueden serle reconocidos al menos dos objetivos cuando usados en este campo:

1. Evaluar el progreso en el aprendizaje y en los logros académicos de los participantes en el entrenamiento.
2. Determinar si se han alcanzado los estándares propuestos para la formación técnica de los participantes.

Aunque surgido dentro de la educación, es en el campo del reclutamiento de recursos humanos donde tiene más aplicaciones en la actualidad. Así, artistas plásticos, arquitectos, fotógrafos y miembros de carreras similares los usan para presentar sus trabajos previos a clientes potenciales, o durante una entrevista para un empleo. Algunas recomendaciones para poder preparar este tipo de herramientas podrían ser:
• Seleccionar los mejores y más creativos productos del participante
• Incorporar una variedad de aproximaciones que representen las habilidades que quiere demostrar
• Decidir que piezas incluir en función al evaluador
• Enfocarse en el acabado, considerando aspectos como la resolución de las imágenes, la edición/diagramación, organización en un formato portátil, incluyendo una adecuada protección durante su traslado y otros.

En esta experiencia, aplicamos dicha técnica al uso de la Historia Clínica Orientada al Problema (HCOP) —Ver Vol. 2— y otras complementarias para un adecuado abordaje de los pacientes que acuden a un establecimiento de AP. En nuestra aproximación metodológica a esta actividad se seleccionaron dos HCOP realizadas con anterioridad por cada uno de los residentes participantes. Estas historias corresponden a pacientes que acudieron a los servicios universitarios de AP y reflejan los procesos y procedimientos que ellos reflejaron durante la consulta. Las HCOP son analizadas en forma cruzada por los residentes, esto es, evaluándose unos a otros, y esta apreciación es finalmente discutida con los residentes de años superiores y con los tutores, recibiendo una gran cantidad de observaciones para perfeccionarla en sus sucesivos pacientes. En este escenario, el objetivo primordial del portafolio que se le encargara al residente que preparó la HCOP original será llevar a cabo la "reconstrucción" de dicha Historia Clínica, considerando todas las aportaciones técnicas recibidas. De ese modo, la nueva historia preparada "simulara" una situación en la cual el residente desarrollo su primera HCOP con los recursos óptimos de conocimientos y expertiza de todo el equipo, en el momento en que se realizó la consulta.

CASO EJEMPLO

Para hacer esta descripción más explícita, se realizará la descripción de la metodología al mismo tiempo que se presenta un caso ejemplo. Los contenidos relacionados al caso ejemplo se muestran en cursivas

La organización del portafolio incorpora tres componentes:

Primer Componente - HCOP inicial: Lo que se encontraba en la historia original, organizado de acuerdo a las pautas del equipo y representando el mejor esfuerzo del residente. Dado que el portafolio desarrollado también dará soporte al trabajo realizado durante talleres para los residentes de años inferiores, algunas secciones deberán colocarse en forma narrativa y siguiendo el esquema propuesto para su trabajo en el consultorio.

Se muestra en este caso ejemplo, el portafolio desarrollado por una residente de primer año, en uno de sus contactos iniciales con la HCOP.

Puede verse en la página siguiente, en los cuadros rotulados "Primer Componente", un extracto de cuál fue su formulación inicial, realizada después de haber recibido un entrenamiento teórico sobre la materia, pero sin mayor discusión con el resto del equipo antes de su primera aplicación práctica.

Segundo Componente - HCOP mejorada: Incorporación de nuevos elementos complementarios a la historia en un color diferente, para aproximarla a lo que hubiera sido su trabajo con la mayor calidad y en condiciones ideales. Las modificaciones que se realicen a cada una de las partes del HCOP expresan la asimilación de las recomendaciones vertidas en los talleres con otros residentes y tutores.

Se presenta seguidamente un extracto del portafolio desarrollado por la residente de primer año, luego de haber realizado un taller en el cual la presentación de su HCOP fue discusión con el resto del equipo, tutores y residentes de años superiores, quienes le dieron indicaciones de cómo mejorar su historia. Esta HCOP mejorada se muestra en los cuadros rotulados "Segundo Componente".

Tercer Componente: Comentario final luego del trabajo terminado, adjuntando la mejor evidencia encontrada en una revisión específica realizada por el residente. Debe darse énfasis al uso de recursos bibliográficos como libros base, manuales, protocolos, guías, etc. para el análisis y reflexión de cómo abordar mejor a pacientes con problemas como el que presenta el caso descrito en la HCOP.

3 - Experiencia de un Servicio Docente-asistencial de Atención Primaria

A continuación se muestran algunos de los contenidos incluidos por la residente para respaldar el nuevo diagnóstico y plan de trabajo realizados.

PRIMER COMPONENTE

N°	CIE 10	CIAP	PROBLEMA	FECHA INICIO	FECHA REGISTR
1			MANTENIMIENTO SALUD	16	16/0/6/08
2			DORSALGIA		16/0/6/08
3			GASTRITIS		16/0/6/08
			XIFOESCOLIOSIS		14/07/08

SEGUNDO COMPONENTE

N°	CIE 10	CIAP	PROBLEMA	FECHA INICIO	FECHA REGISTR
1	Z71.9	0.63	MANTENIMIENTO SALUD	23/06/08	16/0/6/08
2			XIFOESCOLIOSIS	23/06/08	16/0/6/08
3			DORSOLUMBALGIA MECANICA	08/09/08	16/0/6/08

TERCER COMPONENTE

LUMBALGIA REVISION
Consideraciones generales
Epidemiología
Etiología
Diagnóstico
Tratamiento
Medidas No Farmacológicas
Medidas Farmacológicas
Prevención
Bibliografía

[1] McCamey Kendra. Low Back Pain. Prim Care Clin Office Pract 34 (2007) 71–82
[2] Scott Kinkade. Evaluation and Treatment of Acute Low Back Pain. American Family Physician 2007;75:1181-8, 1190-2.
[3] La polémica sobre las lumbalgias y su relación con el trabajo: estudio retrospectivo en trabajadores con invalidez Cad. Saúde Pública, Rio de Janeiro, 21 (3):887-897, mai-jun, 2005

PRIMER COMPONENTE

	PLAN INICIAL		
PROBLEMAS	PLAN DIAGNOSTICO	PLAN TERAPEUTICO	PLAN EDUCACION
1. MANTENIMIENTO DE LA SALUD	PERFIL LIPIDICO	INMUNIZACION	
	GLUCOSA	HEPATITIS B	
DORSALGIA		ORFENADRINA 100 C/12h X 7 DIAS	
		PARACETAMOL 1GR	

SEGUNDO COMPONENTE

	PLAN INICIAL		
PROBLEMAS	PLAN DIAGNOSTICO	PLAN TERAPEUTICO	PLAN EDUCACION
DORSOLUMBALGIA MECANICA CRONICA	1. ESCALA DOLOR	A. NO FARMACOLOGICO	1. EXPLICAR A QUE SE DEBE LA ENFERMEDAD
	2. DIARIO SINTOMAS	1. DIETA NO APLICA	
	3. ESCALA DISCAPACIDAD DE	2. MANTENER ACTIVIDAD FISICA DE	
	4. CITA EN 2 SEM	ACUERDO A LA TOLERANCIA DEL DOLOR, EVITAR REPOSO PROLONGADO	2. EFECTOS DE LOS FARMACOS
		3. EJERCICIOS FORTALECER ABDOMEN Y DE ESPALDA	3. PRONOSTICO DE LA ENFERM
		4. MEDIDAS ERGONOMICAS: COLCHON FIRMEZA INTERMEDIA	4. PLAN DE CONTINGENCIA
		5. MEDIDAS ALTERNATIVAS: FISIOTERAPIA, APLICACIÓN CALOR	¿Qué SIGUE?
		B. NO FARMACOLOGICO	
		1. PARACETAMOL 1GR C/6H x 2 SEM	ESCUELA DE ESPALDA
		2. ORFENADRINA 100MG 2V/DIA	
NOTA: DIAG. CLINICO NO SIGNOS DE ALARMA / NO AMERITA OTROS ESTUDIOS			

con el rol que ocupaba el Residente Jefe del CPMF. En este caso, la designación correspondía a un residente, quien de manera rotativa se encontraba a cargo de la codirección, junto con el tutor responsable, del CPMF, y tenía, o iba desarrollando, competencias para ejercer adecuadamente su papel. Este residente se encargaba de la planificación y monitoreo de la ejecución de las actividades de los demás residentes y la coordinación de las actividades con el resto del equipo de salud, siempre bajo la estrecha supervisión del docente tutor en la sede. Así, aprendían a desarrollar la gestión de un establecimiento, al tiempo que desarrollaban su trabajo. Es importante puntualizar que, en el CPMF, la gestión del equipo no se detenía en los aspectos administrativos o clínico asistenciales del establecimiento, sino que igualmente debía englobar la organización de las actividades docentes entre los rotantes.

3.VII. Lecciones Aprendidas

En resumen, se presenta en este capítulo una experiencia docente concreta en la cual se pudieron implementar diversas metodologías y propuestas conceptuales descritas en las páginas anteriores en este libro —algunas de las cuales se detallarán en el Vol. 2 de esta publicación—. Esta construcción docente-asistencial fue desarrollada en tres momentos, a lo largo de tres años efectivos de trabajo, desarrollando un conjunto de actividades cuyo resumen puede encontrarse en la figura 7. Un trabajo de esta envergadura, especialmente debido a intricar los esfuerzos asistenciales prácticos con los docentes y de investigación, dejó valiosas enseñanzas para el equipo que desarrolló este esfuerzo, las cuales bien podrían aplicarse a esfuerzos similares. Algunas de las lecciones aprendidas que derivaron de esta experiencia son mostradas en los siguientes párrafos.

La principal lección aprendida de esta experiencia se refiere al valor de contar con Servicios adecuados para la formación de especialistas en el área, los cuales incluyen a los Centros Especializados en AP (CEAP) y los Ambulatorios enfocados en AP (AMEAP) de acuerdo a la nomenclatura descrita en la subsección 4.I.4 y resumida en el cuadro 3 que se muestra en la página siguiente, con todas las características delineadas ahí para este tipo de centros, y disponible para la enseñanza de la AP y MF/F. El CPMF puede considerarse un CEAP que, al ser independiente de los establecimientos públicos, permitió ofrecer contextos y oportunidades educativas que trascendían los cánones conservadores y difíciles de modificar de los servicios convencionales —en el caso peruano, establecimientos del Ministerio de Salud (MINSA) y la Seguridad Social—. En ese sentido, el CPMF busco parecerse más bien a lo que sería el ideal de los futuros ámbitos laborales para los Especialistas en AP y MF/F, según las aspiraciones de los nuevos modelos de reforma en Latinoamérica. Ello brindó a los residentes participantes de esta experiencia, la oportunidad de desarrollar actividades en condiciones reales y con sus propias familias adscritas, equivalentes a aquellas presentes en programas formativos de otras partes del mundo, los cuales cuentan con infraestructura y organización más elaboradas.

Por otro lado, el contar con un establecimiento como el CPMF permitió a los participantes adquirir un mayor significado en su

Figura 7. Actividades Desarrolladas en los Diferentes Momentos de la experiencia

Primer Momento	Segundo Momento	Tercer Momento	Cuarto Momento
-Conformac. de comités directivo y técnico. -Delimitacn. de comunidades a ser cubiertas -Contactos iniciales con la comunidad	-Conformac. y capacitac. de equipos -Separación de comunid. en sectores -Asignac. de familias al equipo sector -Poner bases para servic.	-Diagnóstico de necesid. familiares -Plan de atenciones -Servicios funcionando. -Trabajo comunitario	Cierre de la Experienc.

Cuadro 3. Servicios docente asistenciales, según su adecuación a la Especialidad en AP y MF/F

CEAP	AMEAP	Servicios no adaptados
-Centros o Unidades de MF o AP (re)diseñadas para la MF. -Organizac. y estructura acordes con abordaje familiar. -Poblac. reorganizada en sec-tores/familias y plataformas. -Totalmente pensada para es-tilo trabj. espec. en AP en MF	-Salas de consulta en Medic. Familiar en hospitales o establecimientos AP -Leves modificaciones organizacionales. -Algún filtro eh sus usuarios. -Adaptacion al estilo de traba-jo para espec. en MF	-Establecimientos comunes de AP o consultorios hospit. -Ningún tipo de modificación organizacional o estructural. -Población sin filtro o redirección -Estilo convencional para prestación de atenciones.

aprendizaje, al convierten los conocimientos adquiridos, directamente y de un modo palpable, en beneficio para la población. Por otro lado, los movimientos en pro de las reformas sanitarias basadas en la AP —Ver subsección 1.IV.3— requieren de espacios vitrina donde operen diferentes intervenciones que encarnen verdaderamente un nuevo modelo de atención, favoreciendo el logro de una mayor equidad en el acceso, con contención de costos, empleo del más avanzado estado de conocimiento posible, una alta resolutividad al mismo tiempo que se preserva la humanización de los cuidados ofrecidos y en general una optimización de la salud de la población. Finalmente, un establecimiento como el CPMF sería de suma importancia para las universidades que buscan una relevancia nacional, al mantener el liderazgo en la formación de recursos humanos para la AP, y permitirles realizar aportes concretos a la formulación de nuevos modelos prestacionales para la AP, desarrollando propuestas que enriquecen los debates en la escena sanitaria nacional.

De acuerdo a nuestra apreciación, con la experiencia presentada se adquirió nueva claridad acerca de cómo concretar los más importantes postulados, principios y valores de la AP y la MF/F al conseguirse logros en:

• *Accesibilidad:* El CPMF proporcionó pautas acerca de cómo encadenar intervenciones y servicios, trabajando articuladamente tanto en el establecimiento, como en la comunidad y en sus propios domicilios, con el fin de las barreras geográficas, financieras, organizacionales y culturales, comunes en áreas sub-servidas como aquella donde se desarrolló la experiencia. El modelo planteado en el CPMF permitió alcanzar un notable incremento en la demanda de servicios por la población servida, los cuales tenían una razonable aceptabilidad dentro de su marco cultural y de valores, todo lo cual incremento efectivamente el acceso a la salud de sus comunidades servidas.

• *Atención Centrada en las Personas:* Al trabajar con un conjunto de contactos programados en base a las necesidades de las familias, el CPMF pudo consolidar un modo concreto para ofrecer Atención Centrada en las Personas a la población. Este modelo consiguió una óptima articulación de intervenciones y servicios en promoción de la salud, prevención de enfermedades, atención curativa, rehabilitación y soporte físico, apoyo emocional y un abordaje psicosocial a la población adscrita, siempre tomando en consideración la opinión de los usuarios y ofreciendo un trato humano, acorde con los principios y valores de la MF/F. Todo ello hizo posible una organización fluida de diversas acciones e intervenciones que condujeron a una adecuada cobertura de las necesidades de salud de su población adscrita, poniendo siempre a las personas en el centro de su acción, tal y como preconizan los marcos referenciales de la Atención Centrada en las Personas.

Las Plataformas individual y familiar de atención implementadas en el área del CPMF (Ver detalle en el Vol. 2.) pueden considerarse un ejemplo de cómo un establecimiento llega a conciliar la acción programada de respuesta a problemas identificados por el servicio, con las demandas espontaneas de los pacientes o usuarios, lo que favoreció una respuesta resolutiva a las necesidades de salud de su población a cargo. Ellas implementaron la oferta de una amplia cartera de servicios —Ver Recuadro 3.F—, cuyos cuidados y atenciones proporcionaron a la población, diversas oportunidades para cuidar su salud, considerando al paciente y usuario como un sujeto de derechos en el cual debe reposar nuestro humanismo y compasión.

• *Continuidad y longitudinalidad del cuidado:* La oferta de la atención tal y como fue organizada en el CPMF, al considerar a las

Recuadro 3.F: Cartera de Servicios empleada en la Experiencia del CPMF.

Durante las experiencias en el CPMF se logró consolidar la oferta de la siguiente Cartera de Servicios, inspirada en aquella propuesta en el Documento Marco de la Reforma Sanitaria Peruana "El Modelo de Atención Integral" y adaptada a la realidad circundante.

ATENCIÓN A LA DEMANDA

Incluye a los diferentes tipos de contacto entre una persona y uno o más prestadores de salud, realizado con el fin de atender demandas habituales a los servicios de salud.

a) Atención a problemas agudos que no son emergencias: Se orientan a dar respuesta a problemas de salud de curso rápido comprendidos dentro del conjunto de necesidades de salud identificadas. Están relacionadas a problemas diagnósticos de menor complejidad y no representan amenazas a la vida.

b) Atención a problemas crónicos: Representa el abordaje de problemas sub-agudos y crónicos, principalmente ENTs y otros trastornos degenerativos no transmisibles, comprendidos dentro del conjunto de necesidades de salud identificadas.

c) Atención a emergencias: Se orientan a resolver prontamente los problemas que ponen en riesgo la vida y salud de las personas.

ATENCIONES PROGRAMADAS INDIVIDUALES

a) Atenciones preventivas: Son acciones destinadas a lograr el mantenimiento y protección de la salud de las personas que están expuestos directa o indirectamente a determinados factores de riesgo. Implican la oferta de información, así como, según el caso, la oferta de biológicos o insumos.

b) Control periódico: Tiene como característica ser un control de parámetros vitales y de prácticas y hábitos, de periodicidad variable, realizado para atender algunos problemas crónicos que requieren de este tipo de monitoreo periódico (por ejemplo, consultas de intervención en nutrición, etc.)

c) Atención Domiciliaria a personas en riesgo: Tipo de intervención diseñada a realizarla en el espacio extramuros dirigida básicamente a promocionar la salud, identificar riesgos y realizar seguimiento a la salud integral

d) Chequeos estructurados y no estructurados: Sobre los Chequeos no estructurados se habla en más detalle en el Recuadro 3.B. Algunos ejemplos de Chequeos estructurados son:

-Control del crecimiento y desarrollo: Contacto a intervalos regulares para la evaluación del niño, y prevenir deficiencias nutricionales, potenciando sus capacidades y habilidades.

-Control Pre-natal: Se orienta a asegurar una óptima condición de la salud física y mental tanto de la madre como del recién nacido.

d) Consejería individual: Atención individual dirigida a brindar información, educación y comunicación con contenidos de prevención y promoción de la salud, sobre diversos tópicos relacionados a sus necesidades de salud, con el objetivo de modificar hábitos y prácticas para hacerlos más saludables.

ATENCIONES PROGRAMADAS FAMILIARES:

Incluyen las acciones, intervenciones e intercambios que se realizan en grupos definidos por compartir alguna necesidad específica de salud, etapa de la vida o vínculo familiar.

a) Consejería familiar: Atención grupal dirigida a brindar información, educación y comunicación con una lógica semejante a la de la consejería individual, pero con la familia como sujeto de la intervención.

b) Orientación familiar: Proceso dinámico en el cuál un profesional de salud capacitado interactúa con una familia, ofreciéndole un recomendaciones, consejos y sugerencias para prevenir y resolver problemas que alteran la funcionalidad familiar, ayudándolos a movilizar recursos de su entorno.

c) Atención familiar domiciliaria: Este cuidado busca desarrollar un plan de atención familiar que incorpore el abordaje de las necesidades de salud relacionadas al hogar, ambiente social, persona y familia. Este cuidado tiene un componente fundamentalmente educativo, de prevención y promoción de la salud.

ATENCIONES PROGRAMADAS GRUPALES:

a) Talleres Integrales: Se realiza con el propósito de responder de manera diferenciada a las necesidades del desarrollo individual, en cada etapa de la vida, con participación activa, desarrollando criterios propios, valores y actitudes. En estos talleres se realizará una adecuada animación sociocultural y recreación, promoviendo acciones de salud en la familia y comunidad.

familias como sus unidades, y buscar identificar los contactos con el establecimiento requeridos y buscando asegurar que se ofrezcan con la periodicidad necesaria para conseguir el resultado esperado, produjo como consecuencia una continuidad y longitudinalidad remarcables. Estas fueron igualmente favorecidas por el trabajo consistente con diferentes miembros de la misma familia, o con los mismos miembros en escenarios diversos, siempre a cargo del mismo equipo. En particular la atención proporcionada por un mismo prestador, p.ej. el médico, en escenarios diferentes —hogar, comunidad, Centro de Salud, etc.— ayudó a generar vínculos estables entre los equipos del CPMF y la población adscrita, que redujeron barreras para establecer contactos continuados.

Otro punto a favor de esta continuidad y longitudinalidad fue la gran articulación existente entre el CPMF, los servicios del MINSA en la zona y el hospital de referencia. En este contexto, el uso adecuado de la información obtenida por diversas fuentes, que era permanentemente revisada por el equipo y supervisada por el residente sectorista, garantizaban la identificación de una necesidad precoz de referencia, y la presencia de canales naturales para operativizarlas.

• *Énfasis en la promoción y prevención:* La actitud especialmente orientada hacia las actividades preventivo-promocionales en el CPMF, puede ser constatada al evidenciar el notable peso de las actividades en esta área. Ellas fueron desarrolladas en los diferentes escenarios donde las personas ejercían sus actividades, tanto en el CPMF como en el seno de la familia, en la comunidad, en los centros educativos y otros. Igualmente, ellas estuvieron a cargo no solo del personal de menor rango, sino de todo el equipo, incluyendo a los médicos, dándole el rango que merece dentro de la oferta regular de servicios de salud.

• *Enfoque familiar y comunitario:* Partiendo de una identificación precisa de necesidades, que considera el contexto social y cultural de las personas y su entorno, el CPMF busco responder activamente a las necesidades de las familias, en el marco de la Plataforma familiar de atención, y a las necesidades de la comunidad empleando la metodología APOC. Ambas intervenciones han sido ampliamente desarrolladas en subsecciones anteriores, por lo que no serán descritas en mayor detalle aquí.

• *Trabajo basado en equipos con adscripción territorial:* El CPMF adhirió a un modelo prestacional basado en equipos de salud a los cuales se les adscribía un determinado número de familias, dentro de un territorio definido, y para cuyas necesidades el equipo debe generar una respuesta en salud resolutiva. Ello fue logrado en una fracción importante de familias bajo seguimiento, a través de un proceso iterativo de ajustes graduales en sus diagnósticos de necesidades de salud y oferta de actividades dentro de un Plan de Atención.

Una de nuestras mayores limitaciones para desarrollar este aspecto en nuestro trabajo en el CPMF, fue el no contar con múltiples disciplinas para la conformación de los equipos. Aunque esta carencia fue en cierta medida suplido por el perfil poli-funcional de los residentes de MF, entrenados para desempeñar múltiples funciones en el equipo de salud, el ideal para una intervención como esta es contar con equipos multidisciplinarios.

• *Modelo de Gestión orientado a la AP*: En gran medida, el éxito del CPMF es reflejo del estilo de gestión implementado en esta experiencia. Este enfatizo la adecuada coordinación de los diferentes actores involucrados en la experiencia, la obtención y renovación de recursos para sustentar las actividades, y la coordinación de los equipos tanto desde un punto de vista asistencial como en sus actividades docentes. Aunque esta gestión fue favorecida por la incorporación de procesos e instrumentos novedosos para el manejo de información, el estrecho monitoreo de actividades y la asignación óptima de recursos, sin duda el elemento clave para el logro de resultados fue el manejo adecuado de los Recursos Humanos que componían la experiencia. Ciertamente, el hecho de que se tratase de residentes con una jerarquía natural ayudo enormemente a constituir y gestionar los equipos, sin embargo, hubieron otros múltiples puntos que contribuyeron a su desempeño notable. Algunos puntos altos de este estilo de gestión en su componente de Recursos Humanos fueron:

• El adecuado despliegue de los equipos por sectores, con una jerarquía definida entre los diferentes componentes, incluyendo un residente líder para cada sector, y un residente jefe del establecimiento.

• El mayor trabajo de equipo, con múltiples actividades que requerían una acción coor-

dinada de sus diferentes elementos, respondiendo todos a un coordinador común que era el residente líder de sector.
• Una relación en el equipo de corte horizontal entre los diferentes miembros, favorecida por el hecho de que las posiciones eran rotatorias, y el líder o jefe en un momento, se encontraría "en el llano" en unas semanas.

Es importante considerar que esta iniciativa, con todos sus resultados alcanzados, ha sido desarrollada en el contexto de una comunidad notoriamente pobre y con un soporte limitado por parte de la UPCH. Ello representa una demostración adicional de que no se requieren grandes inversiones para implementar una intervención de esta naturaleza, y que lo más importante es contar con importantes dosis de flexibilidad, creatividad e iniciativa innovadora, para configurar y reconfigurar procesos, según las lecturas cambiantes de la realidad.

Desafortunadamente, la experiencia del CPMF, como suele ocurrir en situaciones con menor desarrollo institucional ampliamente vigentes en países Latinoamericanos, fue finalizada sin haber cumplido completamente sus objetivos, abruptamente y casi sin explicaciones, a inicios del año 2010. No obstante, los procesos y el desarrollo instrumental originados por esta experiencia sobrevivieron en la formulación de nuevas iniciativas de implementación de modelos prestacionales basados en la AP. En ese sentido, la iniciativa del CPMF, no sólo se constituyó en una respuesta válida ante el desafío de formar profesionales con competencias sólidas en la AP y MF/F, sino que además sentó nuevas bases para ayudar a diversos grupos técnicos en Latinoamérica a implementar servicios resolutivos, integrales, centrados en las personas, y de calidad para las familias más vulnerables de cada población.

Agradecimiento: El autor expresa su reconocimiento y un agradecimiento especial al Dr. Arturo Jurado que contribuyó a escribir este texto, así como a la Dra. Sofía Cuba, por su participación en los párrafos sobre el PMCC. Agradecemos igualmente a los pacientes y población de los AA. HH. de Pachacútec en Ventanilla por su participación y valiosa información. También agradecen al personal de salud del CPMFV y del C.S. Perú Korea del MINSA, punto de referencia en la jurisdicción. Igualmente agradecemos a los representantes de las comunidades donde se desarrolló el trabajo, al Dr. Jorge Berríos Reiterer, promotor de esta experiencia y enlace entre la universidad y la institución parroquial y a las demás autoridades universitarias que apoyaron en su momento esta experiencia. Especialmente se agradece al Padre Richard Córdova, párroco de la jurisdicción y a los Dres. Karina Montano, Jaime Ramos, Joel Vásquez y Lupe Zárate, residentes que junto con el Dr. Arturo Jurado, fueron los pilares del despegue de esta intervención. Finalmente agradecemos a los otros residentes, así como a la Dra. Sofía Cuba y a los otros tutores y profesores participantes que ofrecieron su apoyo a esta experiencia.

Lecturas Recomendadas

Cuba MS, Suárez-Bustamante MA. Proceso de Mejoramiento Continuo de la Calidad en Atención Primaria. MPA e-Journal Med Fam & At Prim Int. 2008; 2 (3): 179-84.

Departamento de Medicina Familiar FdM. Proyecto ANCORA. Red de Centros de Salud Familiares UC. Santiago de Chile: Mimeo P Univ.Catòlica de Chile; 2006.

Dirección Regional de Salud La Libertad. El Modelo de Atención Integral: Propuesta de Paquetes de Atención Integral de Salud Equipo Técnico DISA La Libertad. La Libertad: Ministerio de Salud; 2004.

Donabedian A. La Calidad de la Atención Medica. Rev Calidad Asistencial. 2001; 16 : S29-S38.

Global Observatory for eHealth. MHealth. New horizons for health through mobile technologies. Based on findings of the second global survey on eHealth. Geneva: WHO; 2011.

Goicochea E. Moche, La Libertad: Pioneros de la Atención Integral de Salud en el Perú. 1era Parte: El Inicio. RAMPA - Rev Aten Integral Salud y Med Fam. 2006; 1 (1): 8-14.

Heath I. Quality in primary health care: a multidimensional approach to complexity. BMJ. 2009; 338 : b1242.

Nutting PA. Community-Oriented Primary Care: An integrated model for practice research, and education. Am J Prev Med. 1986; 2 : 140-7.

Perú Ministerio de Salud. El modelo de atención integral. Lima: MINSA; 2003.

Suárez-Bustamante MA, Jurado-Vega A. Implementando la Atención Integral de Salud: Intervención en un área Urbano-marginal vulnerable de Lima, Perú. MPA e-Journal Med Fam & At Prim Int. 2010; 4 (1): 33-54.

Capítulo 4

FORMACION Y RECONVERSION DE ESPECIALISTAS EN ATENCIÓN PRIMARIA

Introducción

Desde hace ya no poco tiempo, los abanderados de la AP en Latinoamérica defienden entusiastamente que si se contase con suficientes equipos de salud liderados por Especialistas en AP y MF/F, sería viable concretar los más grandes anhelos de las reformas sanitarias. Según su opinión, idea que adscribo parcialmente, este tipo de recursos humanos haría efectivamente la diferencia en la ruta hacia lograr sistemas de salud remodelados, capaces de ofrecer una amplia gama de servicios con calidad suficiente, y así responder exitosamente a las necesidades de salud de la población.

No obstante, en la región Latinoamericana, las últimas décadas han visto surgir decenas, sino cientos de nuevos programas para la especialidad. Ellos han producido miles de egresados cada año, con cada vez más más países plegándose a este respaldo contundente. Sin embargo, una constatación cada vez más pungente es que en tales contextos, dicho influjo masivo de especialistas en AP y MF/F no ha modificado la realidad sanitaria de un modo general. Cuando se cuestiona esto, nuestros colegas docentes de la especialidad inmediatamente argumentan que la inmovilidad de componentes cruciales del contexto como el financiamiento, el soporte logístico, los recursos humanos complementarios y otros impide los cambios en los sistemas de salud. Pero, ¿Y qué pasaría si verdaderamente nuestros egresados son parte del problema? ¿Si no estuviésemos formando a este personal de acuerdo a los postulados, principios, valores y marcos referenciales de la especialidad? Para desplegar los atribu-

Contenidos

4.I. Programas de Especialización en AP y MF/F
4.I.1 Dificultades para formar personal con adecuado desempeño en AP, en el Pre-grado
4.I.2 Una posibilidad para la especialización alternativa en AP, incluyendo el Pre-grado
4.I.3 Formación y Certificación de Especialistas en AP y MF/F
4.I.4 Evolución de los Programas de Especialización y Escenarios docentes
4.II. Especialización en Atención AP y MF/F basada en competencias
4.II.1 Estableciendo los documentos para la direccionalidad del Programa
4.II.2 Plan de entrenamiento y su Programación e Implementación basada en competencias
4.II.3 Evaluando por competencias a los participantes de la especialización
4.III. Elementos clave para la Especialización vía residentado en AP y MF/F
4.III.1 Características generales de los Programas de Residentado en AP y MF/F
4.III.2 Ámbitos de actuación y campos clínicos para formar a los Especialistas en AP y MF/F
4.III.3 Aproximaciones Metodológicas para formar a los Especialistas en AP y MF/F
4.III.4 Uso de técnicas didácticas y herramientas clínicas en diversos escenarios docentes
4.III.5 Evaluando el nivel de avance de los programas de residentado en AP y MF/F
4.IV. Generalidades sobre la Especialización vía Reconversión en AP
4.IV.2 Propuesta Curricular Basada en Competencias para la Especialización vía Reconversión.
4.IV.3 Programación e Implementación Basada en Competencias para la Especialización vía Reconversión
4.IV.4 Evaluación de un Programa de Especialización en Atención Primaria vía Reconversión

tos de la AP en su actividad cotidiana, los especialistas en AP y MF/F deben haber adquirido competencias muy precisas durante su formación, y ciertamente no tenemos seguridad de que ello esté ocurriendo.

Quienes hayan ejercido la docencia en alguna oportunidad, preparando programas curriculares y planificando procesos formativos, ponderarán lo difícil que es organizar experiencias educativas conducentes a obtener competencias específicas. Esta construcción constituye un modelo para armar lleno de aristas, requiriéndose gran habilidad docente y planificadora para concretar la imagen final de los recursos humanos a formar, y así armando el rompecabezas curricular facilitando a los candidatos a especialista, el perfil esperado. Es necesario evitar los atajos fáciles en su formación, que en diversos países y fases de la historia Latinoamericana han conducido —usualmente por la necesidad de alcanzar gran cantidad de egresados en un tiempo corto—, a graduar especialistas en AP y MF/F con un nivel lejano al esperado para ellos. Este tipo de situaciones debe ser superada y este capítulo propone elementos que pueden contribuir a minimizar los riesgos de apartarse de la ruta docente trazada.

Así, aquí exploramos primeramente las ventajas y desventajas del pregrado como fuente de recursos especializados para la AP. A continuación aportamos planteamientos académicos para entender la formación por competencias, resaltando su valor para adherir a estándares internacionales, a través de una adecuada propuesta curricular bien implementada. Seguidamente se desmenuzan los programas de especialización vía Residentado en AP y MF/F, con una mirada que, aunque originada en la docencia médica, pueda aplicarse a diversas ramas de las ciencias de la salud. Se resalta ahí tanto las metodologías, como los ámbitos de actuación y campos clínicos empleados en este trabajo, mostrándose además como evaluar si un programa forma correctamente, los recursos humanos para la especialidad. Finalmente se revisa la denominada Especialización vía Reconversión en AP. Estos programas alternativos pueden multiplicar los especialistas entrenados cada año, respetando la adecuada formación por competencias, y así cubriendo los requerimientos que las reformas sanitarias empeñadas en revigorizar la AP, demandan con premura.

4.I. Programas de Especialización en Atención Primaria y Medicina de Familia/Familiar

4.I.1 Dificultades para formar personal con adecuado desempeño en Atención Primaria en el Pre-grado

En principio, y como se verá extensivamente en los capítulos correspondientes del Vol. 2, los pacientes que acuden a la AP son intrínsecamente diferentes, en cuanto a su origen y necesidades de salud, de aquellos de los hospitales. Así, las consultas de la AP en muchos países de Latinoamérica, tienen sobrerrepresentada a la problemática de base reproductiva en mujeres, y a las infecciones en la población infantil, siendo además poco diferenciados en su sintomatología, dado que están en el inicio de su evolución. Además, muchos pacientes presentan ENTs —requiriendo tanto diagnóstico/control, como tratar las complicaciones en curso—, y problemas con base psicosocial, derivados del estrés y/o problemas relacionados con sus familias.

Existe también en AP, una compleja problemática comunitaria no exenta de conflictos de intereses, riñas poblacionales, animadversiones familiares, liderazgos contrapuestos y problemas estructurales sumamente desafiantes: pobreza extrema, alcoholismo, dificultades de comunicación con los idiomas nativos y de interrelación cultural, todos los cuales afectan la interacción proveedor-paciente. Por todo ello algunos autores discrepan en considerar a la AP como un "nivel de menor complejidad", pues los problemas de salud ahí vistos, requieren para su solución una gama amplia de conocimientos de corte médico, sociológico, antropológico, de terapia individual y familiar, y otros relacionados.

Existe también en AP, una compleja problemática comunitaria no exenta de conflictos de intereses, riñas poblacionales, animadversiones familiares, liderazgos contrapuestos y problemas estructurales sumamente desafiantes: pobreza extrema, alcoholismo, dificultades de comunicación con los idiomas nativos y de interrelación cultural, todos los cuales afectan la interacción proveedor-paciente. Por todo ello algunos autores discrepan en considerar a la AP como un "nivel de menor complejidad", pues los problemas de salud ahí vistos, requieren para su solución una gama amplia de conocimientos de corte médico, sociológico, antropológico, de terapia individual y familiar, y otros relacionados.

Adicionalmente, y sin haber sido preparados para ello, los profesionales trabajando en AP deben asumir, bajo diversas circunstancias, funciones gerenciales en sus establecimientos asignados, asumiendo el liderazgo de sus equipos de salud y la gestión básica de sus intervenciones, desempeñando incluso jefaturas de establecimiento.

Como se verá a continuación, la formación usualmente recibida por los alumnos de carreras en ciencias de la salud de universidades y otros centros formadores antes de graduarse como profesionales (Pre-grado), se adapta poco a las necesidades anteriormente mostradas y como consecuencia no los habilita, a su egreso, para responder eficientemente a las necesidades de salud y los requerimientos del sistema que encontrarán en la AP.

Esta discrepancia parte de que las entidades a cargo del Pre-grado obvian, de manera casi esquizofrénica, lo que la realidad actual indica: la mayoría de sus egresados no desarrollarán su actividad laboral futura en centros hospitalarios de elevada performance sino, al menos durante una fracción importante de sus carreras, en servicios de AP. Sin embargo, a pesar de que el mercado laboral mayoritario de estos egresados se concentrará en los llamados niveles de menor complejidad del sistema, el Pre-grado en salud sigue formando a sus alumnos bajo patrones hospitalo-céntricos, no adaptados a las necesidades cambiantes de los usuarios en este nuevo milenio —Ver subsección 1.I.3—. Consecuentemente, sus egresados saldrán insuficientemente preparados para afrontar los desafíos de sus futuras zonas de trabajo.

Por ello, aunque atractiva en un inicio, la idea de confiar a los medios universitarios y otros formadores en el pre-grado la producción de los recursos humanos que las reformas sanitarias requieren para la revigorización de la AP nos parece errónea. Debido al tipo de entrenamiento recibido ahí —basados en una transferencia enciclopédica de conocimientos, centrada en el desarrollo académico de punta, y sin promover una atención más humanista y horizontal, como la sociedad demanda—, a nuestro juicio, un egresado normal de las escuelas y facultades de las ciencias de la salud, no presenta las competencias esenciales para desempeñarse al nivel de un especialista en AP, por las razones mostradas en el Cuadro 1 y detalladas a continuación.

Formación con poco énfasis en los problemas prevalentes en la AP: Durante los años nucleares de su entrenamiento, los alumnos en carreras de ciencias de la salud, son generalmente iniciados en cientos de habilidades médicas diferentes, no necesariamente útiles para encuadrar su día a día futuro como profesionales de la AP. Por otro lado, en los cursos convencionales del pre-grado, particularmente en sus primeros ciclos, los formandos reciben miles de piezas de conocimiento relacionadas a enfermedades que, aunque "interesantes", son raras en la AP, en vez de concentrarse en las patologías más comunes y prevalentes de la población, las cuales no se enfatizan como se merecería.

Mayor acento en la tecnología que en las competencias intrínsecas como prestadores individuales. La enseñanza actual ofrecida por las escuelas de pre-grado, sostiene una aproximación educativa orientada a formar a sus egresados para que se desempeñen a semejanza de los especialistas lineales que trabajan en hospitales y actualmente los forman, en su mayor parte. Por ejemplo, este abordaje invierte numerosas horas entrenándolos en el uso de tecnología moderna y exámenes de laboratorio a veces ultra-específicos, prácticamente inexistentes fuera de los hospitales. Ello va en detrimento del desarrollo de su habilidad clínica intrínseca —usualmente ligada a una buena semiotecnia o una capacidad de análisis clínico detallada— y desmerece el valor de la comunicación con el paciente, como pieza clave para su trabajo futuro en AP. Así, las temáticas ligadas a habilidades comunicativas son completamente obviadas en sus cursos de formación, o se encargan a profesionales no-médicos —científicos sociales o psicólogos—, sin real experiencia en el manejo de casos, como los habitualmente vistos en AP. Además, cuando estos egresados concluyan su formación y no ejerzan más en hospitales con tecnología avanzada, podrían ver su performance seriamente afectada por la falta de estos soportes sofisticados,

Foco casi absoluto en la causalidad orgánica, no enfatizando los problemas de salud mental: Como se mencionó en la subsección 2.I.3, los problemas de salud mental no invalidantes, usualmente ligados a factores psicosociales, están aumentando su importancia en los tiempos actuales. Así, tópicos mayoritarios en la consulta de AP como los síntomas somáticos medicamente inexplicados (SSMI), la conversión psicosomática, la tristeza con

Cuadro 1. Barreras para formar personal con adecuado desempeño en la AP por las escuelas y facultades de formación de profesionales de la salud en el Pre-grado.

Barreras el Pre-grado para formar personal con adecuado desempeño en la AP en el Pre-grado
Formación con poco énfasis en los problemas prevalentes en la AP
Mayor acento en la tecnología que en las competencias como prestadoras individuales
Foco casi absoluto en la causalidad orgánica, no enfatizando los problemas de salud mental
Pobre en su oferta educativa orientada a la Familia, la Comunidad, y la Gestión de Servicios
Contradictorio abordaje del cuidado compasivo, empático y basado en valores humanísticos

rasgos ansioso-depresivos, y otros problemas secundarios al estrés, son pobremente abordados por la formación tradicional, la cual se sesga hacia las enfermedades orgánicas. La oferta de una respuesta humanizada ante este tipo de pacientes no es adecuadamente abordada por los currículos universitarios, ni en las tradicionales rotaciones por la especialidad de Psiquiatría, ni durante la formación médica general, aun cuando son bastante frecuentes en las visitas a los servicios de AP. De igual modo, los programas formativos convencionales en ciencias de la salud, se enfocan mayoritariamente en encontrar y tratar órganos afectados, obviando las nuevas tendencias orientadas a ver al paciente como un ser humano biopsicosocial. Esta mirada altamente fragmentada dirige a sus alumnos hacia la atención de la enfermedad o síntomas independientes, sin considerar el contexto personal y familiar global del paciente, contradiciendo así los marcos referenciales previamente vistos como la Atención Centrada en las Personas —Ver subsección 2.II.1—, el enfoque centrado en la cobertura de las necesidades de salud —Ver subsección 2.II.3—, y otros similares. Ello no solo es más costoso, sino también menos eficiente.

Pobre en su oferta educativa orientada a la Familia, la Comunidad, y la Gestión de Servicios. Los programas convencionales de formación en el pre-grado no preparan a sus participantes para el ejercicio de tareas relacionada con el abordaje de la Familia, la Comunidad, y la Gestión de Servicios, como parte de su trabajo en AP. Por ello los egresados de las facultades y escuelas de Medicina, Enfermería, Obstetricia, y otras profesiones que empiezan a trabajar en AP, al no haber recibido las competencias profesionales necesarias para lidiar con dichos retos, solo pueden ofrecer una respuesta parcial a las necesidades de su población asignada. En algunos casos, los propios egresados, al constatar que dichas carencias dificultan su labor en dicho ámbito de actuación, adquieren autónomamente dichas capacidades faltantes, aunque a un costo social más elevado.

Contradictorio abordaje del cuidado compasivo, empático y basado en valores humanísticos.

Diversos autores han criticado que las actitudes y valores actualmente transmitidos por los programas del pre-grado a sus participantes no endosan a los profesionales abnegados sirviendo en la AP a sus poblaciones vulnerables, sino más bien a los especialistas lineales acostumbrados a enfocarse en círculos sociales exclusivos y por lo tanto a recibir altos honorarios por sus servicios. Esta circunstancia, denominada "el currículo oculto", aleja a los jóvenes profesionales de los verdaderos ideales que deberían guiar su desempeño.

Algo semejante ocurre con el desarrollo de la empatía clínica y el cuidado de salud compasivo en AP —Ver Vol. 2—, los cuales no solo no son incentivados durante el pre-grado sino que, al contrario, son poco considerados por sus profesores especialistas lineales. Muchos de ellos ejercen un modelo de rol negativo con respecto a estas virtudes y sin embargo se muestran exitosos académica y financieramente —lo que podría llamarse el "efecto Dr. House", debido a una serie televisiva, famosa años atrás—, induciendo a pensar a los alumnos que la empatía clínica y el cuidado compasivo para con sus pacientes no son requeridos para avanzar en sus carreras.

Ahora bien, ¿Porque no se cambia esta direccionalidad y se aproxima la formación en el pre-grado a la AP? ¿Porque sabiendo los profesores universitarios que los profesionales que producen están lejos de la realidad requerida, siguen insistiendo en dicho estilo? Desafortunadamente la respuesta a dicha pregunta tiene una connotación más político-organizacional que técnico-metodológica y reside exclusivamente en quienes lideran las escuelas profesionales. Consideramos que mientras ello siga así, poco valor tendrán las opiniones que puedan verterse en un libro como este. Por ello, en vez de adecuar los programas de pre-grado a las imperiosas necesidades de las reformas sanitarias descritas en capítulos anteriores —algo que demandaría enormes esfuerzos sin ningún resultado garantizado—, proponemos impulsar la vía alternativa de los programas de post-grado o especialización en AP y MF/F para formar profesionales de la salud, acordes a los principios referenciales revisados en este libro, y de acuerdo al marco pedagógico que se detallará en la subsiguiente sección.

4.I.2 Una posibilidad para la especialización alternativa en Atención Primaria, incluyendo el Pre-grado

Aun cuando la conclusión de la subsección previa ha sido que producir especialistas en AP durante el pre-grado es poco viable, existe una propuesta alternativa, ideada por al menos una universidad de la región que acelera la formación de estos recursos humanos aprovechando dos situaciones vigentes en la mayoría de realidades Latinoamericanas.

Primeramente, esta se refiere al internado que realizan los alumnos al final de su entrenamiento regular, en su último año del pre-grado. Esta modalidad formativa es más frecuente durante la formación en medicina, aunque según cada realidad podría también existir en otras carreras. Dicho internado suele incluir rotaciones por especialidades básicas y en algunos casos también por otras electivas, facilitando el íntimo contacto entre los internos y las especialidades lineales, aunque podría perfectamente tener un fin semejante en relación a la especialización en AP y MF/F.

La segunda circunstancia que este programa aprovecha para su propuesta es que, en muchos países de Latinoamérica, los egresados del pre-grado deben hacer un año de práctica antes de poder insertarse en el mercado laboral —Denominado de modo diferente según el país: Servicio Médico Social en México y Colombia, Servicio Rural Urbano Marginal Social (SERUMS) en Perú, etc.—. Durante este año de Servicio Social, el egresado trabaja en una región apartada del país, como retribución a la sociedad la posibilidad de haber sido formado.

Entonces, en la experiencia aquí comentada, se obtienen especialistas en AP y MF/F, en un tercio del tiempo convencional. Para ello, el participante completa los objetivos de su primer año de residentado como parte de su internado, y los del segundo, durante el año de Servicio Social, que según se ha dicho, en algunas realidades de Latinoamérica es requisito para la inserción en el mercado laboral —ver Figura 1—. Como se verá en los párrafos siguientes, el programa de especialización aprovecha los tiempos disponibles durante ambos periodos para ofrecer todas las competencias que el personal debiera recibir durante su formación, y así acelerar los tiempos de su entrenamiento.

Así, con el fin de validar el internado como primer año de la especialización vía residen-

tado de estos participantes, ellos, además de trabajar en sus rotaciones por las especialidades básicas de Medicina, Cirugía, Pediatría y Gíneco-Obstetricia, recibían contenidos docentes especialmente diseñados para este programa, siendo constantemente acompañados por los profesores de AP y MF/F. Paralelamente, y con permiso de sus rotaciones, dichos alumnos participaban de las actividades académicas de los residentes de AP y MF/F en la especialización regular.

Es interesante como, aun sin establecer profundas modificaciones en el programa habitual de rotaciones de estos internos, los contenidos y monitoreo impartidos por el equipo docente en AP y MF/F, les permitían cumplir tanto con los objetivos ligadas a su internado, como en simultáneo adquirir competencias fundamentales para su futura práctica en AP.

Subsecuentemente, el segundo año de la especialización vía residentado en esta modalidad es desarrollado por el participante mientras realiza su Servicio Social en lugares apartados de su realidad nacional. Es posible negociar con la entidad estatal reguladora de este mecanismo, una rotación especial para estos profesionales, de modo que tres a seis de los 12 meses contemplados en este Servicio sean desarrollados en el establecimiento periférico correspondiente y los otros seis a nueve se completen en un Centro Especializado en AP (CEAP) como el descrito en el capítulo 3, si este está disponible, o en pasantías por servicios docentes de AP y MF/F, en los cuales ejerzan tutores de la especialidad. En lo que corresponde a las actividades académicas, un bloque importante de ellas puede ser completado como educación a distancia.

El empleo de los diferentes medios docentes para este programa puede verse en el cuadro 2.

Finalmente, durante el último año de la especialización, el programa del participante es el mismo que el de otros residentes del tercer año estando íntegramente a cargo del equipo de profesores de AP y MF/F, de acuerdo a

Figura 1. Barreras para formar personal con adecuado desempeño en la AP por las escuelas y facultades de formación de profesionales de la salud en el Pre-grado.

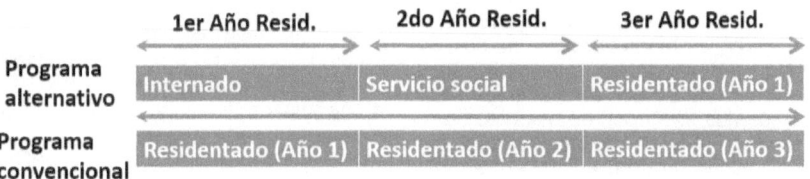

Cuadro 2. Periodos y trabajo docente teórico y práctico durante la especialización alternativa en Atención Primaria y Medicina de Familia/Familiar

	1er año de Esp. Internado	2do año de Esp. Servicio Social	3er año de Esp. Residentado
Parte teórica central	Con los otros residentes	A distancia	Con los otros residentes de 3er año
Parte teórica complementaria	A distancia	Con los otros residentes	
Parte práctica central	Rotaciones del internado	Trabajo durante el servicio social	Con los otros residentes de 3er año
Parte práctica complementaria	Con los otros residentes	Con los otros residentes	

horarios y locales dispuestos para todos los residentes de dicho año —ver cuadro 2—. En consecuencia, por las condiciones especiales desarrolladas en este tipo de sistema, por la época en que un alumno egresado está normalmente entrando a la especialización vía residentado, en este ya se encontraría en su tercer año —ver Figura 1—, quedando listo para integrarse al contingente laboral especializado en AP en solo un periodo académico anual, en vez de los tres habitualmente empleados para formar estos especialistas.

4.I.3 Formación y Certificación de Especialistas en Atención Primaria y Medicina de Familia/Familiar

Si bien el interés de los gobiernos Latinoamericanos por la AP es relativamente reciente, la buena noticia es que la formación de recursos humanos especializados para esta necesidad no inicia recién, ni representa un camino hostil e intransitado. Desde hace más de medio siglo han existido en Latinoamérica un conjunto de programas de especialización en AP y MF/F, y durante aquel periodo, egresaron numerosas generaciones de especialistas en esta área, algunos de los cuales han desempeñado cargos de importancia en diferentes niveles de sus Sistemas de Salud.

Aun existiendo otras vías para la especialización en AP y MF/F, tales como los programas alternativos al residentado descritos en la subsección anterior y la Especialización vía Reconversión en AP, abordados extensivamente en la sección 4.IV, es bien conocido que sólo los programas de especialización vía residentado en AP y MF/F deben ser considerados "Gold standard" para la formación de este tipo de recurso humano —Ver definición amplia de programas de especialización en AP en las subsecciones 1.III.3 y 4.III.4—. En consecuencia, es sobre esta especialización vía residentado que nos focalizaremos en mayor medida en esta subsección y en la sección 4.III.

En estas cinco décadas, los centros formadores de profesionales especializados en AP y MF/F han desplegado su mayor esfuerzo para adecuarse a estándares internacionales, y abordar todos los elementos esbozados en los capítulos precedentes. En la búsqueda por generar recursos humanos capaces de ofrecer una AP de calidad, muchas universidades y otras instituciones académicas han integrado eficientemente la docencia y la práctica de los servicios de salud. El camino no ha sido fácil, especialmente en aquellos países de la región donde los ritmos y preferencias gubernamentales —los mismos que ahora orientan sus modelos hacia la AP— les fueron largamente adversos, pero a pesar de ello diversos Programas han cumplido su cometido.

Sin embargo, no todas las experiencias han logrado realmente aportar a sus profesionales los perfiles de excelencia que las reformas sanitarias necesitaban para efectivamente revigorizar la AP —ver alusiones a los "Internados Grandes" en la siguiente subsección—. Ello no significa que no haya programas de excelencia en la región o que una fracción mayoritaria de ellos sean inadecuados, pues en unos países más que en otros existe una tradición de excelencia en la preparación de estos recursos humanos. Sin embargo, es claro que, nuevamente en unos países Latinoamericanos más que en otros, existe una diversidad de experiencias de especialización vía residentado a los cuales aún les espera un largo recorrido para alcanzar los estándares mínimos. El gran peligro de esta situación es que dichos emprendimientos académicos producen cada año, cientos de egresados con el título de Especialista en AP y MF/F aunque sin las competencias para desarrollarse como tales. Por otro lado, los residentes, al no encontrar una identidad en su nueva especialidad, en no pocos casos abandonaron sin completar su formación en el residentado, o luego de egresados desistieron de la AP para hacer una nueva especialidad, en alguno de los otros programas ofrecidos por los especialistas lineales hospitalarios.

Un sistema que potencialmente podría reducir el impacto de este tipo de situación sería la implementación de programas efectivos de Certificación de la Especialización en AP, incluyendo aquí a los profesionales graduados de programas regulares de MF/F. Estas iniciativas deben ser conducidas por una organización neutral como un Colegio Profesional, Sociedad Científica o Asociación de Profesores, pero con el respaldo de una entidad gubernamental reguladora o con la representatividad de los empleadores masivos (Ministerio de Salud y la Seguridad Social) de modo que se asegure que su resultado tenga un valor oficial: Los egresados de la especialización vía residentado que desaprueben rotundamente la certificación no podrán ejercer como especialistas, y aquellos que tengan limitaciones serias en áreas específicas podrán ejercer, pero deberán pasar un nuevo examen en un periodo fijo, demostrando que han superado sus áreas débiles.

De este modo, el propósito de la Certificación en AP es asegurar que el profesional en mención no solo haya completado un programa de entrenamiento, sino que efectivamente haya adquirido las competencias requeridas para ofrecer un cuidado de excelencia a sus pacientes, con integralidad, longitudinalidad y calidad, de acuerdo a los principios de la especialización en AP y la disciplina de la MF/F. Si bien la certificación debe evaluar tanto conocimientos como habilidades cognitivas, habilidades psicomotoras y valores, ello no siempre es posible, y por lo menos debe tocar los dos primeros, lo que quiere decir que, idealmente, no puede tratarse sólo de una prueba escrita de opciones múltiples (*test multiple-choice*, en inglés) sino una real evaluación de competencias como las descritas en la subsección 4.II.3. Como ejemplo podemos decir que, en los Estados Unidos, la Medicina Familiar fue la primera especialidad en implantar la Certificación Universal y la Recertificación cada cinco años para todos sus miembros, y en diversos países Latinoamericanos como por ejemplo Argentina y México, estos se utilizan con regularidad. En tales sistemas, el especialista en AP y MF/F requiere acumular un número mínimo de créditos de capacitación, luego de los cuales está apto para dar una evaluación completa de las competencias requeridas para la especialidad. Si aprueba obtiene un certificado para el ejercicio de la práctica por cinco años, al cabo de los cuales requiere aprobar un nuevo examen para continuar ejerciendo su práctica.

Este esfuerzo debe representar un mecanismo de protección de la sociedad para superar el peligro antes mencionado de que no todos los programas reúnan los estándares esperados para ellos, garantizando que los egresados de estos programas cuenten con las competencias requeridas, constituyendo mecanismos sociales válidos para verificar que los recursos humanos que egresan de la especialización vía residentado en universidades y otros centros formadores, realmente se adecuan a lo originalmente planeado. La implementación de la Certificación en AP debe, idealmente surgir de un organismo gubernamental o colegiado con la jerarquía suficiente para normar una propuesta vinculante sobre la producción de estos recursos humanos y su regulación profesional, con poder para implementar las consecuencias de aprobar o desaprobar el examen de certificación/recertificación. Se esperaría que con el tiempo y la maduración de los movimientos pro- AP en Latinoamérica, se pueda desarrollar mecanismos de certificación específicos y realmente válidos para cada nación, los cuales sean aplicados extensivamente dentro del marco de los programas que actualmente vienen formando este tipo de especialistas.

Pero volviendo al tema de la especialización vía residentado, en dichos programas, los futuros especialistas aprenden sus habilidades dando soporte a sus preceptores o residentes de mayor grado, y posteriormente desempeñando ellos mismos las labores esperadas para su perfil, incluyendo la docencia hacia sus colegas iniciantes. En la sección 4.III se revisarán diversos tópicos relacionados a la constitución y características de dichos residentados, en un esfuerzo por prevenir desviaciones en su direccionalidad, y ayudarlos a adherir a sus objetivos formativos.

Como ya se mencionó este tipo de programas surgió hace más de 50 años en la región —Ver subsección 1.III.1—. Aunque sin duda fueron las necesidades y lecturas de los medios académicos Latinoamericanos quienes orientaron este desarrollo, en la mayoría de dichos programas la identidad les llegó "por contagio" desde experiencias de especialización vía residentado más avanzados surgidos en otros países unas cuantas décadas o años antes. Así, sin negar que los primeros programas innovaron con frecuencia y adaptaron con regularidad, ciertamente, una fracción importante de sus currículos fueron trabajados a partir de otras programas de especialización vía residentado previamente implementados, que habían funcionado bien en distintas latitudes, siendo sus programas usados como inspiración y fuente para sus construcciones. Entonces si seguimos la cadena de reproducciones y referencias, veremos que posiblemente uno de los primeros documentos marco construidos *de novo* para este propósito, fue el paquete producido por el Colegio Mundial de Médicos de Familia (WONCA) a través de su Residency Assistance Program, quien conjuntamente con diversas instituciones académicas norteamericanas definió los conocimientos, habilidades y actitudes a ser impartidos a los residentes de MF de los Estados Unidos. Adicionalmente, este documento ofrecía directivas sobre la organización ideal de estos programas de formación, pautando como ellos debían constituirse para alcanzar una óptima calidad en sus egresados. Ese documento debe haber constituido un marco de partida para diversas adaptaciones y readaptaciones de propuestas curriculares producidas por múltiples instituciones y programas, así como adaptaciones locales realizadas por los diversos países que posteriormente empezaron a formar este tipo de recursos humanos.

En lo referente a los países hispanoparlantes, es España el país que cuenta con la más dilatada experiencia en programas de especialización en Medicina de Familia y Comunitaria, dado que los profesionales formados bajo esta modalidad son eje central del modelo de AP vigente entre ellos desde los años 80 del siglo pasado. La Comisión Nacional de la especialidad en dicho país publicó el primer programa curricular de Medicina de Familia y Comunitaria en 1985, el cual fue reelaborado en 1990, actualizado en el año 2003 y modificado el año 2006. Una de las mayores modificaciones realizadas durante estas sucesivas revisiones ha sido elevar la duración de la especialización vía residentado de tres a cuatro años, así como el incorporar a sus currículos una impresionante cantidad de conocimientos y habilidades para atender a las personas y familias.

En cuanto a la evolución de estos programas en Latinoamérica, este punto ya ha sido abordado en la subsección 1.III.1. Referimos al lector interesado en este punto hacia aquella sección, para completar la visión panorámica de este desarrollo.

Un punto de partida para entender este interesante crecimiento experimentado por la especialidad en los países Latinoamericanos durante el siglo pasado e inicios del presente, parte de analizar el fenómeno oferta-demanda de los empleos relacionados, operado en las últimas décadas para esta especialidad. Así, es conocido que en algunos países con un inicio dubitativo de la especialización en AP y MF/F, los cuales percibieron tardíamente su importancia, la situación se modifica cuando las reformas sanitarias de tercera generación se instalan —Ver subsección 1.IV.1—. Entonces cuando sus modelos de atención comienzan a cambiar como producto de dichas reformas —Ver figura 2—, paralelo a esos cambios se aprecia una aceleración en el surgimiento de nuevos programas, dado que se empieza a reconocer la importancia de contar con personal especializado en AP, por lo que diversas plazas de empleos para esta especialidad empiezan a solicitarse para trabajos estables en servicios estatales, paraestatales y privados de Latinoamérica. Cuando ello ocurre, los programas de especialización en AP y MF/F de los países implicados, los cuales pre-

Figura 2. Surgimiento de nuevos modelos de atención y programas de Especialización en Atención Primaria y Medicina de Familia/Familiar en Latinoamérica y países relacionados.

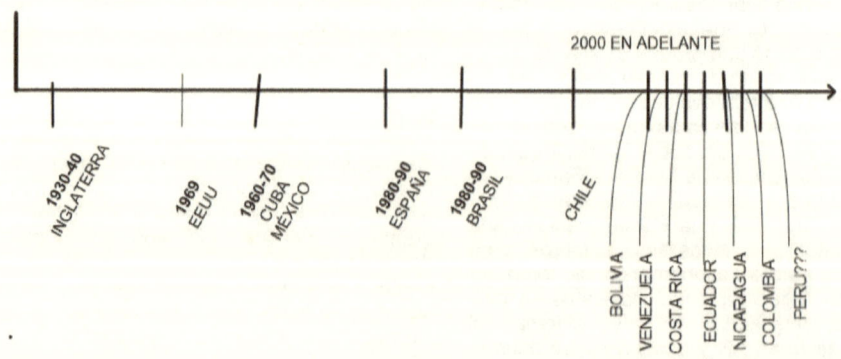

viamente venían operando en "modo reducido", incrementaron dramáticamente sus plazas para candidatos que deseaban entrenarse en esta área. Consecuentemente, se crearon nuevos programas y se repotenciaron los existentes, los que en algunos casos admitieron cientos de nuevos residentes cada año. Esto es, primero surgió la necesidad de incorporar a recursos humanos con este perfil, a través de los empleos promovidos por las reformas sanitarias, y luego se repotenciaron los programas para formar a esto especialistas. Este es un desarrollo que puede ser transitado por países que aún no han llegado a este nivel.

No obstante debe ser reconocido que la oferta de esta especialización vía residentado sigue dirigiéndose mayoritariamente a los médicos. Es aún un desafío pendiente expandir estas oportunidades de entrenamiento a otros miembros de las diferentes ramas de la formación en salud tales como enfermeros(as), médicos(as), Obstetras(ices), odontólogos, y otros profesionales de la salud interesados. Al respecto debe decirse que, aunque en reducida cantidad, ya existen algunos programas orientados a la especialización en AP para este tipo de profesionales. El enfoque referencial más común para este tipo de entrenamiento especializado en AP es lo que en diversos países se denomina: Salud Familiar. De este modo, la Salud Familiar podría considerarse como el equivalente a la MF/F para los profesionales de otras ramas de las ciencias de la salud y en esencia debe ser considerada como un tipo de especialidad en AP —Ver subsección 1.III.4—. El ejemplo más emblemático debe estar constituido por el Residentado Multidisciplinario con participación libre de diversas ramas profesionales existente en Brasil. Sin embargo, este no es el único tipo de entrenamiento disponible para especializar a los profesionales de todas estas ramas profesionales, y en algún momento se llegaron a desarrollar también algunos programas de Enfermería de Familia en diversas latitudes, aunque desafortunadamente ellos no han tenido el mismo éxito que sus equivalentes de MF/F.

El siguiente gran desafío de crucial importancia para la supervivencia a largo plazo de la especialidad, es estandarizar los componentes, principales condiciones de desarrollo y acciones docentes que los programas de especialización vía residentado deben tener. Así, aunque existe un consenso amplio entre los referentes académicos mundiales de la especialidad sobre cuáles serían las competencias, los espacios docentes y las metodologías que se debería prodigar en los residentados en AP y MF/F, se conoce que diversos programas de formación en países de Latinoamérica están lejos de alcanzar los estándares deseados. Es entonces una prioridad el cerrar las brechas que actualmente se presentan entre los programas de avanzada, ya consolidados, y los otros que presentan dificultades más o menos serias para poder adherir a este marco común de la especialidad. Sobre este esfuerzo por conseguir una evolución de los programas de la especialidad hablaremos con mayor detalle en la subsección siguiente.

4.I.4 Evolución de los Programas de Especialización y Escenarios docentes

A pesar de la gran diversidad de niveles de los programas para la especialización en AP y MF/F vía residentado en Latinoamérica, puede decirse que todos ellos han desempeñado un rol notable. Para todos ellos, la más importante de sus fortalezas ha sido la de mantener abierta una opción para que quienes deseen optar por una especialidad de post-grado ligada a la AP, puedan hacerlo, resistiendo y a veces hasta creciendo en contextos poco favorables. En tal sentido, ha sido siempre valioso contar con una vía hacia la especialización similar a la que tienen las especialidades lineales pues, aunque nuestros especialistas egresados no siempre hayan alcanzado las expectativas en cifras o calidad final esperada, su presencia permitió la llegada de jóvenes profesionales talentosos al movimiento de impulso de la AP. Además, en un contexto en el cual un médico u otro profesional equivalente debe tener el grado de especialista para haber completado su formación, y la producción científica ha crecido tanto que su revisión sistemática es imposible, ha sido muy ventajoso tener especializaciones enfocadas en el conocimiento ligados a la AP.

En dicho contexto, en la región se han consolidado diversos programas de Especialización en AP y MF/F con notable excelencia y poco que envidiar a sus pares de realidades más avanzadas. Algunos de esos programas han llegado a ese nivel de manera aislada, gracias al dedicado esfuerzo de sus docentes y el soporte de sus autoridades universitarias. Mientras que, en otros casos, dicho nivel ha sido alcanzado por una mayor cantidad de programas y de manera más regular dentro de sus países, como producto de un esfuerzo de estandarización de los centros formadores mayores y los organismos colegiados y gubernamentales a cargo de las reformas sanitarias.

Sin embargo, más allá de dicha fortaleza alcanzada en los programas más consolidados en Latinoamérica, muchos otros, desafortunadamente, han mostrado múltiples debilidades, de modo que enormes brechas los separan de los Programas de Especialización más avanzados.

En algunos casos se ha tratado de programas bien estructurados, pero con un avance fluctuante, lleno de vaivenes, el cual impedía a los programas alcanzar un nivel óptimo. En otras muchas circunstancias, el déficit venía desde el origen, debido a que muchos de ellos habían surgido ligados a los procesos de reforma sanitaria. Así, su nacimiento no fue parte de un proceso de consolidación académica natural, en el que se hayan reunido profesores con capacidades adecuadas, decisión universitaria, campos clínicos relevantes y recursos suficientes para los objetivos trazados, sino porque alguna autoridad gubernamental indujo el surgimiento del programa ofreciendo ventajas a una universidad cuya trayectoria previa en la especialización en AP y MF/F no era sólida. Entonces el programa surgió colocando a la persona más entusiasta —pero no necesariamente la más idónea— como coordinador y otros similares como supervisores/tutores, iniciando el programa sin una cabal definición de qué objetivos se estaban persiguiendo, y cuál sería la ruta para lograrlos.

Como consecuencia, en diversos países, algunos programas de Especialización en el área se constituyeron en poco menos que "internados grandes" —haciendo alusión a que ellos asentaban sus propuestas en rotaciones hospitalarias a cargo de especialistas lineales, tal y como lo hacen los alumnos de diversas ciencias de la salud al final de sus carreras— y manteniendo un escaso contacto con los principios y valores de su propia especialidad y el espíritu de la AP. De modo que, en estos programas, los futuros especialistas en AP y MF/F deben subutilizar una parte significativa de sus tres años de entrenamiento, rotando por múltiples servicios de segundo y tercer nivel, forzados a "extraer" piezas para su formación en AP de lo ofrecido por las especialidades lineales hospitalarias. Como se mencionará en la subsección 4.III.2—, ello es parte de casi todos los programas regulares de especialización en esta área y no es necesariamente malo en sí mismo, a menos que ocupen una fracción mayoritaria de la formación total del residente que es lo que ocurre en estos programas donde suelen tomar dos tercios o más de la formación del participante, y complementarse con dos tipos de rotaciones adicionales. El primero discurre por Unidades de AP convencionales —Centros de Salud, Unidades Periféricas, etc.—, lo que es una buena opción si ellas están preparadas para recibir a dichos participantes, contando con tutores especialistas en AP y MF/F, y evitando desarrollar sus actividades bajo los mismos modelos prestacionales fragmentados y poco resolutivos que deseamos superar. Si no es así, lo que es casi la norma para muchos de estos programas, dichas rotaciones pueden ser muy poco provechosas. El segundo tipo de rotaciones complementarias se establece en centros y departamentos administrativos de gestión burocrática de cada Ministerio de Salud o Seguridad Social del país correspondiente, con la idea de que en ellos aprendan algunos elementos de gestión de salud de utilidad para la AP, algo que desafortunadamente ocurre solo rara vez. Adicionalmente, en estos programas no se desarrollan actividades académicas de rutina, o estas son presentaciones tradicionales hechas por los propios residentes, sin la guía de profesores especialistas en AP y MF/F.

El haber estado en contacto con diversos tipos de programas de especialización, algunos como el que acabo de describir, y otros de gran sofisticación en su trabajo formativo, me llevó a plantearme el concepto de *Escenarios Docentes*, para definir el nivel en que se encuentran diferentes programas de residentado, en función a características "ideales" como profesores, campos clínicos, actividades académicas y otras condiciones de un programa determinado. Así, según esta conceptualización, un programa de muy bajos recursos con las características mostradas en el párrafo anterior representaría, definitivamente, el escenario docente de más bajo nivel. Dentro de la clasificación que planteamos este es considerado un escenario *Incipiente* —Ver la clasificación en el cuadro 3—. En este primer, y más básico escenario, por todas estas características, las condiciones de formación de sus residentes son muy precarias, y las posibilidades de transmitirles los atributos y competencias deseados descritas con detalle en subsección 1.III.1, son muy limitadas. Entonces, salvo honrosas excepciones de colegas especialistas en AP y MF/F quienes impulsados por su automotivación y de manera prácticamente auto-didacta consolidan su perfil esperado, para la gran mayoría de graduados, dichos programas de especialización vía residentado no sólo no les transmiten las competencias necesarias, sino que en algunos casos ni siquiera logran desarrollarles una identidad

Cuadro 3. Escenarios docentes para la Especialización vía Residentado en Atención Primaria y Medicina de Familia/Familiar

Escenario	Descripción
Escenario Deseable	Programa completo en todas las áreas. Situación en la que el programa ha alcanzado un nivel suficiente para la mayoría de elementos requeridos para un programa de esta naturaleza (*)
Escenario Aceptable	Programa casi completo en relación al estándar. No obstante, existen aún algunos elementos requeridos (*) en nivel bajo. Mejoras están planificadas y/o con avance.
Escenario en Progreso	Programa incompleto, con ausencia de por lo menos alguno de los elementos requeridos (*) y los otros en nivel bajo, aunque el esfuerzo por completarlos es accesible.
Escenario Incipiente	Programa con un nivel insuficiente en prácticamente todos los elementos requeridos (*) Necesita gran esfuerzo para completar elementos faltantes.

(*) Elementos requeridos para un programa de especialización en AP y MF/F: Tutores de la especialidad, Campos Clínicos para realizar prácticas en AP, Actividades Académicas propias de la especialidad, entre otras.

propia y dejarles claro su rol en el contexto cambiante de la sociedad.

En el otro extremo del espectro de la escala de escenarios docentes tenemos al escenario que denominamos *Deseable*, donde los programas de especialización vía residentado tienen todos los elementos para ser considerados un programa de calidad, contando en primer lugar con un equipo de tutores y docentes especialistas en AP y/o MF/F, de modo que el acompañamiento que reciben sus residentes es más consistente. Adicionalmente tienen campos clínicos bien desarrollados, no sólo Ambulatorios Enfocados para la práctica de la AP (AMEAPs), sino incluso uno o más Centros Especializados en AP (CEAP) como el que se describió en el capítulo 3. Incluso, como se mencionará en el punto de los ámbitos de actuación, en algunos casos hasta los hospitales en los que los residentes rotan son conducidos por especialistas en AP y/o MF/F —Ver subsección 4.III.2—. Y finalmente todos los cronogramas de los residentes están organizados para ser complementados por Actividades Académicas que potencian al máximo los contenidos que ellos reciben durante sus rotaciones.

Ejemplos de estos programas de especialización en AP y MF/F en el escenario docente *Deseable*, serían aquellos de países desarrollados, donde cuentan con todos los recursos materiales, humanos, tecnológicos y financieros a su disposición, de modo que, si el programa se adecua a los estándares internacionales, sería un caso representativo del más alto de los niveles de la escala de escenarios docentes.

En el grupo intermedio tenemos a los escenarios *En Progreso* y *Aceptable* —Ver cuadro 3—, en cuyos programas pueden encontrarse aun diversos remanentes del escenario docente de partida, pero ya se aprecian algunas variaciones importantes en el modo como ellos se organizan. En ellos los cambios suelen iniciar cuando se consiguen los recursos o la voluntad para incorporar un mayor número de docentes o tutores especialistas en AP o MF/F con entusiasmo y amor por su disciplina, los cuales según la creatividad y capacidad de innovación que ellos desplieguen podrán compensar las dificultades que estos escenarios presentan, incorporando técnicas didácticas y otras metodologías docentes con los que podrían alcanzar resultados incluso sobresalientes, en cuanto a la adecuación de estándares de sus programas. Este esfuerzo se traducirá en un reconocimiento cada vez mayor por parte de las especialidades lineales por las cuales los residentes rotan, dejándolos libres por más tiempo para que participen en actividades académicas de su especialidad en las cuales los docentes organizan una variedad cada vez mayor de técnicas didácticas que posibiliten a sus residentes compensar la falta de campos clínicos en los cuales desarrollar su experiencia con pacientes de AP. Coincidentemente pueden empezar a reducirse la fracción de tiempo que se invierte en pasantías en hospitales por las especialidades lineales, para aumentar las rotaciones que se despliega en Unidades de AP convencionales —las cuales pueden llamarse de diferentes modos según los países: Centros de Salud, Unidades Básicas o Periféricas de Salud, Establecimiento del primer nivel de atención etc.—. Aunque en muchas de estas rotaciones extra-hospitalarias los participantes no se desprenden realmente del modelo fragmentado y poco resolutivo que generalmente ofrecen estos servicios de salud. No obstante, si están bien asesorados, con alguna regularidad ellos pueden obtener aquí alguna competencia que no habían visto en sus rotaciones por las especialidades lineales. Pero el resultado podría ser ciertamente mejor, cuando algunas de estas Unidades, ya hayan recibido algunas modificaciones en el tipo de modelo prestacional que emplean, de modo que en sus atenciones no se trabaja más de acuerdo a la realidad habitual en las consultas de medicina general de estilo habitual, y pasen a tener un enfoque de cuidado más holístico e integral. En algunos casos, ya se cuenta con un especialista en AP o MF/F actuando como tutor, por lo que los pasantes pueden comenzar a utilizar las herramientas que se emplean en nuestra disciplina. Cuando estos elementos se van sumando decimos que estas Unidades de AP convencionales se convierten en AMEAPs —Ver subsección 4.III.2—.

Entonces, es el hecho de incorporar algunos de los elementos que hacen la diferencia cuando se constituye un programa de especialización vía residentado, lo que determinará el pasaje de un escenario docente al otro. El primero de esto elementos es el contar con algunos campos clínicos específicos para la especialidad como los AMEAPs o los CEAPs antes descritos, o un Ambulatorio Hospitalario de MF/F —Ver subsección 4.III.2—, los cuales empiezan a ofrecer reales servicios especializados en AP, funcionando según los principios presentados en los capítulos anteriores y adaptados a las necesidades de nuestra población. Otro elemento es el contratar un número suficiente de profesores y tutores de la especialidad, que puedan efectivamente transmitir las competencias esperadas para este tipo de programa, empleando las técnicas didácticas y otras metodologías descritas en la subsección 4.III.3.

En resumen, estos Escenarios Docentes son determinados por la presencia de un conjunto de elementos necesarios para formar adecuadamente a los residentes del Programa, tales como: Tutores de la especialidad, Campos Clínicos donde los residentes pueden realizar sus prácticas de manera adecuada, y Actividades Académicas propias de la especialidad. Así, esta descripción de los mencionados Escenarios Docentes se complementa con la propuesta de Evaluación de Programas de Especialización vía residentado —Ver subsección 4.III.5—, de manera que, si en los párrafos anteriores describimos como conceptualizar estos cuatro escenarios docentes, en la sección correspondiente abordaremos un modo estandarizado de evaluar cada uno de los elementos antes descritos. De este modo podrán ayudarnos a diferenciar en qué Escenario Docente se encuentra un programa de especialización vía residentado en particular, y así definir los ajustes necesarios para llevarlos a un estadío más avanzado.

Cuando analizamos la evolución de las especializaciones en AP y MF/F en el ámbito Latinoamericano, vemos que desafortunadamente aún hay muchos ejemplos de programas de especialización vía residentado en un escenario docente *Incipiente*. Para entender porque tenemos esta circunstancia desfavorable en la región, es importante considerar que, a diferencia de realidades de países desarrollados donde la creación de un programa formativo obedece a una acumulación de voluntad política institucional, un cuerpo técnico docente de prestigio, amplia autonomía de los cuadros académicos y una importante cantidad de recursos, en los programas de Latinoamérica esto suele más bien obedecer a otros motivadores como la presión política externa, la moda institucional o la necesidad de acoger primero a esta especialidad porque es "prioridad nacional". Ello ha conducido, en algunos contextos, a la apertura de una gran cantidad de programas sin necesariamente contar con las características mínimas que ellos requerirían para desempeñar adecuadamente su trabajo —Ver subsección 4.III.1— y cumplir con su rol como programas formativos. En tal contexto, aunque los docentes de estos programas hagan esfuerzos considerables por obtener la mejor formación posible para los futuros especialistas, los diversos factores restrictivos que enfrentan tales como un desigual apoyo institucional —con frecuencia producto de la poca comprensión de su foco y direccionalidad—, el nivel de formación de los profesores —con frecuencia no especialistas en AP—, el pobre respaldo de las organizaciones de la especialidad como sociedades científicas, asociaciones u otras, y el frecuentemente deficitario interés de los mismos residentes en su propia formación, etc., conduce a esta situación. En tales circunstancias, no es infrecuente que dichos programas de especialización tengan un avance y expansión fluctuante, completamente dependiente de los vaivenes de soporte político, lo que les impide alcanzar una autonomía real y un nivel adecuado de excelencia técnica. Y el gran problema con estos programas es que ellos no solo tienen una posibilidad reducida de ofrecer las competencias requeridas a sus participantes, sino que en muchos casos estos pueden generar más efectos contraproducentes que edificantes. Así, a veces, un contexto de confusión generalizada puede hacer decaer los anhelos y motivación, e incluso inducir a desistir de la especialidad, a potenciales colegas que podrían haber sido brillantes exponentes de la AP, si hubieran recibido su formación en programas con mayores recursos.

Por conocimiento adquirido en residentados en los que he trabajado y visitado, he podido atestiguar lo complicado que es para muchos programas, el pasar de un Escenario Incipiente a otro de mayor nivel, con circunstancias completamente adversas por la carencia de recursos humanos o materiales, sin apenas condiciones para trabajar y en los cuales es difícil respetar los estándares de calidad docente. No nos referimos aquí, naturalmente, a aquellos centros —muchos de ellos ubicados en países desarrollados o con mayores recursos— cuyas características de calidad habían sido ya planificadas desde un inicio, y desde el primer momento contaban, con todas las condiciones óptimas y recursos necesarios para rápidamente florecer y llegar al escenario *Deseable*, que sus propulsores, llámense autoridades universitarias o gubernamentales detrás del emprendimiento, esperaban. Para ellos el atravesar por las etapas En *Progreso* y *Aceptable*, se suele dar en un periodo corto y como parte de un calendario definido que conduciría al escenario *Deseable*.

En mi experiencia, sólo en algunos casos puntuales —tal vez unos pocos en cada país— este último escenario docente ha sido conquistado después de un esfuerzo gigante por salvar los obstáculos de los escenarios anteriormente presentados hasta llegar a un nivel de mayor relevancia. Según estas apreciaciones, el factor clave para que un programa logre pasar hacia alguno de los escenarios *Aceptable* o *En Progreso*, es el contar con profesores que demuestran un entusiasmo a toda prueba y que implementan innovaciones que no requieren de una gran inversión. Aun teniendo las mismas carencias de recursos y otras limitaciones semejantes a las de otros programas en escenario *Incipiente*, e incluso sin abrir nuevos campos clínicos específicos de la especialidad, ellos pueden cumplir un rol fundamental no solo ofreciendo a sus formandos competencias fundamentales para su trabajo futuro, sino

también reforzándoles su identidad y ofreciendo una direccionalidad para su carrera futura, de modo que incluso si ellos no adquirieran los recursos para ofrecerles todas las competencias requeridas, ellos egresarían con la motivación para gradualmente adquirir las competencias que les hagan falta.

De modo que si pudiera resumirse en una única característica lo que determina que un programa pase de un estadio *En Progreso* hacia otro *Aceptable*, sería su cuerpo docente que los impulsa a cambiar su situación en mayor o menor medida. A veces este impulso proviene de un profesor o de un grupo de ellos, en tanto que otras veces depende de las autoridades universitarias o del centro formativo que desean que su organización presente la mejor calidad posible para este tipo de programas. Incluso en algunos casos la chispa proviene de los propios residentes, quienes se organizan para influir en sus programas de manera positiva, siendo algunos de sus exponentes más destacados, posteriores docentes de una gran calidad. A este respecto, es importante reconocer el esfuerzo de los miembros de las primeras promociones de especialistas en diversos países de Latinoamérica, quienes, en sus roles de egresados, académicos y algunos incluso empezando como residentes, lucharon por apuntalar la calidad de sus programas. Ellos no solo siguieron la rutina habitual de formar y ser formados en sus respectivas actividades docentes o prestacionales, sino que invirtieron numerosas horas en pensar y repensar como aproximar sus experiencias educativas, a aquellas de los países más desarrollados y con amplia trayectoria en este tipo de programas de entrenamiento. Y tal vez ese sea uno de los peligros vigentes al multiplicarse los residentados y masificarse las admisiones a la especialidad, que se pierda el impulso de los actores involucrados en este entrenamiento —docentes y discentes— para permanentemente perfeccionar sus currículos y las oportunidades educativas incluidas en ellos, algo que debería conservarse vigente en los programas formativos de Latinoamérica.

En resumen, es necesario enfatizar que a pesar de los avatares propios de una especialidad joven y con limitada expresión social de reconocimiento —Aun décadas después de iniciada su operatividad, en diversos países los usuarios siguen preguntando *"¿...Y qué es la Medicina Familiar?"*— con perseverancia y profesionalismo, una fracción mayoritaria de estos programas deben evolucionar pasando de un escenario docente al otro, hasta alcanzar un nivel razonablemente bueno para sus formandos, y así cosechar los múltiples beneficios de su legitimación social. Los programas que ya lograron consolidar una disciplina y exponentes propios alcanzando el escenario docente *Deseable* y los otros que van evolucionando en esta dirección demuestran que esta especialidad no requiere ser reinventada, sino repotenciada desde un nivel académico. Las siguientes secciones de este capítulo se orientan a dicho objetivo.

4.II. Especialización en Atención Primaria y Medicina de Familia/Familiar basada en competencias

Una medida útil para revertir las limitaciones antes descritas existentes en algunas especializaciones vía residentado, es formar a los futuros especialistas en AP y MF/F empleando un enfoque basado en competencias. El entrenamiento de los recursos humanos realizado bajo esta modalidad permite planificar adecuadamente las experiencias docentes y oportunidades educativas requeridas para garantizar la adquisición de conocimientos, habilidades y actitudes/valores que, en la práctica, traducen las competencias deseadas para estos especialistas. Este tipo de enfoque ayuda a enfatizar lo verdaderamente requerido para entrenar a sus participantes, de modo que ellos puedan desempeñarse adecuadamente como clínicos individuales, consejeros familiares, docentes - investigadores, agentes impulsores del desarrollo de la comunidad, gestores de recursos, entre otros objetivos orientados a incrementar la resolutividad del sistema. Por todo ello la necesidad de formar por competencias a los equipos de AP es un consenso bastante extendido entre los expertos docentes del área.

La principal ventaja de esta modalidad en relación a la formación tradicional, es que enlaza cuidadosamente la acción que el profesional deberá ejecutar una vez se gradúe, con las actividades educativas desplegadas en el programa y los contenidos que le están siendo ofrecidos, relacionándolos de manera biunívoca. De este modo, la imagen que marca cuando el egresado obtendrá un desempeño exitoso y logro profesional adecuado, modela los conocimientos, habilidades y actitudes que les son ofrecidos en el programa. Al mismo tiempo la práctica cotidiana de este personal se beneficia de las herramientas metodológicas desarrolladas en el contexto docente. Con este enfoque, no sólo garantizamos que el participante reúna lo requerido para ejercer en el rol que se espera de él, sino adicionalmente velamos porque pueda adaptar apropiadamente dichos contenidos, no solo a diversos contextos geográficos, sino también a variados marcos temporales, adecuando lo adquirido al avance de la ciencia y la diversificación de los desafíos sociales que cambian de época en época.

Algunos de los principios fundamentales que dirigen este tipo de enfoque son:

1. El núcleo fundamental para la adecuada formación de un especialista no está constituido por los conocimientos que acumula en relación a su actividad, sino por las herramientas que tiene disponibles para enfrentar los problemas de salud de su población a cargo. Los proveedores de salud deben, no solo ser receptores pasivos de los contenidos ofrecidos por el programa, sino también buscadores perpetuos de nueva información relevante para su práctica cotidiana, y así completar actualizar su entrenamiento. Además, cuando los aspectos requeridos no estén disponibles en la producción científica acumulada, o no puedan adaptarse a su realidad, los egresados deben ser activos generadores de dicha información mediante la investigación aplicada —Ver subsección 2.III.1.

2. Los sólidos conocimientos teóricos a impartirse en los programas son relevantes, pero no tienen gran utilidad si no se acompañan de habilidades y actitudes/valores, y la capacidad para combinar todo ello en herramientas concretas que les permitan potenciar su resolutividad. Las habilidades que el especialista desarrollará durante su especialización son el motor del proceso, y los conocimientos son el combustible que ayuda a moverlo. Pero ese dinamismo solo cobra sentido cuando la ruta hacia la resolutividad está claramente trazada, deviniendo de ahí la importancia de la preparación de adecuados documentos de direccionalidad para los programas basados en competencias.

3. La enseñanza de contenidos teórico-conceptuales debe ofrecerse conjuntamente con la práctica de habilidades relacionadas a estas. Es importante que el residente esté preparado, no solo para utilizar funcionalmente las herramientas ofrecidas, sino también para genera-

lizar su uso hacia situaciones similares, complementar estos conocimientos mediante la adopción de otros igualmente importantes y expandirlos, haciendo empleo intensivo de mecanismos inferenciales o de razonamiento, valiosos para adaptar/incrementar el arsenal de respuestas del participante.

4.II.1 Estableciendo los documentos para la direccionalidad del Programa

En las experiencias de residentado en AP y MF/F con las cuales hemos tenido contacto, hemos encontrado, en primer lugar, programas con actividades docentes claramente delimitadas —no infrecuentemente como copia de otros programas anteriores— pero sin una clara direccionalidad de a donde conducen todas esas actividades. Igualmente hemos encontrado programas con propuestas curriculares coherentes, en las cuales las competencias a adquirir y los medios para lograrlo son ampliamente descritas, aunque estas grandes ideas plasmadas en los documentos oficiales del programa no fueron implementadas en la formación real de los participantes. Para evitar estas dos limitaciones, a continuación se explicitan en mayor detalle los diversos procesos y contenidos necesarios para poner en marcha un programa basado en el enfoque por competencias —Ver resumen de los pasos necesarios en el

Cuadro 4—, resaltando algunos elementos importantes para entender, delimitar y planificar el programa, según dicho enfoque.

Definiendo las competencias profesionales

Antes de seguir avanzando en la descripción de la formación basada en competencias, es necesario detenernos un momento para entender que son las competencias profesionales.

Las competencias, como elementos metodológicos docentes, pueden aplicarse a prácticamente todo campo de actividades dentro de la sociedad, reuniendo los conocimientos, habilidades y actitudes necesarios para ejecutar algo demostrable, siempre bajo situaciones y contextos propios del futuro laboral del recurso humano, y dentro de los escenarios de actuación esperados para su desempeño. Dichas competencias frecuentemente traducen todo lo que un determinado profesional requiere para el desempeño acertado y eficiente de su labor durante su día a día profesional en contenidos concretos a recibir durante su formación —Ver figura 3—. En este caso el término "desempeño acertado", para un especialista en AP, implica que, desde un punto de vista concreto y cuantificable, este responde efectivamente a las necesidades de salud del sujeto-objeto de la especialidad —Ver subsección 1.III.3— y responde a ellos, según los objetivos, ideales y postulados que se desprenden de la disciplina de la profesión y que se espera sean asumidos por este profesional —Ver subsección 1.III.1—.

En este sentido es importante puntualizar que las competencias no pueden ser definidas sin dejar de tomar en consideración la imagen objetivo planteada para los especialistas en base a los marcos referenciales del tipo de trabajo que ellos están desarrollando —Ver Cuadro 4, en esta subsección—. Entonces, la definición del correcto desempeño para una posición se encuadra en lo esperado para quien ejerce dicha responsabilidad. Por ejemplo, las competencias para un prestador de salud deberán tomar en cuenta de un modo general los estándares adecuadamente definidos en su carrera para pautar como se da la relación habitual entre este prestador de salud y un paciente, las guías para conducir el proceso clínico o de cuidados, el código deontológico, los protocolos de atención, etc.

Al precisar la formulación de las competencias esperadas para un programa de entrenamiento, se permite transparentar las acciones laborales prácticas que se desea que dichos

Cuadro 4. Pasos para la implementación de un enfoque por competencias en un programa de Especialización en Atención Primaria y Medicina de Familia/Familiar

Pasos	Descripción
Paso 1	Definir la imagen objetivo para los especialistas formados por el Programa.
Paso 2	Definir las competencias priorizadas por el programa y completar su formulación
Paso 3	Enlazar las competencias y contenidos del Programa, organizándolos en módulos, constituyendo la malla básica de la propuesta curricular
Paso 4	Definir y programar en detalle las experiencias académicas, las metodologías docentes y de evaluación
Paso 5	Implementación del Plan de entrenamiento basado en competencias
Paso 6	Evaluación del desarrollo del programa

recursos humanos adquieran durante su formación, y posibilita crear métodos para su evaluación concreta. Además, permite identificar espacios para reforzar aquellas competencias insuficientemente desarrolladas y darle un mantenimiento de base a las que ya maneja convenientemente. Este rasgo del enfoque posibilita idealmente plantear un entrenamiento personalizado para cerrar brechas y subsanar carencias, permitiendo a cada participante alcanzar sus objetivos.

La figura 3 se entiende mejor si, por ejemplo, analizamos el desempeño de un empleado de una compañía informática en el montaje de placas en una computadora portátil.
- Esta acción implica un desempeño consistentemente evaluable: si la computadora funciona, entonces el trabajo ha sido bien hecho, y si no funciona, entonces estuvo deficiente.
- Esta acción requiere conocimientos sobre los materiales y herramientas, y la integración de éste para el funcionamiento completo de la computadora.
- Esta acción necesita de la habilidad técnica para manejar las piezas de la computadora y las herramientas necesarias para su manipulación, así como los insumos para su labor.
- Esta acción es positivamente desarrollada si el empleado incorpora valores como la seguridad en el trabajo, el compañerismo, el deseo de experimentar buscando técnicas innovadoras, etc. Y finalmente,
- Esta acción se favorece de una actitud proactiva para el trabajo eficiente por parte del empleado, esto es, obteniendo un resultado efectivo, acompañado del mayor ahorro de materiales posible.

En relación al empleado en computación de la metáfora anterior, un modo de evaluar su competencia en el montaje de placas en una computadora portátil es darle las herramientas, materiales y piezas correspondientes y asignarle un tiempo determinado para montar las placas. Para aprobar esta evaluación, el empleado supervisado deberá combinar sus conocimientos y habilidades, con las actitudes y valores que lo guían, para finalmente demostrar hasta qué punto alcanzó los resultados esperados. De este modo su calificación es simple: Si el empleado adquirió las competencias deseadas durante su formación, podrá combinar sus conocimientos, habilidades y valores para montar todos los componentes de la computadora y así lograr que ella funcione —resultado final—, en el tiempo esperado y respetando las normas profesionales y de la empresa. Si el empleado no adquirió las competencias deseadas, entonces la computadora no funcionará, o el proceso de montaje no habrá sido realizado según las normas profesionales y regulaciones de la empresa.

Este es un ejemplo bastante limitado dado que las competencias que requiere un empleado de una compañía informática para el montaje de placas en una computadora portátil, son bastante más sencillas que las requeridas por un profesional de AP para el desempeño de sus actividades cotidianas. No obstante, y a pesar de dichas diferencias, ambos marcos de competencias pueden ser analizadas bajo el mismo enfoque, aquí detallado. Así, como se expresa en el Cuadro 4, para poder definir las competencias priorizadas por el programa, será necesario tener en cuenta la imagen objetivo para los especialistas formados por el Programa. Ello implica transparentar completamente los conocimientos, habilidades y actitudes/valores que deseamos para el especialista a ser formado por el programa en construcción tales como:
- Los conocimientos del Especialista, son todos los elementos aportados por la disciplina de la AP y la MF/F.
- Las habilidades del Especialista, son las destrezas prácticas adquiridas por el profesional para aproximarse al paciente, su familia y su comunidad, para realizar los enfoques diagnósticos respectivos, para hacer buen uso de su razonamiento clínico, así como del método científico y del uso de la evidencia acumulada para elaborar los planes educativos y terapéuticos más convenientes, para negociar/conducir las intervenciones requeridas para mejorar los problemas de salud, y finalmente
- Las actitudes son aquellas necesarias para guiar su desempeño mediante valores como el humanismo, empatía clínica y cuidado compasivo de los pacientes, y otros valores y principios de la disciplina que alimentan la práctica en AP.

En consecuencia, las competencias centrales seleccionadas para el Especialista en AP y MF/F —Ver un resumen en los cuadros 5a y 5b— deben orientarse hacia conseguir que estos prestadores puedan resolver un 80-90% de la demanda que habitualmente se presentan en el primer nivel de atención adhiriendo a los principios espera-

Figura 3. Pirámide del conocimiento al desempeño para la formulación de competencias

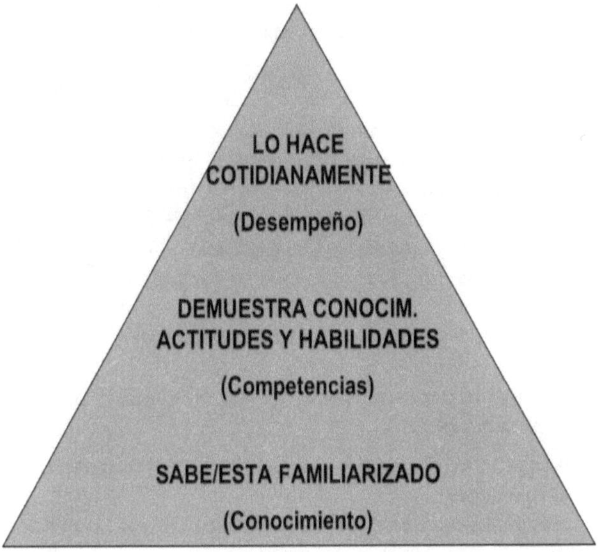

```
         LO HACE
      COTIDIANAMENTE
        (Desempeño)

    DEMUESTRA CONOCIM.
    ACTITUDES Y HABILIDADES
        (Competencias)

    SABE/ESTA FAMILIARIZADO
        (Conocimiento)
```

Cuadro 5a. Resumen de las competencias centrales necesarias para completar la formación de Especialista en Atención Primaria y Medicina de Familia/Familiar.

Competencias	Descripción
Competencia 1	Promociona estilos de vida saludables en la persona, familia y comunidad, interviniendo sobre los determinantes de la salud
Competencia 2	Contribuye a la Prevención de la enfermedad o el daño a la salud, interviniendo sobre los factores de riesgo
Competencia 3	Atiende a la persona en todas las etapas de vida, a la familia y comunidad en sus necesidades básicas de salud.
Competencia 4	Realiza actividades de docencia para el personal de salud de acuerdo a necesidades y políticas institucionales
Competencia 5	Realiza investigación en atención primaria de salud, según políticas institucionales
Competencia 6	Administra los servicios de salud de atención primaria en función a las necesidades y recursos disponibles
Competencia 7	Se relaciona empáticamente y con compromiso con la persona, familia y comunidad e institución donde labora.

4 - Formación y Reconversión de Especialistas en Atención Primaria

Cuadro 5b. Resumen de las sub-competencias necesarias para completar la formación de Especialista en Atención Primaria y Medicina de Familia/Familiar.

	Descripción
Atención a la Persona	• Plantear un marco general al equipo de salud, para enfocar las acciones de atención de la persona. • Abordaje de necesidades de mantenimiento de la salud y promoción de la salud del niño, adolescente, adulto (incluyendo la gestante) y el adulto mayor. • Realizar una entrevista clínica, examen físico y registro de datos usando la HCOP y abordaje según el enfoque TOPICS. • Emplear tecnología apropiada para la formulación de planes diagnósticos. • Negociación con el paciente y gestión de la continuidad de la atención en pacientes con problemas crónicos (prevención secundaria). • Manejo integral de los problemas de salud del niño, adolescente, adulto (incluyendo la gestante) o adulto mayor, con enfoque bio-psico-social. • En todas las situaciones en que los problemas de salud escapen a su nivel de resolutividad, referir la persona al nivel secundario y terciario con oportunidad.
Atención a la Familia	• Emplear las herramientas para la Atención Integral a la Familia, incluyendo el uso de la Historia Familiar y los instrumentos en Medicina Familiar. • Realizar un adecuado diagnóstico de las necesidades de salud familiares, con énfasis en los problemas psico-sociales o de dinámica familiar • Identificar los problemas familiares más prevalentes, tanto en su ámbito de residencia (vivienda y micro-entorno) como en su dinámica familiar. • Intervención en las familias con problemas familiares más prevalentes para contribuir a la resolución o control de los problemas identificados. • Realizar asesoría anticipatoria para prevenir las crisis producto de situaciones previsibles en la vida de la familia. • En todas las situaciones en que los problemas de la familia superen sus competencias, realizar la referencia a terapia familiar con oportunidad
Atención a la Comunidad	• Identificar problemas y necesidades, empleando adecuadamente los instrumentos para el diagnóstico comunal y de identificación de familias en riesgo • Priorizar la actuación con participación comunitaria. • Estudio y descripción de determinantes y necesidades de salud de la comunidad, pudiendo realizar un diagnóstico participativo de los problemas de la comunidad. • Diseño y formulación de programas con participación de la comunidad, y participación de todos los sectores y actores sociales. • Incrementar la cultura sanitaria de la población. • Monitoreo y evaluación de actividades para la salud de la comunidad. • Realizar programas comunitarios para abordar los problemas de la comunidad, contando con una adecuada participación comunitaria y social
Bases Conceptuales	• Trasmitir los elementos de las disciplinas que respaldan su práctica, a todos los miembros del equipo de salud, autoridades locales y académicas. • Conocer, divulgar y favorecer la adecuación a la realidad local de las diferentes políticas, normas y directrices que se aplican a la realidad de la Atención Primaria. • Propiciar y conducir el cumplimiento de las diferentes políticas, normas y directrices que hayan sido adecuadas a la realidad de la Atención Primaria.

dos para sus interacciones, y obrando de acuerdo a los estándares previamente definidos —Ver subsección 1.III.1—.

Las competencias profesionales para este recurso humano también deben tomar en consideración valores centrales para la disciplina como la equidad, el respeto por los derechos y la aplicación concreta de una perspectiva de interculturalidad. Adicionalmente definirán como deben darse las interacciones entre este tipo de profesional y poblaciones vulnerables como las poblaciones rurales, las urbano-marginales, los inmigrantes, etc. adhiriendo a los enfoques principales como el de género, de riesgo, de promoción de la salud, de derechos de los pacientes y otros relevantes para la práctica. Finalmente, ellas deberán incluir un componente motivador de cambios de comportamiento, cada vez más relevante en las sociedades de la actualidad. Al respecto, la descripción apretada ofrecida en los cuadros 5a y 5b se complementa con las Competencias Genéricas propuestas para el caso específico de los Especialistas en AP y MF/F, la cual se puede encontrar al final del Recuadro 4.B, que se muestra en la subsección 4.III.1.

Preparando la propuesta curricular

En el cuadro 4 se pudo ver que luego de haber definido las competencias para estos programas, el paso siguiente está relacionado a la elaboración completa de la propuesta curricular. En esta subsección daremos sólo unas breves informaciones sobre este punto, ya que ellos son desarrollados en detalle en el Recuadro 4.A y vuelven a retomarse en la subsección 4.IV.2.

La propuesta curricular es importante pues representa un mapa consistente de todas las experiencias educativas que se proponen en el Programa para lograr que los participantes en programas de especialización adquieran las competencias —y con ellas los conocimientos, habilidades y actitudes/valores— que los habilitan para asumir la responsabilidad por la atención de los individuos, las familias y comunidades a su cargo, sin perder de vista las dimensiones sociales, psicológicas, biológicas, económicas y culturales de la salud.

Esta elaboración implica, en primer lugar, enlazar las competencias y los contenidos del Programa, organizándolos en módulos, y así generando el entramado de contenidos también denominado malla curricular. Con esta construcción metodológica completa, el siguiente paso será la programación, la cual busca definir en detalle de las experiencias académicas, las metodologías docentes y los medios para evaluar a sus participantes, generando el documento denominado Plan de Entrenamiento —Ver subsección siguiente.

Es crucial que los contenidos incluidos en esta propuesta curricular se encuentren acordes con lo propuesto en los documentos de direccionalidad en cuanto a los objetivos trazados, y metodologías docentes para las actividades académicas y de entrenamiento en servicio. En el caso de los especialistas en AP y MF/F, ellos deben integrar las ciencias biológicas, sociales y de la conducta; y responder a un campo de acción que se desarrolla sin distinción de edades, sexos, sistemas orgánicos, enfermedades, y diversos otros contenidos tal y como ha sido descrito a lo largo de este libro.

4.II.2 Plan de entrenamiento y su Programación e Implementación basada en competencias

Los tres últimos pasos en la aplicación de este enfoque consignados en el cuadro 4 son la programación, la implementación y la evaluación del desarrollo del programa, basados en el plan de entrenamiento. Estos puntos se revisan en la sección 4.IV.2 a 4.IV.4 —aunque ahí se enfocan a Programas de Reconversión, en realidad dicho conocimiento puede aplicarse a cualquier otra situación docente— y por tal motivo no nos extenderemos mucho sobre dichos puntos en esta sección. Más bien, en relación a la Implementación del Plan de Entrenamiento basado en competencias, haremos un rápido balance de las razones comunes por las cuales, un adecuado Plan de entrenamiento basado en competencias podría no implementarse a cabalidad. Por simplificar llamaremos a estas razones potenciales de fracaso, *brechas*.

La primera que, aunque en apariencia es menos relevante, es relativamente común, es la denominada *brecha curricular*. Esta se refiere al hecho de contar con una inadecuada propuesta, consecuencia de un llenado prácticamente inconsciente de las matrices por los docentes encargados, y sólo como un "ejercicio a cumplir", ocasionalmente desarrollado en modo copiar-pegar, a partir de otros

Recuadro 4.A: Formulación de la Propuesta Curricular

Puede entenderse a la propuesta curricular como la selección y arreglo de contenidos, experiencias de aprendizaje y planes para optimizar las condiciones de entrenamiento de un programa formativo. Su formulación es el primer paso para conseguir un enlace efectivo entre un conjunto de actividades académicas cuidadosamente planeadas, y el logro de sus específicos objetivos educacionales en los participantes. La metodología presentada aquí, que es válida tanto para la vía regular del residentado como para la vía de la reconversión, describe tres pasos que son necesarios para organizar este tipo de documento.

Paso 1: Definir la imagen objetivo para los especialistas formados por el Programa.

El primer aspecto de relevancia al formular la propuesta curricular es la identificación de funciones y responsabilidades del especialista, debiendo mantener siempre presente que, bajo cualquier circunstancia, todo el programa siempre se asienta en la necesidad de responder a la imagen objetivo del profesional que deseamos formar. Este paso tiene dos elementos. El primero se centra en definir, con la mayor precisión posible, las responsabilidades a cargo de los futuros especialistas. El segundo implica priorizar los encargos del programa formativo, necesaria puesto que las limitaciones de tiempo impiden la cobertura total de los posibles temas.

La recomendación fundamental es ejecutar este paso, a través de un Análisis Funcional, planteado sobre el ejercicio de la especialidad de manera idónea. Aun cuando por motivos de espacio, en este artículo no se explicita la metodología de este tipo de análisis —para una explicación detallada recomendamos consultar la bibliografía especializada— enfatizaremos sus aspectos fundamentales. En primer lugar, precisaremos la necesidad de partir de un adecuado propósito clave, realmente vinculado a la finalidad de la especialidad. Inmediatamente se debería plantear la pregunta: ¿Qué debe hacerse para que esto se logre? sucesivamente, considerando que estas respuestas constituirán los siguientes niveles de funciones del análisis. En esta lógica puede desarrollarse una desagregación sucesiva de funciones, trabajando con tres o hasta cuatro niveles. Este proceso permitirá trazar el denominado Mapa Funcional, que explicita como se relacionan las funciones identificadas en el análisis y las subsecuentes competencias. El análisis concluye al definir las unidades de competencia y elementos de competencia que serán descritos en el siguiente paso.

Es común que el análisis precedente despliegue una gran cantidad de funciones reales y potenciales para la especialidad, cuya cobertura pedagógica total requeriría muchos años de duración. Dado que ese tiempo no está disponible, es necesario seleccionar aquellos elementos realmente críticos, para que el programa se concentre sobre ellos, dejando otros para la autoformación de los especialistas.

Paso 2: Definir las competencias priorizadas por el programa y completar su formulación.

Este paso, tiene tres elementos a su vez. El primero constituye el enlace entre la definición de tareas, previamente desarrollada y su análisis en conocimientos, actitudes y prácticas.

El segundo elemento formula adecuadamente las competencias y logros del programa, asegurando su consistencia con el Análisis Funcional de la especialidad, y priorizando dentro del amplio abanico aportado por este. Este segundo elemento, complementa dichas definiciones, con el bloque de las competencias genéricas, igualmente importantes para este trabajo y que se verán más abajo.

Según la modalidad formativa propuesta, es crucial formular adecuadamente dichas competencias, puesto que el diseño curricular, programa de entrenamiento, experiencias docentes y espacios educacionales requeridos, deberán alinearse a aquellas para conseguir la imagen objetivo deseada. En consecuencia, si en este proceso no se alcanza una adecuada precisión en su definición, o las competencias identificadas no se corresponden con el Análisis Funcional previo, las posteriores actividades docentes carecerán de direccionalidad, y sus resultados finales no estarán garantizados.

Complementariamente es necesario precisar la secuencia de logros a adquirirse para cada desarrollo, indicando en que momento de su formación adquirirán estas competencias, categorizando y secuenciando sus contenidos dentro de la propuesta curricular. Ello implica organizar dosificadamente como se entregarán los contenidos en el currículo por competencias y a partir de esta delimitación graduar el proceso de formación, identificando piezas de las competencias básicas que requieren ofrecerse desde los primeros momentos del Programa hasta aquellas complementarias que se programan en la mitad final del programa o incluso esas actividades educativas muy específicas que pueden recibirse solo en los meses finales.

Paso 3: Enlazar las competencias y los contenidos del Programa, organizándolos en módulos, definiendo las metodologías docentes y estableciendo los medios para evaluar a sus participantes.

Al iniciar este paso, no debe soslayarse la relevante complementariedad entre los dos momentos centrales al formular la propuesta curricular: definir las competencias (a partir de un adecuado mapa funcional), y precisar las oportunidades educativas que permitirán a los formados, adquirirlas y demostrarlas.

Así, con esta metodología se espera que la formación por competencias esclarece el vínculo entre las competencias finales a adquirirse y los contenidos a ofrecerse. Para esta tarea, habitualmente se emplean matrices que explicitan la relación entre competencias y contenidos. El llenado consciente de dichas matrices, y no sólo como un "ejercicio a cumplir", contribuirá a efectivamente implementar lo programado para beneficio de los participantes. Paralelamente se incorporarán las estrategias y metodologías didácticas, así como los materiales educativos necesarios, de modo que puedan ir claramente encadenados a una adecuada formulación de la propuesta curricular por competencias.

El mensaje crucial es que los docentes deberán imponer una nueva dinámica educativa en la cual los participantes son expuestos a toda una gama de experiencias organizadas que mejoren su capacidad para no solo hacer eficaz el proceso de aprendizaje de la materia impartida, sino garantizar que estas enseñanzas puedan aplicarse en variadas situaciones y estén preparados para extrapolar su uso en la resolución de desafíos completamente nuevos. En este sentido, la función del profesor trasciende el mero rol de ofrecer información, y más bien se convierte en un facilitador, guiando al participante mediante un proceso en el cual le conducirá el ritmo y valor de aprendizaje de los conocimientos, habilidades y actitudes que se esperan de él.

Finalmente, este paso concluye cuando toda la información previamente desarrollada es "empaquetada" en módulos, cursos o rotaciones, y organizados cronológicamente, siendo ofertadas en la secuencia que promueva el mejor impacto entre los formados, en un documento completo que es el currículo o la propuesta curricular. Es habitual que una versión preliminar del documento pueda tener una amplia difusión entre todos los implicados – profesores, alumnos, autoridades educativas, etc- recibiéndose suficiente retroalimentación de todos estos actores para considerar que la propuesta esta convenientemente legitimada.

Obrando de este modo, la formación y acción docente se centra especialmente en promover un saber funcional, dinámico, no solo teorizante y memorístico, sino más bien enfocado a la detección y solución de los problemas de salud de sus pacientes, familias y comunidades a cargo, empleando todos los elementos que su formación le ha proporcionado, y otros elementos de auto-formación que puede buscar por su propia cuenta a través de la evidencia que se genera constantemente. Este es el único modo real de ayudar a los participantes a incorporarse a los retos de un entorno laboral competitivo y exigente, en el cual la respuesta a los problemas de salud evoluciona a una velocidad que supera las herramientas convencionales de la formación médica.

Tradicionalmente la Propuesta Curricular se desarrollaba en gabinete, reuniendo a un conjunto de "expertos" sobre la materia, quienes plasmaban estos pasos según su entendimiento. En países nuevos para la especialidad, con pocos académicos de la AP, esta ha sido una seria debilidad, pues los "expertos" invitados podían desviar considerablemente los objetivos docentes.

No puede dejarse de enfatizar el hecho de que este paso debe ser adaptado a la realidad local en la que se formará este valioso recurso humano y entonces presentará notables variaciones de realidad a realidad. Así, para algunos programas en Latinoamérica el especialista en AP y MF/F no sólo se concentra en la atención asistencial directa a la persona y a la familia, sino que debe dirigir sus equipos de salud y administrar los establecimientos donde labora, por lo que su formación incorpora algunos componentes como el de gestión o trabajo con la comunidad, los cuales no son comunes en los programas de otros países del orbe, donde sus funciones son particularmente de proveedor de cuidados clínicos de alto nivel de calidad.

programas previamente formulados. En otros casos el ejercicio es desarrollado de manera demasiado ambiciosa para los recursos disponibles, lo que ya desde la partida inviabiliza los esfuerzos posteriores. Recordemos que una de las principales funciones de este tipo de documentos es garantizar que lo programado por el equipo docente y expertos, se implemente posteriormente de manera efectiva, para beneficio de los formandos. Una correcta formulación puede prevenir lamentables situaciones donde docentes no bien informados malinterpretan cómodamente lo colocado en la nueva propuesta, adecuando intencionadamente los documentos a sus intereses particulares, para así realizar el menor esfuerzo de cambio.

La siguiente es la *brecha humana*, y ocurre cuando, a pesar de contar con una propuesta curricular adecuada, no se cuenta con el adecuado contingente de profesores para implementarla, o ellos no están suficientemente motivados para dar el salto, o sus encargados principales no han recibido la capacitación necesaria o no tienen suficiente apoyo tecnológico, o en general existe algún problema con los recursos humanos que les impide lograr su puesta en escena. Ello es particularmente crítico cuando la nueva propuesta incorpora innovaciones metodológicas como por ejemplo el Aprendizaje Basado en Problemas (ABP), o las Herramientas Clínicas para el Cuidado de pacientes en la AP (HCCAP) — Ver subsección 4.III.3 y Vol. 2— y otras que requieren un entrenamiento especial, el cual no es provisto al personal docente. Dada la complejidad y diversidad de los contenidos a ofrecerse al especialista en AP y MF/F durante su formación, y la necesidad de adoptar nuevas tecnologías para desarrollar el enfoque por competencias, es fundamental que un entrenamiento exhaustivo al respecto abarque progresivamente a todos los equipos docentes.

También está la *brecha política*, que opera cuando el cambio es desarrollado por un grupo aislado de profesores, pero sin contar con el respaldo decidido de la plana directiva y autoridades del centro formador, quienes se mantienen renuentes a normatizar las nuevas actividades. Ello le da gran fragilidad al proceso y favorece que, por ejemplo, si hay profesores que deciden no sumarse a la propuesta, no existan mecanismos para ejercer presión de modo que se les pueda inducir a plegarse al cambio. Otra circunstancia relacionada opera cuando los equipos directivos a cargo de los programas cambian y nuevas gestiones con perspectivas limitadas a este respecto desestiman las bondades del currículo por competencias y dejan de apoyarla poniendo diversas excusas como su exagerada complejidad, o su contenido muy "político". La especialización en AP y MF/F es, afortunada o desafortunadamente, una materia siempre muy próxima de la política dado que, con frecuencia, algunas autoridades incorporan este tipo de recurso humano como parte de sus ofertas para el reforzamiento de los primeros niveles de atención. Es necesario manejar con mucho tino esta relación, evitando perder ventanas de oportunidad, cuando ellas aparecen, pero al mismo tiempo no cediendo ante los cantos de sirena, sacrificando la esencia de la especialidad a cambio de respaldo político.

Finalmente, la *brecha cultural organizacional* opera cuando la cultura institucional, en sus múltiples connotaciones, actúa por convicción en contra de la implementación del programa. Es importante considerar que no sólo la plana docente y los profesores ejerciendo como autoridades tienen importancia para esta implementación. Incluso actores aparentemente distantes del logro de la implementación, como el personal administrativo, el sindicato de personal no profesional o los propios participantes, pueden tener influencia al momento de bloquear la propuesta, y en consecuencia debieran ser cuidadosamente tomados en consideración en un análisis de actores involucrados. Por ese motivo, cualquier indicio de que existe una brecha cultural organizacional, debe ser cuidadosamente estudiado desde el inicio de la propuesta y los modos de contrarrestarla deben ser considerados antes de embarcarse en la implementación de cambios mayores en cuanto a la formación de los especialistas en AP y MF/F.

4.II.3 Evaluando por competencias a los participantes de la especialización

Cerrando esta sección, debemos enfatizar la necesidad de evaluar por competencias a los especialistas en formación durante sus experiencias educativas. Las evaluaciones convencionales, tales como las pruebas orales y escritas de opción múltiple, ensayos u otros elementos de evaluación usualmente utilizados tienen limitaciones para valorar habilidades cognitivas complejas — adaptación de destrezas técnicas, relaciones interpersonales, juicio y toma de decisión, solución de problemas, etc. —, así como la adquisición por el participante de habilidades psicomotoras y valores esperados para la disciplina. Por ese motivo ellas pueden medir el avance del participante en afianzar conocimientos, pero no las otras dimensiones de las competencias, por lo que si realmente deseamos evaluar todos los componentes del aprendizaje de manera más profunda en los participantes de nuestros programas de especialización, será necesario ir hacia otro tipo de evaluación más amplio. Esta es justamente la lógica de las Evaluaciones por Competencias, las cuales difieran de las convencionales en al menos los siguientes aspectos:

• En ellas la teoría y la práctica son evaluadas conjuntamente.
• Su composición la hace capaz de valorar no sólo la adquisición de conocimientos, habilidades, actitudes /valores, por separado, sino que al mismo tiempo mide la capacidad de síntesis del evaluado y su facilidad para replicar o ampliar su aprendizaje.
• Por tal motivo, sus métodos e instrumentos valoran la diversidad de desempeños esperados en todos sus componentes, con un grado razonable de aproximación.
• Se desenvuelve adecuadamente al medir como un participante puede aplicar una so-

lución encontrada o un abordaje de un problema de salud determinado, en diferentes contextos, desarrollando una capacidad complementaria para adaptarse a situaciones relacionadas.

Existen un sinnúmero de posibilidades para lograr este tipo de medición, desde evaluaciones de caso clínico, pacientes simulados, simuladores informáticos, etc. Sin embargo, el tipo de test más detalladamente desarrollado y que pude considerarse el *gold standard* para este tipo de evaluaciones es el denominado Examen Clínico Objetivo Estructurado (ECOE u OSCE por sus siglas en inglés). Un resumen de sus principios, objetivos y racionalidad puede verse en el Cuadro 6.

Estas pruebas son desarrolladas por estaciones de entre cinco a seis minutos cada una. En cada estación los candidatos reciben una serie de instrucciones escritas, que los inducen a llevar a cabo los procedimientos estándar, para situaciones que semejan las condiciones reales de atención. Estas

Cuadro 6. Principales características de las pruebas del Examen Clínico Objetivo Estructurado - ECOE (Objective Structured Clinical Evaluation - OSCE en inglés).

Elemento	Significado
Propósito	Evaluar sistemáticamente las habilidades específicas impartidas durante el programa. El ideal es evaluar estas habilidades en situaciones reales, semejantes a las de su práctica cotidiana.
Desarrollo	-Se distingue de las pruebas convencionales en que no se enfoca en el conocimiento acumulado por el participante evaluado, sino en sus reales habilidades para desarrollar lo que se le propone. -Usualmente se desarrolla en estaciones, y 15-20 alumnos son evaluados al mismo tiempo. El alumno desempeña la competencia evaluada delante del evaluador quien emplea checklists y standards predefinidos para disminuir la subjetividad durante la evaluación. -Puede ser formativa, cuando se realiza repetidamente a lo largo del año, para identificar aspectos a mejorar durante el periodo, o sumativa, cuando se plantea al final del módulo o periodo lectivo -Se suele desarrollar en situaciones semejantes a las que la competencia será desplegada, simulando la atención en un Centro de Atención primaria, o en el seno de la comunidad-familia, si se requiere que los cuidados de salud sean ofrecidos a este nivel.
Desafíos metodológicos	-Evaluar realmente las competencias que se pretenden -Evaluar la interrelación entre competencias, y no solo a ellas individualmente como componentes aislados -Reducir la variabilidad en la aplicación de la prueba -Reducir el nivel de subjetividad en la evaluación de la prueba -Reducir las dificultades intrínsecas a la realización de estos programas como tiempo implicado, incomodidad para pacientes y examinadores, etc.

primeras variantes, denominadas estaciones dinámicas, pueden desarrollarse con un paciente real o simulado. En el segundo tipo de estaciones se les presenta a los evaluados un documento-estímulo consistente en el resumen clínico de un paciente y algunos de sus resultados de exámenes auxiliares —laboratorio e imágenes—, con el objetivo de que el participante pueda interpretarlos. En estas estaciones, que se denominan estáticas, el propósito será que el participante pueda elaborar un diagnóstico, y proponer una terapéutica para responder al perfil presentado en el documento-estímulo.

Debemos considerar, sin embargo, que los exámenes de tipo ECOE son apenas una de las múltiples posibilidades disponibles cuando nos proponemos evaluar adecuadamente las competencias adquiridas en el formando. Así, si consideramos la posibilidad de evaluar no todas las competencias en bloque, sino sólo una parte de ellas, apreciaremos que ellas se establecen en una pirámide paralela a la mostrada en la figura 3, de modo que en la base se encuentran los test más simples para evaluar conocimientos, y en la punta los más complejos que evalúan íntegramente, el desempeño del profesional en su práctica cotidiana.

Y si bien estas evaluaciones por competencias son bienvenidas como respuesta a las distorsiones bastante frecuentes en la formación de especialistas en AP y MF/F, ellas son incluso de mayor relevancia para la Especialización vía Reconversión en AP —Ver subsección 4.IV.4—. Tanto en aquellos programas como en la especialización vía residentado que analizamos aquí, la importancia de una evaluación por competencias muy acuciosa al final del programa será crucial para verificar si el nuevo especialista —ya sea reconvertido en programas específicos o formado en la especialización vía residentado regular—, efectivamente ha desarrollado, o no, las competencias esperadas para un egresado del ciclo de entrenamiento. Al respecto, una definición anticipada de las necesidades de aprendizaje del participante, permitirá luego evaluar con regularidad sus conocimientos, habilidades y valores adquiridos a través de dicho esfuerzo.

Por otro lado, el empleo periódico de este tipo de evaluaciones por competencias, permitirá valorar mejor el balance entre la teoría y la práctica que los participantes están alcanzando durante la adquisición de sus competencias clínicas. Adicionalmente, dado que dichas evaluaciones se basan en múltiples fuentes de información, será posible ofrecer un más adecuado *feedback* —también llamado devolución, aunque el termino en inglés es mucho más común— al residente, y fijar con él los elementos que pudieran estar faltando en su desarrollo.

Finalmente, debemos considerar que si el rol de estas evaluaciones por competencias ya es relevante cuando hablamos de la construcción gradual de competencias por un participante en un programa de entrenamiento, su rol es crítico cuando hablamos de la certificación de especialistas egresados, mencionada en la subsección 4.I.3, que es precisamente la evaluación final de las competencias adquiridas a lo largo de su entrenamiento.

4.III. Elementos clave para la Especialización vía residentado en Atención Primaria y Medicina de Familia/Familiar

4.III.1 Características generales de los Programas de Residentado en Atención Primaria y y Medicina de Familia/Familiar

Sabemos que el gold standard para la formación de especialistas en AP y MF/F es la vía del residentado, sin embargo, a partir de la discusión sobre los escenarios docentes en la subsección 4.I.3, queda claro que no en todos los casos, los esfuerzos por implementar un programa de este tipo significarán el éxito, al alcanzar los objetivos deseados. La pregunta clave entonces es ¿De qué modo podremos obtener este tipo de recurso humano tan valioso del modo más efectivo posible? Aunque en realidad todo este libro, en sus dos volúmenes, se orienta a decantar dicha respuesta, explorando los diversos aspectos estructurales y coyunturales que son claves para responder a dicha interrogante, en esta sección nos enfocamos en los aspectos más pedagógicos o de valor docente, de dicha respuesta.

Así, debe considerarse que para implementar efectivamente la formación de estos especialistas es necesario plantear elementos de direccionalidad para la especialización vía residentado en AP y MF/F como los mostrados en el recuadro 4.B, los cuales han sido adaptados para el contexto Latinoamericano, a partir de diversos documentos de programas internacionales de espe-

Recuadro 4.B: Elementos de direccionalidad esperados para un programa de formación de Especialistas en Atención Primaria y Medicina de Familia/Familiar

OBJETIVO GENERAL
Formar profesionales con conocimientos especializados en AP y MF/F, que cuenten con los elementos básicos necesarios para ofrecer una atención en salud humanitaria, científica, integral y continua a las personas y familias, en todas las etapas del ciclo de vida, contribuyendo a mejorar la salud de la comunidad a la que sirve.

OBJETIVOS EDUCACIONALES
Al finalizar el programa los Equipos de Salud participantes podrán:
• Abordar, y en la medida de las posibilidades institucionales resolver, hasta el 80% de los problemas de salud de las personas y familias a su cargo, en las diversas esferas que las constituyen —físicas, emocionales, sociales, etc.—, al mismo tiempo que ofrecen actividades para prevenir enfermedades y daños, y favorecer su adecuado desarrollo y plena calidad de vida. Todas estas acciones se ofrecerán integradamente, de un modo personalizado, humanista, con calidad y competencia técnica.
• Reconocer adecuadamente sus límites de competencia, empleando las interconsultas, referencias y/o derivaciones de sus pacientes a niveles de mayor complejidad, según la naturaleza del problema y conservando el vínculo con los pacientes transferidos.
• Establecer vínculos con las familias y la comunidad organizada, tomando conocimiento de sus características socio-culturales y ambientales, y empleando su criterio epidemiológico para diseñar, implementar y evaluar las actividades que impacten en los problemas de salud de la comunidad, del modo más participativo posible.
• Diseñar programas viables para:
• Estudio e intervenciones en familias con problemas de dinámica familiar, en su ámbito de ejercicio profesional.
• Estudio e intervenciones en comunidades con problemas sociales o sanitarios que afecten la calidad de vida de la colectividad.
• Estudio e intervenciones en su establecimiento de salud para implementar una adecuada Atención Integral.
• Desarrollar e idealmente publicar los resultados de una investigación desarrollada en su ámbito de ejercicio profesional, dentro del contexto de la AP.

EJES CURRICULARES
Un plan de estudios típico para la Especialización en AP y la MF/F puede ser organizado considerando 6 ejes curriculares, cada uno de los cuales trata un tema aglutinador en función del logro de competencias. Los ejes son las siguientes:
• Eje 1: Bases de la AP y la MF/F
Facilita la comprensión de los contenidos de los otros ejes, presentando una panorámica del cuerpo de conocimientos de la disciplina de la Medicina familiar y contenidos complementarios aplicables a la AP.
• Eje 2: Atención a la Persona: Genera las competencias necesarias para ofrecer una adecuada atención con enfoque biopsicosocial al ser individual en el contexto de su familia y comunidad poniendo un énfasis especial en la prevención de la enfermedad y la promoción de la salud, incrementando su efectividad y eficiencia para contribuir a mejorar la salud de las familias y la comunidad. Se aborda por etapas del ciclo de vida —i.e. Niño, Adolescente, Adulto/Gestante, Adulto Mayor— y con contenidos adaptados o diversificados de acuerdo a cada rama profesional.
• Eje 3: Atención a la Familia: Desarrolla aspectos básicos necesarios para el abordaje de la dinámica familiar y el manejo de su micro-entorno. Esto se complementa con la presenta algunas herramientas elementales que se emplean para ofrecer una atención enfocada en el grupo familiar, diagnosticando y brindando orientación a las familias para el logro de una mejor funcionalidad familiar, ofreciendo pautas para abordar algunos de los problemas típicos que las afectan.
• Eje 4: Acciones de Salud en la Comunidad: ofrece los contenidos necesarios para lograr la cooperación de la comunidad en el abordaje participativo de los problemas de salud. Apoya el desarrollo y fortalecimiento de las organizaciones comunales, como un modo de promover y estimular su participación ciudadana en salud. En tal sentido, busca contribuir a vincular a la comunidad y el resto de organizaciones de base en su entorno en los que trabajen, con los servicios de salud. Este eje incorpora tanto aspectos conceptuales como los principios, estrategias y acciones sobre la participación de la comunidad, así como instrumentales para desarrollar este trabajo.
• Eje 5: Gestión y Aspectos Administrativos de los Establecimientos de AP: Explora algunos de los múltiples contenidos necesarios para implementar la AP y MF/F tanto en el contexto intra como extramural de los servicios de salud, generando competencias para organizar estructural y funcionalmente los establecimientos de salud, con la finali-

dad de implantar los nuevos modelos prestacionales. Prepara a los participantes para liderar los equipos técnicos, potenciando sus recursos, y asegurando un adecuado diagnóstico, diseño, planificación, programación, análisis, ejecución y evaluación de las intervenciones en AP.
• Eje 6: Docencia e Investigación en AP: Desarrolla algunas competencias necesarias para la docencia, comunicación y educación continua a los recursos humanos que laboran en el ámbito de la AP, así como a los recursos de la comunidad —agentes comunitarios, organizaciones de base, otras instituciones, etc.—. También abordan algunas bases conceptuales y herramientas metodológicas para poder desarrollar investigación científica en la AP, centrando su estudio en la realidad de salud y sus factores determinantes, generando conocimientos y evaluando innovaciones de potencial beneficio a su labor como la *telesalud, e-learning, m-health* y otras soluciones tecnológicas, apropiadas para la resolución de los problemas de salud de las familias y la comunidad.

PERFIL DE EGRESO DEL PROGRAMA

Se espera que al final de su periodo de aprendizaje, los egresados del Programa sean competentes para:
• Realizar una adecuada atención individual, con enfoque biopsicosocial, y según la resolutividad esperada en AP.
• Realizar actividades de promoción de la salud y prevención de los problemas y enfermedades más prevalentes.
• Dar soporte a las familias para el logro de una adecuada dinámica y funcionalidad familiar.
• Insertarse en las acciones de desarrollo local, control ambiental y otras de las organizaciones comunales y los sectores, efectivizando la participación ciudadana en salud.
• Ejercer la supervisión de otros profesionales y técnicos que constituyan parte de los equipos de trabajo en AP.

PERFIL DEL CANDIDATO A ESPECIALISTA

Como gran parte del desempeño del profesional de AP depende de actitudes naturales propias de cada persona tales como una predisposición al servicio a sus semejantes, facilidad para el estudio y actitud positivas hacia las familias a su cargo. En consecuencia, para seleccionar a los postulantes más adecuados a la especialidad deberá considerarse no solo su excelencia en los conocimientos y habilidades esperados para un profesional generalista candidato a especializarse en AP, sino adicionalmente verificar que su escala de valores y actitudes es la correcta. Por ello no se puede confiar sólo en una prueba convencional, o una admisión basada en criterios administrativos. Es importante contar con una evaluación minuciosa de partida de los candidatos a unirse al programa, la cual deberá ser basada en una entrevista, evaluación oral y escrita y revisión de antecedentes, que verifique que el ingresante al programa sea portador de los siguientes atributos:

1 Sea una persona que se respeta y respeta a los demás, asumiendo responsabilidad por sus actos y sus omisiones.
2 Esté dispuesto a lograr el bien común como su actitud ante la vida.
3 Tenga disposición al autoconocimiento.
4 Tenga empatía en sus relaciones interpersonales y se muestre comprensivo con quienes están en dificultades.
5 Esté consciente que la esencia de la especialidad reside en el servicio y tenga vocación para ello, sin negar el reto y atractivo intelectual que conlleva.
6 Tenga clara disposición hacia el trabajo, especialmente al trabajo en equipo.
7 Haya desarrollado la capacidad de aplicar la lógica en su razonamiento.
8 Sea capaz de comunicarse adecuadamente, tanto en forma oral como escrita.

COMPETENCIAS GENÉRICAS

La *Society of Teachers of Family Medicine* y el *Acreditation Council for Graduate Medical Education – Family Medicine*, han propuesto un conjunto de Competencias Genéricas relacionadas al Cuidado del Paciente, al Conocimiento Médico, al Aprendizaje y Mejoramiento continuos basados en la práctica, Habilidades Interpersonales, al Profesionalismo y al Ejercicio con una visión de sistema, las cuales deben ser inculcadas por los programas.

1. Cuidado del Paciente
1.1 Desarrollar una interacción respetuosa con el paciente y su familia
1.2 Obtener información esencial y precisa del paciente y su familia.
1.3 Tomar decisiones informadas acerca de las intervenciones diagnósticas y terapéuticas
1.4 Realizar planes de manejo negociados con el paciente.
1.5 Aconsejar y educar al paciente y su familia
1.6 Ejecutar procedimientos competentemente
1.7 Prevenir problemas de salud e incentivar el adecuado mantenimiento de la salud
1.8 Trabajar con los otros profesionales y técnicos del equipo de Salud para proveer un cuidado centrado en el paciente
2. Conocimiento Médico
2.1 Desarrollar un pensamiento investigativo y analítico
2.2 Emplear adecuadamente las ciencias básicas y aplicadas requeridas para perfeccionar

su práctica
3. Aprendizaje y Mejoramiento continuo basados en la práctica
3.1 Ejercitar el mejoramiento continuo de la práctica basado en el análisis crítico de sus experiencias y situaciones clínicas.
3.2 Ejercitar la medicina basada en evidencias en relación a los problemas de salud
3.3 Valorar adecuadamente la evidencia aportada por los estudios clínicos
3.4 Usar adecuadamente la tecnología para acceder y manejar la información disponible
3.5 Facilitar el aprendizaje de estudiantes y de los otros miembros del equipo de salud.
4. Habilidades Interpersonales
4.1 Crear y sostener una relación ética y terapéuticamente adecuada con los pacientes y sus familias
4.2 Desarrollar una comunicación efectiva
4.3 Trabajar efectivamente y como un líder, con los otros miembros del equipo de salud.
5. Profesionalismo
5.1 Desarrollar respeto y compasión por los pacientes y sus familias, y una vocación por responder a las necesidades de los pacientes y la sociedad, en un nivel que vaya más allá del interés propio.
5.2 Demostrar compromiso con los principios éticos y sus repercusiones en la práctica tales como la confidencialidad, consentimientos informados, deseos expresos no atención, etc.
5.3 Demostrar sensibilidad por los atributos particulares de los pacientes y sus familias, como cultura, edad, género, discapacidad, etc.
6. Ejercicio con una visión de sistema
6.1 Entender y demostrar sensibilidad por los modos en que su práctica afecta al cuidado ejercido por los otros miembros del equipo de salud, a la institución para la cual trabaja, al Sistema de salud en su conjunto y finalmente a la sociedad como un todo.
6.2 Entender y demostrar sensibilidad por los modos en que su práctica afecta al paciente, a la familia del paciente y a su comunidad.
6.3 Desarrollar una práctica sensible a los métodos para una práctica costo-efectiva, que posibilite una mejor redistribución de recursos sin comprometer la calidad de la atención.
6.4 Contribuir y abogar por que los pacientes y sus familias reciban la mayor calidad posible por parte del sistema, y orientarlos para que puedan lidiar mejor con sus complejidades.

cialización. Ellos permiten articular un conjunto de aproximaciones metodológicas de enseñanza-aprendizaje —enfoques conceptuales, técnicas didácticas, y en general acciones docentes—, organizándolas de acuerdo a una propuesta de formación por competencias. Estos elementos son tremendamente útiles para la construcción de la especialización vía residentado en AP y MF/F, que se espera desarrollar.

En términos generales, podría decirse que la especialización vía residentado tiene como objetivo central ofrecer a sus formandos los conocimientos y habilidades necesarios para cubrir las necesidades de salud de todo un grupo poblacional, a través de su ciclo vital completo, centrándose en la persona como un todo, e incluyendo el contexto familiar y comunitario en sus respuestas. Para lograr este objetivo, sus participantes debían aprender a no enfocarse únicamente en los problemas o quejas traídas por el paciente al momento de su visita, sino a intervenir también en todos sus determinantes biopsicosociales, manejando un amplio abanico de respuestas, y prodigando una atención centrada en la persona. Con dicho fin estos residentados debían reforzar no solo las habilidades clínicas de sus participantes, por encima de la tecnología, sino también el uso de herramientas metodológicas de la disciplina de la MF/F, desarrolladas para dichos propósitos.

La apuesta mayor era que los especialistas en AP y MF/F, una vez concluido su entrenamiento y contando con el respaldo de sus sistemas de salud, podrían alcanzar niveles de resolutividad comparables o incluso superiores al de los especialistas lineales convencionales —internistas, pediatras, ginecólogos, etc.—, al momento de enfrentarse a los problemas más prevalentes en las consultas de la AP. Además, por ser efectivos en la atención de poblaciones variadas, un egresado de estos residentados podría tener el mismo efecto que dos o tres diferentes especialistas lineales. Entonces, dada la gran importancia asignada al control de costos, dados sus efectos negativos para las instituciones prestadoras de servicios de salud vividos desde la segunda mitad del siglo XX, sin duda esta formación poli-funcional de la especialidad resultaría atractiva para diversos actores relacionados a la costo-efectividad de los sistemas de salud.

Como puede desprenderse de los párrafos anteriores, sus resultados inmediatos tienen que ver concretamente con la mejora de la calidad de los especialistas en AP, aunque trabajan no solo para favorecer una mayor competencia técnica en el manejo de los principales problemas de salud de la población, sino al mismo tiempo, para ofrecer un trato más humano y empático hacia los pacientes. En términos generales, podría decirse que la especialización vía residentado tenía como objetivo central ofrecer a sus formandos los conocimientos y habilidades necesarios para cubrir las necesidades de salud de todo un grupo poblacional, a través de su ciclo de vida completo, centrándose en la persona como un todo, e incluyendo el contexto familiar y comunitario en sus respuestas. Para lograr este objetivo, sus participantes debían aprender a no enfocarse únicamente en los problemas o quejas traídas por el paciente al momento de su visita, sino a intervenir también en todos sus determinantes biopsicosociales, manejando un amplio abanico de respuestas, y prodigando una atención centrada en la persona. Con dicho fin estos residentados debían reforzar no solo las habilidades clínicas de sus participantes, por encima del uso de la tecnología, sino también el uso de herramientas metodológicas de la disciplina de la MF/F, desarrolladas para dichos propósitos.

Para responder a sus objetivos, el diseño debería intercalar actividades académicas y sesiones de trabajo clínico en la práctica, abordando diversos contenidos temáticos para estos programas de posgrado, los cuales deben desplegar las oportunidades necesarias para responder al perfil del especialista que se desea formar, poniendo mayor o menor énfasis, en los diversos ejes curriculares vistos en el recuadro 4.B, según la necesidad particular del sistema educativo al que van a servir. En la mayoría de los países, los programas orientados a la especialización vía residentado para la formación de médicos, se denominó Especialización en MF/F, durando entre 3 y 5 años a tiempo completo-dedicación exclusiva, y comprenden un mínimo de 60 horas crédito por año (180 en total para alcanzar la especialización). Estos programas de posgrado desplegaban sus actividades académicas según el perfil del especialista que deseaban formar, poniendo mayor o menor énfasis, en los diversos ejes curriculares vistos en el recuadro 4.B

Algunos de los contenidos temáticos que más frecuentemente se abordan son los relacionados a la AP y la MF/F como una disciplina, la Atención a la persona por etapa del ciclo de vida, donde se da a la respuesta médica ante las patologías más prevalentes con conductas clínicas enmarcadas por las respectivas especialidades lineales —Medicina interna, Pediatría, Ginecobstetricia, Cirugía— pero empleando herramientas de la especialidad, al trabajo con contenidos de algunas especialidades complementarias de especial valor para nuestro trabajo —Geriatría, Salud pública, Psicología médica, etc.—, Urgencias médico-quirúrgicas, Mantenimiento de la salud y promoción de la salud, Intervención en familias a partir de un estudio integral de la dinámica familiar, Planificación, monitoreo y evaluación de actividades en la Comunidad, entre los más importantes elementos nucleares. Ellos podrían complementarse con elementos específicos, según el interés de cada programa, ligados por ejemplo al trabajo de docencia, o investigación, o epidemiología de campo, entre otros.

Cuadro 7a. Módulos y contenidos temáticos comunes en programas de Especialización en Atención Primaria y Medicina de Familia/Familiar. Ejes Persona y Familia

Modulo según Eje Curricular	Contenidos temáticos
Atención a la persona por etapa del ciclo de vida	Emplear adecuadamente la entrevista clínica, examen físico y registro de datos
	Emplear tecnología apropiada para la formulación de planes diagnósticos.
	Manejo integral biopsicosocial de la persona con resolutividad y empatía compasiva
	Cuidados Esenciales para la recuperación y rehabilitación en salud
	Seguimiento y continuidad del paciente
	Información y toma de decisiones conjuntas con el paciente
	Negociar con el paciente y realizar la gestión del tipo de continuidad de la atención
Mantenimiento de la salud y promoción de la salud	Abordaje de necesidades de mantenimiento de la salud
	Actividades de promoción de la salud de la persona
Intervención en familias	Intervención preventiva en familias
	Realizar asesoría anticipatoria para prevenir las crisis producto de situaciones previsibles en la vida de la familia
	Intervenir en las familias con problemas familiares más prevalentes para contribuir a la resolución o control de los problemas identificados
	Identificar los problemas familiares más prevalentes, tanto en su micro-entorno como en su dinámica familiar
	Marco teórico para establecer diagnósticos familiares

Cuadro 7b. Módulos y contenidos temáticos comunes en programas de Especialización en Atención Primaria y Medicina de Familia/Familiar. Ejes Comunidad, Bases, Investigac., Gestión.

Módulo según Eje Curricular	Contenidos temáticos
Planificación, monitoreo y evaluación de actividades en la Comunidad	Diseñar y formular programas con participación de la comunidad, y participación de todos los sectores y actores sociales.
	Elaborar un plan de capacitación para los miembros del equipo de salud que responda a sus necesidades de formación en Salud Familiar
	Organizar la Capacitación de agentes comunitarios de salud
	Diagnósticos en la comunidad
	y Atención Primaria Orientada a la Comunidad (APOC)
AP. Medicina familiar y salud familiar	Contar con un marco general al equipo de salud, para enfocar las acciones de la estrategia de salud familiar.
Investigación en AP	Formular, desarrollar y publicar una investigación realizada en el ámbito de la AP
Implementación de Servicios de Atención Primaria con resolutividad, integralidad, continuidad y calidad	Aplicar los principales enfoques conceptuales y herramientas metodológicas para la gestión y administración de los Servicios de Atención Primaria, generando un clima organizacional propicio para optimizar los resultados del equipo.
	Reorganizar los servicios para ofrecer un Cuidado Holístico e Integral, optimizando los recursos existentes para responder adecuadamente a las necesidades de salud de la población adscrita

Estos contenidos temáticos suelen organizarse en módulos, y desarrollarse a través de actividades académicas en aula — idealmente empleando las Aproximaciones Metodológicas vistas en la subsección 4.III.3 — y sesiones de trabajo clínico en la práctica, idealmente desplegándose en los diferentes ámbitos de actuación y campos clínicos que se considerarán en la subsección siguiente. Un ejemplo somero de algunos módulos a considerar y sus potenciales contenidos es mostrado en el Cuadro 7a y 7b.

Cada programa debe tener requisitos de ingreso y egreso muy claros, un ejemplo de los cuales se muestra en el recuadro 4.B, contando con una plana docente compuesta por tutores y profesores, idealmente de la especialidad de la AP y la MF/F. Si ello no es posible, al menos quien coordina el programa debe ser miembro de la especialidad y los tutores deben conocer perfectamente los modelos prestacionales que empleamos en nuestra disciplina.

La evaluación de los participantes debe ir más allá de las pruebas convencionales, como se describió en la subsección anterior, pudiendo tratarse de evaluaciones por competencias como las descritas ahí, o al menos otras que complementen la evaluación cognitiva con una evaluación de las habilidades y destrezas, así como de las actitudes, basándose en el seguimiento continuo y contacto continuado entre participantes y tutores o profesores.

4.III.2 Ámbitos de actuación y campos clínicos para formar a los Especialistas en Atención Primaria y Medicina de Familia/Familiar

Para la implementación atinada de programas que aseguren una transmisión con éxito de los conocimientos, habilidades, actitudes y valores requeridos a sus participantes, para su desempeño como especialistas en AP y MF/F, será necesario la implementación de los denominados *escenarios clínicos*, y *campos clínicos*, que constituyen contextos cruciales para que todos los esfuerzos educativos tengan el efecto esperado. Una mirada general con respecto a cómo se interrelacionan dichos elementos puede apreciarse en el Cuadro 8, siendo revisados a continuación.

Ámbitos de actuación

Puede decirse que la mayor parte de experiencias educativas durante la especialización vía residentado en AP y MF/F deben ser recibidas, además de las salas de aula en las que se desarrollan la mayor parte de las Actividades Académicas, en tres ámbitos de actuación complementarios. El primero lo constituyen las estructuras para internamiento de pacientes en los niveles secundario y terciario de atención, o *Pisos de Hospitalización*. En ellos los residentes rotan por especialidades lineales seleccionadas, aprendiendo en di-

Cuadro 8. Interrelación entre escenarios y campos clínicos en programas de Especialización en Atención Primaria y Medicina de Familia/Familiar.

	Escenarios Clínicos		
	Hospital	Ambulatorio de AP	Comunidad
Campos Clínicos	Rotaciones por especialidades lineales	Ambulatorio enfocado en la AP	Plataforma Familiar de Atención
	Ambulatorio Hospitalario de MF/F	Centros Especializados en AP	Visitas domiciliarias
	Clínica de Atención a la Familia	Clínica de Atención a la Familia	Espacios Comunitarios

chas rotaciones fundamentalmente por transmisión oral y práctica directa con profesores y residentes de dichas especialidades, así como con lecturas y las tradicionales clases magistrales, poniéndose el énfasis en las rotaciones por especialidades tradicionales como medicina interna, pediatría, ginéco-obstetricia, etc.), por encima de otras subespecialidades. Aun cuando a primera vista podría parecer contradictorio enviar a nuestros residentes iniciando su formación a aprender de los propulsores de un modelo del cual queremos desprendernos, en realidad ello es completamente necesario, dado que estos recursos humanos requieren para su formación, de un flujo importante de pacientes para ejemplificar los cuadros clínicos en los cuales deben volverse expertos. Desafortunadamente ello sería muy difícil de alcanzar, o tomaría mucho tiempo, en Centros de Salud o Unidades periféricas de AP. Por el contrario, el contacto con las rotaciones hospitalarias y los profesores de otras especialidades incrementa sus posibilidades de aplicar sus conocimientos sobre la atención a la persona proveyendo, en forma supervisada, asistencia a pacientes que porten los problemas que posteriormente observarán en su práctica profesional.

Es ciertamente una queja habitual de docentes y residentes, que los contenidos ofrecidos durante estas rotaciones se adecuan poco a las necesidades de nuestros residentes rotando por ellas. Ello es natural y no presenta ninguna sorpresa, pues dichos campos clínicos han sido pensados para los especialistas lineales y no para la AP. Ello es un problema casi imposible de remontar, y se encuentra presente en prácticamente todos los casos, salvo cuando los hospitales donde estos residentes rotan están a cargo de profesionales colegas de la especialidad de la AP y la MF/F. Aunque tener especialistas en AP parezca un contrasentido trabajando en hospitales, ello ocurre en algunos países desarrollados, particularmente angloparlantes, donde existen diversos hospitales docentes manejados íntegramente por equipos de especialistas en MF/F. No obstante, esta es prácticamente una posibilidad negada en Latinoamérica, por lo que ante dicha carencia, la tarea fundamental de tutores y docentes de la especialidad será ayudar a los participantes de nuestros programas a adecuar estos contenidos sobre-especializados a sus propias necesidades, conduciéndolos bajo el principio de "tomar de las especialidades lineales lo que les es útil, pero manteniéndose fiel a la esencia de la AP y la MF/F".

Un peligro siempre latente para el residente iniciante en la especialidad que participa de estas rotaciones en grandes nosocomios, es la propensión a "deslumbrarse" con la tecnología y sofisticación del ambiente hospitalario, adoptando el enfoque biologicista, híper-exploratorio y hasta despersonalizante, que puede existir en ellos. Para evitarlo se debe busca un equilibrio entre la formación por especialistas lineales y por profesionales de la propia especialidad y bajo nuestra propia disciplina. Entonces el segundo ámbito de actuación para adquirir estos conocimientos y habilidades se refiere a los *Consultorios Ambulatorios de AP* — Centros de Salud, Unidades Periféricas, etc. —, los cuales son cruciales para balancear el influjo de los hospitales y sus especialistas lineales sobre los residentes. Por ello, los candidatos a especialista deben participar de la consulta del ambulatorio de AP desde su primer año, para así poder percibir desde un inicio, la importancia del abordaje biopsicosocial sobre los problemas que traen los pacientes, limitando el empleo de tecnología y de las interconsultas a las especialidades tradicionales. Por otro lado, el contacto intensivo con profesores de la misma especialidad, posibilitará asegurar que los residentes definan y conserven su identidad y compromiso con la filosofía de su práctica y se empapen de los diferentes contenidos diferenciales de la AP y MF/F que no son ofrecidos por las rotaciones hospitalarias.

Sin embargo, si estas experiencias no están claramente conceptualizadas y suficientemente armonizadas con el Plan de entrenamiento, existe el peligro de que este no contribuyan a apuntalar sus competencias en AP. Por ello es crucial asegurar que los Consultorios Ambulatorios de AP donde los residentes vayan a rotar, hayan adoptado un modelo prestacional acorde con el que se emplea regularmente en la MF/F, con un enfoque de cuidado más holístico e integral, y con base familiar. Además, deben existir suficientes tutores especialistas en AP y/o MF/F a cargo de los participantes en el residentado, los cuales deben contar con los perfiles necesarios para guiar adecuadamente a sus colegas en formación sobre los puntos fundamentales y las herramientas que se emplean en nuestra disciplina.

El tercer ámbito de actuación para la formación de este staff son las propias vecindades o *Comunidades asignadas* como espacios de formación, en las cuales los residentes bajo entrenamiento deberán desenvolverse con facilidad, ingresando a los hogares, estando en contacto directo con las familias, y participando en actividades desarrolladas conjuntamente con los representantes de la sociedad civil y habitantes de sus zonas de trabajo.

Campos clínicos

Los ámbitos de actuación antes presentados constituyen el andamiaje estructural que posibilitará implementar los denominados campos clínicos que son los espacios organizacionales donde se plasmarán las aproximaciones metodológicas desarrolladas en la siguiente subsección y que servirán de marco directo para la formación de los residentes. Una vez más debe dejarse el recordatorio de que estos campos se complementan con las salas de aula en las cuales se deben desarrollar las actividades académicas. Particularmente cuando los programas se encuentran en un escenario adverso carente de campos clínicos, estas actividades académicas pueden ser de norme beneficio para el crecimiento profesional de los participantes, particularmente si emplean las técnicas didácticas descritas en la siguiente subsección.

De modo que, son estos campos clínicos los que ayudan a los participantes a desempeñarse en cada uno de los ejes curriculares del programa descritos en el recuadro 4.A, tanto en lo referido a su aspecto recuperativo como en lo concerniente a la prevención y promoción de la salud. Además, ellos dan sustento al ejercicio de las denominadas técnicas didácticas, un tipo de aproximaciones metodológicas de enseñanza-aprendizaje, las cuales pueden hacer la diferencia en cuanto a efectividad en la transmisión de competencias. Estos campos clínicos, cuyo listado sucinto se presentó en el cuadro 8, son detallados a continuación de acuerdo a cada Eje Curricular.

Eje - Acciones de Salud en la Persona
• *Rotaciones por especialidades lineales:* Durante el período correspondiente a las rotaciones hospitalarias, el participante en el programa rota al menos por los servicios de Medicina, Cirugía, Ginéco-obstetricia y Pediatría de su hospital asignado, pudiendo complementarse estas pasantías con otras especialidades lineales, siempre y cuando su utilidad para la AP se encuentre ampliamente fundamentada en el contexto local. Para una mayor descripción ver subsección anterior.
• *Ambulatorio Hospitalario de MF/F:* Estos son espacios dentro de los hospitales donde consultan exclusivamente, pacientes con problemas habitualmente vistos en la AP, siendo idealmente atendidos por tutores especialistas en AP o MF/F, y aplicando enfoques y herramientas metodológicas propuestas por nuestra disciplina. Ello proporciona un interesante mix entre el alto flujo de pacientes disponible en un hospital al lado de la disponibilidad de tecnologías diagnósticas en dichos establecimientos, y al mismo tiempo el uso de abordajes ampliamente utilizados por la especialidad.
• *Ambulatorios enfocados para la práctica de la AP (AMEAP):* Ellos se insertan en Centros de Salud, Unidades Básicas o Periféricas de Salud, y otras modalidades de establecimiento del primer nivel de atención, ofreciendo servicios de primer contacto en sus sistemas de salud —Ministerio de Salud o Seguridad Social—. Ellos deben tener un modelo alternativo de prestación de servicios, o al menos debe ejercer ahí un especialista en AP o MF/F, quien actúa como tutor, mostrando como ofrecer una atención con integralidad, longitudinalidad, adecuada calidad y empleando herramientas propias de la disciplina.
Al respecto, no es recomendable que los participantes roten por establecimientos sin modelo alternativo o sin especialista en AP o MF/F, trabajando de acuerdo a la realidad convencional en consultas de medicina general sin modificaciones fundamentales en su modo de actuación, ya que estos ambulatorios ofrecen un modelo fragmentado y sin resolutividad, que sumará poco a la formación de los residentes.
• *Centros Especializados en AP (CEAP):* Se trata de un establecimiento con las características mostradas en el capítulo 3 —En esa experiencia es denominado Centro de Medicina Familiar—, el cual cuenta con todas las facilidades estructurales, organizacionales, de tutores especialistas en AP o MF/F y de

recursos humanos y materiales anexos para desempeñarse de acuerdo a los estándares demandados por la especialidad. Para una mayor descripción de cómo se configura este tipo de centro se recomienda revisar las secciones 3.II y 3.IV.

• *Visitas domiciliarias:* Un primer grupo de estas visitas se relaciona a la recuperación de la salud, cuya finalidad es confirmar problemas agudos —en caso sean resultado de una referencia o alerta comunitaria—, o de ofrecer servicios a personas que no pueden movilizarse —enfermos terminales o adultos mayores sin soporte familiar— o incluso para el seguimiento de problemas vistos en la atención ambulatoria. Sin embargo, su utilidad más importante debe ser la de desarrollar actividades de prevención y promoción de la salud para las personas y familias. En el recuadro 2.D se incluye información pormenorizada sobre como programarlas, implementarlas y ejecutarlas.

Eje - Acciones de Salud en la Familia
Aunque este tipo de atención podría ser desarrollada en las consultas de ambulatorio anteriormente descritas, tanto en el hospital como en la AP, se recomienda que ellas sean prioritariamente abordadas en los dos tipos de campo clínico descritos a continuación.

• *Clínica de Atención a la Familia:* El término clínica no alude aquí a una estructura física, sino al hecho de ser un servicio periódico que se desarrolla una o dos veces por semana, empleando un espacio específico dentro del ambulatorio de AP. Las familias presentando algún tipo de problema de dinámica familiar son citadas en dicho día, abordándose sus problemas en profundidad, empleando las herramientas y metodologías descritas brevemente en la subsección 2.I.2 y en el capítulo correspondiente del Vol. 2.

• *Plataforma Familiar de Atención:* Estas acciones se desarrollan en vecindades y comunidades directamente adscritas al ambulatorio de AP según metodología explicada en la subsección 3.III.1. Como parte de las actividades de dicha plataforma, el participante en el programa deberá desarrollar en el sector de familias a su cargo, un censo familiar y, dependiendo de lo encontrado, un Diagnóstico Familiar y un Plan de Atención, el cual puede incluir actividades orientadas a mejorar la dinámica familiar, dentro de sus actividades.

Eje - Acciones de Salud en la Comunidad
• *Espacios Comunitarios*
Igualmente, importantes son los conocimientos y habilidades para la atención a la comunidad los cuales son raramente ofrecidos en la mayoría de programas de residentado. Para su implementación, ellos requieren un espacio docente asentado en una comunidad receptiva para participar en este tipo de actividades. Este podría desarrollarse en un CEAP como el descrito en el capítulo 3 o en una comunidad con actividades para alumnos del pregrado. Una metodología de extremo valor para encarrilar este tipo de intervención es la:

• *Atención Primaria Orientada a la Comunidad (APOC):* Durante el desarrollo de la APOC —Ver subsección 5.II.2—, el interlocutor autorizado, generalmente residentes de años superiores o tutores, convocan a los líderes de la comunidad y representantes de los diferentes sectores de la sociedad civil trabajando en el área de influencia del establecimiento para participar en un ejercicio de diagnóstico y planificación participativa. La idea principal del ejercicio es identificar y consensuar un conjunto de actividades que respondan a problemas prioritarios encontrados por el grupo de participantes, los cuales se orientan a alcanzar los objetivos globales de salud y bienestar para la comunidad. Este ejercicio debe traducirse en propuestas de trabajo concretas a ser implementadas por el grupo de participantes en su conjunto.

Eje - Gestión de Servicios de Atención Primaria
• **Establecimientos de Salud**
Por último, las competencias para este eje, en un escenario ideal, deben también ser abordadas en un contexto cercano a los servicios de AP donde ellos trabajan. En tal sentido, las prácticas habituales de hacer rotar a los residentes por direcciones estatales, regionales o incluso por dependencias burocráticas de los Ministerios de Salud o Seguridad Social, pueden parecer interesantes en un primer momento, pero al final tendrán poco peso en la formación del especialista, a menos que este tenga una neta orientación a dicho tipo de trabajo. En todas las otras circunstancias será mejor que cualquier pasantía o rotación a este respecto sea desarrollada en un Establecimiento de Salud dentro del ámbito distrital, o en general local.

4.III.3 Aproximaciones Metodológicas para formar a los Especialistas en Atención Primaria

Sin duda el método más importante para favorecer la impregnación de estos elementos esenciales, durante el período formativo de los residentes, es que ellos los aprendan del ejemplo de los tutores y preceptores colegas de la especialidad. Sin embargo, esto no siempre es posible y para estas circunstancias es que se han desarrollado un conjunto de abordajes docentes a ser explicadas en esta sección, las cuales pueden exponer a los participantes a diversos ejercicios no solo de memoria, sino también de ejercicio lógico, de aplicación inductivo-deductiva y de formulación de juicios valorativos que constituya un substrato conceptual útil para tomar las decisiones más adecuadas, de acuerdo al marco ético de principios y valores ligados a nuestra disciplina, que debe siempre guiarlos.

Todos estos enfoques, abordajes, técnicas y procedimientos diversos son denominados aquí: Aproximaciones Metodológicas, y su utilidad deviene de que pueden ayudar a que los candidatos a especialista en AP y MF/F puedan consolidar su formación. Ellas deben ser convenientemente tomadas en cuenta por el staff docente a cargo de entrenar a estos recursos humanos, considerándolos como una especie de marco referencial para guiarlos al momento de elegir sus opciones de trabajo. Los elementos más comunes de dichas Aproximaciones Metodológicas que han sido de gran utilidad para nuestro trabajo docente y por ese motivo las incluimos en un lugar de relevancia en esta publicación.

Para su presentación en esta sección dividimos las aproximaciones metodológicas en dos tipos, los *enfoques conceptuales*, y las *técnicas didácticas*. Consideramos como enfoques conceptuales a los planteamientos teóricos que respaldan un tipo de acción al respecto del diseño y la organización de la acción docente, según las necesidades de los recursos humanos bajo entrenamiento. Las técnicas didácticas, por su lado, son modalidades para la enseñanza-aprendizaje que ayudan a los formandos a retener mejor y dar mayor significado a los contenidos que les son ofrecidos, rentabilizando el tiempo de interacción entre profesores, tutores, alumnos y colegas, y potenciando el valor de las oportunidades educativas disponibles. Las técnicas didácticas recomendadas para la especialización vía residentado en AP y MF/F alcanzan un valor especial para aquellos escenarios docentes en los cuales existe una carencia significativa de campos clínicos, como los escenarios *En Progreso* y *Aceptable* —Ver subsección 4.I.4— y serán mostradas con más detalle en el acápite subsiguiente. A continuación, nos focalizamos sobre los enfoques conceptuales priorizados para nuestro trabajo, los cuales son enumerados

Cuadro 9. Enfoques Conceptuales para la Formación de Especialistas en AP y MF/F

Enfoques conceptuales
Enfoque de Formación por Competencias
Enfoque de Formación en Servicio
Enfoque de Educación Flexible
Enfoque de Educación a Distancia

en el cuadro 9, y se detallan en los siguientes párrafos.

Enfoques conceptuales para la formación de Especialistas en AP y MF/F

El primero de los enfoques a desarrollar en este capítulo será el de la *Formación en Servicio*, el cual tiene relevancia directa para la especialización vía residentado, que basa su estructura general de acuerdo al mismo. Este enfoque propone una actividad docente fundamentalmente ejecutada en los propios ámbitos donde ellos se desempeñan. Apuntalar su aprendizaje en condiciones reales, será posible desarrollando tareas y procedimientos con sus propias familias adscritas y pacientes asignados, todo lo cual ayudará a los candidatos a especialista a adaptar sus conocimientos a la realidad en la que debe desempeñarse. Un beneficio adicional de este tipo de arreglo es que da mayor significado al aprendizaje obtenido, al convertirse en beneficio directo para la población.

En este sentido, la formación en servicio contribuye a consolidar un equipo competente, independientemente de sus aspiraciones como profesional, las cuales pueden completarse mediante posteriores esfuerzos de especialización. Dicho de otro modo, esta formación permite que todos y cada uno de los miembros del equipo aprendan a desempeñarse adecuadamente en las labores que les conciernen, independientemente de sus intereses particulares y aspiraciones individuales. Dentro de este enfoque, los servicios de salud son el espacio donde gradualmente se conquista el entrenamiento enfocado en la AP. En un primer momento priorizando la formación concentrada en el trabajo cotidiano de los equipos locales, preparándolos para desplegar su labor bajo ciertos estándares; hasta, posteriormente, consolidarse como campo de entrenamiento, en la fase del pre-grado, para profesionales de diversas ramas de las Ciencias de la Salud, consiguiendo así una reorientación del perfil de dichos egresados hacia la AP.

Además, será en el marco de este enfoque que podrá construirse una relación didáctica y de mentoría entre participantes de diferentes niveles de avance según el año de residentado. Así, los residentes de años superiores deben supervisar las actividades de los residentes de primer año y otros pasantes menos entrenados dentro de su desarrollo como futuros docentes. El trabajo en servicio entonces alcanza una dimensión adicional para ellos, ya que mientras practican sus propias competencias perfeccionando sus habilidades para el uso de herramientas clínicas y otro material de referencia de la especialidad, al mismo tiempo pulen sus habilidades docentes, practicando con otros miembros del equipo, lo que también constituye parte de su perfil esperado. Para ello los residentes avanzados pueden utilizar con sus colegas más jóvenes, las mismas técnicas didácticas descritas en la subsección siguiente. Por otro lado, los recién ingresados, con la ayuda de sus colegas veteranos, podrán ir gradualmente adquiriendo las mismas habilidades que los avanzados portan y, lo que es más importante, adquiriendo a partir del ejemplo, los principios y valores esperados para desarrollarse en sus campos clínicos. Bajo este enfoque, ellos realizan correctamente las actividades regulares en los diferentes campos clínicos, empleando sus directivas y protocolos, y construyendo así su propia rutina de auto-aprendizaje, y su propia experticia, empleando libros, revistas y otro material disponible para el residente —Ver subsección 2.III.1.

El otro enfoque que puede ser adecuadamente empleado para la formación de estos especialistas es el Enfoque de Educación a Distancia —Ver Recuadro 4.C—, el cual es un poderoso aliado para la formación de profesionales, especialmente cuando existe una importante dispersión geográfica de los participantes, o hay una carencia de tiempo para poder asistir de forma consistente a un programa presencial. No nos extenderemos en el detalle de este enfoque, pues en el Recuadro 4.C se ofrece amplio material al respecto.

El siguiente aporte metodológico de relevancia es el *Enfoque de Educación Flexible*, el cual se refiere a la posibilidad de combinar de modo variable las unidades y metodologías de aprendizaje, siempre que el objetivo final de la adquisición de competencias específicas sea cumplido. Así, el enfoque flexible implica que el programa no necesariamente deberá seguir una secuencia rígida de módulos, rotaciones y otros componentes para todos los candidatos a la especialización, si se respeta la necesidad de alcanzar las competencias requeridas. Así, algunos participantes que por su experiencia previa tienen mayor solvencia técnica en algunas áreas, podrían ser exonerados de cursar ciertas

Recuadro 4.C: e-Learning: Ventajas, Desafíos y Experiencia en un Programa de Residentado

Se denomina Aprendizaje a Distancia o *e-Learning* a la adquisición de conocimientos en programas en los cuales el equipo docente y los alumnos o participantes no comparten el mismo espacio físico, sino que están conectados por alguna tecnología de comunicación, usualmente vía internet, y reciben los contenidos de manera multimedia, esto es, combinando contenidos en video, audio y textos. Este tipo de formación es particularmente importante para situaciones en las cuales los participantes tienen menor disponibilidad para asistir a un programa regular de formación, sea porque están geográficamente distantes del punto de entrenamiento, o porque el tiempo consumido por otras actividades les impiden participar en un programa regular de actividades académicas.

Tal vez debido a que situaciones como las anteriormente nombradas están aumentando, en los tiempos recientes se ha producido una migración cada vez mayor en relación al uso intensivo de dichas plataformas tecnológicas para ofrecer formación *e-learning* empleando tecnología multimedia a un grupo de participantes cada vez más numeroso. Al menos en teoría, este tipo de educación a distancia tiene un conjunto interesante de ventajas tales como la de poder ofrecer un paquete de formación mínimo a un grupo de participantes amplio de muy variadas procedencias —prácticamente no tienen límites geográficos en cuanto a su participación— a un costo relativamente económico —es definitivamente más barato, especialmente si los formandos están geográficamente dispersos— a una temporalidad flexible —pueden ser desarrollados en el periodo de tiempo que el participante tenga disponible— y a una interesante capacidad de interacción —puede haber una evaluación y seguimiento más personalizado que en programas convencionales con gran número de participantes—.

Este tipo de intervenciones educativas *e-learning* suelen estar diseñadas con un enfoque moderno orientado a lograr propósitos alternativos a la simple memorización de contenidos por el participante, tales como lograr su motivación y compromiso con los resultados, proponer una conformación personalizada, adaptarse a las características individuales del participante, favorecer un desarrollo autónomo de cada alumno, pero al mismo tiempo incentivar la colaboración entre pares, proponiendo con regularidad una especie de auto-evaluación colectiva basada en el compartir de sus niveles de comprensión, con el ánimo de obtener un aprendizaje conjunto.

Otra ventaja es la obtención de *feedback* casi inmediato sobre su progreso — usualmente ya programada en el software o la plataforma de enseñanza, de modo que esta sirve como un "robot docente"—, con lo que se facilita el reajuste de sus propias metas y la asimilación de los contenidos necesarios para lograrlos, todo lo cual conduce al denominado Aprendizaje Efectivo. Finalmente, con el abaratamiento de la tecnología necesaria para poner este tipo de plataformas en línea, se ha logrado un principio fundamental que es la costo-efectividad, haciendo esta herramienta de aprendizaje un pilar metodológico realmente beneficioso para programas de especialización en AP y MF/F.

Sin embargo, la educación a distancia tiene también sus limitaciones las cuales, a un nivel general pueden estar ligadas básicamente a la falta de contacto presencial entre docentes y formandos y a la incapacidad de muchos alumnos y para organizarse disciplinadamente y responder, por sí mismos y sin tutoría estrecha, a los desafíos que cualquier programa educativo representa. Recordemos además que la educación a distancia es particularmente efectiva cuando su afán está centrado en el abordaje preciso de conocimientos a comprender, memorizar y añadir, dándole significado, a un bagaje ya presente en los participantes. Este puede no ser el tipo de aprendizaje que se requiere cuando hablamos de una especialización en AP y MF/F, ya sea por la vía del residentado o la reconversión de profesionales generalistas, donde el propósito central de todo el esfuerzo se dirige a dotar al personal que trabaja en servicios de primer contacto, a desempeñarse con un mínimo de 80% a 90% de resolutividad sobre los pacientes y familias que le llegan a su contexto laboral. Conseguir este nivel de desempeño requiere el despliegue de múltiples capacidades, muchas de las cuales son en extremo complejas, combinando el reconocimiento de signos físicos de múltiples fuentes y el análisis ocasional de tests de laboratorio cuyos resultados positivos, en diferentes combinaciones, pueden conducir a muy diversos diagnósticos diferenciales, sin mencionar los innúmeros síntomas con variaciones muy sutiles, los cuales según sus características pueden representar conclusiones potenciales muy variadas. Además, adicionalmente a las habilidades clínicas a transmitir, que como ya hemos dicho son bastante complejas, ellas envuelven el uso de actitudes o valores difíciles de transmitir incluso cuando se trata de programas presenciales.

Por otro lado, está demostrado que el enfoque *e-learning* trabaja mejor en las condiciones habituales de participantes automotivados, con disciplina suficiente para seguir hasta el final todos los módulos, los cuales de algún modo sirven como un filtro en función de su motivación. Este no es el caso de los programas de especialización en el cual el grupo de participantes puede ser muy heterogéneo y con requerimientos de soporte y seguimiento muy diferentes.

Por tal motivo, el enfoque *e-learning* puede presentar serias limitaciones para desarrollar las diferentes competencias clínicas que se desearían transmitir a los participantes en programas como los del residentado, cuando se manejan sin soporte de otro tipo de metodologías. Ello no representa ninguna sorpresa, ya que incluso los cursos convencionales basados en sesiones presenciales tienen enormes dificultades para conseguir resultados muy próximos a los obtenidos con un entrenamiento de la naturaleza teórico-práctica del que se ofrece en la especialización vía residentado, en el modo que se describe en esta sección. Ello ocurre porque el logro de estas competencias requiere la aplicación particular de ciertas condiciones dentro de un conjunto general de aspectos específicos, todos los cuales están presentes dentro de un programa de residentado, motivo por el cual, como ya se ha mencionado repetidas veces, se considera a esta vía el *gold standard* o estándar dorado para la formación de Especialistas en AP y MF/F.

No obstante, ello no significa que la educación a distancia no tenga cabida en el tipo de programas de formación que nos ocupa en esta sección. El punto crucial a considerar para poder incorporar este tipo de enfoque es que el *e-learning* no reemplaza, sino complementa las actividades presenciales concretas del programa de residentado. Esta necesidad puede ser muy bien subsanada empleando el denominado *bi-learning* o *Blending- learning* (en inglés) que es un mix balanceado entre educación a distancia y presencial, la cual complementa lo mejor de cada una de las metodologías, reforzando nuestra capacidad de transmitir las competencias deseadas. Con esta modificación en su abordaje, el tiempo de interacción con el sistema, la participación, la oportunidad de intervenciones, el trabajo en equipo y la construcción cooperativa de materiales se favorecen significativamente. Además, la capacitación de tipo *e-learning* igualmente posibilita que los participantes adquieran, además de los conocimientos aportados por su disciplina profesional, unas actitudes y unos valores muy precisos que les serán útiles para el ámbito en el cual desarrollan sus actividades. Como se verá en la subsección 4.IV.2, este balance podría ser enormemente valioso para la especialización en AP o MF/F vía Reconversión, en la medida que estos programas se impulsan precisamente debido a las limitaciones para expandir los mecanismos de especialización a un público más amplio.

De cualquier modo, es importante enfatizar que, tanto si hablamos del Enfoque de Educación a Distancia como del empleo de la metodología convencional presencial, es necesario que, durante su periodo de entrenamiento, este componente formativo teórico ofrezca a los participantes los conocimientos y la posibilidad de adquirir habilidades para cubrir los requerimientos de una intervención educativa de excelencia. Para eso es necesario que estos programas:

• Lleven en consideración el enfoque de educación para adultos por el cual es necesario que este se construya en torno a experiencias reales o que simulan la realidad, ya que los adultos aprenden fundamentalmente a través de la resolución de las necesidades prácticas que le impone su labor cotidiana.

• Valoren sus expectativas, estimulándolos a rendir hasta su máximo, en un equilibrio entre cooperación y competencia.

• Los estudiantes deben buscar y elaborar activamente información, y no sólo recibirla pasivamente. Idealmente este proceso debe desarrollarse en un intercambio enriquecedor con sus formadores y sus compañeros formandos, manteniendo así su interés y motivación.

• Es muy importante la devolución educativa o *feedback*, el cual debe ser lo más individualizado posible, ajustándose a las diferentes necesidades de cada estudiante, de modo que le permita verificar sus resultados, en el período más adecuado posible según su background y otros aspectos propios de él.

En nuestra experiencia en el Programa de Residentado en Medicina Familiar de la

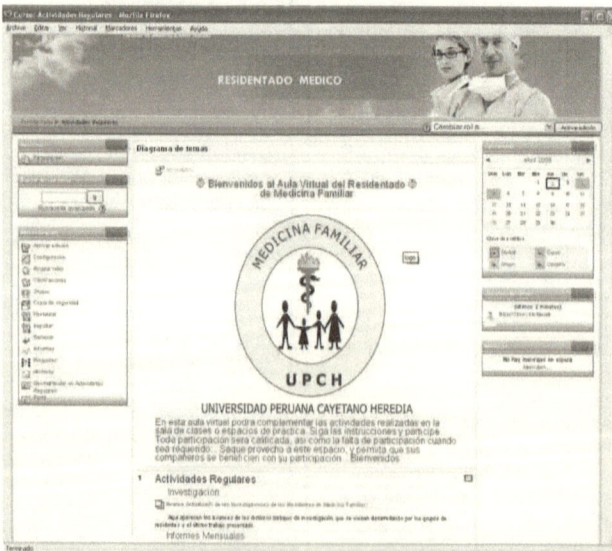

Figura 4. Acceso a la Plataforma de e-learning del Programa de Residentado Médico en Medicina Familiar de la UPCH

UPCH entre los años 2007 al 2009, nosotros usamos una metodología tipo "blended", con una relación Virtual/Presencial de 50%/50%, empleando un Aula Virtual en modalidad asincrónica, basada en la Plataforma Virtual *Moodle* de la UPCH —Ver Figura 4— básicamente empleando los recursos de foros, tareas y wiki, sumado a las reuniones convencionales en aula y pruebas de opción múltiple (presenciales). El elemento facilitador fue la posibilidad de que más del 80% de materiales educacionales era aportado por los propios residentes, con lo que además se favorecía la construcción de un conocimiento común en una modalidad "Wiki". Este material fue usado tanto de manera "presencial" como "no presencial" como base para la discusión para llegar a conclusiones conjuntas. El material dio soporte para el aprendizaje en los espacios de convivencia real entre residentes, tutores y profesores, lo que permitió construir un trabajo en equipo en vez del trabajo aislado. Nuestras principales conclusiones sobre la experiencia fueron las siguientes.

Beneficios alcanzados en la experiencia:
• Se amplía significativamente el tiempo de interacción del residente con los tutores de Medicina Familiar.
• Pueden participar los residentes que están en sus rotaciones descentralizadas y electivas internacionales.
• Construcción conjunta del Wiki alienta el trabajo en equipo y la colaboración entre pares.
• Mayor orden y oportunidad en la entrega de materiales. Estos materiales y reportes están disponibles a tiempo para su discusión por el equipo en las reuniones conjuntas, y pueden ser descargados la cantidad de veces que fuera necesario (ventaja sobre el e-mail).

Ventajas sobre la Tecnología Convencional
• Tecnología interesante para los residentes que ya están familiarizados con INTERNET.
• Resulta viable en los tiempos y ritmos disponibles para tutores y residentes
• Pone a disposición de los profesores, mecanismos de control automatizado (útil ante la falta de personal auxiliar o secretarial).

Limitaciones de la práctica o la tecnología
• Requiere un alto costo en horas-docente para el desarrollo de los materiales por la gran cantidad de contenidos. En nuestro caso se salvó por la participación de los propios residentes, que producían la mayor parte de materiales para el aula virtual.
• Requiere inicialmente muchas horas de programación y trabajo especializado en el entorno Moodle, y luego un costo elevado en horas-operador para el mantenimiento tecnológico. En nuestro caso se salvó por el autodesarrollo del equipo docente
• Resistencia inicial por la tecno-fobia en algunos residentes no familiarizados con la tecnología.

unidades o sub-unidades formativas.

La flexibilidad se aplica igualmente a las tecnologías didácticas desarrolladas, de modo que las aproximaciones metodológicas podrían ser diferentes, según las características de los campos clínicos y escenarios disponibles, y los recursos priorizados. Una vez más, en tanto que se consiga completar el objetivo de obtener las competencias esperadas en los graduados, su desarrollo podría alcanzar gran variabilidad.

Finalmente, y como se especifica en el propio cuadro 4 que enumera los enfoques conceptuales de relevancia para esta construcción, la guía de importancia capital tanto para el tipo de especialización analizado en esta sección, como para la vía de la reconversión abordada en la sección 4.IV, es el Enfoque de formación por competencias. Dada su presencia constante en prácticamente todas las secciones de este capítulo, aunque con remarque para la sección 4.II, no incluiremos más contenidos generales sobre aquel en esta subsección.

Técnicas didácticas para formar Especialistas en AP y MF/F

En un nivel más pragmático, los diferentes enfoques deben implementarse a través del desarrollo de sesiones educativas. Estas sesiones educativas pueden llevarse a cabo en cualquiera de los campos clínicos y adicionalmente en salas de aula, combinándose según las necesidades para reforzar su efecto, algo que se detallará en la siguiente sección. Sin embargo, su alcance puede ser limitado si no recurrimos al uso de técnicas didácticas adecuadas, las cuales, como ya se mencionó, ayudan a rentabilizar el tiempo de interacción entre tutores, alumnos y colegas, al organizar los procesos de enseñanza-aprendizaje, de modo que permiten a los participantes retener mejor los contenidos que les son ofrecidos, potenciando de ese modo las oportunidades educativas disponibles. Estas técnicas didácticas —Ver Cuadro 10—, empleadas conjuntamente con otros abordajes y aproximaciones metodológicas y de una manera consistente y regular, llevarán a los residentes a

Cuadro 10. Técnicas didácticas para la formación de especialistas en Atención Primaria y Medicina de Familia/Familiar

Técnicas didácticas
Revisión de Caso clínico
Aprendizaje Basado en Problemas
Revista de Revistas
Revisión de Tema Clínico
Discusión de un caso real de AP
Protocolos de práctica clínica
Sesión de Medicina Basada en Evidencias
Lectura crítica
Auditorías de historias clínicas
Revisión de Registros - Plataforma Familiar
Talleres demostrativos basados en casos

reforzar su bagaje de conocimientos, así como la adquisición de destrezas, actitudes y valores necesarios para desempeñarse adecuadamente en un contexto de AP, en una forma práctica. Algunas de las técnicas didácticas empleadas durante nuestras experiencias como docente en programas de especialización en AP y MF/F son listadas en el Cuadro 10 y se describen a continuación.

1. Revisión de Caso clínico: Análisis detallado de la historia de un paciente atendido en alguno de los campos clínicos, por el equipo de especialistas en formación y sus tutores, buscando aprender del encuentro. La selección del caso a presentar se basa en su potencial para ejemplificar algún signo, síndrome o enfermedad comunes en AP.

El caso se presenta en plenaria siguiendo la secuencia, sección por sección, de la Historia Clínica Orientada al Problema (HCOP) —Ver Vol. 2—. Al concluir cada sección se discuten con todos los participantes si el abordaje diagnóstico, terapéutico y enfoque en general ha sido adecuado, planteándose las correcciones necesarias a todos los elementos relacionados a la historia, a la lista de problemas, al plan de trabajo, etc. Al final de la reunión, el residente a cargo toma nota de todas las modificaciones planteadas y una nueva versión con todos los acuerdos alcanzados sobre la HCOP a los que se llegó, es desarrollada y posteriormente compartida con los participantes para ir mejorando su enfoque de los pacientes.

Como se verá a continuación, es importante considerar que el caso clínico no es una técnica aislada, sino que se complementa activamente con otras técnicas habitualmente usadas para la formación de los residentes, tales como el Aprendizaje Basado en Problemas (ABP) ya mencionado, la Revisión de Tema Clínico, la Auditoría de historias clínicas, entre otras. Así para el ABP, por ejemplo, esta técnica servirá de marco para la formulación de las denominadas preguntas para el ABP, las cuales serán presentadas en el ítem siguiente. Igualmente. Además, al final de esta sesión se hará una presentación general del tipo Revisión de Tema Clínico que se detalla más adelante. Esta abordará alguno de los aspectos controversiales o explicativos de la condición del paciente revisado, sea este un diagnóstico de base, un conjunto de diagnósticos diferenciales de un signo, o un abordaje terapéutico.

2. Aprendizaje Basado en Problemas (ABP): El ABP es una metodología basada en la formulación de situaciones prácticas que surgen con el ánimo de identificar vacíos de conocimiento que luego serán completados con una búsqueda bibliográfica hecha por los responsables. Las preguntas de ABP pueden surgir durante la discusión del caso clínico, durante las consultas compartidas por tutores y residentes en la ronda de visitas, cuando este último rota por las especialidades lineales, o en cualquier situación que demande que el participante rememore un dato específico. El tutor debe favorecer este proceso de formulación de preguntas, al inquirir directamente y enseñar como proponer preguntas, a partir de lo que se encuentra en la práctica cotidiana. En todos los casos, es el residente responsable de la presentación de ABP quien deberá tomar nota de estas preguntas a medida que van surgiendo. Luego, estas serán aleatoriamente asignadas a los residentes implicados en la sesión para que ellos realicen la búsqueda de información para responder a las mencionadas preguntas. Esta información será propuesta de acuerdo a la misma secuencia de bases de datos y fuentes bibliográficas validadas para las discusiones de Medicina basada en evidencias —Ver sección 2.III.1—. A continuación, luego de resueltas las preguntas y encontradas las respuestas más acertadas posibles —basadas en evidencia— ellas serán discutidas en una reunión específica, llamada reunión de ABP. Luego de esta discusión, las respuestas se afinan y finalmente dichas respuestas de ABP, así como las preguntas respectivas son enviadas vía e-mail a todos los participantes, por el responsable de la reunión, debiendo respetar los tiempos para cada una de estas etapas.

3. Revista de Revistas: La revista de revistas es una actividad dirigida a ampliar el conocimiento clínico de los participantes, así como perfeccionar su manejo estadístico-epidemiológico de las investigaciones, incluyendo la búsqueda de errores, fortalezas y limitaciones en ellas. El propósito de la sesión es analizar un artículo que trate un tema relacionado a la AP, procedente de una publicación original —no se incluyen editoriales o revisiones, salvo meta-análisis con estadística propia— haber sido publicado en una revista calificada, tener una antigüedad no mayor a tres años, y ser de preferencia una revista de MF/F o revistas generales con contenidos de AP (*BMJ, JAMA, The Lancet*, etc.).

Idealmente el artículo original debe haber sido compartido con anticipación, vía email con los otros participantes. El día de la presentación, un resumen impreso es distribuido, incluyendo sus principales tablas y figuras. Como ya se mencionó, el artículo es revisado analizando la validez y fiabilidad (reproducibilidad) del estudio presentado, por lo que al final de la exposición se invita a los participantes a encontrarles inconsistencias, sesgos, y otras debilidades. Luego de la presentación de la revista y con las apreciaciones hechas se preparará un resumen tipo POEM (*Patient Oriented Evidence Medicine* en inglés) —Ver sección 2.III.1 — para el archivo.

4. Revisión de Tema Clínico: Corresponde a una conferencia /presentación en diapositivas *Power Point*, referida a aspectos relacionados a problemas frecuentes en la consulta de AP, desde la óptica de la especialidad y dirigida a especialistas en AP y MF/F. Usualmente se trata de patologías u otros tópicos clínicos, insuficientemente abordados o tocados con escaso detalle en las rotaciones por las especialidades lineales, o que son parte del núcleo de la especialidad no abordado en otras sesiones, tales como los temas relacionados a la Atención a la familia y acciones en la comunidad. Las exposiciones suelen estar a cargo de residentes de años inferiores y ser comentadas por los residentes del último año y tutores. Dado que estas se deben abordar con el enfoque de la especialidad, se espera que ellas puedan incorporar temas como: cuidado continuo, holístico y humanista (C2H2), longitudinalidad de la atención, manejo interdisciplinario, criterios de referencia, prevención, atención en sala de urgencias y en el consultorio de AP, enfoque diferenciado por ciclos de vida, entre los principales puntos.

La bibliografía para sustentar estos temas deberá proceder de una revista calificada de una antigüedad no mayor a tres años de preferencia de MF/F o revistas generales con contenidos de AP (*BMJ, JAMA, The Lancet,* etc.). Se recomienda citar la bibliografía de referencia más relevante.

5. Discusión de un caso real de AP: Nos referimos aquí a las tradicionales discusiones hechas durante las rondas o visitas en los hospitales, con la diferencia que ellos se realizan con pacientes de AP. Ellos pueden provenir de los diversos campos clínicos de AP, lo que quiere decir que se excluyen aquí las mencionadas visitas hechas en rotaciones por las especialidades lineales.

En un primer momento durante esta consulta de AP, se debe identificar las características que hacen particular a cada caso como por ejemplo la edad y el tipo de consulta prototípica correspondiente —Ver Enfoque TOPIC a describirse en el Vol.2—, y según ello se elegirán las aproximaciones más apropiadas para cada paciente esto es, los abordajes, enfoques y metodologías regularmente usadas por especialistas del área, las cuales pueden aplicarse de un modo interactivo. En segundo lugar, se desplegarán las Herramientas Clínicas para el Cuidado de pacientes en la AP (HCCAP) que le correspondan mejor —Ver subsección siguiente—. En este punto, el tutor debe verificar que el residente despliegue adecuadamente los procesos requeridos para el tipo de paciente revisado, algo que suele conseguirse por medio de preguntas persistentes en cada tarea y paso de la atención. Como podrá verse en los contenidos correspondientes, estas HCCAP contienen diversas tareas generales y específicas, pasos y etapas, a desarrollarse en función de cada situación particular, de modo que los tutores, con sus preguntas, ayudarán a los formandos a acostumbrarse a seguir esta secuencia de acciones. Este trabajo igualmente con dará la oportunidad al residente de adquirir todos los conocimientos requeridos para poder aplicar la HCCAP, algo que idealmente debe ser guiado por el tutor, con la participación de un residente de año superior. Se espera que solo en un inicio los tutores deberán inducir estas rutinas en los participantes, quienes eventualmente podrán desarrollar dichos procedimientos, solos y prácticamente sin asistencia.

En un tercer momento durante esta técnica, se ofrecerá la respectiva retroalimentación con respecto al desempeño en el seguimiento de las HCCAP. Aunque lo ideal sería poder dar un *feedback* inmediato y que tenga relevancia tanto para la formación del participante como para la atención del paciente, ello no siempre es posible pues cortaría la relación prestador-paciente establecida entre el residente y la persona que atiende. Por ello la posibilidad usualmente más factible, es realizarlo durante reuniones de post-consulta, al concluir la visita médica, donde podría tenerse suficiente calma para desarrollarse una discusión del grupo con la finalidad de analizar con detalle la pertinencia en la utilización de las herramientas y enfoques durante la consulta, ofreciendo recomendaciones prácticas complementarias para lograr futuras mejoras en su desempeño. En tales casos, los resultados de la discusión podrán emplearse al retomarse el cuidado del paciente, en consultas sucesivas.

Otra posibilidad es, para realizar este *feedback*, aprovechar una pausa en la atención debiendo, al promediar esta, solicitársele al paciente un pequeño intermedio, realizándose la discusión los abordajes, enfoques y metodologías priorizadas mientras el paciente espera. En estos casos, luego de analizar su performance, será posible darle recomendaciones que podrán ser de valor para la fase final de la consulta, incluyendo el desarrollo concertado de la terapéutica a prescribirse. Si se aplica esta opción de intermedio en la propia interacción clínica, es importante que el tutor y el especialista en formación se reúnan sin tener al paciente al lado, idealmente con el residente dejando el consultorio por una puerta trasera. De este modo, además de enseñar sobre la aplicación de la HCCAP, a través de los resultados de la discusión pueden recibir contenidos en áreas en las que presentan ciertos vacíos del conocimiento, sin avergonzarlo delante del paciente.

6. *Protocolos de práctica clínica:* Esta técnica favorece la elaboración de protocolos o guías clínicas basadas en la mejor evidencia científica disponible, mediante una secuencia de consensos, empleando un proceso riguroso y participativo para su consolidación. La elaboración de estos documentos inicia con la búsqueda bibliográfica para la práctica clínica basada en evidencia, presentación de una versión preliminar y posteriores ajustes hasta llegar a la versión definitiva. Se emplea una técnica con varias presentaciones para permitir incorporar la opinión de todos los miembros de equipo. La información debe ser completa y concisa. Los temas se escogerán por consenso y se asignarán anticipadamente empleándose los siguientes pasos en la preparación de sus avances:

• Delimitación de la condición clínica del contexto
• Identificación de posibles intervenciones preventivas, diagnósticas y terapéuticas
• Especificación de resultados a tener en cuenta
• Revisión sistemática de la evidencia
• Apreciación de la Factibilidad: beneficios y costo

Toda esta información será trabajada en un formato de guías clínicas internacionales, adaptadas a la realidad local. Los encargados tienen un espacio en las actividades académicas para presentar mensualmente los avances en su trabajo.

7. *Sesión de Medicina Basada en Evidencias:* Esta actividad contribuye a una competencia fundamental del currículo necesaria para la auto-formación continua del profesional en AP. Su desarrollo ha sido ampliamente descrito en la sección 2.III.1 y el recuadro 2.D, por lo que se refiere al lector a estos, para el detalle de esta actividad.

8. *Lectura crítica:* Se propone reforzar en el participante la habilidad para asimilar contenidos a partir de la lectura de material propio de la especialidad. Los artículos son usualmente seleccionados por los docentes y corresponden a diferentes tópicos de relevancia para la práctica de la AP, en su mayor parte conceptuales y de trasfondo ético u operacional. Los participantes deben haber leído previamente el tema a discutir, el cual deberá haber sido proporcionado con una semana de anticipación, y para verificar que la lectura haya sido cumplida se toma un control de lectura al inicio. La discusión debe ser rotativa, y servirá para evaluar la comprensión y sensibilización de los residentes con los temas seleccionados.

9. *Auditorías de historias clínicas orientadas al problema (HCOP):* Revisión

pormenorizada de las HCOP producidas por los residentes buscando vacíos al completar los formatos, errores de interpretación y otros elementos que debieran ser perfeccionados en su modo de llenado. Habitualmente son desarrollados por el residente del último año, revisando las HCOP de sus pares de años inferiores. Periódicamente se desarrollan encuentros en los cuales los residentes a cargo de la auditoria, proporcionan a sus colegas retroalimentación sobre los principales errores encontrados en estas HCOP.

10. Revisión de Registros de la Plataforma Familiar: Periódicamente los responsables de cada sector en la Plataforma Familiar de Atención, deben revisar los folders y fichas familiares de su población asignada para identificar vacíos en la información recogida en los diagnósticos y en los planes de trabajo. Además, el residente de mayor año a cargo de esta actividad realiza la estadística general, tanto del consultorio como de las fichas familiares realizadas, todo lo cual es presentado mensualmente durante las actividades académicas. Para poder cumplir con esta actividad, los residentes iniciantes deben tener sus carpetas de las familias que se les ha encargado intervenir, actualizadas.

11. Talleres demostrativos basados en casos clínicos: Estos talleres son muy útiles para introducir a los nuevos residentes en las herramientas clínicas que usamos en la especialidad y que, al inicio, por ser completamente novedosas para ellos, les toma más tiempo seguir y entender el proceso en detalle. En esencia, los pasos son los mismos que en la *Discusión de un caso real de AP*, con la diferencia que el caso, y toda la secuencia de pasos para su abordaje, son una simulación. Ellos son tomados de una historia clínica anterior reportada por un residente y retrabajada completándole elementos faltantes y reforzando su narrativa, de modo que permita al participante tener una idea pormenorizada de cómo se aplica, paso a paso, una HCCAP en la práctica.

Como ya se mencionó, la secuencia de pasos es semejante a la empleada durante la *Discusión de un caso real de AP* e incluye la identificación de las características del caso, la selección de las HCCAP, las preguntas de los tutores para inducir al residente a seguir la secuencia de tareas de la HCCAP y el feedback proporcionado al participante en relación a su desempeño durante el ejercicio. Tal vez la diferencia más notoria con relación a la otra técnica es que, por tratarse de un caso simulado, es posible detener la secuencia de pasos la cantidad de veces que fuese necesario para asegurar que el residente entiende la lógica de las intervenciones y procesos, y dar el feedback inmediatamente después de cada etapa, sin esperar a que acabe toda la consulta. Adicionalmente, si ciertos vacíos de conocimiento son detectados durante el taller y su aprendizaje es necesario para proseguir con la técnica, estos serán explorados inmediatamente en secuencia con un paso desarrollado. De otro modo, luego de verificados ellos quedaran como preguntas de ABP a ser posteriormente buscadas y aprendidas por los interesados.

12. Desarrollo de una Investigación: Esta actividad contribuye a una competencia fundamental del currículo y un requisito indispensable para la titulación en muchas realidades que es el desarrollo de una investigación. Su secuencia de pasos ha sido ampliamente descrita en el recuadro 2.C por lo que se refiere al lector a dicho punto para el detalle de esta actividad.

Es interesante hacer notar que, si bien esta combinación particular de enfoques conceptuales y técnicas didácticas es fundamental para la formación de los futuros especialistas en AP y MF/F, esta puede considerarse igualmente de relevancia para la actualización continua de trabajadores de salud ya graduados, así como para los alumnos de ciencias de la salud y otros participantes en este tipo de capacitaciones. Algunas ideas sobre cómo combinar estas diversas aproximaciones metodológicas en la docencia, se muestran en la subsección siguiente.

4.III.4 Uso de técnicas didácticas y herramientas clínicas en diversos escenarios docentes

En una primera mirada podría considerarse que, en términos generales, sólo a partir de una profunda interiorización de los diversos aspectos de la disciplina —muchos de los cuales son vertidos en este libro— se posibilitará que un residente de AP y MF/F aprenda a desempeñarse según los estándares esperados. No obstante, incluso si todos estos elementos conceptuales son aprendidos de memoria, ello no garantiza que sean asimilados a su práctica y condicionen un desempeño adecuado. Una vía más factible para lograr dicho objetivo será asegurar que ellos em-

Cuadro 11. Ejemplos de Herramientas Clínicas para el Cuidado de pacientes en la AP (HCCAP)

Herramientas Clínicas de Cuidados Sanitarios para la AP
Herramientas para facilitar el diagnóstico de pacientes
Enfoque diagnóstico de los cinco pasos
La probabilidad pre-test a priori
Herramientas para facilitar el seguimiento de pacientes
Escalas de auto-valoración
Diarios de síntomas
Técnicas para recoger información, utilizadas en la Entrevista Motivacional
Herramientas Generales
Historia clínica orientada al problema (HCOP)
El modelo de los procesos-cuidados orientados a la tareas en la Atención Primaria Ambulatoria (Modelo TOPIC)

pleen adecuadamente y de una manera regular las llamadas Herramientas Clínicas para el Cuidado de pacientes en la AP (HCCAP).

Las HCCAP son técnicas, abordajes, procedimientos y métodos desarrollados por autores de las especialidades en AP y MF/F, y de especialidades relacionadas, con la finalidad de operacionalizar el rol de los trabajadores de salud dentro de la AP, algo que traduce nuestro objetivo final como docentes de la especialidad. Naturalmente que las HCCAP no reemplazan todas las múltiples competencias adquiridas durante su formación para los futuros especialistas. Ellas solo le permitirán alinearlas en una secuencia lógica que favorezca su desempeño adecuado.

Existen HCCAP orientadas a la Atención a la Persona y otras a la Atención a la Familia. Ambas serán revisadas en detalle en los capítulos correspondientes del Vol. 2. Únicamente para fines de comprensión de esta sección, en el cuadro 11 se presentan algunos ejemplos de las más importantes HCCAP relacionadas a la Atención a la Persona. La principal característica de las HCCAP es la de traducir los principales marcos conceptuales de la especialidad — Ver secciones 2.I-2.II y subsección 1.III.3 — para ayudar a los trabajadores de AP a abordar los pacientes siguiendo un conjunto de tareas y pautas propuestas de acuerdo al tipo de problema y población objetivo, que sean completamente compatibles con los enfoques centrales de la especialidad. En consecuencia, y sin desmerecer por sí misma la importancia de los enfoques y abordajes de la AP y la MF descritos en las mencionadas subsecciones, la aplicación a cabalidad de estas Herramientas Clínicas puede lograr, aproximadamente, que los recursos humanos especializados en la AP adquieran un desempeño equivalente al de quienes han asimilado, de manera libre, todos los enfoques antes mencionados. Deviene de ahí su importancia.

Como se verá en los capítulos respectivos dedicados a las HCCAP en el Vol. 2, estas suelen componerse de procesos o tareas a desarrollar. Por ejemplo, cuando se trata de ofrecer cuidados a un paciente con diabetes u otra ENT, las HCCAP correspondientes identifican que luego de abordarse el diagnóstico y controlar su evolución, deberá ponerse el énfasis en evaluar otras comorbilidades y factores de riesgo, realizar el seguimiento de la adherencia a la terapéutica, incluyendo la evaluación de sus factores colaterales, entre otros múltiples aspectos relacionados a la ENT en cuestión. Por otro lado, si es posible o necesario un abordaje familiar, debido a que las connotaciones de su dinámica pudieran estar empeorando el cuadro de base, ello podrá dar abertura al uso de otras HCCAP orientadas a evaluar la constitución, estructura y funciones de las familias, y aspectos relacionados a sus interacciones. En otro ejemplo, para un paciente con dolor crónico como una queja médicamente inexplicada, la HCCAP correspondiente nos orientará a indagar por criterios del manual DSMV (*Diagnostic and Statistical Manual on Mental Diseases* en inglés) para el diagnóstico de Trastorno Somatomorfo, para luego aplicar en enfoque BATHE (*Background, Affect, Trouble, Handle, Empathy*, en inglés).

Por este motivo, es una recomendación general para los docentes de la especialidad, tratar de interiorizar estas HCCAP en sus formandos. Para ello, la aplicación repetida de sus procesos permitirá mejorar el abordaje prestacional ofrecido por este tipo de profesionales. Entonces, un excelente uso que se puede encontrar para las técnicas didácticas mostradas en la subsección anterior, sería ayudar a los participantes de la especialización vía residentado a desarrollar un conjunto de automatismos basados en el empleo de manera consistente de las HCCAP, usándolas en diferentes contextos y poblaciones objetivo.

Entonces, veremos que las HCCAP pueden emplearse de manera separada, desplegando las tareas a desarrollar que respondan específicamente a un tipo de paciente, o encadenadas, cuando el manejo ofrecido por una herramienta particular, ahonda o complementa los aspectos abordados por otra.

Será casi un desafío titánico mostrar cómo las técnicas didácticas mencionadas en la subsección anterior pueden emplearse para enseñar estas herramientas clínicas a los residentes, dado que las HCCAP en sí mismas, llámese la HCOP, el Enfoque TOPIC, la Atención Centrada en el Paciente, la Plataforma Familiar o Individual de Atención, entre otras que se muestran en el Cuadro 11, no han sido convenientemente presentadas aún. En un ánimo de mostrar de la mejor manera como se despliega la interacción entre las técnicas didácticas y las HCCAP vamos a usar un ejemplo bastante simple que es el enfoque diagnóstico de los cinco pasos, y que se basa en la determinación de probabilidades pre y post-test empíricas —fundamentalmente basadas en la experiencia del prestador— para cinco tipos de enfermedades que pueden corresponderse con el diagnóstico de un determinado paciente: Enfermedad Grave, Enfermedad más Probable, Enfermedad Frecuentemente Omitida, Enfermedad Subyacente, Problema oculto que el paciente desea expresar —Ver el Vol. 2, para una explicación más detallada—.

De manera que, si por ejemplo la dupla tutor-residente está desarrollando la técnica didáctica *Discusión de un caso real de AP*, sobre un paciente nuevo, el trabajo del tutor estará orientado a guiar al participante paso por paso a través de los cinco momentos del proceso diagnóstico, definiendo en cada uno de ellos cual es la opción con el mejor valor pre-test, y en qué circunstancias sería necesario pedir pruebas complementarias para descartar un valor post-test esclarecedor. Estos pasos serán trabajados interactivamente de modo que en cada ciclo, se afine el conjunto de posibilidades que constituye el diagnostico. Además, al tiempo que se realiza esta aproximación diagnóstica, el tutor indagará hasta qué punto el participante está familiarizado con este desarrollo por pasos, y de qué manera todos los conocimientos necesarios para poder aplicar estas herramientas están disponibles. Por ejemplo, si existe la sospecha de depresión, una pregunta relacionada será saber si el participante conoce cuales son los criterios DSMV de depresión. De este modo, según la respuesta, el tutor sabrá si el residente se encuentra capacitado para desplegar la HCCAP en todas sus ramificaciones. Si este no es el caso, se hará un entrenamiento in situ, idealmente guiado por la técnica didáctica de ABP, para que los residentes gradualmente cierren los vacíos del conocimiento que se van identificando. Esta actuación del tutor que se ha ejemplificado para la técnica didáctica *Discusión de un caso real de AP*, puede en realidad ser aplicada a casi cualquier otra técnica, empleando diferentes HCCAP.

De este modo, la labor del docente será revisar las aproximaciones diagnósticas y terapéuticas planteadas por el participante, verificando si los estándares y contenidos complementarios son conocidos por los participantes, evidenciando sus "vacíos del conocimiento". Entonces, siempre que se logren identificar este tipo de dudas y cuestionamientos que nos impidan desplegar adecuadamente las múltiples enfoques de las HCCAPs, será importante cerrar estos "*gaps*" (en inglés) empleando las bibliografías autorizadas. Pueden emplearse libros de textos convencionales sobre la materia, guías de práctica clínica —recomendaciones desarrolladas sistemáticamente para ayudar a decidir sobre la asistencia sanitaria de un caso particular, en circunstancias clínicas específicas— o compendios de evidencia —Resúmenes, Preguntas (*Queries*), *POEMs*, etc.— como los disponibles en bases de sinopsis como el *ACP Journal Club, Journal of Family Physician* o *Evidence Based Medicine*, libros de resúmenes informáticos como *Clinical Evidence, Dynamed, Up to Date, MD Consult, Best Evidence, Medical Letter*, o buscadores de revisiones sistemáticas y metanálisis como la Colaboración Cochrane.

Según nuestra experiencia, con seguridad los mayores obstáculos al inicio vendrán de la falta de fluidez de la línea de pensamiento de los participantes, alumnos o residentes, en relación a la secuencia de tareas a ejecutar para las diferentes HCCAP. Para obtener un resultado más fluido, prácticamente no hay como obviar el relativamente tedioso paso de la memorización de todos los componentes clave para el ejercicio de las tareas centrales de los diversos abordajes, enfoques y metodologías. Ellos incluyen: El aprendizaje de las tareas generales y especificas del enfoque TOPIC por cada tipo de consulta prototípica, las categorías de problemas para la HCOP, así como los elementos para su llenado, los cinco pasos diagnósticos, etc. El empleo inicial de las HCCAP podría equivaler a aprender una nueva lengua, para los usuarios novatos. Aunque al principio es pesado y aburrido el memorizar y tomar contacto con diversos componentes de las herramientas, conforme se domine la evocación de sus componentes elementales, será más fácil utilizar asiduamente dichos contenidos ayudando a la mayor retención de los nuevos términos. De modo que luego de un cierto nivel, el aprendizaje de estas materias podrá resultar más entretenido.

En cuanto a la pregunta de cuales técnicas didácticas deben ser empleadas para inducir el uso de estas HCCAP, ciertamente esta respuesta dependerá del tipo de escenario docente en el que el programa se encuentre — Ver subsección 4.1.4 —. Como se explicó ahí, los escenarios docentes se clasifican, de menor a mayor nivel, en 4 tipos: "Incipiente", "En Progreso", "Aceptable", y "Deseable". De este modo, para aquellos residentes que están siendo formados en un Escenario Docente "Deseable", la introducción de estas HCCAP resulta más sencillo y directo, pues sus actividades cotidianas en los CEAP y otros campos clínicos relacionados —rondas en el internamiento, consulta en el ambulatorio, presentaciones en la sala de clases, revisión de registros, etc.— contribuyen a implementar dichas técnicas didácticas con naturalidad. Seguramente la técnica más empleada será la de *Discusión de un caso real de AP*, destacando igualmente al *Aprendizaje Basado en Problemas (ABP)*, e incluso la *Revisión de Caso clínico*, trabajando con casos vistos en sus propios campos clínicos. Igualmente pueden emplearse, como un elemento estructurador del debate a desarrollarse a partir de la discusión a posteriori sobre el abordaje de los casos, durante la denominada auditoría de historias clínicas, y los *Talleres específicos basados en casos clínicos*, empleados durante la inducción de los participantes, adaptados al tipo de actividad que desarrollarán con las HCCAP, en la práctica. Cuando se trabaja dentro de programas con este tipo de circunstancias, es posible articular adecuadamente las diferentes técnicas didácticas mostradas en la subsección anterior, así como otros elementos para la enseñanza, de manera fluida y casi natural, en una rutina de reflexión en torno a los pacientes y familias que acuden a sus diversos campos clínicos. De este modo, la práctica con las HCCAP puede hacerse en múltiples ámbitos de actuación y campos clínicos, y el esfuerzo básicamente consistirá en inducir a que los formados las apliquen en sus labores cotidianas, combinándolos para responder más eficientemente a los desafíos diagnósticos y de tratamiento, como un modo didáctico para ejemplificar su uso.

Por el contrario, cuando hablamos de Programas que están en los escenarios docentes *En Progreso* o *Aceptable* —que en general denominamos como contextos adversos, junto con el escenario *Incipiente*—, estamos admitiendo que ellos tienen pobre acceso a los espacios de práctica anteriormente citados. Sin embargo, esta falta de campos clínicos no necesariamente implicara que ellos no puedan recibir una formación orientada al manejo de las HCCAP, pues con entusiasmo e iniciativa, tutores y profesores creativos y bien motivados podrán igualmente desarrollarlas a través de ejercicios teóricos desarrollados en las denominadas Actividades Académicas. Al respecto, para estos escenarios docentes, nos resulta impensable poder avanzar en la enseñanza de las herramientas antes mencionadas si no se cuenta con un suficiente número de dichas Actividades Académicas. Dentro de ellas se podrán programar un número importante de técnicas didácticas, las cuales estarán orientadas a permitir, aun cuando fuese de un modo simulado, desarrollar al participante la misma secuencia de pasos que utilizaría si estuviese frente a un caso concreto en algún campo clínico, aunque claro adaptadas para su manejo dentro de una sala de aula.

Para nosotros es claro que, por definición, las posibilidades de trabajar con estas HCCAP en el Escenario *Incipiente* son muy remotas, salvo que esto sea realizado como auto-aprendizaje por residentes muy motivados.

Entonces, aun cuando los escenarios docentes en los cuales se forman los residentes sean adversos y no aseguren las óptimas condiciones disponibles que se encuentran en el escenario más avanzado, el uso de técnicas didácticas adecuadas puede hacer posible a sus participantes a alcanzar una expertia sobre el uso de las HCCAP, comparable al obtenido por quienes están desarrollando su entrenamiento en escenarios óptimos. Naturalmente, lo que variará por necesidad del contexto será la profundidad según la cual el participante será expuesto a una técnica determinada, la cual será ciertamente mayor cuando se cuente con las facilidades de campos clínicos y tutores encontradas en los Escenarios *Deseables*. Pero ello no será óbice para que programas sin estas facilidades puedan utilizar otras técnicas didácticas que no se afecten por la falta de campos clínicos propios para desplegar su trabajo. Así, en estos casos puede aprovecharse que estas se comportan de modo semejante si realizadas al lado del paciente o en una sala de clases, y físicamente o virtualmente, por lo que la metodología a desarrollarse es aproximadamente la misma. En estas circunstancias y con las distancias del caso, dado que su uso será básicamente a través de técnicas que puedan ser empleadas en un contexto en modo simulado, y desarrolladas en la sala de aula, ellas podrían igualmente ayudar a los participantes a alcanzar una utilización fluida de las HCCAP.

De este modo, tutores de programas con estos escenarios adversos podrían explotar con relativa regularidad *Revisiones de Caso clínico* que sigan la misma secuencia planteada en todos los casos, incluyendo el empleo de la misma metodología de ABP desarrollada en los otros programas. La única diferencia será que los casos provendrán de otras experiencias dispuestas a compartir sus aprendizajes. Algo semejante sucederá con los *Talleres específicos basados en casos clínicos*, cuyos contenidos no tienen que proceder de los campos clínicos del programa, dado que por definición ellos no los tienen disponibles, aun cuando la metodología desplegada podría ser semejante a la utilizada por otros programas con escenarios más favorables.

4.III.5 Evaluando el nivel de avance de los programas de residentado en Atención Primaria y Medicina de Familia/Familiar

En la subsección 4.I.4 se introdujo por primera vez el concepto de Escenarios Docentes, los cuales son constructos desarrollados para medir el nivel de avance de un determinado programa de especialización en AP y MF/F, en relación a estándares internacionales. La propuesta, descrita detalladamente en la mencionada subsección, define cuatro escenarios docentes, los cuales se resumen en el cuadro 3. Aun si trabajando sobre bases subjetivas, basados en dicha descripción es posible diferenciar a tales escenarios sin grandes problemas. No obstante, esta no sería una gran contribución si dejáramos estos conceptos sólo en una valoración sin sustento objetivo. Para que este aporte sea útil al mejoramiento sistemático de la especialización vía residentado, se requiere implementar un conjunto de métodos que nos permita evidenciar, con la mayor precisión posible, en qué nivel se encuentra un determinado Programa de Especialización en AP y MF/F, precisando el escenario docente en el cual este se encuentra.

Cuando percibimos dicha carencia, nuestra primera reacción fue realizar una pesquisa bibliográfica extensa en la literatura sobre educación médica al respecto de esta temática. Desafortunadamente, ya sea porque este es un tema de estudio relativamente complejo —de limitada mensurabilidad por sus características de sujeto social—, o porque se circunscribe a países de bajos y medios recursos, no pudimos encontrar una metodología de evaluación como la que estábamos buscando. Fue sólo después de concluida dicha búsqueda infructuosa que procedimos a construir un marco propio para efectivamente medir el avance de programas de especialización en AP y MF/F. El primer resultado de este trabajo fue la conceptualización de los cuatro escenarios docentes previamente definidos, la cual se inspiraba en las ideas de diversos autores clásicos cuya compilación de ideas fue descrita en las subsecciones 1.III.1 y sección 1.III.3.

El siguiente desafío conceptual era, entonces, elaborar un instrumento de medición que nos permitiese, de manera objetiva, diferenciar programas con menor y mayor calidad con respecto a la tarea de transmitirles las competencias esperadas a sus participantes. Este instrumento debía medir lo más objetiva y reproduciblemente posible, las características de un determinado Programa de formación de especialistas en AP y MF/F, con vistas a ubicarlo en alguno de los escenarios docentes antes mencionados —*Escenario Incipiente, En Progreso, Aceptable* y *Deseable*, detallados en el cuadro 3 de la subsección 4.1.4—.

Para lograr este objetivo, la metodología descrita en esta publicación trabaja con indicadores de calidad docente y sus respectivos criterios de medición, seleccionados por su adecuación a la realidad de los países de Latinoamérica. Cada uno de ellos es evaluado empleando los métodos de evaluación propuestos —Ver cuadros 12 y 13—, y calificándolos como suficiente o insuficiente. Los resultados se traducen en puntuaciones pasibles de ser sumadas, de modo que totalizando los niveles alcanzados para los diferentes parámetros se obtiene un score total que se corresponde con alguno de los de los cuatro potenciales escenarios mostrados previamente.

Puede verse en dichos cuadros que los parámetros se organizan en dos grupos, el de los elementos críticos, y el de los elementos complementarios, en función a su importancia para la valoración final del nivel de programa.

Se consideran en el grupo de elementos críticos de medición a los siguientes parámetros:

Cuadro 12. Elementos críticos de medición. Parámetros del instrumento para medir el avance de los Programas de Especialización en AP.

	Nivel Suficiente		
	Tutoría	Servicios	Actividades Académicas
Criterios	Demuestra que cuenta con un rol de tutores y actividades que permite que la mayor parte de los contenidos (más del 50% del tiempo del residente), sean aprendidos en un contexto de AP con tutores Especialistas en AP o MF/F.	Demuestra que cuenta con AMEAPs o CEAPs, y estos son usados por los residentes en más del 40% de su tiempo total de formación.	Demuestra que cuenta con un rol de tutores y actividades de actividad académica propia (sin considerar la de especialidades lineales en hospitales) ofrecida por especialistas en AP o MF/F, mayor a las 360 horas (de 45m) al año (9 horas por sem o 1.5 horas /día) más del 60% de semanas de formación del residente.
	Nivel Insuficiente		
	Tutoría	Servicios	Actividades Académicas
Criterios	En más del 50% del tiempo total de formación, actividades de los residentes son mayorita-riamente dictadas/tutoradas por Especialistas lineales en un contexto hospitalario, o por médi-cos generales no especialistas en AP o MF/F.	En más del 60% del tiempo total de formación, los residentes trabajan en Hospitales o Unidades de AP convencionales	En más del 40% de semanas del tiempo total de formación de los residentes, no tienen Actividad Académica propia de la AP o tienen pero sin una periodicidad adecuada (promedio global menor a 9 horas por sem o 1.5 horas /día), o es desarrollada exclusivamente por los propios residentes.

Cuadro 13. Elementos complementarios de medición. Parámetros del instrumento para medir el avance de los Programas de Especialización en AP.

	Nivel Suficiente		
	Contenidos	Abordaje Continuo	APOC
Criterios	Demuestra que cuenta con sílabos/ programas mensuales complementarios al programa curricular general y que la mayor parte de los contenidos (más del 80%), incluyendo los recibidos en hospitales, son orientados a la resolutividad en AP.	Demuestra que cuenta con esquemas para favorecer la atención continua a familias enteras (plataforma familiar), desarrollando un abordaje continuo (por periodos superiores a 6 meses) y en el cual los residentes participan por lo menos el 20% del tiempo durante toda su carrera	Demuestra que cuenta con Programas donde la comunidad participa activamente como un actor fundamental y es copartícipe de las acciones, y en el cual los residentes participan por lo menos el 10% del tiempo durante toda su carrera (semanal o por rotaciones).
	Nivel Insuficiente		
	Contenidos	Abordaje Continuo	APOC
Criterios	En más del 20% del tiempo total de formación de los residentes, ellos participan de actividades con contenidos poco adecuados para especialistas en AP, siendo ofrecidos por Especialistas lineales en un contexto hospitalario o médicos generales no Especialistas en MF/AP.	En más del 80% del tiempo total de formación de los residentes, ellos participan de actividades en las cuales no se ofrece atención continua a individuos o familias enteras, y el abordaje no es continuo.	Durante el tiempo total de formación de los residentes, ellos no tienen actividades donde desarrollen el contacto con los representantes de la comunidad en una lógica de participación responsable en Programas locales de desarrollo es pobre o nulo.

Tutoría: Evalúa hasta qué punto las actividades clínicas de los residentes y otros participantes son ofrecidas en un contexto de AP, y monitoreadas por tutores Especialistas en AP y MF/F. Debe remarcarse que este criterio se refiere específicamente al manejo de casos durante las actividades clínicas realizadas conjuntamente por tutores y residentes, y no así a los profesores especialistas para coordinar el programa o para dirigir las actividades académicas.

Servicios para la práctica de la AP: Clasifica los Programas según su disponibilidad de campos clínicos ideales para la formación de este tipo de recursos humanos. Se evalúa verificando el tipo de servicios disponibles para el entrenamiento de residentes y otros participantes en el programa, diferenciándolos según ellos cuenten con AMEAPs o CEAPs —según descripción en la subsección 4.I.4 y 4.III.2, y presentación resumida en el cuadro 14—, o si ellos desarrollan esta formación en Unidades de AP convencionales.

Actividades Académicas: Precisa si los residentes reciben clases, discusiones grupales o actividad a distancia específica de la AP y MF/F, conducidas por especialistas en el área y desplegando las técnicas didácticas semejantes a las planteadas en la subsección 4.III.3. Se hace un remarque especial para no considerar en el mismo nivel a las actividades que, aunque dirigidas a temáticas de la AP, son ofrecidas por especialistas lineales en los hospitales, o desarrolladas exclusivamente por los propios residentes.

Por otro lado, se consideran como elementos complementarios de medición a los siguientes parámetros:

Contenidos Diferenciales en AP y MF/F: Se consideran como Contenidos Diferenciales en AP a aquellos aspectos teóricos o prácticos orientados a la resolutividad en AP tales como las bases de la AP como objeto de nuestra especialidad —Ver sección 1.II y subsecciones 1.III.1 y 1.III.3— o los enfoques privilegiados por nuestra disciplina, descritos en las secciones 2.I y 2.II, el enfoque familiar esbozado en la subsección 2.I.2 y detallado en el Vol. 2, o a las HCCAP previamente descritas en este capítulo. Ellos son denominados de este modo pues se diferencian de los contenidos ligados al abordaje clínico puro de pacientes individuales —elementos diagnósticos, análisis clínico, tratamiento farmacológico, u otros prioritariamente relacionados al entorno hospitalario— usualmente abordados por las especialidades lineales, así como de otros contenidos de Salud Pública. En este ítem se evalúa hasta qué punto los contenidos ofrecidos en las Actividades Académicas —de las cuales es elemento complementario— se centran en tales Contenidos Diferenciales en AP y MF/F, o si engloban prioritariamente otros contenidos.

Abordaje continuo: El desarrollo de actividades que favorecen un abordaje continuo de los pacientes es valioso no solo para los servicios que ofrecen una atención de mejor calidad, sino también para los residentes que obtienen mayores oportunidades educativas para aprender de la evolución de sus pacientes. Este parámetro evalúa hasta qué punto los servicios del programa evaluado —elemento complementario de dicho parámetro— incorporan actividades orientadas al seguimiento de un paciente o beneficiario en diferentes entornos, asegurando que se conserve la continuidad en su abordaje. Ello puede ser logrado a través de visitas domiciliarias, reuniones en la comunidad con pacientes de un tipo específico, o incluso mediante la llamada Plataforma familiar de atención descrita en la sección 3.III, la cual se orienta a garantizar que los diversos cuidados que requieren una persona y familia sean ofrecidos gradualmente y de manera continuada.

Atención Primaria Orientada a la Comunidad: Este criterio identifica aquellos programas con iniciativas orientadas a favorecer la construcción compartida de las acciones locales de salud con los representantes de la población, en una lógica de participación responsable donde la comunidad es tratada como un actor fundamental y copartícipe de las acciones de salud —Ver sección 5.II.2—. Esta aproximación marca distancias con otros programas en los cuales la comunidad sólo participa pasivamente de las actividades programadas por los servicios o no tiene participación en absoluto —Ver contenidos sobre participación comunitaria en el Recuadro 5.D y subsección 5.I.1.

Este parámetro de la Atención Primaria Orientada a la Comunidad, es tanto un elemento complementario, como opcional, dado que su presencia o necesidad se adecua al tipo de realidad del programa evaluado. Así, en ciertos países de Latinoamérica, con un historial de participación comunitaria importante, su incorporación como parámetro de evaluación de un programa formativo será considerada de amplio valor, en tanto que, para otros contextos sin este desarrollo, su presencia podría ser obviada, sin demerito para su evaluación.

Como ya se mencionó, los parámetros correspondientes a los grupos de elementos principales y complementarios tienen valoraciones diferentes a la hora de precisar en qué escenario se encuentra el Programa evaluado —Ver Cuadro 14 —. De este modo, si un Programa formativo obtiene bajas puntuaciones en los elementos complementarios de medición, aun siendo restrictivos para su calificación final, tienen una menor incidencia sobre la calidad total. Por su lado, los elementos principales serán siempre críticos para evolucionar entre escenarios. De este modo, el no haberse desempeñado bien en elementos considerados principales, reduce las probabilidades de calificar a un Escenario de mayor nivel, algo que no necesariamente ocurrirá con los elementos complementarios de evaluación.

En el Cuadro 14 puede verse la relación entre los elementos de medición principales y los complementarios, pudiendo notarse cuales puntajes son necesarios en unos y otros para poder alcanzar escenarios docentes más avanzados en la valoración de un Programa Formativo.

Al finalizar la descripción de esta metodología de evaluación es importante reconocer que, tanto los parámetros del instrumento para medir el avance de los Programas de especialización en AP y MF/F, como sus criterios de puntuación, tienen diversas limitaciones debido a la objetividad variable de las fuentes de información sobre las cuales se construyen estas observaciones. Ellas podrían ser más precisas si la evaluación fuese completamente desarrollada por agentes externos completamente neutrales ante el programa, y por el contrario podrían ser fácilmente sesgadas si se trabaja sobre un contexto de auto-evaluación. Por otro lado es difícil incluir en este esfuerzo los casos más apartados de la media, como por ejemplo aquellos programas de especialización con décadas de evolución —muchos de ellos en países con mayores recursos—, donde los niveles planteados para esta evaluación han sido hace largo tiempo superados.

Por último, aunque somos conscientes de que esta herramienta de medición no tiene toda la objetividad que quisiéramos, esta representa un punto de partida que nos servirá para luego aprender a medir con objetividad cada vez mayor, hasta qué punto nuestros programas alcanzan los estándares de excelencia, aproximándonos al escenario óptimo al que deseamos llegar.

4.IV Especialización vía Reconversión en Atención Primaria

En la subsección 4.III.1 se mencionó que las reformas sanitarias —Ver la sección 1.IV sobre estas— ocasionaron que los gobiernos de algunos países, entendiendo que los Especialistas en AP eran clave para sus desarrollos futuros, pasaran de mostrar una declarada o relativa indiferencia ante la formación de estos recursos humanos, a querer conseguir miles de ellos de un año para otro. Como respuesta a esta necesidad sentida, han ido surgiendo, cada vez con mayor amplitud, programas alternativos de Especialización en AP, paralelos a la vía del residentado. Estos programas serán analizados en la presente sección.

4.IV.1 Generalidades sobre la Especialización vía Reconversión en Atención Primaria

Como ya se dijo, la especialización vía residentado descrita en la sección 4.III se considera el "*Gold standard*", o escenario ideal para la formación de especialistas en AP y MF/F. Sin embargo, esta tiene la desventaja de requerir un tiempo largo para producir un número limitado de egresados de cada vez. Ello se debe a lo extensivo del proceso formativo —los candidatos a especialista deben ser expuestos a una gran amplitud de contenidos temáticos, experiencias educativas y abordajes didácticos—, que usualmente toma tres años o más. Este ritmo formativo ha sido considerado demasiado gradual para los urgentes requerimientos de diversos sistemas de salud en proceso de revigorización de la AP, buscándose vías alternativas para obtener cifras mucho mayores de dichos especialistas, en un tiempo más corto.

La respuesta inicial orientada a producir estos recursos humanos a un paso más acelerado, ha sido incrementar el número de programas de residentado y la cantidad de especialistas en AP entrenados por ellos. Como ya fue mencionado en la subsección 4.III.1, los resultados de esta ruta no siempre fueron alentadores. Para diversos programas con trayectoria reconocida, la sobrecarga de residentes sin aumentar los recursos para su entrenamiento produjo un impacto negativo sobre la calidad de la formación usualmente ofrecida. Este efecto contraproducente fue aun peor para muchos programas nuevos, los cuales surgieron sin docentes reconocidos, ni campos clínicos, ni actividades académicas con valor añadido, ni otros recursos necesarios para transmitir a sus participantes las competencias esbozadas en las subsecciones anteriores. Estos devinieron una especie de "*Internados largos*", como los ampliamente descritos en la subsección 4.III.1. Como consecuencia, si bien se logró incrementar considerablemente el número de especialistas en AP en formación por año, no se cubrieron las expectativas esperadas para ellos, y su relevancia para los sistemas de salud se mantuvo limitada.

Entonces, ante la dificultad para incrementar el número de egresados por año al tiempo que se mantiene la calidad de su formación, se plantea la necesidad de impulsar vías complementarias para entrenar a estos candidatos a reconvertirse. Estas rutas alternativas deben organizarse para transmitir a sus participantes las competencias especializadas para ejercer como Especialistas en AP, con la misma efectividad que el residentado, aunque abarcando a un público más extendido y en un período más corto.

La primera experiencia de este tipo —cuyo relativo potencial para expandir el número de especialistas es innegable— fue descrita en la subsección 4.I.2, y se apoya en la utilización del año de internado como primer año del residentado y el año del Servicio Social como su segundo año. Esta vía ha sido muy poco implementada, por lo que no nos extenderemos sobre ella en esta subsección.

Un segundo método para especializar recursos humanos en AP por una vía alternativa a los residentados —adoptado con relativo éxito por diversos países como España, Portugal, México y otros— genera estos especialistas a partir del propio contingente de profesionales generalistas ejerciendo en el ámbito laboral de la AP. Esta modalidad de entrenamiento, en vez de ofrecer todos los contenidos recibidos por un residente promedio en AP y MF/F durante su formación, busca completar únicamente las competencias faltantes a sus participantes, para que puedan llegar al nivel de los primeros. Por esta particularidad, en algunas realidades se les ha denominado "*Formación por competencias de Especialistas en AP*". No obstante, el término es incorrecto, pues también la especialización vía residentado debe ser desarrollada a través de un enfoque por competencias, como ha sido descrito en la sección 4.II.

Así, el modo más apropiado para rotular este tipo de entrenamiento sería el de "*Reconversión de profesionales generalistas en Especialistas en AP*" —También denominada "*Reconversión de Médicos Generales en Médicos de Familia/Familiares*" cuando se trata de profesionales médicos — o simplemente *Especialización vía Reconversión en AP*, como los denominados aquí de manera simplificada.

El propósito esencial de la especialización vía reconversión es lograr que sus egresados, luego de acumular todas las competencias necesarias alcancen un nivel de desempeño similar al de sus pares egresados de residentados convencionales, pudiendo igualmente alcanzar 80% a 90% de resolutividad en la atención a sus poblaciones en servicios de AP, al finalizar su entrenamiento. Dado que en este caso el logro de un desempeño óptimo luego de contar con los conocimientos, habilidades y valores necesarios es más importante que el tipo de formación recibida para lograrlo, si los objetivos pudieran ser confirmados a través de una adecuada evaluación por competencias, sería completamente válido que estos egresados homologuen su título con el de los especialistas formados por la vía del residentado.

Adicionalmente, la especialización vía reconversión plantea la posibilidad de obtener, no sólo una mayor cantidad de médicos especialistas en AP, sino igualmente de profesionales de enfermería, obstetricia y otras ramas profesionales, especialistas en AP dentro de su respectivo nivel. Esto debe ser algo completamente viable de realizar en la presente modalidad de especialización, pues sus criterios son bastante más flexibles en un programa con un desarrollo convencional.

Se espera que, por su estructura diferente, estos programas puedan ayudar a sus participantes a ofrecer una atención más resolutiva a las familias a su cargo, no al final de su formación, sino ya desde su periodo inicial de formación. Este impacto sobre la calidad de los servicios ofrecidos a su población atendida se debe a los beneficios de las herramientas que los participantes aprenden a emplear, y que perfeccionan su tipo de práctica, al mismo tiempo que ellos se van formando.

Por otro lado, es importante considerar la especialización vía reconversión, como una pieza más en el enorme rompecabezas de intervenciones orientadas a fortalecer los equipos de salud, proveyéndoles con un adecuado desarrollo profesional y las capacidades necesarias para revigorizar la AP —Ver figura 5—.Este debe incluir otros muchos componentes tales como la especialización vía residentado, los programas de educación continua y otras propuestas y compromisos orientados al desarrollo de los recursos humanos ligados a la AP. Al respecto, una de las iniciativas fundamentales para

Cuadro 14. Relación entre escenarios docentes y elementos de medición principales / complementarios. Instrumento para medir el avance de los Programas de Especialización en AP.

Escenarios	Puntaje en elementos principales y complementarios
Escenario Deseable	Programa puntúa en el nivel suficiente para todos los elementos principales, aunque se permite estar en el nivel insuficiente en alguno de los elementos complementarios.
Escenario Aceptable	Programa puntúa en el nivel suficiente en dos de los tres elementos principales, y en como mínimo uno de los elementos complementarios,
Escenario en Progreso	Programa puntúa en el nivel suficiente en uno de los tres elementos principales, y en el nivel insuficiente en todos los elementos complementarios,
Escenario Incipiente:	Programa que puntúa en el nivel insuficiente en todos los elementos evaluados (principales y complementarios)

Figura 5. Ciclo de esfuerzos para la implementación de equipos con competencias en Atención Primaria.

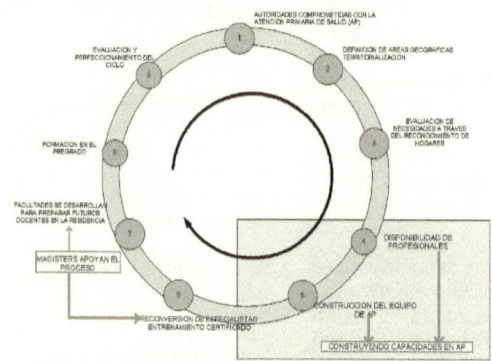

Fuente: Programa de Capacitación en Salud Familiar. Universidad de Toronto. Departamento de Medicina Familiar y Comunitaria.

Figura 6. Avance flexible dentro de los programas de Especialización vía Reconversión en AP

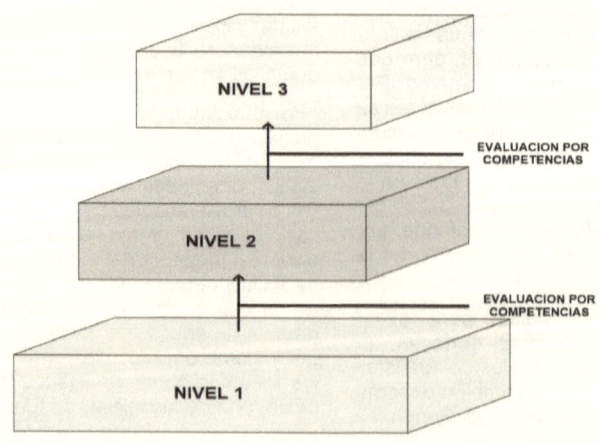

extraer el máximo beneficio de esta propuesta, es la Certificación y Re-certificación descrita en la subsección 4.I.3.

Existen muy diversas propuestas acerca de cómo montar un Programa de especialización vía reconversión, aunque sin duda las más completas son aquellas que ofrecen una formación basada en los cuatro Enfoques Conceptuales descritos en la subsección 4.III.3: Enfoque de formación por competencias, Enfoque de la educación flexible, Enfoque de la formación en servicio y Enfoque de la educación a distancia —Ver Recuadro 4.D—.

Dentro de dicho marco, el programa ideal será aquel que guarde una adecuada consistencia entre las diferentes fases para la puesta en marcha de un programa basado en competencias previamente mostrado en la subsección 4.II.1 —Resumidas en: Preparación de la propuesta curricular, Programación, Implementación y Evaluación, Ver Cuadro 4—. Pero al mismo tiempo, su éxito dependerá que haya integrado adecuadamente los otros enfoques. Por ejemplo, del primer Enfoque de Formación por Competencias incorporará la necesidad de articular los conocimientos, habilidades y actitudes, con la finalidad de apuntalar su formación en aquellos puntos, buscando lograr las competencias esperadas. Pero adicionalmente incorporará la organización de los módulos a recibir de tipo piramidal según los niveles propuestos por el Enfoque de Educación Flexible, con un programa personalizado y un avance variable, esperando reforzar lo que le estuviera faltando al participante en los campos de atención a la persona, a la familia y a la comunidad.

Igualmente, según los Enfoques de Formación en Servicio y de Educación a Distancia, el trabajo principal del programa residirá en ofrecer a cada profesional los contenidos requeridos en función a las competencias a completar, ya sea en los lugares donde él trabaja, o a través de plataformas virtuales de e-learning, siempre a un ritmo flexible, considerando lo que cada participante puede asimilar. Trabajando con la estructura piramidal propuesta e intercalando una evaluación objetiva estructurada por competencias a realizarse al final de cada nivel —Ver subsección 4.II.3— será posible confirmar que ellas fueron adquiridas a partir de las originalmente faltantes y al mismo tiempo se sabrá con precisión qué tipo de soporte requiere cada participante, según su tipo de rama profesional, para apuntalar aquellos elementos que no pudo obtener en su experiencia previa. Con esta información será más fácil, luego de verificar las competencias adquiridas en el proceso previo, enfo-

Recuadro 4.D: Aplicación de Enfoques Conceptuales a la Especialización vía Reconversión

Las diversas experiencias exitosas en materia de Especialización en AP vía Reconversión han sabido aplicar lo mejor de los diferentes enfoques conceptuales que guían la especialidad —Ver **subsección 4.III.3**—, logrando programas con un fuerte énfasis en la formación por competencias, una estructura curricular piramidal y un programa flexible con avance diferenciado y una fuerte base de formación en servicio y a distancia. En este recuadro describimos algunos puntos y particularidades que serían importante enfatizar en función a cada enfoque.

Enfoque de formación por competencias

Como ya fue previamente mencionado, una particularidad común a diversas experiencias de especialización vía reconversión, es su adherencia al enfoque de formación por competencias, según lo descrito en la sección 4.II. Su trascendencia para esta propuesta está plenamente justificada, alcanzando incluso mayor relevancia que la que tiene para la especialización vía residentado. Algunos de sus principales beneficios cuando nos referimos al entrenamiento vía reconversión son los siguientes:

• Al trabajar sobre competencias demostrables este enfoque facilita el homogenizar mejor los elementos formativos, los cuales son tratados como unidades concretas a medir. Esto es especialmente relevante para la disciplina de la AP y MF/F, aun inacabada y en constante evolución, existiendo una diversidad de interpretaciones sobre lo que esta especialidad debe incluir.

• Al considerar las necesidades de salud de la población para definir el perfil de sus egresados, permite garantizar que este recurso humano tendrá el impacto esperado dentro del contexto mayor de las reformas sanitarias.

• Al estructurar mejor sus contenidos según los enfoques priorizados, pone las bases para una posterior certificación por competencias de sus egresados, lo que efectivamente verificará la adquisición de los requerimientos necesarios para su cualificación como especialista.

No obstante, es importante no perder de vista que, como fue ya enfatizado en la sección 4.II, los documentos curriculares en sí mismos no son relevantes sino porque permiten guiar el proceso. No importa si ellos fueron preparados importando expertos y desarrollando múltiples talleres para completar detallada y participativamente las matrices correspondientes para una adecuada formulación, y definiendo con gran detalle las competencias, contenidos y habilidades a transmitir, las estrategias didácticas a ser adoptadas y las metodologías docentes a ser empleadas como parte de la propuesta curricular. Si el enfoque no es bien implementado y no se logra concatenar adecuadamente la formulación teórica con las actividades concretas ligadas al entrenamiento final de los candidatos a especialista en AP, al final los documentos curriculares se convertirán tan sólo un ejercicio académico y ellos no gravitarán sobre el logro de sus objetivos, no haciendo gran diferencia sobre los programas convencionales. En las subsecciones 4.IV.2 a 4.IV.4 se detallan los elementos para este desarrollo.

Enfoque de educación flexible.

No cabe duda que los mejores programas de especialización vía reconversión son montados bajo una estructura de tipo piramidal, por niveles. Complementando lo expresado en la subsección 4.IV.1, diremos que estos niveles no necesariamente tienen que ser continuos y pueden delinear una ruta curricular adaptada a las necesidades individuales de aprendizaje de los participantes. Este programa flexible debe poner el énfasis en "ajustar a la medida", los módulos que cada participante debe desarrollar. Como ya se comentó, se sobre-entiende que tanto por su formación complementaria durante el ejercicio de la carrera —cursos seguidos por decisión propia e impartidos de modo oficial por la entidad gubernamental contratante— como por el desarrollo de su trabajo habitual en AP, cada ingresante al programa contará con una base diferente de conocimientos y habilidades, y por lo tanto necesitaran apuntalar diversos contenidos para poder especializarse. Para favorecer dicho tipo de adaptación, en este tipo de programas, los contenidos son ofrecidos a través de escalones modularizados de complejidad paulatinamente creciente, yendo desde los aspectos más básicos de la atención directa a las necesidades de la población, hasta los contenidos más específicos, necesarios para completar el perfil múltiple que se propone para los Especialistas en AP, incluyendo también algunas competencias como supervisores, gestores, docentes, investigadores, etc.

En este sentido, aunque el programa general sea único, se toma en consideración que muchos participantes, por su experiencia y formación previas, ya cubren sobradamente ciertos objetivos curriculares específicos, y como consecuencia no requieren enfatizar dichos aspectos en su formación. Para captar este punto es necesario entender que, por su trabajo en AP, un médico general o una enfermera ha estado expuesto a muchas de las prácticas que se requieren para componentes de competencia específicas, y lo único que ellos requieren es sistematizarlas e introducir los añadidos que le faltasen para completar los objetivos de la unidad de entrenamiento. Para estos últimos, les será sencillo completar más rápidamente los requerimientos necesarios para desplazarse de nivel a nivel, y en consecuencia la movilidad entre niveles será mayor. Este modo de organizar el progreso entre niveles, ofreciéndoles a los participantes la posibilidad de avanzar según la velocidad de formación que les corresponde mejor, de acuerdo a sus conocimientos previos, capacidad de aprendizaje y su compromiso y disciplina para mantener el ritmo del programa, siendo incentivo para los más entusiastas.

Enfoque de educación a distancia.

Dado que se espera que muchos de los aspirantes a la especialización vía reconversión, por razones de trabajo se encuentren lejos de los grandes centros urbanos donde suelen concentrarse los programas de especialización convencional, se considera que la mejor apuesta para apoyar consistentemente la adquisición de conocimientos y habilidades será complementar su formación en servicio con actividades de formación "a distancia" y empleando tecnología multimedia, a través de la modalidad también denominada *e-learning*. En estos casos, el equipo docente y los participantes no comparten el mismo espacio físico que sus tutores, sino que están conectados por alguna tecnología de comunicación, usualmente vía internet, recibiendo los contenidos de manera multimedia, esto es, combinando contenidos en video, audio y textos. Este tipo de programas representa un incentivo para quienes tienen menos disponibilidad para asistir a un programa regular de formación.

No obstante, como ya se mencionó en el recuadro 4.C que abordó esta temática, no todas las competencias podrán ser concretadas a través de este desarrollo de educación a distancia, particularmente aquellas con fuerte carga de adquisición de habilidades —aunque este desarrollo puede ser reforzado a través de tecnología complementaria del tipo soporte on line, telemedicina, etc., Ver subsección 2.II.4—. Dichas competencias deberán adquirirse por la vía convencional, a través de actividades en sala de clase o mediante pasantías cortas en unidades docentes de AP u hospitales.

Formación en servicio

Prácticamente todos los programas de reconversión, ponen un énfasis especial en la formación en servicio, lo que significa que los participantes no detienen su actividad asistencial para ir a estudiar, sino que continúan desempeñando su trabajo profesional en AP, durante su periodo de entrenamiento. Este tipo de formación no solo permite a sus participantes seguir desarrollando sus actividades laborales en un entorno de AP, sino que expande los beneficios de una mejor capacitación, a sus pacientes, al aprovechar el fabuloso laboratorio para aplicar en el terreno los conocimientos aprendidos en los componentes teórico-prácticos del programa. Así, esta modalidad repotencia el trabajo cotidiano de los participantes, ya que ellos podrán implementar en un contexto real, los contenidos adquiridos durante su formación "externa" —ya sea en pasantías formaciones presenciales convencionales o en educación a distancia—. De modo que al volver a sus propios lugares de trabajo los pasantes deberán aplicar las herramientas y enfoques adquiridos durante sus periodos de entrenamiento "externo", asimilando el nuevo tipo de conocimiento desde su implementación en condiciones de campo. En este sentido, estas actividades académicas tienen un enorme valor como "inductor" del enorme potencial que pueden tener los profesionales de la AP, si empiezan a incluir en su quehacer cotidiano lo que aprenden fuera de sus entornos laborales.

Naturalmente que durante su periodo de formación en servicio en sus propios establecimientos de AP, el participante estará bajo entrenamiento semi-supervisado, de modo que, si los participantes realmente ponen en práctica las habilidades complementarias adquiridas durante su entrenamiento, o no, ello no podrá ser fácilmente constatado por su equipo formador, a menos que acudan al lugar de trabajo del participante. Por ello tal vez la gran dificultad de este esfuerzo será implementar herramientas metodológicas que permitan ponderar el grado de avance independiente de los participantes en este desarrollo. Una de estas herramientas son los denominados "portafolios" —Ver recuadro 3.D —, donde el formando plasma la experiencia obtenida en la implementación de sus procesos de trabajo independiente, en la forma de un registro vivo. Esta herramienta puede incluso potenciarse si se complementa con una suerte de "tutoría cruzada", traducida en la evaluación de su pertinencia por de uno de sus pares.

La segunda herramienta son las supervisiones formativas (*coaching* en inglés), en las cuales al equipo de supervisores que habitualmente visitan los centros de AP se integran al programa de formación por competencias, y aprovechan estas visitas para evaluar el desempeño de los profesionales en el uso de las metodologías recomendadas. Naturalmente que este tipo de visitas de supervisión requieren herramientas especiales para ser desarrolladas, diferentes a las usualmente utilizadas en las supervisiones convencionales.

carse en las competencias que le faltan con vistas a seguir ascendiendo gradualmente de un nivel de la pirámide al otro, hasta constituirse en el especialista anhelado —Ver Figura 6—. E incluso, como se explica en más detalle en el Recuadro 4.D existe la posibilidad de que aquellos participantes con desarrollo académico y trabajo cotidiano sobresaliente —evaluados convenientemente— puedan subir más rápido en los niveles de la pirámide, representando ello un estímulo para los formandos más aplicados.

Finalmente, es siempre necesario verificar que los contenidos recibidos por los participantes se adapten a las normas y directivas vigentes en cada realidad, especialmente cuando ellos son formados para trabajar en servicios gubernamentales.

4.IV.2 Propuesta Curricular Basada en Competencias para la Especialización vía Reconversión

El primer elemento que deberá desarrollarse para aplicar el enfoque por competencias a la Especialización vía Reconversión es la denominada Formulación de la Propuesta

Curricular. Aunque la subsección 4.II.1, en donde se incluye el Recuadro 4.A, se dedicó a esta temática, dada su importancia capital para la propuesta presentada aquí, ahondaremos un poco más al respecto en los párrafos siguientes.

Como fue mencionado, la Propuesta Curricular es la guía que orienta la organización, implementación, ejecución y evaluación de la actividad docente para el cumplimiento de los objetivos del programa, representando el núcleo de todo programa basado en competencias. Sus funciones son:
• Plasmar un contrato entre la institución docente y la Sociedad, para formar futuros especialistas en AP capaces de cubrir los requerimientos de la población. En consecuencia, las instituciones sociales deberían poder emitir opinión sobre la propuesta curricular, con la finalidad de ajustarla mejor a sus necesidades.
• Comunicar las prioridades temáticas de la institución docente, algo que es útil para que los candidatos a futuro especialista puedan elegir los programas más apropiados a sus intereses.
• Guiar a la comunidad docente, para implementar efectivamente el modelo de formación que la institución docente reconoce como válido.

Pueden identificarse tres pasos para organizar adecuadamente una Propuesta Curricular por Competencias:
• Definir la imagen objetivo para los especialistas formados por el Programa.
• Definir las competencias priorizadas por el Programa y completar su formulación.
• Enlazar las competencias y los contenidos del Programa, organizándolos en módulos, definiendo sus metodologías docentes y estableciendo los medios para evaluar a sus participantes.

En cuanto a la definición de la imagen objetivo, este paso es importante, pues sostiene el hilo conductor que guiará a las siguientes etapas de la formulación del programa. Aun respetando las variaciones entre realidades, es necesario no expandir demasiado esta imagen objetivo —resaltando funciones poco comunes o desestimando las realmente críticas—, y siempre adherir al espíritu del cuerpo original de la disciplina.

Para garantizar un nivel óptimo para el profesional formado, y además considerar las acciones habitualmente desarrolladas dentro de la AP, dicha imagen objetivo deberá considerar algunas tendencias actuales y pautas para su orientación futura.

Buscando desarrollar este primer punto, es usual elaborar un mapa funcional que, aunque en los documentos curriculares aparece frecuentemente sólo como fragmentos aislados, tiene una relevancia única, representando la apuesta institucional, adecuada al contexto de desempeño de sus egresados sobre cómo dar cumplimiento al propósito clave de alcanzar especialistas de valor para las sociedades en las que se desempeñan.

Las competencias que deben ser priorizadas para la especialización vía reconversión, no difieren de las mencionadas en la subsección 4.II.1. Al respecto es igualmente importante considerar que aun cuando la propuesta curricular debe ser inicialmente formulada por la Institución Educativa formadora, su espíritu debería subordinarse a las necesidades de la población a la que servirá. El haber desarrollado sus programas sobre parámetros científico-académicos internacionales, aunque de espaldas a los requerimientos de la sociedad, ha conducido muchas veces al descrédito del esfuerzo docente.

Debe igualmente recordarse que las competencias son la suma de Conocimientos, Habilidades y Actitudes y que solo algunos de estos contenidos son pasibles de ser adquiridos en la práctica independiente, así como solo una parte de ellas pueden ser transmitidos con actividades académicas en salas de clase.

Luego de una rápida revisión de las competencias listadas en los cuadros 5a y 5b de la mencionada subsección 4.II.1, es interesante reconocer la enorme diversidad de contenidos requeridos para el ejercicio en AP, los cuales deben recogerse en las respectivas propuestas curriculares. Ello nos lleva a constatar cómo estos servicios que supuestamente representan el nivel de atención de "menor complejidad", en realidad, enfrentan a los profesionales de salud que trabajan en estos servicios con enormes complejidades de naturaleza social, cultural, administrativa y de salud pública —Ver subsección 4.I.1—, lo que determina que se requieran unos conocimientos, aptitudes, valores y principios precisos, sustentados en una fuerte vocación de servicio dirigido a la comunidad y sus familias.

De la mano con este tipo de formulación deberá establecerse la secuencia de logros por año de estudios, la cual no solo servirá para diferenciar entre participantes principiantes y avanzados, sino que podrá dosificar los contenidos entre los diferentes miembros del equipo de AP. Así, por ejemplo, podrán regularse las competencias que pueden ser impartidas incluso a los miembros que sólo desempeñan actividades con instrucciones definidas o bajo supervisión (*workforce* en inglés), separándolas de las más complejas que se ofrecen al staff que puede trabajar con supervisión limitada o ausente (*practitioner* en inglés), y de aquellas que únicamente pueden ofrecerse a quienes están conducen el trabajo o fijan la dirección de un equipo mayor, de una institución, o división importante (*specialist* en inglés).

En lo concerniente a enlazar las competencias y los contenidos del Programa, este paso incorporará necesariamente tres elementos. En el primero desplegamos los conocimientos habilidades y actitudes/valores requeridos para desarrollar las competencias previamente identificadas. En segundo lugar, consolidamos dichos contenidos en módulos y organizamos su oferta según la secuencia de logros prevista. Por último, seleccionamos los métodos para ejecutar la docencia y la evaluación de competencias.

En la formación tradicional, los objetivos educacionales de los cursos o módulos del plan de estudios se vinculaban sólo indirectamente al desempeño final del participante. Consecuentemente, era frecuente enfatizar contenidos poco relevantes, y dar cobertura sólo superficial a otros considerados cruciales. Esta debilidad, particularmente común en programas nacientes, se agravaba al concentrar los contenidos en materias conocidas por los tutores especialistas lineales hospitalarios, antes que en las reales necesidades formativas de los futuros especialistas en AP.

Ello es menos frecuente si realmente se aplica el enfoque de formación por competencias, donde luego de articular estas con los respectivos contenidos, se deberán precisar las metodologías didácticas a emplearse para transmitir dichas temáticas. Aun cuando tradicionalmente la formación de especialistas enfatizaba el "aprendizaje basado en la experiencia", existen vías alternativas para complementar este mecanismo. En la subsección 4.III.3 se pasó revista a las múltiples posibilidades de técnicas didácticas actualmente disponibles para reforzar el aprendizaje de los formandos. Es recomendable combinar diversas metodologías como las Actividades académicas —formación en sala de clases, visitas a experiencias, etc.—, las pasantías cortas pero repetidas en servicios de formación docente validados, las actividades en Programas o Centros Vitrina, como AMEAPs o CEAPs, las rotaciones formales en Centros Hospitalarios acostumbrado a recibir residentes de AP, las actividades a distancia — aula virtual, e-learning, etc.—, el aprendizaje basado en el problema, las discusiones de casos clínicos, las simulaciones en talleres, etc.— ver figura 7.

4.IV.3 Programación e Implementación Basada en Competencias para la Especialización vía Reconversión

Implementar un programa de especialización vía reconversión que permita formar como especialistas en AP, a profesionales con diferentes tipos de substrato (*background* en inglés), transmitiéndoles las competencias requeridas y haciéndolo al ritmo que cada uno individualmente requiere, no es tarea fácil. El gran desa-

Figura 7. Metodologías docentes complementarias para la Especialización vía Reconversión en AP

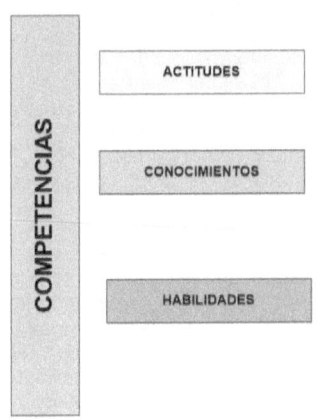
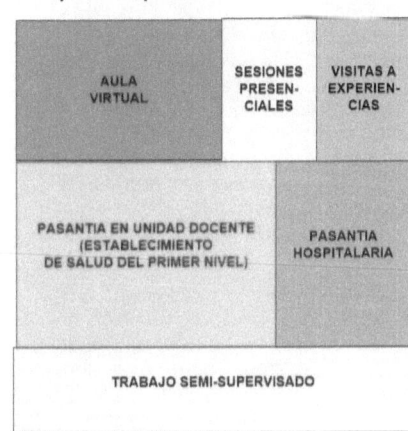

fío es que los participantes del programa sean capaces de convertir los contenidos ofrecidos durante su entrenamiento, en habilidades que desarrollarán en su práctica cotidiana, adquiriendo las competencias requeridas, al tiempo que empiezan a responder adecuadamente a las necesidades de salud de la población.

Ciertamente el primer paso para lograr este objetivo será preparar adecuadamente la propuesta curricular pero, como se reafirma en el recuadro 4.D y fue antes expresado en la subsección 4.II.1, incluso el documento mejor diseñado tendrá poca relevancia real para la formación del participante, si no es convertido en acciones concretas. Para lograr esto es necesaria una cuidadosa programación que ponga meticulosamente en práctica todo lo planeado y una adecuada implementación, según lo previamente definido. Por estas circunstancias, junto con la formulación de una coherente propuesta curricular, debe desplegarse una adecuada programación e implementación de las actividades consideradas. Por tal motivo, esta sección será dedicado a esclarecer la aplicación de estos conceptos en la especialización vía reconversión a través del enfoque de formación por competencias.

La programación y la implementación tienen una connotación práctica, al estar directamente ligada a la gestión del programa y a la acción docente-asistencial. Ello es particularmente relevante cuando se trata de una iniciativa de alcance nacional, en la cual el despliegue del adecuado soporte logístico, de recursos y mecanismos financieros, es mucho más complejo de ser montado.

Dicha programación tiene relación con la detallada clasificación de los pasos operacionales que deberán darse posteriormente, durante la implementación del Programa. Ellos se consolidan en el Plan de Entrenamiento basado en competencias. Este plan es una herramienta fundamental porque describe con detalle cómo se va a viabilizar la propuesta curricular previamente diseñada. Probablemente su ausencia en muchos procesos de implementación sea una de las principales razones del limitado progreso que diversos programas alcanzan en su evaluación final.

El Plan de entrenamiento basado en competencias debe incluir una programación en detalle de las experiencias que de un modo general deberán realizarse para llevar adelante la propuesta curricular, incluyendo no solo las actividades prácticas en servicios — rotaciones, pasantías, visitas, etc.— que los especialistas en formación deberán completar, sino también las actividades académicas que se ejecutarán durante el despliegue del programa de entrenamiento. Idealmente estas experiencias educacionales deberán organizarse por componentes o módulos.

Esta programación contemplada en el Plan de entrenamiento detallará tanto la descripción de apuntes metodológicos necesarios para concretar las competencias, como los componentes de soporte requeridos para poder realizar este trabajo. Ello naturalmente incluirá los recursos humanos, materiales, financieros y de otro nivel necesarios para desarrollar este tipo de trabajo. En esta medida, son igualmente una herramienta de soporte para una adecuada implementación de carácter administrativo.

Como puede verse, esta fase de la programación plasmada en el Plan de entrenamiento se deberá plantear con responsabilidad. Esta requiere un trabajo que, por su detalle y complejidad puede ser extenuante, pero cuyos frutos, en cuanto a personal competente para ofrecer mayor salud a la población, hace que el esfuerzo valga la pena.

En cuanto a la fase de implementación, esta alcanza una gran complejidad cuando se trata de una iniciativa de nivel nacional, incorporando diversos centros formativos en todo un territorio a nivel de país, o incluso en iniciativas supranacionales contemplando varios países. Cuando se trabaja de este modo, lo más conveniente es contar con un Centro Nacional o Principal que lanza, dirige y ofrece soporte técnico para la implementación del proceso y Centros Regionales que operan directamente la formación de estos recursos humanos. Cuando esta iniciativa no es completamente privada, sino que está ligada a instituciones públicas dependientes del Ministerio de Salud o de la Seguridad Social, es usual que se constituya un Comité Técnico, liderado por las diferentes dependencias del sector salud ligadas a los recursos humanos y a las potenciales direcciones empleadoras de este personal, aunque igualmente constituido por los centros formadores. En este contexto, és común que el Centro Nacional, sea quien tenga la mayor experiencia y desarrollo institucional, en tanto que los Centros Regionales tienen una trayectoria limitada en este sentido. No obstante, serán estos quienes, trabajando armónicamente con el Centro Principal, de quien reciben soporte técnico, replicarán el trabajo formativo en sus diferentes realidades, coordinando con los actores locales, aplicando los elementos metodológicos definidos para el entrenamiento de los especialistas en todos los programas. Adicionalmente, ellos implementarán los escenarios y campos clínicos así como, si es posible, forjarán espacios vitrina para que ejecuten sus prácticas en condiciones óptimas, reforzando el entrenamiento de los especialistas en AP empleando las metodologías educativas adoptadas, y en general actuando como contraparte, en sus respectivos ámbitos de trabajo, del Centro Nacional. El valor añadido de este tipo de trabajo en red deviene de que, con el tiempo, algunos Centros Regionales pueden alcanzar un nivel suficiente como para convertirse a su vez en nuevos Centros Nacionales, y establecer sus propios polos de desarrollo, ayudando así a hacer llegar la iniciativa a más y más centros descentralizados.

El primer elemento de la fase de implementación está ligado a la definición de quienes actuarán como centros de soporte, tanto de tipo financiero como logístico, y de qué manera se les proveerá recursos a los Centros Regionales, para que ellos puedan adecuarse a los estándares esperados para el programa a nivel nacional, así como los montos y modalidades correspondientes. Debemos recordar que los centros regionales suelen ser originalmente instituciones formativas de alcance únicamente local o a lo sumo regional, y no sería sorpresa que sus recursos disponibles para el desarrollo de actividades sean mucho más limitados que los de alcance nacional. Y, en consecuencia, sin un adecuado soporte de tipo instrumental, sus capacidades de poder acompañar una implementación nacional serían muy limitadas.

El siguiente elemento de importancia para la implementación, siempre dentro del ámbito administrativo, es la implantación de mecanismos concretos para el manejo presupuestal necesario para financiar aspectos como los equipos de tutores, las actividades de capacitación, de supervisión y seguimiento, y de monitoreo y evaluación regional, entre otros. En la estructura de red antes mencionada, algunas veces el Centro Nacional es también centro de soporte administrativo, de modo que funciona como una institución "paraguas" para la distribución de recursos financieros, reclutamiento de staff de nivel nacional o aprovisionamiento de recursos materiales a los Centros Regionales. En otros casos es sólo un referente técnico encargado de capacitar a los equipos regionales y monitorear su preparación y la implementación, de modo que es cada Centro Regional quien debe encargarse de poner en marcha sus respectivas operaciones administrativas. En cualquier caso, una de las primeras tareas de la red de implementación será la definición de los mecanismos para garantizar soporte técnico, financiero y logístico, elaborando al mismo tiempo la normatividad general, y mecanismos para regular la comunicación entre los centros formadores y otros actores involucrados en la red general de formadores.

Una ayuda que no infrecuentemente requieren los Centros Regionales para poder desarrollar sus programas es soporte específico para el reclutamiento del personal docente-asistencial y administrativo, los cuales no pocas veces deben ser comprometidos en los puntos de desarrollo nacional y, con los incentivos respectivos, relocalizados para ofrecer soporte en centros formativos regionales que requieren de su aporte de conocimientos. En ese sentido, no infrecuentemente serán miembros del equipo del Centro Nacional quienes estarán a cargo de la selección de tutores y docentes clave que complementarán a los equipos de formadores locales de los Centros Regionales, en el desarrollo de las actividades académicas, y de la producción de información que, una vez compartida con el nivel nacional, permitirá desarrollar un adecuado monitoreo y evaluación del Programa.

En cuanto a la implementación de la acción docente asistencial propiamente dicha, ella se inaugurará una vez los equipos docentes a nivel regional, hayan sido reclutados, reforzados en su entrenamiento y desplegados a sus respectivos centros docentes de formación. Esta debe iniciar con la revisión y adaptación a la región de todo el material de entrenamiento producido en el nivel nacional. A continuación, los centros regionales deberán proceder a la selección de áreas de trabajo, así como de las sedes y espacios docentes para el Programa, y en particular a la evaluación y definición de los potenciales campos clínicos. Una vez aprobados estos, deberán establecer los correspondientes protocolos de acuerdo con las autoridades locales y regionales en salud, comprometiendo las tareas que cada organización debe realizar. Con estos componentes en posición, los equipos regionales reforzados deberán proceder a poner en marcha los diversos elementos docentes, y desarrollar las metodologías docentes planificadas, cuando el programa se encuentre preparado para iniciar sus funciones.

En paralelo con el despliegue de estos procesos, el aparato docente ya constituido deberá abordar el más delicado paso de la acción docente asistencial preliminar que es la selección y admisión de los participantes del programa, esto es, de los profesionales generalistas a especializarse por la vía de la Reconversión. Este paso es completamente necesario, incluso en contextos con abundancia de recursos, dado que nunca será posible incluir a todos los potenciales candidatos a especialista en un periodo específico.

Un aspecto a considerar al momento de la admisión de los participantes al programa es que, en gran parte, el desempeño del profesional de AP es condicionado por predisposiciones naturales y actitudes positivas hacia este tipo de trabajo, que no pueden enseñarse, pues son propias de cada persona e independientes de su capacidad técnica. Por ello es importante contar con una evaluación minuciosa de partida de los candidatos a unirse al programa, priorizando en particular dichos atributos intrínsecos y criterios actitudinales que marquen adecuadamente la vocación e interés de los candidatos en relación al cuidado continuo holístico y humanista (C2H2) a las personas, familias y comunidades —Ver subsección 2.II.2—. Lamentablemente, una evaluación convencional, basada en una prueba escrita y revisión de antecedentes por criterios administrativos, difícilmente podrá indicarnos las predisposiciones y habilidades innatas del candidato para cuidar adecuadamente a las familias a su cargo. A ese respecto, con frecuencia incluso una entrevista puede fallar en darnos la información que efectivamente queremos captar, por lo que, en situaciones ideales la selección debería basarse en una evaluación por competencias. Esta tendría el beneficio adicional de seleccionar mejor los participantes con habilidades equivalentes, lo que hará el avance en el grupo reclutado más fluido al contar desde el primer momento con un grupo de aspiraciones y motivaciones homogéneas.

Otro valioso acierto a este respecto en muchos programas de este tipo, ha sido incorporar en los procesos de selección, con un peso específico considerable, la práctica profesional previa en AP desarrollada por los participantes, como un atributo bien valorado. Sin embargo, es importante no perder de vista que solo porque un formando convalida años de experiencia desarrollados en algún establecimiento de AP, que complementa con la recepción de ciertos contenidos teóricos, ello no significa que cuente con las competencias necesarias para devenir un especialista en el área. De modo que aunque la experiencia en AP sea un buen criterio para la seleccionar participantes al programa, no necesariamente será este criterio el que determine si un participante puede graduarse.

Por otro lado, el *priorizar candidatos con una importante práctica* profesional previa en AP, no debería implicar que los profesionales jóvenes no puedan participar en este tipo de programa. Ellos podrían acumular un número de "puntos extra" luego de concluido su entrenamiento en el pre-grado, destacando en elementos complementarios válidos para el impulso de la AP como haberse desarrollado en la gestión o en la docencia-investigación, o mostrar otros logros profesionales individuales. Ello ayudaría a incorporar al programa también profesionales jóvenes con una trayectoria interesante para la especialidad, a pesar de no tener muchos años trabajando en AP.

Una vez reclutado el staff docente, preparados los centros de práctica y admitid los participantes, el paso inmediato será, lógicamente, la efectiva implementación del Plan de entrenamiento de la Especialización vía Reconversión. Deberán iniciarse entonces las actividades de formación profesional en los diferentes espacios educacionales previamente programados y siguiendo las diferentes metodologías de formación contempladas en la propuesta curricular, con el fin de conseguir el logro perdurable y sostenible de las competencias anheladas en los participantes.

Un elemento central a desplegar cuando los elementos previos estén ya en marcha, será establecer adecuados mecanismos de certificación de los profesionales generalistas reconvertidos. Este proceso deberá ser bastante más exigente y detallado que el aplicado a los ex-residentes, cuyos tutores conocen las fortalezas y debilidades de cada uno debido a la larga convivencia en los espacios docentes. Por ello, debe ser mandatorio desarrollar una evaluación por competencias al finalizar, y en las etapas intermedias, en estos programas de reconversión para garantizar que este nuevo especialista tiene las mismas competencias que aquellos egresados de los ciclos de residentado convencional.

Aunque naturalmente estos no son todos los elementos ligados al proceso de implementación, se han resumido en esta subsección aquellos que mínimamente deberían formar parte de toda puesta en marcha de este tipo de programas. Una recomendación lógica adicional, es no perder de vista las brechas planteadas en la subsección 4.II.2 —la brecha curricular, la brecha tecnológica, la brecha política y la brecha cultural—. Si bien ellas se formularon para la vía del residentado, son igualmente válidas para los Programas de reconversión. Toda implementación con un progreso inferior al esperado debería considerar de antemano la posibilidad de estar enfrentando algunas de estas brechas y las debilidades institucionales ligadas a cada una de ellas, para así poder contrarrestarlas, pues ellas pueden fácilmente desestabilizar un programa.

Finalmente, es importante asegurar durante la implementación, que se respeta la secuencialidad del plan de entrenamiento. Como ya se mencionó, lo ideal es incrementar gradualmente la complejidad de los niveles formativos, iniciando por los contenidos más básicos, y progresando hacia los más complejos —ver figura 8—. Ello tendrá relevancia sobre múltiples aspectos al momento de la implementación, tales como la selección de los campos clínicos, la incorporación de docentes con capacidades específicas para cada módulo, la disponibilidad de materiales específicos para contenidos particulares, entre otros.

4.IV.4 Evaluación de un Programa de Especialización en Atención Primaria vía Reconversión

El último paso para el despliegue de la Especialización vía Reconversión Basada en Competencias consistirá en la evaluación de toda la experiencia, midiéndose los indicadores ligados a los procesos educacionales. Esta evaluación debe permitir el recojo, análisis y difusión de información, que nos permita juzgar si el Programa consiguió alcanzar los objetivos marcados en un inicio y quedaron plasmados en la Propuesta Curricular, el Plan de entrenamiento basado en competencias, entre otros documentos, desarrollando las actividades propuestas, de acuerdo a las metodologías originalmente asignadas y consumiendo los tiempos y recursos planeados. En muchos casos estas evaluaciones de los equipos se desarrollan al finalizar cada año de actividades, con la finalidad de decidir si el programa se debe continuar o no.

La necesidad de contar con adecuadas evaluaciones de la especialidad vía reconversión es incluso mayor en estos programas que en otros tipos de entrenamiento. Ello implica evaluar, en la práctica, si éstos efectivamente lograron sobrepasar las complejidades de naturaleza social, cultural, administrativa y profesional que habitualmente dificultan alcanzar el éxito en este tipo de iniciativas y a partir de ello pudieron transmitir a los especialistas en formación los conocimientos, aptitudes, actitudes y prácticas especiales que se habían propuesto. Ello implicará evaluar si el Programa, desde su estructura, organización, plana docente, trato con los alumnos y participantes, y obviamente en la propia formulación de la propuesta curricular, ha contribuido efectivamente al logro de su finalidad, entregando a la sociedad especialistas con

Figura 8. Estructura de tipo piramidal con avance por niveles formativos para la Especialización vía Reconversión en AP.

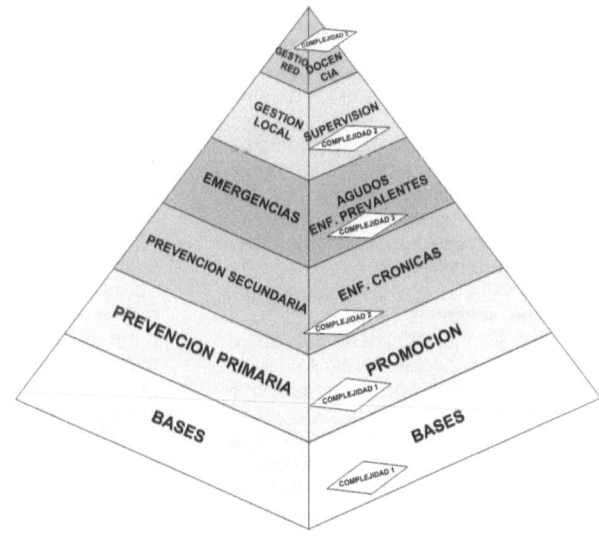

los atributos previamente descritos, los cuales sean capaces de emplear valores y principios precisos, sustentados en una aproximación técnicamente correcta, con una actualizada aproximación médica, con fuerte vocación de servicio a la comunidad, y con una visión de salud pública. Este proceso de evaluación debe concluir en la retroalimentación de los tomadores de decisión para, según el caso, reformular el programa, realizar leves ajustes, continuarlo sin modificaciones o concluirlo.

Sin embargo, es importante diferenciar la evaluación del programa, de las evaluaciones académicas que tutores y profesores hacen de cada participante sobre sus conocimientos, habilidades y valores. El mejor modo de medir si las competencias esperadas vienen siendo adquiridas por los participantes de acuerdo a lo originalmente planeado es el desarrollo de una evaluación por competencias —descrita en la subsección 4.II.3— la cual debe medir hasta qué punto los participantes aprovechan los contenidos ofrecidos, con las metodologías educativas planteadas, adquiriendo competencias a partir de este proceso.

Es conveniente enfocar esta evaluación empleando la cadena de valor propuesta por A. Donabidian para la medición de la calidad de las intervenciones en salud. En esta publicación se simplifica la propuesta original para la evaluación de los Programas de Reconversión de profesionales generalistas en especialistas en AP, concentrándose en tres elementos clave: Insumos, Procesos y Resultados, los cuales son descritos a continuación.

Insumos

Se trata básicamente de insumos gerenciales reflejados en las normativas que deben orientar el proceso de formulación de la propuesta curricular. Algunos puntos a evaluar son los siguientes:
- Grado en el que la propuesta curricular planteada se adecúa a las políticas, propósitos y objetivos de la institución educativa que llevará adelante el Programa. Se refiere particularmente a las disposiciones académicas, cuando los Programas de Reconversión tienen base universitaria, o a las disposiciones de instituciones sanitarias públicas, como la Seguridad Social o el Ministerio de Salud, cuando los futuros especialistas en AP reconvertidos son entrenados por dichos sistemas institucionales.
- Grado en el que la propuesta curricular se ajusta a las aspiraciones de la sociedad sobre reconvertir a profesionales generalistas en especialistas en AP. En este sentido, debería responder a sus demandas de ser atendidos con continuidad, con acción anticipatoria, abordando a la familia, proveyendo cuidados de salud continuos e integrales sin limitaciones de sexo, edad u otro tipo, y dependiendo del sistema, a su actuación como vía de entrada del paciente y su familia al sistema de atención a la salud

Procesos

La evaluación de procesos abarca desde la propia formulación de la propuesta curricular del Programa de Reconversión hasta su puesta en operación. A continuación se listan algunos de los puntos que podrían ser considerados dentro de una evaluación de este tipo:
- Formulación técnicamente adecuada e inclusiva de la propuesta curricular del Programa de Reconversión, considerando todos los pasos propuestos para el desarrollo de un adecuado currículo por competencias, e incorporando en su discusión a los docentes, profesionales generalistas y todos los actores relacionados. En el caso que nos ocupa, ello implicaría no sólo incorporar a miembros de la institución formadora, sino también de los principales empleadores de estos especialistas —en el entendido que ellos trabajan para organizaciones prestadoras de servicios de salud—, incluyendo a la Seguridad Social, el Ministerio de Salud, o instituciones privadas cuando ello fuera pertinente.
- Implementación adecuada de la propuesta curricular, incorporando un número adecuado de docentes por participante, entrenamiento en la ejecución de las tecnologías educativas que se proponen, entre otros puntos. En el caso de la reconversión de profesionales generalistas en especialistas en AP, dado que estos candidatos deben tener una formación que se basa en actividades desplegadas tanto en el nivel hospitalario como en los establecimientos de salud del primer y segundo nivel de atención, es importante mantener una adecuada coordinación entre estos dos niveles, siendo igualmente necesario guardar la debida proporcionalidad en la tutoría proporcionada en ambos contextos — especialistas en AP y especialistas lineales.
- Conveniente incorporación de campos clínicos —servicios de salud— en los cuales los participantes del entrenamiento puedan ejercitar activamente

y de una manera práctica las habilidades incluidas en la propuesta curricular, y así incorporar las competencias previstas. La relevancia de este aspecto para la reconversión de profesionales generalistas en especialistas en AP es central pues su desempeño en esta área, estará afectado si su entrenamiento se desarrolla exclusiva o mayoritariamente en establecimientos hospitalarios. Es necesario, entonces, contar con AMEAPs, CEAPs o equivalentes —Ver subsección 4.III.2—, en los cuales los participantes puedan desplegar convenientemente sus habilidades en atención a la persona, familia y comunidad con integralidad, continuidad, calidad y un enfoque holístico, los cuales en los servicios hospitalarios no pueden ser completamente abordados.

Resultados

Los resultados del Programa de reconversión de profesionales generalistas en especialistas en AP son equivalentes a los de los otros Programas.

• Estos resultados se refieren al logro de sus objetivos generales —Ver Recuadro 4.B en la subsección 4.III.1—que son aproximadamente semejantes aunque con diferencias regionales. El más directo suele referirse al número de especialistas en AP reconvertidos en el periodo previo, y al número de especialistas que superaron los exámenes objetivos de competencias tipo ECOE —los cuales se describen en la subsección 4.II.3—, entre otros relacionados a la producción final de especialistas. Yendo un poco más en profundidad incluso podrían evaluarse indicadores más relacionados al valor social de estos programas tales como el número de egresados que se contratan /continúan trabajando en servicios de AP luego de cinco años, número de egresados que establecen su práctica en áreas rurales, etc.

En conclusión, diremos que una adecuada y honesta evaluación de este tipo de programas tiene varias ventajas o beneficios. En primer lugar, contribuye a identificar áreas fuertes sobre las cuales relajar la presión por mejorar, y áreas débiles que deben ser apuntaladas para funcionar adecuadamente. Igualmente, precisa de qué modo los recursos han sido gastados, definiendo si fueron convenientemente distribuidos, o no. Ello orientará decisiones ligadas a nuevas propuestas de asignación, de aportes financieros, materiales o en recursos humanos, reforzando áreas que requieren mayor cantidad de recursos para alcanzar los objetivos de calidad trazados. Finalmente, si los resultados son satisfactorios para ciertos emplazamientos del programa, ello podrá servir de motivación a los equipos que vienen trabajando en ellos. Por su lado, cuando los resultados no son tan positivos, ellos pueden ser apreciados, no como un pobre desempeño pasible de ser sancionado, sino como un punto de partida o de referencia, asegurando el esfuerzo del equipo en superarla para las siguientes actividades.

Agradecimiento: El autor expresa su reconocimiento y agradecimiento a las múltiples generaciones de residentes en Medicina Familiar y Maestrandos en Salud Pública y en Atención Primaria/Medicina Familiar en la Universidad Peruana Cayetano Heredia para quienes seleccionamos los contenidos vertidos aquí y en el resto de este libro, y con quienes compartimos muchas de las reflexiones incluidas en este capítulo. Ellos fueron fuente de inspiración para perfeccionar nuestro desempeño como profesores y nos empujaron a combinar su necesidad de concretar competencias adquiridas, con nuestro mayor esfuerzo por perfeccionar los programas que les ofrecíamos. De esa búsqueda compartida y de la posibilidad de experimentar con ellos, haciendo siempre nuestro mejor esfuerzo por obtener resultados favorables ha surgido el refinamiento de conceptos, a partir de lo producido por otros autores, o el nacimiento de nuevas propuestas incluidas en este capítulo.

Lecturas Recomendadas

Anderson J, McCormick R. Ten Pedagogic Principals of E-learning. London: Observatory for New Technologies and Education; 2005.

Antipil Cuadra, M., Arias Chura, E., Borquez Domingo, A., and Gayosa Bustos, I. Capacitación del equipo, pilar fundamental en la implementación del modelo de salud familiar. Santiago: 2003. Disponible en: http://www.bcm.edu/familymed/doc/Equipo1.ppt#169 ,1,Diapositiva 1.

Bandaranayake R. How to Plan a Medical Curriculum. Medical Teacher. 1985; 7 (1): 7-13.

Buñuel JC. Medicina basada en la evidencia: una nueva manera de ejercer la pediatría. An Esp Pediatr. 2001; 55 (5): 440-52.

Cabero Almenara J. La calidad educativa en el e.Learning: las bases pedagógicas. Educación Médica. 2006; 9 (suppl 2): S7-S12.

Clarke R. Problem-based learning. The Medical Teacher.Edinburgo: Churchill Livingstone; 1985. p. 48-54.

Clements D. Social Determinants of health in Family Medicine Residency Education. Ann Fam Med. 2018; 16 (2): 178.

CONEAU. Seminario Internacional "Certificación Profesional por Competencias" 09 y 10 de noviembre del 2009, Lima-Perú. Lima: Ministerio de Educación; 2009.

Departamento de MF. Desarrollo y Capacitación en Atención Primaria. Toronto: Universidad deToronto; 2003.

González E, García I, Blanco A, Otero A. Aprendizaje basado en la resolución de problemas: una experiencia práctica. EDUC MED. 2010; 13 (1): 15-24.

Irigoyen-Coria A, Ponce-Rosas ER, García J. Hacia una definición de la práctica del médico familiar. Reflexiones sobre el pensamiento de tres autores. MPA e-Journal Med Fam & At Prim Int. 2010; 4 (2): 125-8.

La Fuente J, Escanero J, Manso J, Mora S. Diseño curricular por competencias en educación médica: impacto en la formación profesional. Educación Médica. 2007; 10 (2): 86-92.

Martínez Carretero JM. Métodos de evaluación de la competencia profesional: la evaluación clínica objetiva estructurada (ECOE). Educación Médica. 2005; 8 (Suppl 2): S18-S22.

Martínez-Gonzales A, López-Bárcena J, Herrera Saint-Leu P, Ocampo-Martínez Jea. Modelos de competencia del profesor de medicina. Educación Médica. 2008; 11 (3): 157-67.

Millán Nuñéz-Cortéz J. Las competencias clínicas. Educación Médica. 2005; 8 (Suppl 2): S13-S14.

National Association of Community Health Centers. Building a Primary Care Workforce for the 21st Century. Washington: NACHC; 2008. citado en: 15/05/2009. Disponible en: http://www.nachc.com/client/documents/ACCESS%20Transformed%20full%20report.PDF.

Ormen K SHKASL. Nurse education competence: A study of Norwegian nurse educators opinions of the importance and application of different nurse educator competence domains. Journal of Nursing Education. 2002; 41 (7): 295-302.

Perú Ministerio de Salud. El modelo de atención integral. Lima: MINSA; 2003.

Polanco Y. La unidad docencia-investigación. Carabobo: Revista Ciencias de Educación; 2007. citado en: 28/04/2010. Disponible en: http://servicio.cid.uc.edu.ve/educacion/revista/a2n20/2-20-6.pdf.

Rogers J, Corboy J, Huang W, Monteiro M. Task-Oriented Processes In (TOPIC) Model in Ambulatory Care. New York: Springer Publishing Company; 2004.

Sánchez M, Sánchez J, Aguinaga E, Madrigal M, Menárguez J. Docencia en medicina basada en la evidencia (MBE): estrategias y herramientas de evaluación. Archivos en Medicina Familiar. 2009; 11 : 17-32.

Saura-Llamas J. Manual de herramientas docentes para el tutor. In: Saura LL J., editor. Instrumentos y ayudas para cumplir los objetivos docentes y las tareas del programa docente de Medicina Familiar y Comunitaria.Madrid: Mediprint Ediciones; 2006. p. 61.

Suárez-Bustamante MA, Jurado-Vega A. Implementando la Atención Integral de Salud: Intervención en un área Urbano-marginal vulnerable de Lima, Perú. MPA e-Journal Med Fam & At Prim Int. 2010; 4 (1): 33-54.

Suárez-Bustamante MA. La importancia de Formular, Implementar y Evaluar Propuestas Curriculares por Competencias para Especialistas en Medicina Familiar y Atención Primaria. MPA e-Journal Med Fam & At Prim Int. 2010; 4 (2): 115-24.

Viniegra L, Jiménez JL, Pérez JR. El desafío de la evaluación de la competencia clínica. Rev Med IMSS. 2006; 37 (1): 87-97.

Webster F, Krueger P, MacDonald H, et al. A scoping review of medical education research in Family Medicine. BMC Medical Education. 2015; 15 : 79.

Capítulo 5

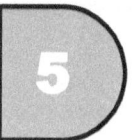

ACCIONES COMUNITARIAS PARA LA SALUD

Introducción

Las acciones comunitarias para la salud suelen definirse, según la OMS, como todo esfuerzo orientado a incrementar el control de las comunidades sobre sus determinantes de la salud, y que en consecuencia le ayudan a mejorarla. Estas acciones son tan diversas como puntos de abordaje existen para ofrecer cobertura a las necesidades de salud de la población, y se desarrollan contando siempre con la participación de la comunidad como agente activo de su propio desarrollo. Una gran fracción de estas acciones se dirige hacia otras esferas de la vida no relacionadas con la AP, y por tal motivo no serán mencionadas aquí. Es igualmente necesario decir que, dado que ello tomaría más espacio del que disponemos en una publicación de carácter general como esta, no cubriremos aquí toda la amplia gama de Acciones Comunitarias relacionadas a nuestra área, sino que nos concentraremos en aquellas más relacionadas a la atención de la población a nivel de la AP. Algunos de los ejemplos destacados de acciones comunitarias que NO cubriremos en este capítulo son: El trabajo de conducción participativa comunitaria o cogestión de intervenciones de salud, la consolidación de consejos comunitarios hábiles para dar soporte y seguimiento a proyectos y servicios orientados a mejorar su calidad de vida; la construcción de capacidades en actores comunitarios tales como dirigentes destacados, potenciales líderes y autoridades locales; la constitución de asociaciones de agentes comunitarios de salud; el reforzamiento de mecanismos reales para la participación de los miembros de las comunidades en decisiones que los afectan, entre otras posibilidades de acción. A pesar de las omisiones antes

Contenidos

5.I. El especialista en Atención Primaria y las Acciones Comunitarias para la Salud
5.I.1 Definiciones necesarias para este capitulo
5.I.2 El rol del especialista en Atención Primaria en las Acciones Comunitarias para la Salud
5.II. La Acciones Comunitarias para la Salud en contexto
5.II.1 Las Acciones Comunitarias para la Salud y la Atención Primaria
5.II.2 La Atención Primaria Orientada a la Comunidad
5.II.3 Limitaciones de las acciones comunitarias para la salud
5.III. Atención Primaria para minorías étnicas y Servicios en un Contexto Intercultural
5.III.1 Dimensiones del problema en países en vías de desarrollo y desarrollados
5.III.2 Minorías étnicas e Inequidades en el acceso a la atención de salud
5.III.3 Barreras para el acceso a la atención de calidad para las minorías étnicas.
5.III.4 Mejorando el acceso y la calidad de la atención para las minorías étnicas en Atención primaria

mencionadas, las acciones comunitarias revisadas, representan un buen muestrario de lo que puede ser desarrollado en esta área de trabajo.

Al respecto, debemos recordar a nuestros lectores que en un capítulo anterior de este primer volumen del libro ya se habían abordado por lo menos dos de estos tipos de acción, los cuales fueron tocadas a modo de ejemplo de su aplicación en un Centro Especializado en AP (CEAP). La primera acción comunitaria descrita estaba orientada a desarrollar actividades para la promoción de la salud y la prevención secundaria y terciaria para familias, en el contexto en el cual ellas viven, esto es, en sus hogares y locales de la comunidad. Estas actividades para el mantenimiento de la salud de la población con base comunitaria fueron desarrolladas en la subsección 3.IV.4, y los elementos para su concepción teórica serán mostrados en el Vol. 2. El segundo tipo de acción fue el de la Atención Primaria Orientada a la Comunidad, (APOC) tocada por primera vez en la subsección 3.IV.5. En este capítulo ella es nuevamente abordada, pero esta vez en sus elementos teóricos.

Iniciamos este capítulo con una breve reseña acerca de los términos ligados al trabajo comunitario, de más común empleo en textos del área, para luego elaborar unas breves reflexiones sobre los roles potenciales del especialista en AP en relación a estas acciones comunitarias para la salud. Al respecto se formulan recomendaciones para diferenciar lo que, a tas características en común como: vivir juntas en una zona geográfica determinada; provenir de una misma etnia, cultura o religión; reunirse frecuentemente en un mismo lugar —físico o virtual—, organización o emplazamiento e interactuar de manera predeterminada bajo patrones bien definidos —Ver elementos complementarios en la subsección 5.II.2.

Sociedad: Agrupación de diversos grupos sociales que, aun sin vínculos directos, co-existen y conforman una identidad superior, sea nacional, regional o sub-regional. Esta sociedad se desarrolla a la par de sus instituciones formales, y conjuntamente con sus relaciones informales permitiendo la convivencia mutua, a partir de su compartir de valores, normas y representaciones comunes.

Acción Social en Salud: Conjunto de actividades producidas en la sociedad —ya sea a un nivel individual, familiar u organizacional— y que contribuyen a mejorar la salud.

Acciones Comunitarias para la Salud: Son las actuaciones sobre comunidades definidas, con vistas a responder a sus necesidades de salud originadas colectivamente, siempre y cuando incorporen formas de Participación Comunitaria. Esto significa que, idealmente, incluyen a los propios grupos de la población objetivo en la formulación y monitoreo de las intervenciones, esperando que ello ayudará a definir mejor sus necesidades, y asegurará intervenciones mejor adaptadas a ellos.

Desarrollo comunitario: De acuerdo a la OMS es: "El conjunto de procedimientos por los cuales los habitantes de una comunidad unen sus esfuerzos a los de los poderes públicos con el fin de mejorar su calidad de vida. Estos procedimientos suponen la participación activa de los habitantes en las intervenciones para mejorar su nivel de salud, los cuales en la medida de lo posible respondan a su propia iniciativa".

Salud Comunitaria: Según la OMS es: "El proceso por el cual las personas y las familias toman el control de su propia salud y bienestar, así como el de la comunidad que los engloba, y elaboran su capacidad de contribuir a su propio desarrollo como al de la sociedad en su conjunto".

Medicina Comunitaria: Es el conjunto de acciones intra y extra-hospitalarias realizadas por un equipo de salud con la participación activa de la comunidad y que complementan a través de acciones de promoción de la salud, de reforzamiento de las actividades preventiva, y de servicios de rehabilitación, las conocidas y tradicionales actividades de recuperación de la salud.

Programas comunitarios en Salud: Son las acciones estructuradas cuyo principal programa se orienta a ofrecer servicios de salud a las personas, fuera del ámbito intra-mural. Estos programas por lo general están basados en un diagnóstico, más o menos minucioso de los problemas de la comunidad, e incluyen actividades de promoción de la salud, prevención de enfermedades y educación sanitaria para la comunidad, además de actividades recuperativas de salud cuando es necesario.

Participación Comunitaria: Se dirige a las intervenciones que se desarrollan en su seno, pudiendo ser estos servicios sanitarios regulares, programas con una regularidad perdurable, o proyectos de corta duración, y la relación que establecen con las comunidades que los acogen. La Participación Comunitaria, se orienta a estructurar mecanismos para considerar la opinión y preferencias de la población local, así como su modo de concebir su entorno, de modo que las intervenciones establecidas en su seno se articulen según estos pareceres, siendo en cierto modo reguladas y adaptadas por la comunidad. Esta participación puede concretarse a través de un modo informal, mediante coordinaciones y contactos cotidianos entre las organizaciones sanitarias y los líderes y representantes locales, o adquirir un carácter formal e institucional, cuando los mecanismos de consulta se institucionalizan y la comunidad está vinculada a la toma de decisiones.

Trabajo para incrementar la Participación Comunitaria o Movilización Comunitaria: Definidos como: "Los esfuerzos colectivos para incrementar el control de las comunidades sobre sus determinantes de su salud, y en consecuencia mejorarla a través de una adecuada participación comunitaria".

Trabajo Comunitario: El Trabajo Comunitario expresa todos los esfuerzos a ser desarrolladas para implementar de manera consistente las diversas Acciones comunitarias para la Salud que transcurren en una comunidad específica, siempre con la participación de los miembros de la comunidad, y cualquiera sea su origen u objetivo.

Para una mejor comprensión de las diferencias entre estos conceptos ver la Figura 1.

nuestro juicio, es y no es inherente a la esfera de acción de nuestros recursos humanos especializados en la AP. Seguidamente discurrimos sobre los tres tipos de acciones comunitarias para la salud más frecuentes, la participación comunitaria como base conceptual de todo este trabajo, el desarrollo de agentes comunitarios de salud, como recursos humanos ofrecidos por la comunidad para concretar nuestros objetivos y el Desarrollo de Programas Comunitarios. A continuación se ofrecen breves explicaciones sobre lo que representa la APOC, un tipo de trabajo comunitario clave para transformar el entusiasmo de los líderes de la comunidad en intervenciones tangibles dirigidas a abordar sus problemas más acuciantes. Aquí pasamos revista a sus aspectos conceptuales más importantes, resaltando las potencialidades de aplicar dicha metodología, la relativa facilidad con la que ella podría ser desarrollada rutinariamente por el Equipo de salud y los pasos para poder ponerla en práctica. Finalmente revisamos algunos aspectos ligados a la Atención de salud en un contexto intercultural, enfocándonos en la respuesta a las necesidades de salud de los miembros de etnias antiguas, aún vigentes en diversas áreas rurales de Latinoamérica como remanentes de grupos poblacionales indígenas originalmente pobladores del continente americano, y la población migrante de otras latitudes, particularmente cuando su marco cultural etnomédico es diferente del de la cultura que los acoge. Este último sector ha cobrado relevancia recientemente, dados los grandes desplazamientos poblacionales ocurridos en todo el mundo, incluso en esta región del planeta.

5.I. El especialista en Atención Primaria y las acciones comunitarias para la salud

En un escenario como el Latinoamericano, es menos frecuente que en los tiempos presentes, se planee implementar una intervención en AP que incluya actividades extramurales, y no incorpore el despliegue de algunas acciones comunitarias para la salud, considerando mecanismos relevantes para garantizar una adecuada participación de la comunidad. El estándar que gradualmente debe implementarse en las iniciativas que emprendemos, es siempre promover y desarrollar la participación de la comunidad con el fin de que, directa o indirectamente, ellas provean soporte local, y ayuden a adaptarlas al entorno donde será implementada, favoreciendo la implantación de programas y servicios donde

la gente sea el centro de las construcciones relacionadas a la salud, y se respete sus valores culturales y sociales. Sin embargo, no porque dichos mecanismos estén presentes, ello inmediatamente garantizará que esta Participación Comunitaria se concretice de acuerdo a lo esperado. Para entender mejor estos procesos y en consecuencia incrementar sus probabilidades de éxito se presentan en esta sección, primeramente un conjunto de definiciones y conceptos orientados a clarificar esta área, y a continuación se elaboran algunas reflexiones en torno a los roles esperados de los especialistas en AP, en esta área.

5.I.1 Definiciones necesarias para este capitulo

Como ocurrió al inicio del capítulo 1, considerando que no todos los lectores están familiarizados con los conceptos a verterse en los párrafos sucesivos, hemos estimado pertinente iniciar estas líneas presentando un conjunto de definiciones necesarias para acercarse mejor a lo que será planteado en los siguientes párrafos.

Grupo: Conjunto de Personas que coinciden en un mismo espacio y tiempo.

Grupo Social: Grupo de Personas que comparten características como: respeto por unas normas y valores comunes, participación en una actividad común a todos, sentimiento de pertenencia ("nosotros" versus ellos), apego a símbolos específicos, y respeto por cierta estructura de relaciones entre sus miembros.

Clan: Agrupación social de un conjunto de familias, que se reconocen como descendientes de un ancestro común o, dicho de otro modo, tienen todos lazos de parentesco en un nivel cercano o distante.

Etnia: Conjunto de grupos y familias, auto-reconocidas como pertenecientes a una misma "raza" o variante de ella. Además de las similitudes físicas, ellos comparten creencias subjetivas —religiosas, políticas, y de otra índole—, recuerdos compartidos, marcos culturales, mitologías, tradiciones, ritos sociales y otras particularidades semejantes.

Comunidad: Grupo Social —cumple las características de este—al poseer cier-

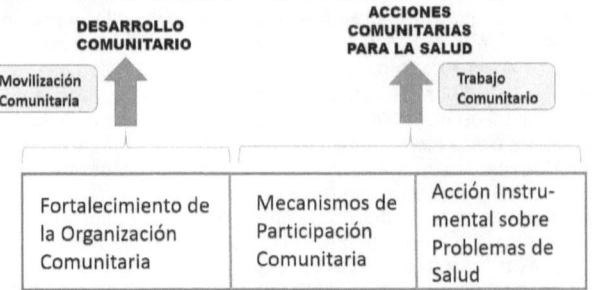

Figura 1. Diferencias entre los conceptos ligados a las Acciones Comunitarias para la Salud

5.I.2 El rol del especialista en Atención Primaria en las Acciones Comunitarias para la Salud

Diversos programas de especialización en AP y MM/F incluyen dentro de su plan de estudios, aspiraciones concretas con respecto a ofrecer contenidos sobre acciones comunitarias para la salud a sus participantes, en algunos casos de manera destacada. De hecho, uno de los programas nacionales de mayor envergadura, el de España, se autodenomina "De Medicina de Familia y Comunitaria", y otros muchos países incluyen el término "y Comunitaria" en el nombre de sus programas de especialidad o sus sociedades científicas, para acentuar la importancia asignada a esta temática. Sin embargo, la concreción de dichos deseos no suele ser muy frecuente y pocos de ellos consiguen formar en el trabajo comunitario a sus participantes. En parte ello ocurre pues al momento de llevar estas altas aspiraciones a la práctica, suelen chocar con algunos arraigados mitos en relación a este trabajo, generando brechas importantes en el sistema formativo que a la larga entorpecerán de manera notable el avance de estas intervenciones. Estos mitos pueden ser revisados en el Cuadro 1, y se describen a continuación.

El primer mito plantea que *los esfuerzos liga-dos al trabajo comunitario deben ser desarrollados por agentes especializados en promover la participación comunitaria u otros equipos de salud pública, pero no por los especialistas en AP*. Naturalmente se trata de una expresión infundada pero bastante extendida, y que probablemente se remonta al surgimiento de esta acción, entre los años 60 y 70, cuando los portadores del estandarte en este tipo de intervenciones fueron los movimientos orientados a fortalecer la Movilización Comunitaria —ver subsección 5.I.1—. Estos primeros despliegues, aunque igualmente basados en la participación comunitaria como los movimientos actuales, se mostraron en la mayoría de los casos fuertemente politizados y notablemente influenciados por el pensamiento de la izquierda Latinoamericana. En ese sentido, debemos concordar que en sus inicios estas iniciativas no parecían tener mucha relación con nuestro trabajo en la AP, dado que su objetivo primario no adhería a la meta instrumental usual de atacar un problema de salud en particular, sino que trataba de incrementar la capacidad de interlocución de los contextos locales, con el fin de reclamar sus derechos en salud al gobierno central —Ver Figura 1—. De este modo, los valores fundamentales sobre los cuales esas iniciativas primigenias se construyeron fueron el del Derecho a la Salud y el Desarrollo Comunitario. Ellos buscaban alcanzar un sistema más justo y equitativo a través del "despertar" del poder organizativo de los grupos poblacionales desfavorecidos, en una suerte de Acción Social en salud, operando mediante el reforzamiento de la organización comunitaria. Su propósito último era alcanzar una mayor justicia social, producto de mejorados mecanismos de distribución de recursos al interior de una nación, para lo cual las comunidades debían alcanzar un alto nivel de interlocución, necesario para hacer valer su derecho a la salud ante las dependencias gubernamentales, y de algún modo co-gestionar las iniciativas orientadas a mejorar la salud en su

Cuadro 1. Mitos sobre la especialización en AP y las acciones comunitarias para la salud

Mito 1	El trabajo comunitario debe ser desarrollado por agentes especializados y no por especialistas en AP
Mito 2	El trabajo comunitario si forma parte del accionar de los especialistas en AP, pero con muy baja prioridad en los objetivos educacionales durante la especialización
Mito 3	Los especialistas en AP deben ser también especialistas en trabajo comunitario, al mismo nivel en el que manejan la Atención a la Persona y Familia

ámbito.

Estos primeros esfuerzos operados a través de la Movilización Comunitaria, fueron largamente dominados por operadores de las canteras de la salud pública, con fuertes convicciones, y en muchos casos ligados personalmente a los movimientos políticos previamente descritos. En muy pocos casos fueron incorporados prestadores de AP, en un sentido más estricto, es decir miembros de los equipos de salud que ofrecían atención directa de tipo recuperativa a los pobladores de una rama determinada. Por ello no es de extrañar, en mi opinión, que quienes estuvieron familiarizados con aquellos movimientos originales, considerasen que dicha acción no tenía gran relación con nuestro trabajo en AP.

El mito siguiente afirma que, *aunque estas acciones comunitarias para la salud verdaderamente forman parte de nuestro accionar como especialistas de AP, ellas tienen muy baja prioridad dentro del contexto de los objetivos educacionales* de los participantes en sus programas formativos. La razón del lejano lugar para esta temática en el ranking de elementos educacionales a priorizar, deviene de la pobre relevancia asignada para el resultado final de la acción sanitaria. Este trabajo es visto, en todo caso, como un medio para obtener mayor aceptación de la población hacia los servicios de salud ofrecidos, sin realmente tener impacto en los indicadores finales de calidad técnica o satisfacción de los usuarios con la calidad de servicios ofrecida. Como consecuencia de esta valoración sesgada, los contenidos ligados al trabajo comunitario pueden restringirse a unas cuantas clases teóricas dictadas por algún especialista en Salud Pública, sin real experiencia en servicios de AP o, a lo sumo y en ciertos programas que cuentan con campos clínicos específicos para la especialidad —Ver subsección 4.III.2—, a un reducido tiempo de labor para desarrollar prácticas al respecto en ellos, usualmente contando con muy limitados recursos asignados a esta área.

No obstante, para balancear estas creencias y ponderar mejor el potencial rol del trabajo comunitario dentro del contexto de actividades a ser desarrolladas por los participantes en nuestros programas formativos, debemos considerar que un porcentaje relativamente alto de los pacientes que acuden a servicios de AP en ciertas realidades, lo hacen en respuesta a problemas que difícilmente podrían resolverse desde un ámbito que no sea más amplio que el individual o familiar. Ello ocurre, ya sea porque sus orígenes están enraizados en necesidades de salud colectivas o porque sólo un abordaje basado en la comunidad podría ayudar a controlarlos. Claro que, al referirnos aquí a este tipo de abordaje, estamos considerando no solo el trabajo de participación comunitaria realizado con los líderes locales, sino también a aquel realizado en cada familia en el contexto de la comunidad. Existen diversidad de ejemplos para retratar esta relación, desde las enfermedades gastrointestinales por focos infecciosos, ya sean en los hogares de las familias o en el entorno de la comunidad, hasta los problemas de estrés ligados a la sensación de inseguridad crónica producto de la violencia callejera, pasando por algunos tipos de epidemias de enfermedades infecciosas, dado que su origen se remonta usualmente a la comunidad, e incluso a algunas fuentes de rumores o de conocimientos inadecuados en salud, todos los cuales pueden ser vistos como ejemplos de fuentes de problemas de salud colectivos que afectan la calidad de vida de una población. En lenguaje más preciso, podría decirse que estos son problemas intrínsecamente ligados a determinantes sociales de la salud —Ver Recuadro 5.A—, de modo que sería muy difícil remontar sus efectos adversos sino se trabaja sobre estos.

Debido a dichas consideraciones, si somos fieles a nuestro propósito de transmitir a nuestros egresados las competencias necesarias para responder resolutivamente al 80% a 90% de los problemas que acuden a los establecimientos de AP, debemos reconocer que el trabajo comunitario podría ser de enorme valor para dicho objetivo. Entonces, y al margen del consenso generado por el trabajo comunitario entre los especialistas en AP actualmente formados y sus docentes, debemos cobrar conciencia de que, solo incluyendo este tipo de acción comunitaria para la salud en nuestro arsenal general de capacidades, podremos incrementar nuestras chances de perfeccionar los niveles de resolutividad de nuestros egresados. Por tal motivo, y como se verá más adelante, aunque la prioridad máxima de los recursos humanos que formamos será siempre la atención directa a las personas y familias a su cargo, se requiere que ellos lideren la respuesta de los equipos de AP ante los problemas de salud antes mencionados, a través de un adecuado trabajo comunitario.

Y finalmente el tercer mito, impulsado por otro tipo de docentes, parte hacia el otro extremo, al abonar la idea de que *los especialistas en AP deben ser también especialistas en el desarrollo de la acción comunitaria, al mismo nivel en que manejan la Atención a la Persona y la Familia*, debiendo entonces estar preparados para

Recuadro 5.A: Determinantes de la Salud y Acciones Comunitarias

El enfoque de los Determinantes Sociales de la Salud tiene sus orígenes en los conceptos, en cierto sentido revolucionarios, aparecidos a mediados de la década de los años 70 del siglo pasado en el documento *"New perspectives on the health of Canadians"* aparecido en 1974 en Canadá. Aunque muchos autores habían insinuado previamente lo que el documento proponía, ninguno había alcanzado tal contundencia en su expresión, y por supuesto ninguno había alcanzado la influencia en las políticas de salud de una nación, como lo hizo dicho documento. El concepto más importante incluido en ese documento fue la denominada Teoría del Campo de la Salud de Lalonde, cuyo nombre homenajea al ministro de salud canadiense que impulsó los estudios que concluyeron en el documento en mención. Aquella teoría proponía que prácticamente cualquier problema de salud —existen muy pocas excepciones a esta norma— dependía en su origen de cuatro campos de salud bien delimitados, los cuales son: Condiciones Ambientales, Estilos de Vida, Genética y Biología Humana y Sistema de Atención a la Salud (Servicios de Salud). En el cuadro 2 se explicitan someramente los contenidos de cada uno de esos campos.

Aumentar la capacidad comunitaria. La promoción de la salud es efectuada por y con la gente, no sobre o hacia la gente. Debe mejorar la capacidad de los individuos y la capacidad de los grupos, organizaciones o comunidades para influir en los determinantes de la salud. Mejorar la capacidad de las comunidades para la promoción de la salud requiere educación práctica, práctica del liderazgo y acceso a los recursos.

Posteriormente, los estudios de Sir Michael Marmot precisaron aún más la vigencia de esta perspectiva al proponer el concepto de Determinantes de la Salud, a partir de sus hallazgos en estudios sobre desigualdades entre trabajadores públicos británicos. Ahí propuso que, aunque los problemas de salud se originan en algunas características ligadas a la persona como edad, sexo, y constitución física, estas dependen fuertemente de sus estilos de vida los que a su vez interactúan con sus redes sociales y comunitarias y sus condiciones socioeconómicas, culturales y ambientales. De modo que la calidad de la salud personal es influida por factores muy variados como la educación, el ambiente laboral, el nivel de ingresos / distribución de recursos, la vivienda, la seguridad alimentaria, el saneamiento, el estrés, la exclusión social, entre otros diversos factores denominados de modo genérico como determinantes de la salud, los cuales se muestran en la figura 2.

En esta perspectiva, puede decirse que los Determinantes de la Salud son los factores personales, sociales, económicos y medioambientales que determinan el estado de salud de los individuos y las poblaciones. Visto desde un punto de vista más amplio, esta concepción podría ayudarnos a trascender la lógica de los "factores de riesgo", en la medida que estos últimos son únicamente expresiones finales de la causalidad social, subyacentes a ella, pudiendo

Figura 2. Determinantes de la Salud

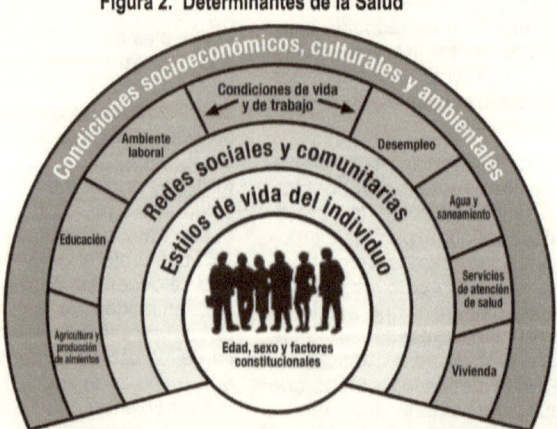

Cuadro 2. Componentes en la Teoría del Campos de salud de Lalonde

Campo	Descripción
Genética y biología	Factores Genéticos y otros vinculados a la naturaleza humana Constitución orgánica del individuo Procesos de crecimiento, desarrollo y envejecimiento
El medio ambiente	Entorno Social (familiar, escolar, comunitario, Laboral) Geográfico - Atmosférico
Los estilos de vida	Alimentación Actividad física Consumo de drogas (legales e ilegales) Comunicación Recreación Comportamientos o hábitos
Servicios de salud	El sistema de salud Organización de los servicios Actividades intramurales y extramurales Calidad y calidez Paradigmas y capacitación del personal de salud

verse como expresiones intermediarias de las condiciones realmente ligadas a los problemas de la salud.

La formulación conceptual anteriormente planteada fue ampliamente valorizada por la OMS, quien a tono con estos nuevos hallazgos enfatiza en la Carta de Bangkok de 2005, otro referente en la construcción de la nueva Promoción de la Salud, la importancia de promover medios de acción sobre los determinantes sociales previamente enumerados, abogando particularmente por la participación de los gobiernos, administraciones públicas y al sector privado en los esfuerzos por reducir las desigualdades en el acceso a los recursos, instándolos a emplear la estrategia de políticas públicas saludables, para lograr este objetivo.

Igualmente, en el año 2005 la OMS estableció la Comisión sobre Determinantes Sociales de la Salud con el propósito de brindar apoyo a los países con el fin de reforzar sus abordajes de los factores que conducen a las desigualdades en salud. Esta comisión produjo, en el año 2008, el célebre documento "*Subsanar las desigualdades en una generación*", el cual sugería que las inequidades en salud podrían resolverse en un plazo razonable si los gobiernos consiguieran enfocarse en revertir las diferencias en ingresos y situación socioeconómica, en cuanto a la discriminación y el acceso desigual a los servicios y relacionadas a la exposición al estrés, las toxinas ambientales y otras condiciones adversas.

Pero el apoyo de la OMS no se detuvo en esta comisión, sino que convocó la primera Conferencia Mundial sobre Determinantes Sociales de la Salud, que tuvo lugar en octubre del 2011 en Rio de Janeiro, la cual concluyó en la adopción de la "*Declaración política de Río sobre determinantes sociales de la salud*". Un punto culminante de su formulación es la siguiente:

Las inequidades en materia de salud se deben a las condiciones de la sociedad en la que una persona nace, crece, vive, trabaja y envejece; esas condiciones se conocen como determinantes sociales de la salud. Ello abarca las experiencias de los primeros años, la educación, la situación económica, el empleo y el trabajo digno, la vivienda y el medio ambiente, y sistemas eficaces de prevención y tratamiento de los problemas de salud. Estamos convencidos de que para actuar sobre esos determinantes, tanto en el caso de grupos vulnerables como en el de toda la población, es esencial conseguir una sociedad integradora, equitativa, económicamente productiva y sana. Considerar que la salud y el bienestar de la población son características fundamentales de lo que constituye una sociedad del siglo XXI exitosa, integrada y justa, es coherente con nuestro compromiso a favor de los derechos humanos en el ámbito nacional e internacional

Algunos autores consideran que esta nueva concepción de trabajo nos permitirá pasar de la antigua perspectiva basada en el modelo biomédico a una nueva en la cual se impone un modelo ecológico, impregnado de una mirada social y de contexto para permitir un abordaje de contexto más amplio que el habitual.

ofrecer la completa gama de acciones comunitarias para la salud, con la misma fluidez con la que ofrecen atención a la población al nivel individual y familiar. En esta concepción, dichos especialistas estarían a cargo de actividades semejantes en cantidad y calidad, a las de los promotores de la movilización comunitaria, incluyendo la promoción de la Participación Comunitaria, la abogacía política y otras estrategias efectivas en dicho trabajo. Por experiencia propia conozco que montar completamente programas de trabajo comunitario representa un desafío gigantesco —este deberá incluir acciones dirigidas a alinear las voluntades de gobiernos locales, líderes comunitarios, organizaciones de la sociedad civil al nivel local, organizaciones de base, etc., para colaborar decididamente en los esfuerzos sanitarios—. Es por la complejidad de esta tarea que los programas trabajando en esta área usualmente reclutan personal con experiencia y capacidades específicas, trabajando a dedicación exclusiva, y con recursos específicamente focalizados en el trabajo comunitario. Por todo ello creemos que este tipo de actuación es una actividad especializada en Salud Pública, y no generalista o especializada en AP, como la mayoría de los contenidos abordados en este libro. En consecuencia, por esta distancia conceptual —recordemos que estas tareas son habitualmente desarrolladas por movilizadores comunitarios con un substrato más cercano a la salud pública antes que ser parte habitual del trabajo en AP— y falta de trayectoria, los programas de especialización en AP que asumiesen esta pauta, deberían invertir gran cantidad de horas en transmitir dichos contenidos adicionales sobre el trabajo comunitario a sus participantes, así como contar con suficiente personal docente cualificado.

Por todo ello nuestra opinión es que implementar la posición retratada en este mito no es viable. A mi juicio, el rol del especialista en AP en cuanto al despliegue de las Acciones Comunitarias para la Salud, debe ser moderado. Ello no significa negar el desarrollo de diversos tipos de acciones comunitarias por los equipos de AP, ni que deseemos minimizar la importancia del trabajo comunitario dado que, como ya fue expresado, reconocemos su potencial para cubrir las necesidades de salud de la población con alta resolutividad. Sin embargo pensamos que el trabajo comunitario no debe considerarse como parte del núcleo duro de la disciplina, dado que si así lo hiciéramos pondríamos en peligro el adecuado desarrollo de las actividades centrales de los especialistas en AP y MF/F que se debe concentrar en los establecimientos de salud y hogares a su cargo. Debemos recordar que la prioridad máxima de estos recursos humanos especializados debe ser siempre la cobertura de las necesidades de salud de las personas y familias y que responder a este encargo desde el nivel individual y familiar ya es una tarea a tiempo completo que consume un enorme tiempo de los especialistas en AP y MF/F, por lo que a ello les sería muy difícil derivar parte importante de su jornada al trabajo comunitario.

Por tal motivo proponemos que, dentro de los programas formativos de la especialidad, los recursos y tiempos dedicados al aprendizaje y manejo de los principios conceptuales y abordajes metodológicos orientados al trabajo comunitario sea controlado, y nunca esta acción sea tratada como una pieza fundamental del trabajo desarrollado por los especialistas en AP y MF/F. En esa medida, será saludable restringir el trabajo comunitario de dichos especialistas en formación, a unos cuantos periodos al mes, o unas semanas en todo el periodo formativo, manteniéndolos enfocados durante este tiempo, en trabajos específicos de complejidad menor y de corte operacional —excluimos de este razonamiento a los trabajos de la plataforma familiar subsección 3.III.1, que en esencia es una combinación de acción familiar-comunitaria—. Durante ese periodo, el accionar del especialista en AP deberá concentrarse sobre Acciones Comunitarias para la Salud cuya implementación no demande mucho tiempo —tanto para aprenderlas como para desarrollarlas— y que ayuden a plantear el trabajo comunitario, en un modo más cercano al trabajo regularmente desarrollado por los equipos de AP. Algunas posibilidades al respecto serán revisadas en la sección siguiente

5.II. Las acciones comunitarias para la salud, en contexto

5.II.1 Las acciones comunitarias para la salud y la Atención Primaria

Como se mencionó en la subsección anterior, el surgimiento del trabajo comunitario estuvo fuertemente marcado en sus inicios por los movimientos de Movilización Comunitaria enfocados en impulsar el Desarrollo Comunitario —implicado fundamentalmente en el fortalecimiento de la organización comunal, como interlocutor ante el resto de la

5 - Acciones Comunitarias para la Salud

Cuadro 3. Objetivos de las Acciones Comunitarias para la Salud

	Objetivos
1	Retornarles a las comunidades su poder para moldear las intervenciones (empoderamiento).
2	Promover que, al final de las intervenciones, estas sean exitosamente absorbidas por actores locales
3	Obtener recursos suplementarios para cubrir o complementar brechas difíciles de ser cubiertas
4	Adaptar las intervenciones para que se adecuen mejor a las reales necesidades de la comunidad
5	Incrementar la aceptabilidad de las intervenciones y la organización que las implementa.
6	Lograr una mayor cobertura, y resultados sanitarios más contundentes, con adecuada costo-efectividad

sociedad, ver subsección 5.I.1— buscando lograr el reconocimiento del derecho a la salud de estas poblaciones. Sin embargo, como ya fue expresado en la introducción de este capítulo, además de dichas actividades, existe un conjunto numeroso de otras Acciones Comunitarias para la Salud, las cuales no necesariamente adhieren a los conceptos previamente planteados, aunque igualmente se enfocan en contrarrestar las necesidades de salud de las personas y familias en el ámbito colectivo, empleando para ello la Participación Comunitaria. Revisaremos en el presente capítulo tres de estas Acciones Comunitarias para la Salud, seleccionadas por perseguir objetivos bastante aproximados, algunos de los cuales se resumen en el Cuadro 3, portar una perspectiva completamente adaptada a la AP y contar con un amplio potencial para ser implementadas masivamente en la AP.

Intervenciones para mejorar la Participación Comunitaria

Aunque la idea de transferir poder a las comunidades para que ellas asuman el control sobre la solución de sus problemas se remonta hasta los años 60, este concepto sólo alcanzó reconocimiento internacional a partir de la Carta de Ottawa, en 1986, con la fundación formal de los movimientos por la Promoción de la Salud. Si bien en dicho documento la idea de empoderamiento, o "darle a la población, los medios para ejercer control sobre los factores determinantes de su salud", se aplica a un número mucho mayor de intervenciones, desde dicho documento se estableció una relación complementaria entre aquel concepto y la Participación Comunitaria. De hecho, la Promoción de la Salud no sólo asume al empoderamiento como uno de sus pívots conceptuales fundamentales, sino que al mismo tiempo considera al Reforzamiento de la Acción Comunitaria como una de sus estrategias fundamentales. En tal medida, el enfoque actual de la Participación Comunitaria enfatiza el empoderamiento de las poblaciones como idea fundamental para que ellas puedan incrementar su margen de acción en materias relacionadas a su propia salud, dentro de un marco colectivo.

De este modo, podemos decir que la finalidad última de la participación comunitaria es ayudar a la población para que pueda influenciar a quienes tienen el poder de decisión en acciones que afectan sus vidas. La capacidad de ejercer esta posibilidad puede ser lograda trabajando en diferentes escenarios:

• Mediante mecanismos concretos por los cuales los agentes externos de desarrollo informan y consultan a la población sobre su probable participación. Solo se obtiene una participación real cuando, basados en una verdadera comprensión de lo que las intervenciones externas significan para ellos, la población decide.

• A través de una constante vigilancia y negociación de las decisiones a ser tomadas por los gestores de las intervenciones. Los representantes de la comunidad se abocan a pensar y aportar respecto a las acciones a realizar, de modo que se garantice el valor añadido de estas intervenciones.

• Mediante su participación en la estructura interna de la organización ejecutora, desarrollando consistentemente estrategias de planeamiento que consideran siempre las opciones que son de mayor beneficio de la comunidad.

• Desarrollando intervenciones concebidas, planificadas y ejecutadas en la propia población, manteniendo una relación limitada con agentes externos de desarrollo. Esto no siempre es productivo dado que con frecuencia la comunidad no tiene elementos técnicos para rentabilizar sus intervenciones. Con frecuencia es más rentable implementar una acción pensada conjuntamente con agentes externos de desarrollo, pero compartida con la población.

Entre los beneficios de generar procesos de participación comunitaria, ya sean de valor intrínseco en el largo plazo o de más inmediato efecto están:

• La posibilidad de identificar con mayor precisión sus necesidades de salud, dado que son los propios pobladores quienes la conocen mejor que nadie, e incluso movilizar ciertos recursos internos para poder responder a estos requerimientos, en respuesta a un pedido de los agentes externos, o incluso como ac-

ción inherente al propio grupo social.
- La capacidad de la comunidad para auto-organizarse y trascender incluso lo que la intervención en salud propone. Esto es, si la comunidad toma conciencia de la situación o problemática existente, así como de sus causas y las acciones que pueden conducir a la superación de la situación, ellos pueden no solo involucrarse activamente en el proceso de desarrollo de la intervención, sino establecer su propio proceso dinámico para resolver el problema que los aqueja, incluso con sus propios medios y sin supervisión o impulso externo.
- El disminuir el riesgo de que nuestras intervenciones adquieran cualquier tinte o dimensión política partidarista. Cuando tenemos una gran variedad de ciudadanos provenientes de diversas vertientes políticas sin afiliación a ninguna de las ramas del poder público trabajando lado a lado por intereses comunes, e involucrándose en acciones ejecutadas colectivamente para la búsqueda de soluciones a sus necesidades cotidianas, ello tiene un peso invalorable para la intervención y resta espacio a los ataques y cambios políticos.
- El ayudar a la sostenibilidad de una acción. No sólo porque, le resta vulnerabilidad al proceso ante los cambios políticos, sino porque contribuye al compromiso de los sujetos sociales comprometidos y responsables, y los insta a asumir un protagonismo importante como miembros de su sociedad.

Existen 4 pasos cruciales que determinan si una actividad está siendo adecuadamente basada en una participación comunitaria real o no. Estos son:
- *Invitación:* Es el punto más básico de la participación comunitaria. Para este primer paso, las organizaciones y representantes de la comunidad son invitados a participar en los eventos y actividades que son parte del proyecto, incluso si ellos no están al tanto de su direccionalidad y substrato. Estos son considerados como participantes pasivos en los beneficios del programa, es decir, como meros receptores de las acciones de salud. En otros casos, p.ej. pueden colaborar en la realización de ciertas tareas, aunque sin estar suficientemente informados de la racionalidad de sus acciones —p. ej. Los agentes de salud de la comunidad.
- *Información:* En este segundo paso, los representantes de la comunidad están constantemente informados de todo lo que ocurre en relación al proyecto planteado, aunque ello no necesariamente sea de un modo directo, p.ej. a través de boletines. Puede considerarse un tipo de participación activa dado que los representantes de la comunidad conocen todas las acciones que son tomadas en el marco de la intervención, aunque en realidad la comunidad no participa en la toma de decisiones que siguen siendo prerrogativa de los planificadores
- *Adscripción orgánica:* Ocurre cuando uno o más representantes de la comunidad tienen asiento (están adscritos) a alguno de los principales órganos de coordinación —comités, juntas directivas, grupos de trabajo— en una intervención desarrollándose en su comunidad, independientemente de si ellos están envueltos en la toma de decisión o no. Este paso implica que los miembros de la comunidad sean informados de los principales hechos que afectan el proyecto, casi al mismo tiempo que el resto de personal involucrado en su desarrollo y con frecuencia comparten algunas responsabilidades en materia de gestión.
- *Consulta:* En este paso, los principales movimientos del proyecto son sometidos a consulta dentro de la comunidad, guardando está el poder de veto si alguna acción no se corresponde con lo que ellos consideran que responde a sus intereses fundamentales. Esta capacidad puede ir ligada o no a la adscripción, es decir que la consulta puede darse regularmente a través de la participación en los estamentos de decisión, aunque no necesariamente es así. Dependiendo del nivel de desarrollo del mecanismo los participantes pueden intervenir en la determinación de prioridades y la formulación de objetivos de las intervenciones, así como en la planificación de los programas y selección de metodologías de trabajo. Si se llega a este nivel hablamos de un proyecto de Decisión compartida o co-gestion. En otras circunstancias puede concretarse a través de comunicaciones formales como cartas y solicitudes, aunque el proceso no se desarrolla en tiempo real.

En este sentido, y de acuerdo a la presencia o no de los mecanismos previamente enumerados, un proyecto puede tener múltiples aproximaciones a la participación comunitaria:
- *Los tres mecanismos están presentes:* Es la más completa de las posibilidades, la comunidad participa casi en un nivel de cogestión en las experiencias y proyectos trabajados con la comunidad. En estas circunstancias, los mecanismos de codecisión y de colegialidad establecidos transforman la participación en algo institucionalizado y compartido. En muchos casos este nivel conduce a una completa sincronía entre las decisiones del proyecto y los intereses de la comunidad.

- *Dos mecanismos (excluyendo la invitación) están presentes:* En este caso la invitación puede no estar desarrollada, pero está parcialmente implícita. La consulta y adscripción funcionan como un poderoso aglutinador de la participación comunitaria. Aun no teniendo todos los elementos deseados, en la práctica esto funciona como una participación por delegación, la cual puede darse en el interior de la organización, dado que las facultades de decisión y responsabilidades de su toma están también compartidas con representantes de la comunidad. Aunque no se consiga el nivel de participación alcanzado en el estadio anterior, suele asegurar que las decisiones del proyecto en su mayoría coincidan con los intereses de la comunidad.
- *Un mecanismo diferente a la invitación está presente:* La intervención muestra un cierto nivel de respeto por la comunidad, el cual favorece la participación, aunque no necesariamente ello garantiza que la mayoría de las decisiones del proyecto coincidan con los intereses de la comunidad. En este escenario, los responsables de diseñar y ejecutar el proyecto o intervención consultan a la comunidad solicitando sugerencias o puntos de vista sobre lo que se va a hacer o se está haciendo. Si los gestores son personas bienintencionadas puede bastar para asegurar que las decisiones del proyecto en su mayoría respeten los intereses de la comunidad.
- *Solo la invitación como mecanismo de participación está presente:* Aunque los gestores de este tipo de proyecto o intervención argumentarían que ellos consideran a la comunidad en su trabajo, en un sentido estricto podría hablarse de una forma de pseudo-participación más que de real participación. Aquí no existe ninguna participación de la comunidad en las decisiones del proyecto y esta solamente es invitada a verificar hechos consumados, basados en decisiones que no les fueron consultadas. Sin embargo, puede considerarse una entrada para progresar hacia niveles superiores de participación.
- *Ningún mecanismo de participación está presente:* El proyecto o intervención no toma en cuenta a la comunidad y existe un serio riesgo de que sus intereses no sean considerados al momento de poner en práctica las decisiones del proyecto o intervención.

No obstante, incluso cuando estos mecanismos están bien implementados debemos guardarnos de la idea ilusoria de que la presencia de estos mecanismos siempre representará un nivel de Participación Comunitaria garantizada. Existen diversas razones por las cuales esta participación puede no cristalizarse con facilidad, aun con estos mecanismos presentes, tales como:
- No existe una adecuada representatividad de la comunidad o sus mecanismos de representación no funcionan adecuadamente. No infrecuentemente, cualquier intento de la propia comunidad por conformar un comité o comisión representativa a través de sus mecanismos regulares determina dos o más grupos, muchas veces separados desde su raíz por sus opciones políticas partidarias.
- La participación es predominantemente individual, lo que significa que la supuesta representación de la comunidad está más orientada a satisfacer intereses secundarios de sus pocos participantes, que a realmente hacer prevalecer los intereses del grupo social.
- La toma de decisiones se realiza en paralelo a cualquier órgano consultivo en el que se encuentren representantes de la comunidad, y a pesar de que existen espacios de concertación para la negociación, estos no son debidamente utilizados.

Como se verá en los siguientes ítems, es importante estar atentos a estos bloqueos y si es posible resolverlos para evitar repercusiones de consideración en otros elementos de la acción comunitaria, y así evitar que se afecte el progreso efectivo en este tipo de trabajo.

Desarrollo de Programas Comunitarios de Salud

La última iniciativa a revisar en esta subsección será la de los Programas Comunitarios de Salud. Estos programas son formulados para poder responder a aquellas necesidades de salud de las personas y familias cuyo origen está anclado, de manera total o parcial, en una base colectiva. Entonces, en vez de ofertar servicios individuales, de modo descoordinado y repetitivo para diferentes sujetos con el mismo problema, estos se organizan en acciones a homogenizar para todos los pacientes con problemas similares.

Existen algunos principios que fundamentan estos programas comunitarios, los cuales adquieren relevancia mayúscula al momento de emplearlos para organizar la respuesta ante una necesidad de salud de la población. Estos son:
- El principio de la proximidad y simplicidad: Los programas referidos a un problema de salud local deben localizarse cercanos a la comunidad y no presentar ninguna barrera para su acceso, de modo que los miembros de la comunidad pueden registrarse y rápi-

damente recibir los servicios requeridos.
• El principio de adaptación socio-cultural y participación: Los servicios ofrecidos deben estar moldeados por el tipo de comunidad en la que se ofrecen, siendo culturalmente apropiados.
• El principio de pertinencia de la prioridad y coherencia social: El problema a ser intervenido debe ser una necesidad sentida de la población y contar con un consenso social sobre su importancia.

Es importante diferenciar estas iniciativas de los denominados programas verticales presentados en las subsecciones 1.I.4 y 1.IV.1. Debemos considerar que mientras que aquellos regulaban procesos de atención a nivel nacional, a través de instrucciones de trabajo rígidamente empaquetadas desde la esfera técnica central, los programas comunitarios aquí referidos son desarrollos esencialmente locales, de duración limitada, pensados y conducidos localmente y orientados a un resultado concreto. En esta formulación está explícito que la intervención planeada e implementada por estos programas comunitarios no se desarrollará paralelamente a la oferta regular, como lo hacían los otrora programas verticales, sino que más bien semejará a un módulo adicional enfocado en un problema de salud prioritario.

En estos programas se desarrolla una secuencia bien estructurada de pasos —Ver Cuadro 4— que los especialistas en AP deben aprender a manejar correctamente durante su formación. Dichos pasos son los siguientes:
• Recopilación, análisis y presentación de información socio-demográfica y epidemiológica

Cuadro 4. Pasos para la elaboración y puesta en marcha de Programas Comunitarios

	Pasos para la implementación
1	Recopilación y análisis de información socio-demográfica y epidemiológica
2	Identificación de los problemas o necesidades de saludes destacadas
3	Priorización de acciones a desarrollarse por el equipo
4	Adaptación de la acción propuesta a grupos y estratos con necesidades especiales
5	Medición de la magnitud del problema en la población, y sus factores relacionados
6	Diseño del Programa Comunitario de Salud
7	Implementar y desarrollar las actividades de los Programas Comunitarios

de la población local, ya sea provenientes de fuentes primarias o secundarias, los cuales puedan tener utilidad para describir la situación de salud vivida en la comunidad. Ellos pueden trabajarse con datos estrictamente cuantitativos, o empleando un diagnostico participativo que recoja los saberes y deseos de la comunidad —Ver Recuadro 5.C, en la subsección siguiente—.
• Identificación de los problemas o necesidades de saludes destacadas, trabajando en la respectiva priorización con los pacientes y sus familias así como con la población en general. Ello implica conciliar los conceptos de Atención Centrada en las Personas, vista en la subsección 2.II.1 con la idea de determinantes de la salud y de demanda-oferta de servicios como un fin último.
• Priorización de acciones a desarrollarse por el equipo, luego de un examen cuidadoso de los potenciales cursos de acción. Esto debe incorporar tanto un componente de zona geográfica como otro del área de trabajo a profundizar, estudiando las mejores alternativas para alcanzar impacto en el problema escogido. Las propuestas deben incluir un componente de prevención de enfermedad y promoción de la salud además del conocido componente recuperativo.
• Adaptación de la acción propuesta a grupos especiales de la población y estratos con necesidades de salud diferenciadas tales como: trabajadores de alguna industria particular viviendo en la región, minorías étnicas, grupos de migrantes, población extremadamente vulnerable asentadas en la localidad —población internamente desplazada, refugiados, etc.— otros grupos minoritarios. Elementos para este tipo de trabajo con respecto a las minorías étnicas y grupos de migrantes son mostrados en la sección 5.III.
• Medición de la magnitud del problema en la población, así como de sus factores relacionados. Este es un paso opcional que, además de proveer insumos para mejorar el conocimiento del problema y por lo tanto perfeccionar nuestros planteamientos de solución, puede servirnos como línea de base para futuras evaluaciones. Idealmente se considerará tanto un componente cuantitativo estrictamente epidemiológico, como otro cualitativo, orientado a recoger los pareceres y opiniones de la población.
• Diseño, en un paso múltiple, del Programa Comunitario de Salud, para lo cual se deberá delinear la formulación de los elementos de direccionalidad —propósito, re-

sultados esperados, objetivos, estrategias, etc.—, dejando clara su relación con el abordaje del problema previamente escogido. Luego se procederá a la definición concreta de las actividades planteadas y los recursos requeridos para lograr todo lo propuesto, incluyendo la evaluación y monitoreo posteriores.

- Implementar y desarrollar las actividades de los Programas Comunitarios de Salud, incluyendo actividades tan diversas como consultas médicas intra o extra-murales, actividades educativas, campañas en la comunidad y otros procesos relacionados. Un elemento de extrema importancia para el trabajo desplegado en estos programas son las Visitas Domiciliarias —Ver Recuadro 5.B—, las cuales favorecen un contacto directo entre los equipos de salud y la población.

Movilización de recursos comunitarios

Aunque existen diversas objeciones éticas al hecho de que sean las propias familias pobres quienes movilicen recursos para cubrir sus necesidades de salud, existe un amplio historial de experiencias comunitarias con actividades en este sentido. Los recursos movilizados pueden ser materiales, como cuando las comunidades ofrecen alojamiento y comida a las brigadas sanitarias móviles u otros equipos de salud que se desplazan a sus localidades, o financieros, algo ejemplificado por los fondos comunitarios para referencias maternas de urgencia. Estos fondos fueron diseñados para poder solventar el traslado de madres gestantes con problemas, hacia centros de mayor complejidad, en busca de atención especializada para su trabajo de parto. Esta modalidad de movilización de recursos ha sido particularmente relevante en el marco de los esfuerzos para prevenir la mortalidad materna, dando soporte a miles de madres cuya salud se encontraba en riesgo debido a la presencia de complicaciones relacionadas al embarazo y parto.

Sin embargo, el aporte más notable hacia estas intervenciones comunitarias encargadas de movilizar sus recursos en pro de la salud ha sido el empleo de trabajadores de salud provenientes de las poblaciones servidas. Estos recursos humanos, que según la realidad pueden ser denominados Agentes Comunitarios de Salud, Promotores de Salud o Enlaces con la Comunidad, han jugado un rol central en la cobertura de necesidades de salud de personas y familias en innúmeras experiencias rurales y urbanas de proyectos

Recuadro 5.B: Visita domiciliaria: Una metodología para su abordaje en Atención Primaria

Se considera a la Visita domiciliaria como el conjunto de actividades de carácter social y sanitario que se desarrolla cuando uno o más miembros del equipo de salud visitan a personas en su domicilio.

Este tipo de visitas puede tener muy diferentes connotaciones, según las esferas de la sociedad concernidas —Educación, seguridad, bienestar social, etc.—. En el caso de las Visitas domiciliarias en el sector salud, algunos de sus objetivos pueden ser:
- Ayudar a identificar y valorar mejor los problemas de la familia, considerando su punto de vista particular, y ampliando la mirada de los equipos de salud.
- Ayudarnos a formular recomendaciones más ajustadas a lo que es viable, basadas en la realidad cotidiana de las personas, y favoreciendo el auto-cuidado de las familias
- Formar un vínculo más personalizado con la familia que recibe al equipo de salud, adaptando el servicio a la realidad de la población.
- Favorecer el seguimiento de las personas que han sido atendidas en los servicios o requieren un acompañamiento continuado por algún tipo de enfermedad crónica.
- Mejorar las conductas sanitarias, dado que este es el escenario donde se generan los estilos de vida y también pueden modificarse.

Existen diversos tipos de Visitas domiciliarias las cuales, dependiendo de su énfasis, pueden tener un enfoque curativo o ser parte de un abordaje preventivo-promocional; pueden estar enfocadas en el paciente y sus problemas de salud, o dirigirse hacia el control de problemas colectivos; pueden concentrarse en el seguimiento individual o perseguir el control estrecho del entorno para limitar sus efectos en la persona. Algunos ejemplos de tipos de visitas domiciliarias son los siguientes:
- Visitas para resolver problemas agudos —urgencias y emergencias— de la población. Este era el tipo de visita más frecuente en los albores de la AP, y estaba a cargo del médico de cabecera.
- Visitas para atender a adultos mayores incapaces de movilizarse, personas con discapacidades motrices o enfermos postrados, los cuales no pueden ir al estableci-

miento de modo regular.
- Visitas de seguimiento tras el alta hospitalaria o para atender pacientes terminales.
- Visitas de salud pública, encaminadas a evitar la transmisión de enfermedades con externalidades —P. ej. Dengue o malaria—, actuando en el ambiente y la persona, usualmente con el fin de evitar potenciales epidemias.
- Visitas Educativas para actividades de promoción de la salud y prevención de la enfermedad.

Algunos mitos importantes a ser prevenidos en cuanto a las Visitas domiciliarias son los siguientes:

Es muy compleja de realizar y tiene un alto costo: En realidad ello depende del nivel del profesional que realiza las entrevistas —y por lo tanto del costo de su hora de trabajo— y de la distancia entre el equipo y su zona de trabajo. Cuando el equipo está compuesto de múltiples miembros con diferente escala remunerativa, es posible encadenar su desempeño en una sucesión de "triajes", de modo que el personal con perfil más básico visita al mayor número de personas y se reservan los casos "más complicados" para el staff más cualificado.

Dado que solo se trata de visitar a la familia puede ser desarrollada por cualquier staff y sin ninguna supervisión o preparación: El beneficio a obtenerse depende la medida en la cual esta responde a las necesidades de una familia en ese momento. Como consecuencia, cada visita debe ser planificada por el equipo de salud con detalle a partir del Plan de Atención formulado y las necesidades de salud identificadas —ver subsección 2.III.3—.

Solo es necesaria en el caso de comunidades aisladas o cuando ellos no pueden acceder al establecimiento de salud: Los beneficios de las Visitas domiciliarias se superponen con los de otros tipos de contacto con el servicio de salud. Ciertamente su valor es crucial cuando no existe otro tipo de servicios disponible, pero igualmente se complementa con otros tipos de prestación, desarrollando procesos específicos en ella, tales como medidas preventivas y de cambio de comportamiento, que no son posibles en otros ámbitos.

Ocasionalmente existen problemas de seguridad durante las visitas domiciliarias. En general debe considerarse que estas son accidentes que pueden ocurrir como en cualquier otra interacción entre la población y el equipo de salud, pero pueden ser minimizadas si se adoptan medidas de seguridad mínimas cuando se desarrolla este trabajo tales como:
- Dejar registro de la ruta que se empleará.
- Trabajar en equipos manteniendo contacto visual con sus compañeros de zona. Usar identificación y uniforme o mandil distintivo.
- No portar objetos de valor

Igualmente, y dada la estrecha interacción social que puede establecerse entre el equipo de salud y las familias que visita, es importante protegerse del Síndrome de Desgaste Profesional o "Burnout", con medidas tales como:
- No dar excesiva información personal a sus familias. Restringir la entrega de su nro. De teléfono celular personal.
- Mantener las interacciones personales —aparte de las comunales— en la esfera del domicilio de la familia y del centro de salud.
- Preservar los límites, entendiendo que, si se tiene problemas, debe ventilarlos en otros escenarios y no con las familias a su cargo.
- Si es necesario recurrir a una estrategia de autocuidado de equipos: Grupos de Balint.

Secuencia de fases en las Visitas domiciliarias

Las Visitas domiciliarias deben desarrollarse respetando ciertas fases, las cuales guiaran el conjunto de actividades a desarrollar en relación a estas. Ellas se encuentran listadas en el Cuadro 5 y se detallan a continuación.

- **Preparación de la visita**

Verificar la lista de familias a visitar, y confirmar la ubicación de las viviendas. Es favorable tener la mayor información de la familia a ser visitada.

Para preparar los mensajes a ofrecer, es necesario verificar los miembros de las familias a considerar en las actividades, según las etapas del ciclo vital. Verificar igualmente en los registros, que mensajes ya recibió la familia o si es la primera vez que será visitada. Si ya recibió algunos temas, es ideal prepararse para poder reforzarlos.

- **Presentación y Fase Social**

Al iniciar la visita, saludar cortésmente y presentarse antes de iniciar la secuencia general de la visita educativa. Es importante indicar su filiación y sensibilizar sobre el programa en su conjunto. Mantener una relación cordial. Siempre debe solicitarse permiso para proseguir. Es crucial que la familia aprecie naturalidad en la relación.

Una visita debe ser un contacto más, de un continuo de contactos entre la familia y el equipo de salud. Para ello es favorable tener buenos registros y proseguir donde se habían quedado previamente.

Recuerde que primero que nada debe verificarse que no haya otro problema de salud más serio que entre en conflicto con el aspecto preventivo-promocional que siempre debe ocupar el segundo lugar.

Si se encontrase algún problema de salud, se debe obtener información tendiente a identificar la seriedad del problema. Si se presentase algún signo de alarma se debe pedir la referencia inmediata, poniéndose en contacto con urgencia con su equipo en el establecimiento de salud.

• **Diagnóstico y Encuadre/Reencuadre:**
Normalmente las visitas educativas se ofrecen siguiendo una secuencia. Si se trata de un nuevo mensaje la secuencia para la entrega de contenidos es:
INTRODUZCA EL MENSAJE-> PREGUNTE -> EXPLIQUE -> DEMUESTRE
Cuando se trata de reforzar los contenidos previamente ofrecidos la secuencia es:
PREGUNTE -> ACLARE -> REFUERCE
Pregunte siempre si tiene alguna duda sobre lo previamente conversado para poder aclarar. Es importante partir de donde las familias se encuentran. Pregunte si puso en práctica lo recomendado. Pregunte si quiere profundizar en algún tema relacionado a lo anteriormente conversado. Siempre de un espacio para que las personas expresen su punto de vista o dudas. En caso de preguntas, responda dudas y constate que se entendió. Esté receptivo. No objete o cuestione automáticamente. A veces es posible aprender algo más valioso que lo que nos fue enseñado en los libros y por los académicos.

• **Interacción educativa:**
Al introducir el mensaje sea específico, mencionando claramente cuál es el siguiente mensaje que le toca recibir. El objetivo de las preguntas al iniciar un nuevo mensaje es verificar que nivel de información y de prácticas tiene la familia sobre el mensaje que va a introducir, sondeando su proclividad a asumirlo. Deben explicarse con cuidado los siguientes puntos:
 • Porque debe hacer la actividad del mensaje
 • Que conducta concreta se desea resaltar
 • Ofrezca detalles complementarios
Siempre que sea posible demuestre la práctica que está promoviendo.
Recuerde que al transmitir los mensajes se debe evitar el tono pontifical y dentro de lo posible adquirir el tono de una conversación. Ofrezca la información de una manera ordenada y sistematizada.

Cierre de la visita:
Haga un recuento sumario de lo que se abordó en esa oportunidad. Recuerde los compromisos adoptados. Despídase amablemente e idealmente exprese a la familia cuándo volverá a ser visitada para completar los mensajes programados. Anote ese día en el registro respectivo.
Enfatice la disponibilidad del equipo de salud para el posterior seguimiento de la familia y si se le espera en el establecimiento de salud remarque ese hecho.

Registro de lo obtenido:
El registro es importante porque cualquier otro miembro del equipo podrá proseguir con la actividad educativa partiendo de donde se quedaron. Trate de complementar cualquier información que pueda ser útil que pueda ser útil para el seguimiento posterior.

Cuadro 5. Fases para el Desarrollo de las Visitas domiciliarias

Fases		Preguntas Clave
1	Preparación de la visita	Tengo todo lo necesario para llegar a la vivienda? Tengo toda la información necesaria sobre la familia?
2	Presentación y Fase Social	Se encuentra bien? Hay algún problema de salud? Es serio?
3	Diagnóstico y Encuadre/Reencuadre	Había escuchado sobre esta práctica? La realiza? Ha probado alguna vez:? Podría probar?
4	Interacción educativa	Por que debe hacer la actividad del mensaje? Que debe hacer? Como, cuando, con quien?, etc.
5	Cierre de la visita	Cuando podemos volver a visitarlos?

y programas de Salud en el mundo entero. En la región Latinoamericana probablemente la experiencia más importante a este respecto haya sido la Estrategia de Salud Familiar desarrollada en Brasil, donde miles de equipos de AP cuentan todos ellos con un número significativo de Agentes Comunitarios de Salud. Estos trabajadores comunitarios, han reforzado notablemente las intervenciones sanitarias desplegadas en sus áreas de atención, contribuyendo así a consolidar la cobertura con servicios regulares de AP de calidad y adecuados a su población de millones de familias.

En algunas de estas experiencias dichos recursos humanos han mostrado un valor incluso superior al que podrían representar agentes de salud externos, al momento de contribuir al despliegue de las actividades del proyecto o programa y al cumplimiento de los objetivos de estas intervenciones de salud. Algunas de las razones para este valioso aporte son:
• Al provenir este tipo de recursos humanos del mismo contexto social de la comunidad, ellos conocen mejor los elementos socio-culturales prevalentes en la zona de trabajo, "traduciendo" y adaptando los mensajes sanitarios centrales de la intervención, para la mejor comprensión de la población.
• Considerando que estos trabajadores comunitarios tienen un historial de contacto prolongado con las autoridades locales, líderes comunales y otros actores notables en la vida de la comunidad, ellos tienen un rol central estableciendo puentes con dichos interlocutores, transmitiéndoles con mayor facilidad las líneas centrales que inspiran estos proyectos y programas, así como su metodología y aspiraciones de participación comunitaria.
• Por habitar ellos en las zonas de trabajo, tienen una mayor capacidad para estar constantemente presentes y desplazarse con mayor consistencia a lugares donde los equipos regulares de las intervenciones en salud no pueden llegar con frecuencia. Ello puede efectivamente incrementar el contacto de los programas y servicios de salud con la población, logrando resultados que de otro modo difícilmente podrían ser alcanzados.
• El amplio conocimiento de estos trabajadores comunitarios sobre las prácticas locales de salud, pueden ayudarlos a reconstruir el modelo etno-médico vigente en una zona particular con mayor facilidad que alguien externo, ejerciendo así un rol clave en la tarea de ayudar a comprender a los equipos de salud, como funciona la cultura de la salud en dicha comunidad. Este conocimiento sin duda favorecerá el logro de objetivos comunes, al permitir un dialogo más fructífero entre los beneficiarios y las organizaciones que implementan dichas intervenciones. De este modo, a los ejecutores les resultará más simple desarrollar intervenciones inter-culturales adaptadas a dichos modelos, ofreciendo un servicio culturalmente correcto y con mayor aceptabilidad para nuestra población objetivo —ver subsección 5.III.4—.

En cuanto a las funciones que los Agentes Comunitarios de Salud pueden desarrollar, estas pueden ser de muy diversa índole, dependiendo del contexto en el cual las intervenciones sanitarias se desarrollen. En el Cuadro 6 se resumen algunas de estas funciones, comprendiéndose aquí únicamente aquellas tareas relacionadas a la AP. Es importante saber que estos trabajadores comunitarios pueden también desempeñar funciones no directamente relacionadas a la salud, como el saneamiento, la educación para

Cuadro 6. Funciones de los Agentes Comunitarios de Salud en las intervenciones de Atención Primaria

Rol	Función
Rol educativo	Acciones de promoción de la salud Reforzamiento de la Cultura Sanitaria
Rol preventivo	Información sobre modos de transmisión Acciones ambientales Búsqueda /Monitoreo de contactos Soporte a Vacunaciones Vigilancia Epidemiológica
Rol Curativo	Diagnostico y tratamiento ("medicina simplificada") Identificación de casos que requieren referencia Seguimiento después del alta Atención de primeros auxilios en emergencias
Rol de Desarrollo	Interlocución en etapas iniciales de programas Información a la comunidad sobre el programa Participación en procesos participativos

5.II.2 La Atención primaria orientada a la comunidad

Para los especialistas o trabajadores en AP, que son a su vez conocedores del trabajo comunitario y sus beneficios, debe resultar asombrosa la insuficiente cantidad de programas formativos de la especialidad con este componente comunitario bien desarrollado. En tal sentido, la efectiva realización de acciones comunitarias para la salud, incluyendo intervenciones en hogares y locales comunales, y la planificación e implementación/ejecución de coordinaciones con líderes comunitarios, dirigentes de zona y otros representantes de la comunidad, es rara en los programas de especialización en AP. En este escenario, una pregunta razonable es ¿Por qué no se incorporan más intervenciones comunitarias para la salud en los servicios de AP?

La falta de experiencia es la razón más frecuentemente aducida por los organizadores de estos programas formativos, para justificar este desarrollo incipiente. No obstante, esa es una explicación, circular, puesto que el desarrollo de experiencia no es posible sin trabajo previo, de modo que si este trabajo comunitario no es iniciado en algún punto, difícilmente se adquirirá la experiencia necesaria para sentirse confortables en implementaciones futuras. La segunda, y tal vez más importante justificación, es que los marcos conceptuales para el trabajo comunitario son excesivamente frondosos y complejos para ser llevados a la práctica, lo cual suena plausible. Recordemos que la mayoría de docentes en los programas de especialización en AP y MF/F provienen del campo de la atención directa a los pacientes y beneficiarios, habiendo sido originalmente staff clínico asistencial, en tanto que los impulsores del trabajo comunitario original provinieron de las canteras de la salud pública. Los primeros —especialistas en AP y MF/F— están acostumbrados a protocolos y guías pormenorizadas, con instrucciones detalladas y prescripciones precisas, en tanto que los segundos —pensadores y planeadores de la salud pública— suelen comunicarse a través de disquisiciones iluminadoras pero vagas y discursos generalizadores, usualmente difíciles de ser directamente traducidos en acción. Es difícil que ambos mundos puedan conciliarse a no ser que se desarrolle una metodología que simplifique el proceso y lo organice. Esa metodología, a nuestro juicio, es la denominada Atención Primaria Orientada a la Comunidad (APOC).

La APOC puede considerarse una combinación de las tres acciones comunitarias para la salud descritas en la subsección anterior, aunque con un fuerte énfasis hacia los programas comunitarios orientados a resolver necesidades de salud de origen colectivo, y desplegados con participación comunitaria. Esta aproximación fue desarrollada en primer lugar por los Dres. Sidney y Emily Kark en los años 50, en comunidades rurales de Sud-África. Sin embargo, tiempo después, casi al final de aquella década, cuando el apartheid les impidió continuar trabajando con las poblaciones locales, los esposos Kark viajaron a Israel, implantando dicha metodología en aquel país con gran éxito. La APOC fue definida por sus creadores como *"el proceso continuo por el cual la Atención Primaria es provista a una población definida, tomando como base sus necesidades de salud definidas, a través de una integración bien planificada de intervenciones de salud pública con una práctica consistente de la AP".*

Curiosamente, en los últimos años algunos de los elementos conceptuales centrales para la metodología han devenido casi lugares comunes cuando se habla de acciones de salud colectiva, aunque eran relativamente controversiales cuando la APOC fue lanzada. Algunos de esos puntos a reforzar son:

• Las necesidades de salud de una población no son siempre transparentes. Las supuestas amenazas a su salud identificadas por prestadores o pobladores, no siempre lo son. Las prioridades de algunos son diferentes a las de todos.

• Los servicios de salud deben ofrecer soluciones amplias a los principales problemas de salud, respondiendo tanto con medios curativos como con otros preventivos, para no solo recuperar las dolencias que afecten a los miembros de una comunidad, sino también impedir la aparición del problema, y promover estilos de vida que los lleven al mejor estado de salud posible.

• Las acciones de salud deben cubrir tanto a los miembros de una comunidad que acuden a los servicios de salud como a aquellos que no lo hacen. Una vez informados, cada poblador es libre de tomar las decisiones que le conciernen en materia de su salud. Sin embargo, todos ellos deben tener acceso a los servicios básicos.

La metodología APOC reconoce que, si deseamos mejorar el nivel de salud de una comunidad, el mejor camino es implementar y/o expandir programas comunitarios de salud que integren actores clave y tareas programáti-

cas que respondan a sus necesidades de salud. A este respecto hay cuatro elementos a ser esclarecidos:
• *Comunidad:* Los fundadores de la APOC propusieron considerar el concepto desde un punto de vista sociológico y no solo geográfico. Entonces ella podría ser: 1) Una vecindad definida, 2) Trabajadores en una compañía o estudiantes en un centro educativo determinado, 3) Personas registradas en un tipo de proveedor de salud público o privado —por ejemplo servicios de la seguridad social— o 4) usuarios que rutinariamente acuden una misma facilidad de salud —por ejemplo, un centro de salud comunal—
• *Programa de salud:* Para la APOC, en cada comunidad existe al menos un Programa de salud relacionado a la salud que es el Programa General de AP, el que usualmente cuenta con diversos componentes y la participación de múltiples actores. El objetivo de la APOC es ampliar dicho Programa, incorporando los componentes y actores necesarios para realmente cubrir las necesidades de salud.
• *Necesidades de salud:* Este es uno de los términos más complejos y controversiales, y tangencialmente abordado en la subsección 2.II.3. Como se revisó ahí, existen múltiples definiciones para este concepto, pero el que nos parece más adecuado es: *Las Necesidades de Salud son el conjunto de requerimientos, de carácter biológico, psicológico, social y ambiental que tienen las personas y familias para mantener, recuperar y mejorar su salud, así como alcanzar una condición saludable deseable.*
En este caso es importante puntualizar que las necesidades que se abordan con la metodología APOC son aquellas que tienen una base colectiva en su origen, y por lo tanto pueden ser mejor resueltas en un entorno comunitario.
• *Participación comunitaria:* Como se expresó en la subsección anterior, este concepto varía su definición de acuerdo a las épocas, realidades y autores. Desde un punto de vista filosófico-idealista apunta al control de la población sobre las acciones y decisiones que involucran todos los aspectos de su vida. Visto desde el lado más práctico puede decirse que es todo mecanismo que permite la coordinación entre la comunidad, instituciones locales, y organizaciones externas, para ajustar las intervenciones en salud a sus necesidades. Según lo previamente dicho, esta engloba una gran cantidad de diferentes tipos de aproximación, desde los más simples que incluyen apenas una presentación e invitación a las actividades de mayor relevancia, hasta otras tan elaboradas que representan una cogestión efectiva de todos los procesos de un proyecto determinado.

Sin embargo, para poder implementar la APOC en una determinada región, ciertos prerrequisitos deberán estar vigentes
• Existe una unidad de AP que ofrece cuidados efectivos a la población según los principios y atributos mostrados en la subsección 1.II.2, esto es, acceso garantizado, integralidad de la atención, coordinación de los servicios, entre otros.
• Hay una comunidad determinada, según alguna de las definiciones previas, la cual está ligada a una unidad de AP particular —esto es habitualmente llamado "jurisdicción" o "área de influencia" —.
• Opera un vínculo entre la comunidad y el equipo de AP. Ello implica que, por un lado, la comunidad cuenta con una organización mínima, compuesta de líderes con verdadera representatividad, motivados para servir a sus conciudadanos. Por otro lado significa que ciertos miembros del personal mantienen contacto con las familias de un sector de la comunidad, definido para una adecuada planificación y coordinación, y con la representación de la comunidad.

El abordaje de la APOC, aquí descrito, es convencionalmente construido en base a una secuencia de pasos denominada el ciclo del desarrollo de la APOC—Ver Figura 3—.
Se le denomina Ciclo porque hay una conti-

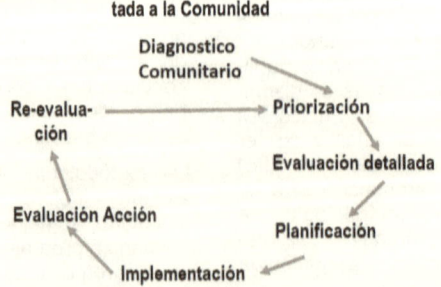

Figura 3. Ciclo de desarrollo de la Atención Primaria Orientada a la Comunidad

Cuadro 7. Pasos para el desarrollo del abordaje de la Atención Primaria Orientada a la Comunidad

Clasificación Original	Clasificación Alternativa
Diagnóstico de la Comunidad	Definiendo y caracterizando a la comunidad
Priorización	Describiendo los problemas de salud de la comunidad
Evaluación detallada del problema	
Planificación de la intervención	Haciendo que los programas de salud cubran las necesidades de salud altamente prioritarias
Implementación de la Intervención	
Evaluación de la Intervención	Monitoreo de la efectividad de los programas

nuidad en los pasos que no es lineal sino en secuencia circular. De modo que en este ciclo de la APOC la secuencia de pasos va del primero al último, pero luego admite reiniciar la secuencia. E incluso podría ser posible iniciar un proceso en el paso 2, si el paso 1 había sido dado previamente iniciado.

En el Cuadro 7 puede apreciarse el despliegue de dos categorizaciones para los pasos de la APOC. La primera es la clasificación original propuesta por los Dres. Kark, y se incorpora también otra clasificación más reciente que añade elementos conceptuales interesantes a la propuesta. Puede verse ahí que mientras la clasificación original proponía seis pasos a desarrollar, la clasificación alternativa plantea cuatro pasos. Dichos pasos son los siguientes:

Paso 1: Diagnostico comunitario: Su importancia es crítica para evaluar el estado de salud y problemas principales de la comunidad objetivo. No obstante, debe ser adecuadamente desarrollada para poder obtener sus frutos completos.

Por otro lado, es importante remarcar que existen grandes diferencias entre este tipo de desarrollo y los denominados Diagnósticos Comunitarios Participativos —Ver Recuadro 5.C—. Así, mientras estos últimos emplean técnicas apropiadas para recoger los puntos de vistas de la población sobre su problemática de salud, en el caso del Diagnostico APOC se engloba el anterior proceso, pero además se busca obtener una descripción precisa sobre ella. De este modo, en la APOC es particularmente valorizada la "información dura" producto de experiencia clínica sistematizada y análisis epidemiológicos sobre encuestas poblacionales, estudios cualitativos, y otros elementos de información objetiva sobre la problemática a abordar, los cuales casi no son empleados en los diagnósticos participativos.

Paso 2: Priorización: La priorización es importante pues, dados los considerables recursos que significaría trabajar con una gran cantidad de problemas de salud al mismo tiempo, no existe sistema en el mundo capaz de trabajar con todos sus potenciales desafíos de una vez. Esta situación es particularmente útil, en sistemas de AP con capacidad de respuesta limitada, y con dificultades para su expansión, ya que, recordemos, toda nueva intervención debe integrarse a los componentes, sistemas y recursos vigentes.

Existen múltiples maneras de alcanzar una adecuada priorización, empleando procesos de producción colectiva, basados en actores clave, y usando metodologías tipo Delphi. Se utilizan para este proceso criterios de priorización definidos, los que idealmente deberían ser elegidos por un comité local —Ver Cuadro 8—. Es necesario enfatizar que en la propuesta original de la APOC se enfatizó el empleo de información estadística y epidemiológica para el diagnóstico, por lo que esta priorización podía ser más reproducible y confiable.

Paso 3: Evaluación detallada del problema: La información recogida en el paso 1, por su carácter general, aborda diversos tópicos sin focalizarse en alguno en particular. Por ese motivo, al concluir el paso 2 se requiere complementar dicha información con otra de mayor profundidad necesaria para ahondar en los puntos más vulnerables del problema seleccionado y entender mejor su cadena causal.

En este paso se prefieren las fuentes secundarias concernientes al punto de interés, que aportan información bibliográfica desarrollada en realidades semejantes. Ocasionalmente es posible desarrollar estudios de campo o *surveys* específicos sobre la materia priorizada, aunque no es común. Es muy valioso complementar este paso identificando los factores de riesgo ligados al problema central, y proponiéndose a continuación como reducirlos o compensarlos. Igualmente pueden desarrollarse herramientas de *screening* basadas en dicha información, buscando detectar oportunamente a las personas con mayor riesgo, y desarrollando un trabajo extra de prevención en ellas.

Paso 4: Planificación de la Intervención: En

Recuadro 5.C: Diagnóstico Participativo

Como ya se mencionó, solo existe real participación comunitaria cuando la población tiene la posibilidad de intervenir en los procesos que afectan sus vidas. Para construir intervenciones verdaderamente participativas, los agentes externos y las organizaciones de la comunidad deben compartir la identificación de sus necesidades de salud y unirse en una sólida alianza para diseñar, planificar, implementar y evaluar las intervenciones respectivas.

Dos metodologías fundamentales para concretar dichos ideales, son la Planificación Participativa —que se verá en el Recuadro 5.D—, y el Diagnóstico Participativo, descrito aquí.

El Diagnóstico Participativo, también conocido como Diagnóstico Comunitario Participativo tiene como objetivo central identificar los problemas de salud de una comunidad y analizar en profundidad sus causas y consecuencias, así como los recursos que ella puede movilizar para enfrentarse con éxito a dichas amenazas, todo ello, incluyendo una perspectiva privilegiada de la comunidad. Este suele recoger información sobre las características generales de la comunidad, las principales necesidades de salud que enfrentan y opciones de organización para acometer su manejo, la cual será valiosa para una planificación óptima subsecuente y así contribuir a la posterior eficiencia de las soluciones propuestas. Lo característico de este tipo de diagnóstico es que el diseño, planificación, recolección y análisis de la información está básicamente co-dirigida por representantes de la comunidad. Ello hace que los resultados se impregnen de la sabiduría de la población y reflejen lo que es prioritario para ellos. Aunque este tipo de estudio podría ser realizado sin mayores complicaciones por agentes externos especializados, involucrar a la comunidad en esta tarea tiene un enorme valor añadido, pues la habilita para enfrentar, unidos, sus objetivos a largo plazo.

La marca fundamental del Diagnóstico Participativo es que los resultados inmediatos —información recogida— son tan importantes como los resultados a largo plazo, esto es, implicar plenamente a los miembros incluidos en el proceso de manera sólida. Para conseguir este objetivo es crucial lograr que todos los participantes puedan expresar su punto de vista, y este sea oído, ponderado y valorado por igual. En este sentido, tanto los agentes externos —agencias u organizaciones involucradas en la ayuda, instituciones públicas como escuelas, centros de salud, iglesias y otras — como los representantes de la comunidad y miembros independientes de la población, deben ser invitados al proceso. Es importante, además, garantizar que el diagnostico no sea controlado o dominado por ningún individuo o grupo, ni que se pueda manipular para hacer prevalecer un punto de vista particular. Con este fin, es clave emplear técnicas participativas durante las diferentes partes del diagnóstico, dejando que los representantes de la comunidad descubran por si mismos el valor de la información recogida, con lo que luego será posible proponer mejores soluciones ajustadas a sus propias prioridades y basadas en un mejor conocimiento de los determinantes de su situación.

En este contexto el rol de los asesores externos es muy delicado. Por un lado, ellos aseguran la adecuada marcha del diagnóstico, dado que el proceso no podría naturalmente ser desarrollado solamente por la comunidad, y sin estos asesores externos que conocen bien la metodología. Pero, por otro lado, es importante garantizar que estos asesores externos respeten y alienten la preeminencia de la comunidad en el proceso.

Al describir el diagnóstico participativo pueden definirse tres componentes diferenciados y con igual importancia:

• El componente cognitivo, que se relaciona directamente con la producción del conocimiento. Su objetivo es técnico y cuyo producto es la concepción y puesta en operaciones de los instrumentos, metodologías y circuitos para el recojo de esta información.

• El componente participativo se orienta a fortalecer la participación comunitaria en el proceso, aspecto que ha sido ampliamente abordado en anteriores líneas, por lo que no nos extenderemos aquí.

• El componente organizacional, el cual se refiere a todos los arreglos operacionales que deben realizarse para tener éxito en esta misión. El diagnostico participativo, como cualquier otro estudio de campo, necesita de decisiones y un adecuado manejo de la movilización de recursos, la planificación de intervenciones poblacionales, una gestión administrativa sobre los recursos financieros, materiales y humanos que se manejan; así como un intenso trabajo de coordinación de todos los equipos involucrados en su desarrollo.

En un inicio es enormemente relevante elaborar un listado de todos los actores locales y recursos humanos de la comunidad que estarían disponibles para participar activamente en el proceso participativo. Esto debe realizarse apoyándose en los líderes comunitarios, así como en otros actores sociales presentes en la comunidad. En la primera sesión del trabajo diagnóstico, a la cual todos deben estar invitados, es importante informar el motivo por el cual se desea impulsar el proceso participativo, la importancia de su desarrollo y como tomar parte en él. Es importante incorporar a todos aquellos actores que puedan aportar con sus experiencias y conocimiento sobre la vida local. En este momento deben establecerse con claridad los elementos de información a ser recogidos tales como: Listar y priorizar las aspiraciones a completar al final del trabajo, definir las fortalezas, debilidades, oportunidades presentes, los recursos disponibles, y otros elementos críticos, todo ello apuntalando el proceso participativo.

En paralelo a los principales pasos del componente cognitivo del diagnóstico se deberá organizar el recojo de la información. Para ello se necesitara identificar mecanismos para colectar dichos datos, empleando diversas metodologías como la entrevista a informantes clave, encuesta a hogares en la comunidad, revisión de documentos, grupos focales etc. Estos procesos se plantearán una vez definidos los puntos a ser estudiados, por lo que interactúan constantemente con el componente cognitivo descrito abajo. Deberá desarrollarse sobre el terreno, siguiendo los procesos concebidos previamente, y de acuerdo a una detallada planificación y empleo de los recursos correspondientes.

En la práctica, el componente cognitivo deberá incorporar a los líderes y representantes convocados y el equipo de salud y asesores externos implicados, en un proceso de reflexión sobre la problemática de salud evidenciada, configurándose de acuerdo a los siguientes pasos —Ver Cuadro 8:

1. Selección del problema, habitualmente involucrando un proceso de comparación entre diferentes posibilidades y luego una priorización lógica que conduzca a la selección de un problema o reducido grupo de problemas, a ser trabajado en el diagnóstico.
2. Evaluación en profundidad del problema. Esta evaluación deberá aportar una clara noción de cuáles son las diferentes percepciones ligadas a ellas y sus causas. Igualmente resaltará las intervenciones enfocando este problema, previamente desarrolladas en la población así como la definición de actores sociales a ser movilizados para abordar este problema.
3. Análisis de la información. En esta fase, cada actor social, desde su perspectiva particular, aportará elementos para la construcción de una red causal, que dimensione adecuadamente el problema, identificando las circunstancias y factores que lo determinan y puntualizando las consecuencias condicionadas por este. Este tipo de trabajo es útil para mostrar la complejidad de los problemas seleccionados y las posibilidades de impacto de las medidas propuestas para trabajar sobre ellas.
4. Definir los aspectos que requieren levantar mayor información para una potencial intervención, o aquellos en los cuales el conocimiento actual no es completo. Aquí el diagnóstico puede expandirse sobre puntos cruciales tanto en relación a la prevalencia de un determinado problema, a las poblaciones afectadas, a la fuerza de la asociación entre factores planteados como relacionados, etc. Igualmente podrá proponerse una línea de base que estudie algunos indicadores para medir el nivel en el que se encuentran las intervenciones subsecuentemente trazadas, la cual será útil para contrastar su avance durante el programa con evaluaciones posteriores. Es usual que en paralelo a esta información específica se levante otra más global como las características generales de la comunidad y sus principales necesidades y aspiraciones.
5. Producción de un informe y diseminación de la información. Se puede decir que el diagnóstico participativo ha concluido de manera exitosa, solo cuando en la fase final del mismo se proceda a la redacción del informe con los resultados y conclusiones, y a la respectiva diseminación de la información producida por el grupo. Entonces, esta debe quedar disponible para todos los interesados en ella a través de un vehículo que posibilite su influencia en las posteriores acciones de planificación y ejecución sobre el punto seleccionado.

Por lo general el proceso de diagnóstico participativo concluye en esta etapa, aunque como se mencionó líneas arriba, los procesos pueden ser igualmente considerados pasos preliminares para la Planificación Participativa. O, dicho de otro modo, este diagnóstico obtiene la información que será necesaria para la Planificación Participativa, pero es esta la que da real sentido a los hallazgos encontrados en el diagnóstico previo. En este sentido, más que considerar a ambos procesos como abordajes separados, será necesario verlos como elementos de un mismo desarrollo, aunque ciertamente con énfasis diferentes.

Cuadro 8. Acciones para desarrollar el Diagnóstico Participativo según componente

Componentes	Acciones
Componente cognitivo	Selección del problema
	Evaluación en profundidad del problema
	Análisis de la información
	Definir los aspectos que requieren levantar mayor información
	Producción de un informe y diseminación de la información
Componente organizacional	Organización de los Equipos
	Trabajo de campo
Componente participativo	Acciones transversales durante todo el desarrollo

esta etapa son fijados los objetivos, actividades, y recursos —financieros, materiales y humanos—, necesarios para desarrollar la intervención. Usualmente se revisan aquí todos los elementos de coordinación a desplegarse a nivel nacional regional y local —obtención de permisos, alianzas, y otros puntos de coordinación global necesarios. Deben igualmente prepararse en detalle los circuitos de admisión y flujo de pacientes, mecanismos de monitoreo —incluyendo formatos— y en general todo lo requerido para la implementación posterior.

Los elementos considerados en este paso deben, idealmente, basarse en un marco conceptual ligado a las definiciones previamente descritas —Ver subsección 5.I.1— y cristalizada en una Planificación Comunitaria Participativa — Ver Recuadro 5.D al final de esta subsección —. Aunque la idea se podría aplicar a cualquier obra impulsada en un marco poblacional, en nuestro caso se refiere a todo programa o proyecto de salud que se desarrolle en la jurisdicción de una comunidad, y la capacidad de sus representantes de participar en la secuencia de procesos que van desde la proposición de soluciones hasta la evaluación de la intervención, lógicamente pasando por la implementación y puesta en marcha. Este esfuerzo de implicación de la comunidad debe ser transparente y abierto, y no meramente figurativo, e idealmente darse en el mismo nivel que los ejecutivos y tomadores de decisión de las organizaciones públicas o privadas que lideran la iniciativa.

Paso 5: Implementación de la Intervención:
Al inicio de este paso se empiezan a desplegar el conjunto de recursos organizacionales, elementos operativos y acciones de soporte necesarios para las etapas previas a la marcha rutinaria de la APOC. Los procesos administrativos se asientan primeramente en esta fase, y los procesos operacionales inician con el entrenamiento de los recursos humanos, conforme se vaya reclutando, insertándose luego los elementos necesarios para desarrollar los pasos siguientes.

Promediada esta fase, ya se despliegan las modificaciones en los programas y servicios que se propusieron en el marco de la APOC. Ellos engloban la rutina de los servicios intramurales y de la proyección comunitaria de las unidades de salud —denominado como ya se dijo, el Programa General de AP—, siempre orientadas a impactar en el problema elegido, y que es una prioridad para la comunidad

En tal sentido, una estrecha coordinación entre los equipos directivos de la unidad de AP y los líderes comunitarios, los agentes comunitarios de salud y cualquier otro tipo de voluntarios provenientes de la comunidad, ayudará a consolidar los procesos de Planificación Comunitaria previamente planteados.

Aquí debemos darle énfasis a la precisión colocada por la clasificación alternativa en el Cuadro 7. Como puede verse ahí, los pasos 4 y 5 que acabamos de describir se equiparan al paso 3 de esta clasificación, precisando que esta acción engloba todo lo que sea necesario para "Hacer que los programas comunitarios cubran las necesidades de salud" altamente prioritarias. Este planteamiento es más comprehensivo que el de la clasificación original, pues hace alusión a la planificación y a la implementación, pero incorpora también a la propia ejecución regular de la intervención.

La otra precisión es en el sentido de que la intervención que se planea e implementa no es una intervención paralela, como lo eran los programas verticales, sino más bien semeja a un módulo desarrollado para un problema específico de salud, y que va a encajarse dentro de la organización del Programa General de AP que ya tiene diversos módulos insertos para responder a las otras necesidades de salud con las que se trabaja rutinariamente.

Paso 6: Evaluación de la Intervención: En esencia este paso puede catalogarse como el recojo, análisis y diseminación de datos/información para la medición del progreso de la intervención. Puede notarse que en la clasificación alternativa —Ver Cuadro 7— este es el paso 4 y se le denomina "Monitoreo y medición de la efectividad", lo cual sin duda rotula mejor las intenciones de este paso ya que para el abordaje APOC, tan importante como los logros inmediatos son los resultados, o sea la efectividad. Si la intervención funciona bien, pero los resultados no se alcanzan, la intervención debiera ser modificada.

Un último elemento a explicitar sobre este Paso 6 es la necesidad de mayores plazos hasta la evaluación —incluso de 5 años o más— para cubrir el tiempo mínimo requerido para obtener beneficios concretos al evaluar resultados. Por esta particularidad, podría cuestionarse la aplicación de la APOC en proyectos de corto plazo, como aquellos habitualmente financiados por la cooperación internacional.

Al iniciar las conclusiones de esta subsección deseamos enfatizar las diferencias críticas entre la APOC y la Planificación Comunitaria descritos en la subsección precedente y detallados en el recuadro 5.D.

Aunque existen notorias similitudes entre estas metodologías, la lógica de los seis pasos del abordaje APOC, la hace más adaptada al trabajo realizado por los equipos de AP, particularmente por los siguientes puntos:

• Reposa fuertemente en el empleo de la epidemiología, la estadística y los estudios sociales para alcanzar una visión más completa de cómo evoluciona el status de salud de la población. Ello establece una base más objetiva para plantear la propuesta y reportar avances.
• Se asienta sobre relaciones de larga data establecidas con la comunidad, más que de proyectos de corto plazo. Esto posibilita que estas iniciativas puedan ser construidas por periodos más largos.
• Muestra apertura suficiente para, por un lado, evitar sesgar la priorización del problema particular sin forzosamente encajarla en la temática favorita de la Unidad de AP —P. ej. Salud reproductiva, enfermedades infecciosas, etc. —, y por otro lado, si es necesario, incorporar nuevos elementos durante el desarrollo de la intervención, y adaptar la respuesta de salud para optimizar el proceso APOC.
• Supedita sus intervenciones al Programa General de AP empleando los mecanismos

Recuadro 5.D: Planificación Comunitaria Participativa

Como ya se mencionó, la Participación Comunitaria, vista desde un punto de vista amplio, viabiliza la incidencia de la población en su entorno, buscando hacer prevalecer sus intereses y motivaciones e influir en las intervenciones que le conciernen. Como ya se mencionó en el recuadro 5.C, el Proceso Participativo combina el Diagnóstico Participativo y la Planificación Participativa, habilitando a las comunidades y poblaciones en general para identificar activamente sus necesidades de salud, buscando soluciones de manera conjunta, y luego tomando decisiones para responder a estas.

En este sentido, puede definirse a la Planificación Participativa o Planificación Comunitaria Participativa, como el proceso tendiente a organizar los pareceres de la población, resolver uno o más problemas de salud, asumiendo un curso de acción específico acordado con los miembros de la comunidad, con el soporte periférico de agentes externos. Para que un proceso de estos realmente se consolide como participativo será necesario asegurar, en primer lugar, que todos los miembros relacionados con la problemática hayan tenido oportunidad de participar en el proceso, y además que se respeten y tomen en cuenta las apreciaciones de todos, de modo que la propuesta final a implementarse sea representativa de las opiniones de la comunidad en su conjunto.

Algunos de los beneficios de desarrollar una Planificación Participativa son los siguientes:

• Identificación: El percibir que una intervención fue concebida y desarrollada considerando las opiniones, experiencias e intereses de la comunidad, conciliando puntos de vista similares a los propios, da a los miembros mayor certeza de que la iniciativa les será favorable.
• Adaptación a la realidad: Múltiples intervenciones dirigidas hacia la comunidad al final carecen de efectividad pues no consideraron en sus planteamientos las reales necesidades de la población, ni tomaron en cuenta los obstáculos naturales que predeciblemente iban a encontrar en su camino. En el caso de una intervención participativa, la posibilidad de que ello suceda es menor, dado el conocimiento invalorable sobre la realidad circundante, de sus participantes, y su mayor diversidad de extracciones.
• Pertenencia: El haber construido la intervención paso a paso con los miembros de la

comunidad, les transmite la sensación de que recibirán no solo beneficios, sino también el crédito por dicho desarrollo exitoso. Ello tiene un tremendo efecto sobre la sostenibilidad de la propuesta en el mediano y largo plazo, pues ellos siempre protegerán con mayor entusiasmo algo que perciben suyo, que si sienten que no les pertenece.

Por tales motivos, algunas condiciones para que la Planificación Participativa tenga éxito se orientaran a garantizar que:
• Los representantes de los sectores formales e informales a ser partícipes de las actividades de salud sean convocados.
• Se elabore conjuntamente con todos ellos un plan de trabajo y un cronograma de acción.
• Se organice e informe oportunamente a la población sobre las actividades que se desarrollarán.

No obstante, este proceso tiene también tiene sus desventajas, tales como:
• La duración completa de la fase de planificación es bastante más larga que si la propuesta fuera desarrollada exclusivamente por un grupo de técnicos, dado que se hace necesario más tiempo para que un grupo diverso y numeroso pueda tomar decisiones y llegar a conclusiones.
• Su planteamiento es vulnerable a múltiples factores externos diferentes de los estrictamente técnicos, p.ej. cuando no obedece a los intereses del partido de turno en el poder. Además, hay una posibilidad razonable de que las diversas fuerzas convocadas al proceso no se pongan de acuerdo por motivaciones externas a la verdadera intervención.
• Dadas las debilidades inherentes al desarrollo de la comunidad anteriormente abordadas, es relativamente fácil que la representación en la mesa de trabajo no sea verdaderamente plural y se sesgue en una dirección política u otra, sin que los técnicos encargados de auxiliar el proceso puedan evitarlo.
• Finalmente, las opciones escogidas por el grupo pueden no ser técnicamente óptimas, siendo posible que metodologías validadas por experiencias anteriores y estudios científicos hayan sido desestimadas, en favor de modos y estilos menos consistentes con los objetivos planteados.
• Requiere enorme paciencia y persistencia para sacarla adelante sorteando las múltiples amenazas al éxito del proceso, previamente descritas

Para poner en marcha este proceso de Planificación Participativa será necesario seguir pasos semejantes a los previamente descritos para el diagnóstico participativo. Así, deberá partirse de constituir el equipo de trabajo, el cual incluirá: líderes/representantes de la comunidad, cabezas visibles e informales de las organizaciones sociales, ciudadanos considerados respetables y en general todos los actores locales y recursos humanos de la comunidad considerados clave para alimentar el proceso. Pero igualmente se deberá convocar a agentes externos de conocida identificación con la población como miembros de instituciones públicas de los diferentes sectores —educación, salud, productivo, etc.—, líderes religiosos, y otros de igual relevancia.

No perder de vista que este paso debe plantearse mediante una convocatoria abierta y atractiva, evitando enfocarse sólo en los actores que conocemos son los más influyentes o estarían más dispuestos a participar. Un llamado parcial, con algún sesgo en nuestras invitaciones, incluso si este es involuntario, podría llevar a prejuzgar nuestro esfuerzo, viéndolo como politizado o elitista. Es importante tener gran cuidado en este paso, pues podría determinar dramáticamente el éxito o fracaso de los procesos siguientes.

Dado que para la Planificación Participativa nosotros somos el elemento técnico de respaldo y simples agentes catalizadores del proceso —este libro está escrito para los equipos de AP—, nuestro esfuerzo será trabajar por lograr una mesa o grupo de trabajo realmente representativo de la comunidad e interesado en impulsar el proceso participativo. Más allá de nuestro rol como facilitadores externos, el esfuerzo debe ser liderado por miembros de la comunidad capaces de interactuar adecuadamente con todos los involucrados, de ver el panorama general, así como también los detalles, y manejar adecuadamente los problemas interpersonales y de logística.

Una vez iniciado el proceso, el siguiente desafío es contribuir a mantenerlo. En diversas experiencias, la instalación del proceso con un éxito más o menos resonante, no logra mantener su impulso y finalmente se diluye la motivación, fracasando la secuencia. Por ello es crucial ayudar a los actores involucrados a superar todos los inconvenientes, obstáculos, incomprensiones, conflictos internos, desmotivación, etc. y continuar la planificación participativa hasta que esta de frutos tangibles.

Los pasos a considerar para el desarrollo de estas iniciativas son los siguientes:
1. Desarrollo del diagnóstico participativo. Si aquel no había sido desarrollado previamente, este será el momento de completar dicho paso. No obstante, si el principal propósito del grupo reunido es la planificación, natural-

mente que el diagnostico no podrá consumir las mismas energías que en un proceso especifico, y deberá ser completado en un tiempo más reducido.
2. A continuación se deberán examinar con el grupo de participantes, las intervenciones potencialmente factibles de emplear, seleccionándose las más adecuadas en base a su empleo previo en condiciones semejantes, o mejor concordancia con las políticas del gobierno o los agentes externos cooperantes—incluyendo donantes y otras potenciales fuentes de financiamiento—. En base a ello será posible definir que intervenciones la comunidad estaría dispuesta a respaldar.
3. Finalmente se desarrollará el proceso de planificación de la intervención en sí misma, incluyendo la formulación de objetivos para la intervención, la descripción de resultados a obtener y el listado de actividades que permitirán alcanzar dichos resultados y objetivos. Luego se identificarán roles y responsabilidades entre los participantes, estimando los recursos necesarios para cubrir las actividades y las fuentes a través de los cuales podrían obtenerse. Cuando estos recursos no están inmediatamente disponibles, en esta etapa será necesario formular proyectos relacionados que posibiliten su obtención. Finalmente se definirá un marco de tiempo para desarrollar las tareas y algunos mecanismos de monitoreo y evaluación que nos permitan comprobar nuestro progreso en cuanto a los propósitos y desarrollos esperados.

Este paso final podría consumir gran cantidad de tiempo pues se requiere que todo el grupo esté de acuerdo en sus aspiraciones, las rutas a transitar, las actividades y tareas necesarias para alcanzarlas, planificando desde los aspectos más generales hasta los detalles. Esto será especialmente complicado si, al lado de la confección de directivas y elementos de direccionalidad, se hace deben plantear proyectos para conseguir los recursos necesarios, definiendo componentes, costos y presupuestos, según necesidad de las instituciones financiadoras. Si por el contrario las actividades se financian con recursos locales y no es necesario preparar un proyecto, será igualmente necesario formular el plan anual de actividades, dejando claros los recursos necesarios y quienes los movilizaran. En todos los casos deberá clarificarse los mecanismos para supervisar la ejecución de actividades, dar seguimiento a los resultados esperados y en general ejercer control sobre el desarrollo del plan.

Finalmente, cuando el plan se encuentra en un nivel suficientemente desarrollado como para llevarse a la práctica será necesario contar con un órgano de consulta superior al grupo relativamente pequeño usado para conducir el proceso. Ello se estila para validar el plan aprobado por una mayoría de la comunidad y en consecuencia garantizar su aceptación general. Para tal fin puede ser convocada una asamblea general de la población u otro órgano rector de la comunidad a periodos regulares, y con el fin de respaldar o modificar los avances obtenidos, o si ello no es posible podrá considerarse el llamado periódico a un grupo diverso elegido para supervisar la intervención, a una reunión de todos los interesados o beneficiarios o incluso a un consejo directivo de notables previamente elegido.

habituales de trabajo y respetando las actividades regulares de la unidad de AP, sin desarrollar intervenciones paralelas ni emplear recursos separados.

Pero la APOC tampoco está exenta de críticas en su tipo de abordaje, tales como:
• Aunque en teoría representa una valiosa herramienta para organizar el trabajo en la comunidad, en la práctica requiere demasiados recursos para su implementación, incluyendo el contar con staff multidisciplinario y altamente cualificado, poco disponible para la mayoría de experiencias en AP.
• Existe un marcado sesgo de algunas de estas experiencias por obtener diagnósticos muy completos, en desmedro del despliegue temprano de intervenciones que realmente podrían cambiar el panorama sanitario.
• Las marcadas limitaciones para implementarse sin un soporte externo a los servicios. La mayoría de los equipos de AP carecerían de las competencias para poner en práctica todos los pasos APOC sin apoyo.
• Requiere un periodo largo de implementación antes de poder apreciarse los primeros resultados.

Sin embargo y a pesar de dichos inconvenientes potenciales, la APOC es probablemente uno de los abordajes con mayor potencial para integrar los servicios intramuros y las actividades desarrolladas directamente en la comunidad, de manera efectiva.

5.II.3 Limitaciones de las acciones comunitarias para la salud

Aunque las acciones comunitarias para la salud —particularmente las intervenciones basadas en Agentes Comunitarios de Salud— son unas de las más costo-efectivas en el ámbito de la acción sectorial en Salud, es importante no perder de vista que dichas acciones no dejan de tener sus zonas grises y áreas problemáticas. Algunas de estas complicaciones potenciales se explican a continuación:

• La organización de la comunidad, a la que supuestamente los trabajadores comunitarios deben pertenecer, no siempre está bien definida. Ello con frecuencia les complica ser parte de una "jerarquía comunitaria" constituida por los miembros más interesados de la población. Dada la ausencia de mecanismos de coordinación, esta situación torna muy difícil al Agente Comunitario de Salud alcanzar un rol más significativo.

• En circunstancias como la anteriormente descrita, cuando falta una real organización comunitaria que represente a la población, con frecuencia el vacío es tomado por una persona o un grupo reducido de ellas, quienes acaparan las responsabilidades de la organización, aunque sin su motivación. Este tipo de dirigencias actúan, con no poca frecuencia, basados en apetitos personales y sirviéndose de la comunidad antes que servirla. Si el trabajador comunitario es integro, puede serle muy difícil desarrollar su labor en este clima dirigencial enrarecido.

• Dado que la elección del Agente Comunitario de Salud es realizada por las autoridades comunales, cuando existen deficiencias como las anteriormente planteadas, los problemas en la selección de los trabajadores comunitarios pueden ser importantes. Cuando ello ocurre, con frecuencia los miembros de la organización comunitaria no eligen a las personas más idóneas para representar bien el rol de Agente Comunitario de Salud, sino que seleccionan a sus parientes o amigos, especialmente cuando se espera alguna retribución por el trabajo realizado, o consideran que ellos les ayudaran a ampliar su cuota de poder local.

• Los desbalances entre las aspiraciones de los Agentes Comunitarios de Salud en materia de retribución por su trabajo y lo que el sistema puede ofrecerles puede ser amplia. En algunas circunstancias es posible que dichas aspiraciones sean muy bajas y los trabajadores comunitarios estén dispuestos a trabajar incluso en un régimen completamente voluntario. En tales circunstancias, incluso un sistema con muy bajos recursos puede trabajar sin desequilibrio. Pero si estas aspiraciones existen y son mayores a lo contemplado en los presupuestos respectivos —algo que en muchos sentidos es justo—, cualquier sistema que ofrezca insuficiente retribución a sus Agentes Comunitarios, podrá no funcionar adecuadamente.

• En ocasiones el mandato de la organización comunitaria carece de legitimidad o incluso de toda validez. Ello puede ocurrir porque la comunidad es demasiado heterogénea y sus miembros están demasiado distanciados, de modo que es difícil que alguien pueda representar a todos los pobladores, o sencillamente porque la dirigencia no se comportó adecuadamente en el pasado, o su elección ha sido dudosa. Cuando existe una falta de credibilidad de este tipo, el Agente Comunitario difícilmente podrá salvarse del efecto de las riñas por el poder y de los conflictos se desaten entre los vecinos. En este contexto, socorrer a todos los miembros de su comunidad y ayudar a los pobladores a que confíen los unos en los otros y además confíen en el trabajador comunitario, será muy complejo.

• En otros casos el descontento de la población puede ser motivado por las diferencias, más o menos marcadas, entre las expectativas de la comunidad sobre los servicios que desean recibir y lo que los Agentes Comunitarios pueden ofrecerles. Esto ocurre particularmente cuando las labores de este se concentran en la promoción de la salud y las actividades preventivas, y en la localidad existe falta de servicios recuperativos para atender a las personas que portan enfermedades, y otros problemas de salud individuales.

Por tales limitaciones es fundamental permanecer centrados en la constatación previamente realizada de que las acciones comunitarias son apenas una herramienta periférica para mejorar la cobertura y calidad de la AP, pero nunca su puntal fundamental dentro de una intervención. Ciertamente se requieren buenas intervenciones orientadas a la comunidad en Atención Primaria, pero ellas deben secundar las acciones dedicadas a mejorar la salud de la población a nivel individual y familiar. En nuestra opinión, nunca se debe obrar de modo contrario, dándole mayor notoriedad a las acciones orientadas hacia la comunidad, dado que ello implicará reposar los resultados sanitarios sobre un pilar que, como se viene de decir, tiene debilidades intrínsecas en si mismo.

5.III. Atención Primaria para minorías étnicas y Servicios de Salud en un Contexto Intercultural

La atención de salud dentro de un contexto intercultural representa una subcategoría de los múltiples encuentros que habitualmente se dan entre una cultura hegemónica, también llamada dominante, y una cultura minoritaria. Frecuentemente la cultura minoritaria se refiere a un subgrupo de la población con una identidad y cultura propia, ya sea una etnia o grupo indígena, o inmigrantes de países culturalmente diferentes. Es sobre las acciones de salud —y particularmente en la AP, o sea consulta médica, actividad preventiva o educativo-comunicacional, etc.— dirigidas a estas minorías étnicas que nos enfocamos aquí.

Toda atención de salud en un contexto intercultural implica: 1) Coexistencia de una cultura dominante y una minoría étnica o migrante, 2) Que algún miembro de la minoría étnica presente una demanda sanitaria, o que los Sistemas de Salud convencionales la promuevan —Por ejemplo, vacunaciones— y 3) Que quienes atiendan la demanda sanitaria sean de la cultura mayoritaria.

Requiere una mención especial aquellas circunstancias en las que miembros de una minoría étnica son entrenados para satisfacer las necesidades de salud de su población de origen, como ocurre con la formación de técnicos o agentes comunitarios de salud proveniente de la misma minoría indígena. En este contexto, las atenciones ofrecidas por este personal técnico o comunitario no son consideradas, en sí mismas, una atención de salud en un contexto intercultural, puesto que prestadores y atendidos pertenecen a la misma cultura. Sin embargo, es común que, en el proceso de adquisición de habilidades sanitarias, estos prestadores originalmente miembros de una minoría étnica, hayan perdido parte de su cultura, o deban ofertar servicios impuestos por el sistema hegemónico, no siempre culturalmente adecuados.

Importancia del estudio de la Atención de salud en un contexto intercultural

Como ya se mencionó, los encuentros interculturales suceden en todos los campos de la vida cotidiana como la educación, los servicios, y la actividad productiva. En salud, su relevancia es mayor dada la necesidad de lograr una efectiva reducción en las muertes prematuras y un mejor nivel de resultados sanitarios para la población en su conjunto. No obstante, proveer adecuados servicios de salud a estas poblaciones más vulnerables representa un verdadero desafío, dado su menor acceso y sus importantes necesidades de salud.

Con las sociedades haciéndose menos restrictivas y más incluyentes, y cuando cada vez se repudia más intensamente la exclusión de las minorías étnicas, establecer adecuadas políticas interculturales es de relevancia capital para la sociedad en su conjunto.

En tal sentido, se ha insistido sobre la necesidad de que aquellos países con minorías étnicas importantes, estructuren mejor sus Sistemas de Salud, cambien aspectos relevantes de su modelo prestacional y formen adecuadamente a su personal, implantando el abordaje intercultural en las atenciones que así lo requieran. Ello es válido tanto para países en desarrollo como en aquellos desarrollados, donde igualmente se deben realizar esfuerzos sostenidos para consolidar servicios de salud más adecuados para atender a las minorías étnicas que habitan en ellos.

5.III.1 Dimensiones del problema en países en vías de desarrollo y desarrollados

El caso de las minorías étnicas en los países en vías de desarrollo.

La definición de minorías étnicas varía conforme la realidad trabajada. Para países como los de América Latina, las minorías étnicas están básicamente representadas por grupos indígenas también llamados nativos. La población indígena de América Latina y El Caribe se evaluaba en aproximadamente 50 millones de personas a inicios de la década —10% de la población total—, 90% de las cuales estaban concentradas en Centroamérica, México y la zona de los Andes. Los países con mayor cantidad de habitantes indígenas son México, Perú, Guatemala, Bolivia y Ecuador. Dada la alta proporción de inmigrantes en Brasil, a pesar de existir un número importante de indígenas, ellos representan menos de 1% de la población.

En un sentido amplio, las poblaciones indígenas englobarían a los descendientes de los grupos humanos que habitaban América antes de la llegada de los primeros habitantes europeos —comunidades andinas, etnias amazónicas, poblaciones mayas o aztecas, mapuches, guaraníes, nativos norteamericanos y cientos de grupos más. Sin embargo, en el contexto de la globalización y ante un acelerado proceso de fusión entre culturas dominantes y minoritarias, puede ser difícil precisar quién es indígena y quién no. Por ello, no siempre es fácil reconocer cuando una atención se desarrolla en un contexto intercultural, pues incluso en las propias comunidades "indígenas" algunos habitantes pueden tener una falta de identidad respecto a su propia etnia, manteniendo el nombre solo por beneficios de protección social u otros similares.

Países Latinoamericanos con alta proporción de minorías étnicas como el Perú, Bolivia, Ecuador o México, son países pluri-étnicos y pluriculturales que, si bien albergan diversos pueblos indígenas, tienen una población mayoritariamente mestiza. En estas realidades pertenecer a la cultura dominante no es privativo de un grupo racial o étnico en particular, sino depende de opciones personales y de la movilidad social y económica entre grupos. En esos contextos, las reales minorías étnicas sólo son fácilmente identificables si viven en regiones rurales aisladas, o micro-comunidades urbanas separadas donde preservan su identidad original. Fuera de esos espacios hay una limitada diferenciación racial entre la cultura dominante y las minorías étnicas, por lo que es necesario establecer una definición de población indígena que indique si una atención de salud se desarrolla en un contexto intercultural.

Instrumentos internacionales como el Convenio 169 de la Organización Internacional del Trabajo (OIT) y el proyecto de Declaración Americana de Derechos de los Pueblos Indígenas, han adoptado definiciones en las que son indígenas "los descendientes de los habitantes originarios de una región antes de la colonización y que han mantenido total o parcialmente sus características lingüísticas, culturales y organización social". Además, debe contarse con la auto-identificación, como un criterio fundamental para determinar quién es indígena. Especialmente entre la gente joven, cuya identificación voluntaria e irrevocable es a veces con la cultura nacional dominante. Esta decisión debe ser respetada.

Otra formulación suficientemente amplia plantea que una comunidad indígena es "aquella donde predominan elementos somáticos no europeos, habla perfectamente una lengua nativa, posee en su cultura material y espiritual elementos nativos en fuerte proporción y tiene un sentido social de comunidad aislado que los hace distinguirse de los pueblos blanco y mestizo".

En consecuencia, podemos definir que existe una atención de salud en un contexto intercultural cuando se cumplen los siguientes criterios —Ver Cuadro 9— :

1) Criterio biológico: Rasgos raciales característicos de la etnia identificada.
2) Criterio cultural: Marco etno-médico característico de la etnia identificada.
3) Criterio lingüístico: Lenguaje propio de la etnia identificada.
4) Criterio psicológico: Identificación con la etnia identificada.

De estos criterios, probablemente el más distintivo, y que mejor puede ayudar a esta identificación es el idioma. Así, familias que mantienen su idioma de origen para la comunicación intra-familiar, suelen preservar grandes aspectos de su cultura original y en términos prácticos pueden considerarse par-

Cuadro 9. Criterios para la definición de Procedencia Étnica en un Contexto Intercultural

Criterios	
Criterio biológico	¿Los rasgos faciales y constitucionales de la persona —talla, conformación corporal, etc.— son característicos de la etnia identificada?
Criterio cultural	¿La persona adhiere a las ideas, creencias y mitos —marco etno-médico— característicos de la etnia identificada?
Criterio lingüístico	¿La persona habla fluidamente el lenguaje propio de la etnia identificada, y lo utiliza rutinariamente para comunicarse en el hogar?
Criterio psicológico	¿La persona no se define como mestiza, sino que siente que pertenece al grupo de pobladores de la etnia identificada?

te de una minoría étnica. Una excepción a esta regla debe ser Paraguay, donde el guaraní es hablado por una importante mayoría de la población, pero la población indígena paraguaya es menor al 5%.

El caso de las minorías étnicas en los países desarrollados.

En países desarrollados, se viene expandiendo de manera exponencial el fenómeno de la migración desde regiones pobres, algo que se ha acentuado explosivamente en los últimos años a partir del fenómeno de los refugiados. Por ello, sus sistemas de salud han incorporado la necesidad de ofrecer atenciones de salud en un entorno intercultural para los miembros de estas minorías étnicas.

Un ejemplo de ello es lo ocurrido en España, donde los inmigrantes se duplicaron en los últimos años, representando al inicio de la década, alrededor de un 8% de la población general. Aun cuando la mayor proporción de estos inmigrantes es de sexo masculino, se viene incrementando el número de mujeres, y familias, además de las gestaciones y del nacimiento de niños de inmigrantes, pues una de las modalidades para obtener la visa como residente en algunos lugares es tener un hijo en el nuevo país.

En muchos sentidos la problemática de las poblaciones inmigrante en países desarrollados es semejante a las de las poblaciones indígenas de sus países de origen. Con las adaptaciones respectivas, ellos cumplirían con los 4 criterios descritos en la sección anterior —biológico, cultural, lingüístico y psicológico— que los separan de las culturas dominantes en los países donde han sido acogidos.

5.III.2 Minorías étnicas e Inequidades en el acceso a la atención de calidad.

El caso de las minorías étnicas en los países en vías de desarrollo.

Es muy poco conocida la situación de las minorías étnicas en países en vías de desarrollo. Se sabe, por ejemplo, que en Guatemala la mortalidad materna en áreas con alta densidad de población indígena es aproximadamente 5 veces más elevada que la media nacional. Algo semejante ocurre para la mortalidad infantil, neonatal y en menores de 5 años, aunque con diferencias menos trascendentes.

En el Perú, hasta hace unos pocos años, el pueblo indígena con mayor mortalidad infantil, era el pueblo Shipibo-Konibo, cuya tasa de mortalidad infantil de casi el triple que el promedio nacional.

En Latinoamérica hay escasas investigaciones sobre el tema. Sin embargo, no hay razones para considerar que las diferencias documentadas para países desarrollados y presentadas en el ítem siguiente, no existan para estas regiones, dado que las barreras para el acceso y la calidad están igualmente vigentes.

El caso de las minorías étnicas en los países en desarrollados.

Dado que, en los últimos años muchos países desarrollados han puesto un fuerte énfasis en reducir las brechas en la atención de las minorías étnicas, se ha impulsado notablemente la investigación en esta área. Por tal motivo, países como EEUU, Australia, Canadá y el Reino Unido han estudiado consistentemente las brechas en el acceso y en la calidad de los servicios de AP disponibles para las minorías étnicas.

Gracias a este impulso a la investigación sabemos por ejemplo que los niños y adolescentes latinos de los Estados Unidos (EEUU) tienen un menor acceso a los seguros de salud privados o públicos (MEDICARE) o a un servicio en el cual sean atendidos regularmente, lo que sin duda repercute en su estado de salud global. Algo semejante ocurre para las inmunizaciones —donde la brecha entre la población infantil blanca y la infantil latina de EEUU aumenta 0.5% cada año— y en el acceso a servicios de AP y de salud mental para la población latina adolescente de EEUU, que es notoriamente menor al de los blancos americanos. Tal vez por ello, los adolescentes latinos de los EEUU presentaban más relaciones sexuales sin protección, mayor prevalencia de embarazos no deseados en adolescentes, así como mayor cantidad de intentos de suicidio.

Otro grupo afectado es el de los adultos con enfermedades crónicas. Así, para la Diabetes Mellitus, se sabe por ejemplo que pacientes adultos residentes en Inglaterra y provenientes de minorías étnicas tienen mayor prevalencia de complicaciones como enfermedad renal terminal o retinopatía, probablemente como consecuencia de un control menos adecuado. Para el asma en pacientes adultos de las minorías étnicas asiática y afro-caribeña, se encontró igualmente en

Inglaterra que realizaban una menor cantidad de consultas que la población blanca.

También en EEUU se ha encontrado que las mujeres latinas buscaban los servicios para control del cáncer de origen ginecológico cuando sus lesiones cancerosas tenían un estadío más avanzado que las mujeres blancas. Por ello, incluso teniendo una menor incidencia para ese tipo de cáncer, la mortalidad por dicho problema es mayor entre mujeres latinas, algo que también indica la existencia de un menor acceso a servicios de prevención de cáncer.

Estos problemas en el acceso de los miembros de minorías étnicas ocurren paralelamente a dificultades en la calidad de los servicios recibidos. Un ejemplo lo es la insatisfacción con la atención encontrada por estudio nacional en EEUU, mayor entre los padres de niños latinos y asiáticos que entre sus pares de raza blanca. Igualmente, dos estudios en EEUU encontraron que usuarios latinos y asiáticos calificaron menos favorablemente sus seguros de salud, indicando peores experiencias en su contacto con prestadores de dichas instituciones.

Una situación semejante se encontró en Inglaterra, donde igualmente las poblaciones de origen chino, sud-asiático y negro reportaron puntajes más bajos al calificar sus experiencias de atención con los servicios de su "General Practitioner".

En conclusión, diversos estudios en países desarrollados, mostraron que las minorías étnicas —con pocas excepciones— tenían menor acceso a servicios de salud, y recibían atenciones de menor calidad que las poblaciones mayoritarias, reflejando una situación de mayor inequidad.

5.III.3 Las barreras para el acceso a la atención de calidad para las minorías étnicas.

Condiciones propias de la demanda

Existen diversas barreras que explican problemas de calidad y acceso de las minorías étnicas a los servicios de salud, las cuales derivan en parte de una pobre atención sanitaria en un contexto intercultural —Ver cuadro 10—.

Si bien diversos determinantes de las brechas en calidad y acceso para las minorías étnicas anteriormente mostradas se originan en la oferta de los servicios, es justo mencionar que la atención de estos grupos —poblaciones indígenas o migrantes extranjeros— es más compleja que para la población general. Ello proviene de su diferente marco cultural etno-médico de actitudes y creencias, poco reconocido por la población general, pero que determina como cada persona entiende el origen de sus síntomas, la terapéutica que debería recibir, las prácticas para conservar su salud, y hasta el tipo de relación con los profesionales de la salud.

Esto es particularmente importante para tópicos delicados como aquellos relacionados a la Salud Reproductiva. Por tal motivo se destacan entre estas barreras para el acceso a servicios de salud, la falta de comprensión del marco cultural de actitudes y

Cuadro 10. Barreras para la calidad y acceso de las minorías étnicas a los servicios de salud

Barreras comunes a otras poblaciones vulnerables
Barreras debido al lenguaje
Barreras debido al aislamiento cultural de estas poblaciones
Barreras debido al diferente marco etno-médico con diferentes explicaciones etiológicas y conceptos para el marco terapéutico
Barreras debido al diferente valor del dinero, y la asignación de algún tipo de previsión o aseguramiento en salud

creencias, por parte de los prestadores de salud.

Por ejemplo, entre los habitantes andinos, es común la resistencia a usar servicios de salud occidentales, prevaleciendo el consumo de plantas con propiedades terapéuticas para el tratamiento de sus problemas de salud. Este fenómeno, ampliamente extendido en la realidad Latinoamericana, subsiste entre población inmigrante en los EEUU.

Otras barreras provienen de los problemas de comunicación, ya sea por la lengua —obstáculo decisivo para quienes no hablan el idioma nacional— o por la tendencia de los médicos a emplear un lenguaje críptico propio de su rama científica. Cabe resaltar que no son, en sí mismos, barreras para una adecuada calidad, ni la cultura, ni el idioma, ni el modelo etno-médico de actitudes y creencias, sino su pobre reconocimiento por los prestadores de los servicios de salud, quienes no adecuan sus procesos a estas circunstancias.

También ocupa un lugar importante como barrera el lugar de residencia de estos pacientes, usualmente asentados en lugares dispersos, y lejanos de los servicios de salud, así como la extensiva dedicación a sus trabajos agrícolas, que dificulta su atención en horarios de oficina.

Finalmente, para algunas realidades específicas como las de los migrantes ilegales en países desarrollados, también es una barrera el temor a ser maltratados por el personal de salud o denunciados en su condición migratoria irregular.

A estas circunstancias debemos sumarle la menor cultura sanitaria ("*health literacy*" en inglés) de las minorías étnicas, desconociendo aspectos elementales de la prevención, y las condiciones de mayor pobreza, e incrementados riesgos sanitarios.

Condiciones propias de la oferta.

Por su lado, la oferta de servicios para las minorías étnicas también dificulta una adecuada accesibilidad y calidad en los programas y servicios públicos de salud. Estas barreras no son diferentes a las presentes para la población en general, incluyendo la distancia al servicio, la ausencia de profesionales al ser requeridos, el tiempo excesivo para obtener una cita o esperar hasta conseguir la atención, el costo, la infraestructura, el trato de los profesionales, etc.

No obstante, de todas estas situaciones complejas, probablemente la falta de una adecuada preparación del personal de salud, para atender a esta población particular sea la más importante. Por ejemplo, en EEUU se ha demostrado que el entrenamiento insuficiente de los proveedores puede limitar seriamente la aceptabilidad o la inteligibilidad de la atención, generando insatisfacción entre los usuarios de las minorías étnicas. En tal sentido, se recomienda enfáticamente que donde hubiera un porcentaje apreciable de la atención que se desarrolle en un entorno inter-cultural, el personal de salud reciba un entrenamiento especial para atender adecuadamente las necesidades de salud de estas minorías étnicas.

Otra barrera importante de la oferta para estas poblaciones es la inexistencia de un seguro público o privado que respalde el financiamiento de su atención. Así, por las condiciones de extrema pobreza de las minorías étnicas, son necesarios mecanismos que protejan a estos grupos en caso de necesidad urgente de salud. Por ejemplo, se encontró en EEUU que luego de participar de un nuevo seguro estatal para niños de familias sin cobertura privada ni pública, desaparecieron las disparidades en oferta de salud inicialmente existentes para las minorías étnicas.

5.III.4 Mejorando el acceso a la atención de calidad para las minorías étnicas en Atención primaria

Asumiendo diversos modelos y propuestas para el desarrollo de una atención de calidad en un contexto intercultural, podemos definir que para ofrecer este tipo de atención es necesario que los Programas, Servicios, Unidades y Centros de salud donde se proveen servicios a minorías étnicas —ya sea esta población indígena o Inmigrantes— reúnan las características mostradas en el Cuadro 11.

Entre estos conceptos, tal vez el más amplio y concreto es la denomina Competencia Cultural, propuesta originalmente por Brach y Fraser. Se denomina así a las cualidades, actitudes y prácticas de las organizaciones, servicios de salud y particularmente su personal, para entender y responder efectivamente a las necesidades culturales y lingüísticas traídas por los pacientes y usuarios de minorías étnicas o equivalentes.

De manera operativa, se puede definir a la

5 - Acciones Comunitarias para la Salud

Competencia Cultural como el conjunto de políticas, estrategias y programas orientados a conseguir que los programas y servicios de salud que permanentemente o en forma eventual atienden a minorías étnicas presenten las nueve características listadas en el Cuadro 12 y detalladas en sus componentes más representativos, a continuación.

Servicios de intérprete y traducción. Describe las competencias necesarias para comunicarse efectivamente y procesar información para que sea fácilmente entendida por los miembros de las minorías étnicas. Ello implica el servicio de intérprete simultaneo, tanto en la consulta como en acciones educativas posteriores, y en la traducción de documentos, formularios que deberán ser firmados, así como los materiales educativos, los cuales deben ser traducidos en la lengua del usuario. Es también denominada competencia lingüís-

Cuadro 11. Características que definen una atención de calidad para las minorías étnicas

Disponibilidad para los miembros de las minorías étnicas
Proximidad Geográfica/transporte
Facilidad para obtener el servicio por parte de sus miembros
Gratuidad o costo posible de ser cubierto por las minorías étnicas
Aceptabilidad para los miembros de las minorías étnicas
Superar o no adquirir prejuicios hacia los miembros de las minorías étnicas
Habilidades para la comunicación con los miembros de las minorías étnicas
Competencia Cultural

Cuadro 12. Características que definen una atención con Competencia Cultural

1	Servicios de intérprete
2	Materiales educativos traducidos en la lengua del usuario
3	Infraestructura aceptable
4	Localización geográfica accesible
5	Horario accesible
6	Entrenamiento del personal en diversidad cultural
7	Personal que comparte el contexto cultural
8	Inclusión de la familia en los cuidados
9	Uso de agentes comunitarios de salud

tica.

Diversos estudios han demostrado que los adecuados servicios de intérprete están fuertemente asociados a una mayor percepción de calidad por los usuarios. No ocurre lo mismo cuando la traducción es realizada por un hijo menor o familiar, siendo esta práctica el origen de situaciones embarazosas al compartir situaciones íntimas con personas menores no preparadas para ello.

Infraestructura aceptable. Localización geográfica accesible. Horario adecuado. Esta es la barrera que, con conveniente decisión política, puede ser más fácilmente abordada, debido a que depende exclusivamente de componentes organizativos. Uno de los ejemplos más exitosos en este sentido ha sido la adecuación cultural de las salas de parto y promoción del parto vertical en los establecimientos de salud del área andina. Para algunas realidades, ello ha tenido un impacto positivo en el parto institucional, y posiblemente en la reducción de la mortalidad materna. Otro ejemplo ha sido la abertura de los establecimientos de salud en domingo si ese es el día de la "feria" o "mercado tradicional".

Entrenamiento del personal en diversidad cultural. Personal de salud que comparte el contexto cultural: Cuando la atención se desarrolla en un contexto intercultural, debe asegurarse un entrenamiento especial del personal a cargo. Un estudio demostró que prestadores de salud con entrenamiento insuficiente, pueden limitar seriamente la aceptabilidad o la comprensibilidad de la atención.

Contrariamente, un ensayo aleatorizado en Inglaterra, mostró que un entrenamiento adecuado puede disminuir efectivamente las inequidades entre las minorías étnicas y la población mayoritaria, a partir de incrementos graduales en el entendimiento mutuo y la calidad de atención percibida.

Inclusión de la familia en los cuidados del paciente. Uso de agentes comunitarios de salud.

Con un adecuado entrenamiento, la incorporación de agentes comunitarios de las poblaciones indígenas, tiene amplias posibilidades de ofrecer una adecuada atención intercultural, cubriendo un porcentaje razonable de las acciones que ejecutaría el personal de salud foráneo.

Agradecimiento: El autor expresa su reconocimiento y agradecimiento al Dr. Isaac Alva, profesor de Salud Pública de la Universidad Peruana Cayetano Heredia, con quien dimos forma al texto sobre AP en un contexto intercultural presentado en este capítulo. Igualmente, envío mi agradecimiento a las comunidades con las que he trabajado a lo largo de mi historia, las cuales me enseñaron cuanto pueden hacer por ellos mismos, para ellos mismos.

Lecturas Recomendadas

Alarcón AM, Vidal A, Neira Rozas J. Salud intercultural: elementos para la construcción de sus bases conceptuales. Rev. Med. Chile. 2003, 131 (9): 1061-1065.

Benbow C, Tamiru T. The experience of self-care groups with people affected by leprosy: ALERT, Ethiopia. Lepr Rev. 2001 Sep; 72 (3): 311-21.

Brach C, Fraser I. Can cultural competency reduce racial and ethnic health disparities? A review and conceptual model. Med Care Res Rev. 2000, 57 (Suppl 1):181-217.

Camacho AV, Castro MD, Kaufman R. Cultural aspects related to the health of Andean women in Latin America: A key issue for progress toward the attainment of the Millennium Development Goals. International Journal of Gynecology and Obstetrics. 2006, 94:357-363.

Clancy CM SD. Racial and ethnic disparities and primary care experience. Health Serv Res. 2001, 36 (6 Pt 1): 979–986.

Clemonts D. Social Determinants of health in Family Medicine Residency Education. Ann Fam Med. 2018; 16 (2): 178.

Cooper LA, Hill MN, Powe NR. Designing and evaluating interventions to eliminate racial and ethnic disparities in health care. J Gen Intern Med. 2002, 17: 477-486.

Cruz A. Medicina preventiva exige más que vacunas. Diario Milenio. 2006 Nov 18.

De la Torre J, Coll C, Coloma M, Martín J, Padrón E, González González NL. Cuidado prenatal en inmigrantes. An Sist Sanit Navar. 2006, 29 (Suppl 1): 49-61.

Dirección Regional de Salud Ayacucho. Trabajo Comunitario en promoción de la salud en el "Modelo de Atención de Salud Ayacucho". Ayacucho: Ministerio de Salud; 2003.

Fernández G. Salud e Interculturalidad en América Latina. Perspectivas Antropológicas. Quito, Ecuador: 2004.

Flores G. The impact of medical interpreter services on the quality of health care: a systematic review. Med Care Res Rev. 2005, 62:255-299.

Fuentes D. Consideraciones éticas para la realización de investigaciones en comunidades nativas de la selva amazónica del Perú. Rev. peru. med. exp. salud publica. 2007, 24 (1): 51-66.

Hardy SE, Concato J, Gill T. Resilience of Community-Dwelling Older Persons. American Geriatrics Society. 2004; 52 (2): 256-62.

Harmsen H, Bernsen R, Meeuwesen L, Thomas S, Dorrenboom G, Pinto D, Bruijnzeels M. The effect of educational intervention on intercultural communication: results of a randomised controlled trial. Br J Gen Pract. 2005, 55:343-350.

Kark SL. Atención Primaria Orientada a la Comunidad. Barcelona: Edit Doyma; 1997.

Kironde S, Kahirimbanyi M. Community participation in primary health care (PHC) programmes: lessons from tuberculosis treatment delivery in South Africa. Afr Health Sci. 2002 Apr; 2 (1): 16-23.

Longlett SK KJWR. Community-oriented primary care: critical assessment and implications for resident education. J Am Board Fam Pract. 2001; 14 (2): 141-7.

Mainous AG, Díaz V, Carnemolla M. Community Intervention to decrease Antibiotics used for Self-Medication among Latino Adults. Annals of Family Medicine. 2009; 7 (6): 520-6.

Nissinen, Berrio X, Puska P. Intervenciones comunitarias contra las enfermedades no transmisibles: lecciones de los países desarrollados para los países en desarrollo. 2001.

Nutting PA. Community-Oriented Primary Care: An integrated model for practice research, and education. Am J Prev Med. 1986; 2 : 140-7.

Organización Panamericana de la Salud. Incorporación del enfoque intercultural de la salud en la formación y desarrollo de recursos humanos. Washington DC: OPS; 1998.

Szczepura A. Access to health care for ethnic minority populations. Postgrad Med J. 2005, 81: 141-147.

Torres C: La equidad en materia de salud vista con enfoque étnico. Rev Panam Salud Publica 2001; 10:188-201.

Valdebenito C, Rodríguez M, Hidalgo A, Cárdenas U, Lolas F. Salud intercultural: Impacto en la identidad social de mujeres aimaras. Acta bioeth. 2006, 12(2):185-191.

Zambrana RE, Logie LA. Latino child health: need for inclusion in the US national discourse. Am J Public Health. 2000, 90: 1827-1833.

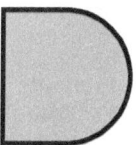

EPILOGO

Como se ha presentado en el presente libro, durante los últimos 30 años, Latinoamérica ha sido escenario de un nuevo tipo de reformas de salud orientadas a revigorizar la AP, las cuales se orientan a perfeccionar el contexto y la substancia de las interacciones prestacionales ofrecidas a la población. En el núcleo de muchas de estas reformas se encuentra el convencimiento, obtenido durante las últimas décadas, de que los sistemas basados en una AP fortalecida tienen mayor resolutividad, niveles más altos de satisfacción del usuario, y una notoria optimización del uso de los recursos. Con ello, se favorece el logro de algunos de los principales objetivos apreciados por todo Sistema de Salud, tales como: la Equidad en el acceso y cuidados a la población, como un vehículo para minimizar las disparidades entre subgrupos poblacionales de modo que los beneficios lleguen a todos por igual, la Contención de Costos, útil para frenar la escalada económica producto de una prestación encarecida por el uso indiscriminado de tecnologías caras aunque ineficientes, y la Optimización de la prestación de salud para la población, obteniendo una alta satisfacción de sus demandas de salud, a través de acciones apropiadas para cada contexto, y basadas en el más avanzado estado de conocimiento posible.

Motivados por este discurso, en diversas realidades se propuso, tacita o explícitamente, que al mismo tiempo que se alineaban los otros puntos de los sistemas de prestación necesarios para repotenciar los sistemas de salud, se hiciesen realidad modelos prestacionales acordes con la imagen objetivo planteada desde la revigorización de la AP. Sin embargo, el logro en su implementación y otros objetivos semejantes ha sido realmente variable, habiéndose construido experiencias sumamente completas en las cuales las comunidades servidas han ayudado a las organizaciones promotoras de iniciativas a cumplir cabalmente los objetivos planteados. La mayor parte de estas experiencias han sido basadas en un marco conceptual amplio, anclado en una aproximación general proveniente de las reflexiones sistémicas de los especialistas en salud pública, pero no necesariamente respetando las raíces de la AP y MF/F como disciplina, presentados en este primer volumen del libro. A nuestro entender dichas experiencias se vieron saturadas por contenidos procedentes de las canteras de la atención a la colectividad y al ambiente, promoviendo que los equipos de AP se hagan cargo, además de su trabajo regular ligado a la atención a personas y familias, de la gestión de sus establecimientos, de alimentar los sistemas relacionados con información, de asegurar el seguimiento y monitoreo de los indicadores de salud, implementar acciones preventivo-promocionales de corte masivo y otros tantos encargos que surgen de los sistemas sanitarios modernos. Esta es una aproximación loable pero contradictoria, pues va contra la conclusión central de nuestra perspectiva: cubrir las necesidades de salud de las personas y familias a su cargo, es en sí mismo, un desafío gigantesco que demanda que los Equipos de AP deban dedicarse a tiempo completo a esta labor.

Así, contrariamente a lo que se pudiera creer en los niveles gerenciales, el trabajo prestacional en AP es enormemente demandante, cuando realmente queremos obtener resultados en cuanto a la salud de la población. Ello ocurre porque a diferencia del personal que trabaja en hospitales, en AP, los equipos deberán ejercer todas sus acciones en contextos no controlados, enfrentando notables laberintos de naturaleza social, cultural, administrativa y de salud pública, además de lo exigente de la acción médico-recuperativa de la salud propiamente dicha. En ese sentido, una verdad que se muestra con toda claridad en este libro, es que los pacientes que acuden a la AP tienen una estructura diferente a la de quienes llegan a los hospitales, tanto en el tipo de problemas, como en el nivel de definición de la patología subyacente. Como consecuencia, quienes se dediquen a la AP y MF/F deberán aplicar un tipo de raciocinio diferente al de los grandes nosocomios, adaptándose más al contexto en el que desempeñan su práctica, haciendo un mejor uso del conocimiento del paciente y su familia, así como del tiempo que está a su favor al poder ofrecer una atención longitudinal que en los hospitales es imposible. Sin embargo, poner en práctica esa aproximación requiere tiempo y esfuerzo y por ese motivo, es mi opinión, que a los equipos de AP no se les debería encargar todo tipo de acción necesaria para el sistema de salud pública, pues eso afecta inevitablemente su trabajo.

Durante mi carrera he tomado contacto con diversos proyectos orientados a lograr los ideales de la AP, y durante ese acompañamiento he visto intervenciones de centenares de miles de dólares movilizando conjuntamente con los equipos de AP regulares, a numerosas armadas de técnicos experimentados, personal de salud y profesionales de diversas disciplinas involucrados en estos ideales. Aunque estos fueron lanzados con enorme entusiasmo, al momento final, la gran mayoría de ellos alcanzan resultados o poco convincentes, o poco replicables, o de baja factibilidad en contextos diferentes al que fueron implementados —usualmente proyectos piloto caros y en condiciones excepcionales—. Por ese motivo, una vez extendidos a escala más amplia, los diferentes tipos de intervención probados en la mayoría de áreas, no se desarrollaron al mismo nivel de consenso que existe en otras áreas. Sin embargo, el refuerzo del trabajo de la AP, aparentemente simple pero dedicado y con más profundidad que fuegos artificiales, muchas veces es olvidado, dejándose de considerar en estas grandes iniciativas, a pesar de que algunas de las experiencias de trabajo dedicado a la AP simple y pura, se han demostrado ampliamente exitosas para obtener, a la larga, una mejora en la salud pública de la sociedad.

Para responder realmente al objetivo de generar bienestar para la población, en este libro proponemos una apuesta simple pero efectiva, que se basa en diferenciar funciones al interior de la AP, como se ha hecho en otros países desarrollados. Debe tenerse en la AP para cada distrito o zona de salud, equipos orientados a catapultar las acciones de salud pública, gestión de los establecimientos, etc. funcionando ellos al lado de otros equipos de AP dedicados exclusivamente a ofrecer atenciones prestacionales de alta calidad a la población, como las propuestas en este libro y en su Vol. 2. Dado que al final la acción de estos últimos es clave para la satisfacción con el sistema, los equipos prestacionales deben ser mejor remunerados y considerados que los equipos administrativos, para evitar lo que se ve en la actualidad: cuando buenos clínicos se reconvierten en gestores solamente porque en esa otra esfera tienen mejores sueldos, enormes beneficios y mayores oportunidades de crecer profesionalmente.

Una vez diferenciadas las funciones, proponemos para los equipos que se encargarán de la acción prestacional, algo fundamental para el desarrollo del sistema que es simplemente ir: "*Back to the basics*" (Volver a lo básico o a lo esencial, en inglés). En mi opinión los equipos de AP y particularmente los especialistas en AP y MF/F, no pueden saberlo todo, pero hay algo que deben saber muy bien: como ofrecer interacciones prestacionales óptimas, proveyendo un cuidado continuo, holístico, humanista (C2H2) de óptima calidad, y en el contexto de la familia y la comunidad. Ellas deben ser ofrecidas a toda la población sin limitaciones de sexo, edad u otro tipo, y así resolver las necesidades de salud de las personas y familias que les sean confiadas, respondiendo consistentemente a los conocimientos, habilidades y actitudes/valores enmarcados en la disciplina de la especialidad.

Con ello no queremos proponer una visión reduccionista para el ejercicio de la AP, todo lo contrario, abogamos aquí porque los prestadores de salud, trabajando en la AP puedan abrir los ojos a lo que pasa en su contexto. Ello no significa invertir gran parte de su tiempo en acciones ligadas a la salud pública, a los nuevos procesos de las reformas sanitarias o a la gestión del sistema que los envuelve —Algo que como se ha mencionado puede ser contraproducente—. Pero si deben tornarse conscientes de lo que pasa en su contexto, para poder incidir sobre su evolución. Es particularmente importante seguir de cerca el desarrollo de las reformas sanitarias que revigorizan la AP, que con o sin su conocimiento van a envolverlos y determinar su destino.

Como ha sido ampliamente descrito en este primer volumen del libro y quedará aún más claro en el Vol. 2 de próxima publicación, al desempeñarse como verdaderos expertos en todo lo concerniente al nivel primario de los servicios de salud, los especialistas en AP y MF/F pueden ofrecer el tipo de prestaciones que serán necesarias para obtener efectivos resultados en la salud de la población. Ello puede lograrse con adecuadas interacciones prestacionales, según los principios de la disciplina, implementando fielmente los modelos prestacionales que las reformas sanitarias preconizan. Además, ellos pueden liderar a sus equipos para trabajar armónicamente con sus comunidades en la construcción conjunta de escenarios saludables en los cuales pueda generarse una cultura de paz y desarrollo. Igualmente pueden hacer docencia e investigación con el personal de salud o en formación a su cargo. Aún más importante, estos especialistas, cuando bien entrenados se pueden comportar como celosos guardianes de la aplicación de nuestros principios tales como el cuidado integral, el trato cordial con empatía clínica y cuidado compasivo, una constante búsqueda de la equidad, la longitudinalidad, la acción anticipatoria y el enfoque dirigido a la familia con participación de la comunidad, el gasto social bien enfocado, la adecuada participación social, entre otros puntos.

Pero, por otro lado, ellos deben enmarcarse en un espíritu amplio de construcción inclusiva. Tal vez ese motivo no utilizamos con frecuencia en este libro el término médicos, sino el de prestadores de salud, o no hablamos de médicos de familia o familiares, sino de especialistas en AP, no proponemos gremios separados según rama profesional sino colegas de la AP, ya que esta necesita del concurso de todos para alcanzar el destino que esperamos para ella. Igualmente hablamos de usuarios y pacientes, y no solamente de enfermos, ya que nuestro trabajo debe ser enfocado en todos ellos, y no solamente en quienes acuden regularmente a nuestra consulta, por el seguimiento de un proceso mórbido.

A nuestro juicio desplegar rápidamente los miles de equipos de AP con las características antes mencionadas que se requieren para alimentar los sistemas en renovación y así cosechar en un tiempo corto los frutos pródigos de las reformas sanitarias que revigorizan la AP es una semi-utopía, pero al mismo tiempo una posibilidad completamente viable. Esta es, además, una esperanza legitimada por un gran movimiento de técnicos ligados a la docencia, a la gestión y a la implementación de equipos operacionales en AP.

Es nuestro anhelo que este libro contribuya a enfocar a las futuras generaciones de especialistas en AP y MF/F a cumplir los objetivos antes mencionados. Para ello el Vol. 2, de próxima publicación, profundiza la mirada más conceptual que este primer volumen ha desarrollado, describiendo aspectos mucho más prácticos al respecto de cómo ofrecer una interacción prestacional acorde con nuestros principios y valores. Entonces, para los amables lectores que han llegado hasta este punto final de esta primera producción, esperamos volvernos a encontrarnos en la lectura del mencionado Vol. 2.

El Autor